GRUNDRISS DER PATHOLOGISCHEN ANATOMIE UND HISTOLOGIE DER WEIBLICHEN GESCHLECHTSORGANE

von

DR. VIKTOR DUBRAUSZKY

Privatdozent an der Universität Würzburg

Mit einem Geleitwort von
PROF. DR. KARL BURGER

Direktor der Universitäts-Frauenklinik Würzburg

Mit 285, teils farbigen Abbildungen

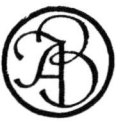

1954

JOHANN AMBROSIUS BARTH MÜNCHEN

ISBN-13: 978-3-642-47657-0   e-ISBN-13: 978-3-642-47655-6
DOI: 10.1007/978-3-642-47655-6

Alle Rechte, auch die des auszugsweisen Nachdrucks, der photomechanischen Wiedergabe und der Übersetzung, vorbehalten. Copyright 1954 by Johann Ambrosius Barth, München.
Softcover reprint of the hardcover 1st edition 1954

HERRN PROF. DR. KARL BURGER

zum 60. Geburtstag gewidmet

GELEITWORT

Das vorliegende Buch „Grundriß der pathologischen Anatomie und Histologie der weiblichen Geschlechtsorgane" füllt eine seit langem empfundene Lücke in der deutschen medizinischen Literatur. Mein Mitarbeiter Dubrauszky erscheint mir auf Grund seiner 7jährigen pathologisch-anatomischen Ausbildung und der seit 1933 laufenden Beschäftigung mit diesem Gegenstand unseres Fachgebietes besonders geeignet, die pathologische Anatomie und Histologie der weiblichen Genitalorgane nach dem Stande unseres heutigen Wissens zu bearbeiten. Herr Dubrauszky hat bei der Lösung seiner Aufgabe vor allem eine nicht zu umfangreiche, jedoch klare Darstellung des Stoffes angestrebt. Wenn dabei auf die Klinik in nur begrenztem Maße eingegangen wurde, so liegt dies in der Natur der Sache, zumal hier die verschiedenen geburtshilflich-gynäkologischen Krankheitsbilder lediglich aus pathologisch-anatomischer Sicht behandelt wurden. Der Wert des Buches wird durch die zahlreichen instruktiven Abbildungen und die weitgehende Berücksichtigung der einschlägigen Literatur erhöht, und das Buch wird somit dem Leser sicherlich auch ein willkommenes Nachschlagewerk sein.

Würzburg 1954　　　　　　　　　　　　　　　　　　　　　　　K. Burger

VORWORT

Das Buch behandelt die pathologische Anatomie und Histologie der weiblichen Genitalorgane. Diese Probleme sind teils in Lehr- und Handbüchern, teils in Einzelpublikationen beschrieben. Es existiert jedoch in der deutschsprachigen Literatur kein zusammenfassendes Werk.

Den gegenwärtigen Stand unserer Kenntnisse habe ich nach einheitlichen pathologisch-anatomischen Gesichtspunkten beschrieben, wobei den differentialdiagnostischen Fragen eine besondere Aufmerksamkeit gewidmet wurde. Die reichlichen Illustrationen sollen die bewußt kurz gehaltene Beschreibung der einzelnen Veränderungen vervollständigen. Auf die normalanatomischen und histologischen Bilder — die in den entsprechenden Fachbüchern mehrfach aufzufinden sind — wurde jedoch verzichtet. Da es sich um eine pathologisch-anatomische bzw. histologische Betrachtung handelt, konnte auf die Zytologie nicht eingegangen werden. Die makroskopischen Befunde und die Ätiologie wurden nur, soweit es nötig schien, geschildert, das Hauptgewicht dagegen auf die histologischen Veränderungen gelegt.

Das Material stammt aus der Universitäts-Frauenklinik Würzburg, nur ein kleiner Teil der Präparate aus anderen Sammlungen, die jeweils bei den einzelnen Abbildungen angegeben sind. Ich möchte nicht versäumen, den Herren, die mir zur Vervollständigung des Bildmaterials histologische Präparate überlassen haben, meinen Dank auszusprechen.

Der Großteil der Abbildungen ist schwarz-weiß; Farbaufnahmen wurden nur dann eingesetzt, wenn das Charakteristische der Veränderung sonst nicht gezeigt werden konnte. Für die freundliche Mithilfe bei der Herstellung der farbigen Mikrophotos möchte ich den LEITZ-WERKEN (Wetzlar) danken.

Es erschien mir nötig, eine möglichst vollständige Literaturangabe zu machen. Die römischen Zahlen beziehen sich auf zusammenfassende Werke, in denen auch das ältere Schrifttum angegeben ist. Die arabischen Ziffern weisen auf neuere Publikationen — hauptsächlich von 1935 ab — hin.

Mein besonderer Dank gilt Herrn Prof. BURGER, dessen Ratschläge und großzügige Unterstützung diese Arbeit ermöglichten. Für die Mithilfe bei der Bearbeitung der Krankheitsbilder mit dermatologischen Beziehungen danke ich Herrn Dr. REICH (Universitäts-Hautklinik, Würzburg). Die Herstellung der Präparate und Photographien wäre ohne die unermüdliche Hilfe unserer Laborantinnen, insbesondere der von Frl. HIRSCHFELD, kaum möglich gewesen. Für die Anfertigung der Zeichnungen danke ich Herrn HIPPELI und Herrn KRAUSE.

Dem Verlag möchte ich besonders dafür danken, daß er meinen Wünschen bereitwillig entgegenkam und dem Buch eine so sorgfältige Ausstattung gab.

Würzburg 1954   V. DUBRAUSZKY

INHALTSVERZEICHNIS

I. Erkrankungen der äußeren Geschlechtsorgane ... 9
  1. Anatomie und Histologie. 9
  2. Zirkulationsstörungen 10
  3. Entzündliche Veränderungen 11
  4. Regressive Vorgänge 33
  5. Pathologische Wachstumsprozesse ohne autonomen Charakter . 36
  6. Geschwülste 45

II. Erkrankungen der Scheide 58
  1. Anatomie und Histologie. 58
  2. Zirkulationsstörungen 58
  3. Entzündliche Veränderungen 59
  4. Regressive Vorgänge 61
  5. Pathologische Wachstumsprozesse ohne autonomen Charakter . . 62
  6. Geschwülste 64

III. Erkrankungen der Gebärmutter 69
  1. Anatomie und Histologie. 69
  2. Zirkulationsstörungen 72
  3. Entzündliche Veränderungen 72
  4. Regressive Vorgänge 82
  5. Pathologische Wachstumsprozesse ohne autonomen Charakter . . 83
  6. Geschwülste 97

IV. Erkrankungen des Eileiters 141
  1. Anatomie und Histologie. 141
  2. Zirkulationsstörungen 143
  3. Entzündliche Veränderungen 143
  4. Regressive Vorgänge 149
  5. Pathologische Wachstumsprozesse ohne autonomen Charakter . . 150
  6. Geschwülste 155

V. Erkrankungen des Eierstockes 160
  1. Anatomie und Histologie. 160
  2. Zirkulationsstörungen 163
  3. Entzündliche Veränderungen 165
  4. Regressive Vorgänge 168
  5. Pathologische Wachstumsprozesse ohne autonomen Charakter . . 170
  6. Geschwülste 183

VI. Erkrankungen des Pelveoperitoneums und des Parametriums 238
  1. Anatomie und Histologie. 238
  2. Zirkulationsstörungen 239
  3. Entzündliche Veränderungen 240
  4. Pathologische Wachstumsprozesse ohne autonomen Charakter. . 244
  5. Geschwülste 247

VII. Die Genitalorgane während der Gestation und das Ei 250
  1. Anatomie und Histologie 250
  2. Zirkulationsstörungen 259
  3. Entzündliche Veränderungen 264
  4. Regressive Vorgänge 269
  5. Pathologische Wachstumsprozesse ohne autonomen Charakter. . 269
  6. Geschwülste 276

VIII. Störungen in der Frühentwicklung des Eies 282
  1. Windei 282
  2. Embryonalmole. 282
  3. Extrauterinschwangerschaft 284
  4. Fehlgeburt. 288

IX. Die hormonalen Zyklusstörungen 293
  1. Physiologie 293
  2. Pathologie 294
    a) Ultramenstruale Schleimhauthypertrophie 294
    b) Unvollkommener biphasischer Zyklus 295
    c) Verzögerte Abstoßung des transformierten Endometriums . . 295
    d) Metropathia haemorrhagica. 296
    e) Monophasischer Zyklus 298
    f) Unterschwelliger Zyklus (Amenorrhoe I. Grades) 298
    g) Zyklusstillstand (Amenorrhoe II. Grades) 299
    h) Ovulationsblutung 301

X. Histologie der Blutungsstörungen 302
  1. Blutungsstörungen vor der Geschlechtsreife 302
  2. Blutungsstörungen während der Geschlechtsreife 303
  3. Blutungsstörungen in der Menopause 309

Literatur. 310

Sachverzeichnis 328

I. Kapitel

ERKRANKUNGEN DER ÄUSSEREN GESCHLECHTSORGANE

1. ANATOMIE UND HISTOLOGIE

Unter Vulva versteht man im engeren Sinne den zwischen dem Schamberg und dem Damm liegenden äußeren Teil der Geschlechtsorgane. Die Schamspalte (Rima pudendi) wird beiderseits von einer wulstartigen, abgerundeten Hautfalte, den großen Schamlippen (Labia majora), umgeben. Die Außenfläche der großen Labien ist von der Pubertät an behaart, die Innenseite zeigt einen schleimhautähnlichen Charakter. Die kleinen Schamlippen (Labia minora) werden von den großen umschlossen und bilden vorn je zwei Falten, die die Klitoris umgeben. Das obere Faltenpaar wird Praeputium-, das untere Frenulum clitoridis genannt. An der Grenze des mittleren und unteren Drittels der großen Schamlippen gehen die kleinen Schamlippen in die großen über. An der Vereinigungsstelle der großen Labien findet man bei Frauen, die noch nicht geboren haben, eine kleine Querfalte (Frenulum). Die Klitoris entspricht entwicklungsgeschichtlich dem Glied des Mannes. Sie ist ein erektiles Organ und besteht aus zwei Schenkeln, die sich vorn zum Corpus- und zur Glans clitoridis vereinigen. Das vorn durch die Klitoris, seitlich von den kleinen Labien, hinten vom Frenulum und nach innen zu vom Hymen begrenzte Gebiet wird als Vorhof (Vestibulum vaginae) bezeichnet. Den untersten Abschnitt des Vorhofs nennt man Fossa navicularis. Unterhalb der Klitoris liegt die äußere Öffnung der Harnröhre, in deren Umgebung die paraurethralen Gänge (SKENE) zu finden sind. In das untere Drittel der großen Schamlippen sind die bohnengroßen BARTHOLINschen Drüsen (Glandulae vestibulares majores) eingebettet, deren Ausführungsgänge an der Innenfläche der kleinen Labien enden. Die kleinen Vorhofsdrüsen (Glandulae vestibulares minores) sind beiderseits neben der Harnröhrenöffnung zu finden. Der Hymen stellt an der Grenze der äußeren und inneren Genitalorgane ein feines Häutchen dar, dessen Form und Gestalt sehr variabel sein kann. Schließlich wären noch die Vorhofsschwellkörper (Bulbi vestibulares) zu erwähnen, die seitlich von der Harnröhrenmündung und dem Vorhof in der Basis der großen Schamlippen liegen.

Die verschiedenen Teile der Vulva zeigen eine histologisch voneinander abweichende Struktur. Der mikroskopische Aufbau der großen Labien entspricht dem des übrigen Integuments, lediglich die Innenfläche ist frei von Haaren. Die kleinen Labien und die Klitoris sind von einer lippenrotähnlichen Haut bedeckt, die kaum Fettgewebe, aber zahlreiche elastische Fasern, Gefäße, Talgdrüsen und Nervenelemente enthält. Schleim- und Schweißdrüsenformationen sind hier nur ausnahmsweise zu finden. Die Klitoris besteht mikroskopisch aus einem kavernösen System, dessen Wandungen von Bindegewebe und glatten Muskelzellen gebildet werden. Auch zahlreiche Nervenäste sind hier vorhanden. Das lockere Bindegewebe des Hymens ist mit mehrschichtigem Plattenepithel bedeckt. Dieses zeigt außen eine ähnliche Struktur wie das Epithel des Scheideneingangs und innen wie das der Scheide. Der Hymen ist reich an elastischen Elementen, Gefäßen und Nerven. Die BARTHOLINschen Vorhofsdrüsen stellen azinotubuläre Schleimdrüsen dar. Die Sammelröhrchen tragen ein zweireihiges, der Ausführungsgang ein dreireihiges Zylinderepithel. Die Drüsenläppchen sind durch Bindegewebssepten getrennt, die Gefäße, Nerven, glatt- und quergestreifte Muskelelemente enthalten. Die kleinen Vorhofsdrüsen zeigen den gleichen feingeweblichen Aufbau wie die BARTHOLINschen Drüsen. Die SKENEschen Paraurethralgänge sind mit einem der Urethra entsprechenden Übergangsepithel ausgekleidet.

2. ZIRKULATIONSSTÖRUNGEN

Hämatome[XX, XXIV] und ödematöse Anschwellungen[XX, XXIV] der Vulva sind nicht selten. Sie entwickeln sich vorwiegend im lockeren Bindegewebe der Schamlippen und können geschwulstähnlich aussehen. Während die Blutungen meistens infolge traumatischer Einwirkungen entstehen, zeigt sich das Vulvaödem in erster Linie bei Spätschwangerschaftstoxikosen, Herz- und Nierenleiden und lokalen entzündlichen Prozessen.

Eine histologische Bedeutung kommt diesen Veränderungen nicht zu.

Die Phlebektasien oder Varizen[XX, XXIV] der Vulva findet man meist in den großen Labien oder in der Umgebung der Klitoris. Sie stellen knoten- oder knäuelartige Veränderungen dar, die manchmal nuß- bis eigroße Pakete bilden. Die deckende Hautschicht ist häufig sehr verdünnt. Phlebektasien können gelegentlich zur Ulkusbildung führen.

Histologisch zeigt sich eine Fibrose der Venenwand mit Schwund ihrer muskulären und elastischen Elemente. Die varikösen Venen können thrombosiert, die Thromben organisiert oder verkalkt sein. Oft ist eine Thrombophlebitis vorhanden.

3. ENTZÜNDLICHE VERÄNDERUNGEN

Die außerordentlich vielgestaltigen Erscheinungsformen der entzündlichen Vulvaerkrankungen teilen wir in zwei Gruppen ein. Die erste (Vulvitiden im engeren Sinne) umfaßt Veränderungen, die für das äußere Genitale mehr oder minder charakteristisch sind bzw. in speziellen Formen auftreten, während es sich bei der zweiten (Vulvitiden im weiteren Sinne) lediglich um verschiedentliche Hautaffektionen handelt, die — ohne ihren Grundcharakter zu ändern — gelegentlich auch das Vulvagebiet befallen.

a) Vulvitiden im engeren Sinne

Eine relativ häufige Form der entzündlichen Erkrankungen der äußeren Geschlechtsteile ist die Vulvitis simplex [III, IV, XX, XXIV, XXXIX] (Abb. 1).

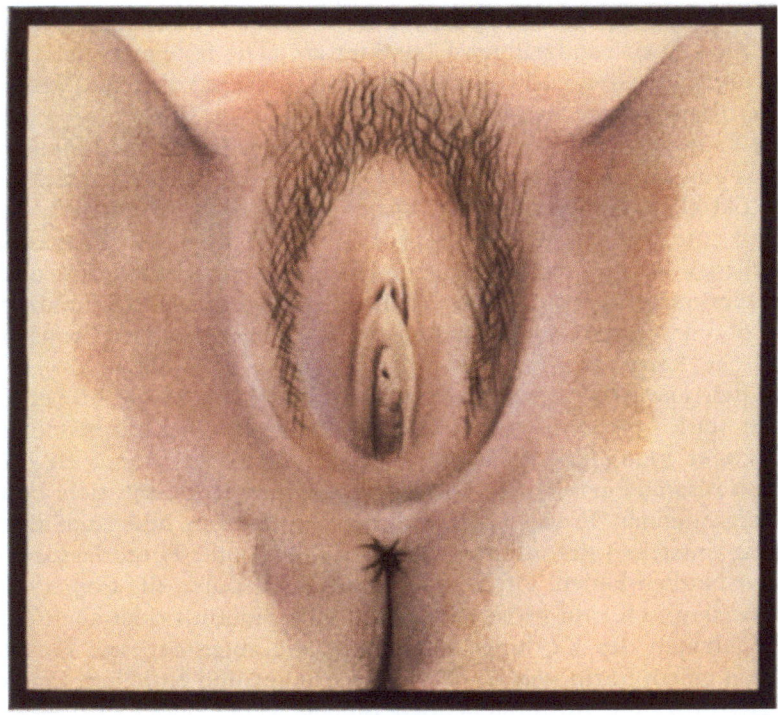

Abb. 1. Vulvitis et Perivulvitis simplex

Sie bevorzugt die mit schleimhautähnlicher Haut bedeckten Vulvapartien, erstreckt sich aber oft auf die gesamten äußeren Geschlechtsorgane und ihre Umgebung (Perivulvitis). Die befallenen Gebiete sind gerötet und geschwollen und weisen häufig eine vermehrte Sekretbildung auf. Nicht selten gesellen sich kleine Exkoriationen zum Krankheitsbild (Vulvitis erosiva). Bei geeigneter Behandlung heilt die Vulvitis bald aus; sie kann jedoch in ein chronisches Stadium übergehen. Öfters findet man dann sekundäre Veränderungen, wie Entzündungen des Haartalg- und Schweißdrüsenapparates, Ulzerationen usw. In anderen Fällen wieder kann eine langdauernde Vulvitis zur Leukoplakie oder zur diffusen Vulvahypertrophie führen. Erwähnenswert ist ferner, daß sich bei mancher chronischen Vulvitis, vornehmlich im fortgeschrittenen Alter, umschriebene Hyperpigmentierungen bilden.

Histologisch findet man Hyperämie und ödematöse Auflockerung der Haut mit zahlreichen Exsudatzellen. Letztere bestehen hauptsächlich aus Leukozyten und befinden sich vorwiegend in den obersten Schichten des Bindegewebes, aber auch in den Spalten des Epithels. Mit der Zeit lassen Hyperämie und Ödem nach, die entzündliche Infiltration nimmt allmählich einen rundzelligen Charakter an. (Die feingewebliche Struktur der Vulvitis erosiva und der anderen erwähnten sekundären Veränderungen wird an entsprechender Stelle besprochen.)

Die Pathogenese der Vulvitis simplex ist nicht einheitlich. Meist handelt es sich um eine bakterielle Infektion mit Gonokokken, Staphylokokken, Streptokokken, Colibazillen usw. Aber auch Pilze und tierische Parasiten können eine Vulvitis simplex hervorrufen. Oft wird die Entstehung der einfachen Vulvitis durch allgemeine Erkrankungen (Infektions- und Stoffwechselerkrankungen, Überempfindlichkeit, hormonale Dysfunktion usw.) bzw. durch lokale Gewebsschädigungen (mechanische, thermische oder chemische Reize) begünstigt.

Bei den pseudomembranösen Vulvitiden [III, XX, XXIV, 1] erscheinen an den stark geschwollenen und hyperämischen Geschlechtsteilen grauweiße oder graugelbliche Beläge, die die Tendenz haben, zu größeren Flächen zusammenzufließen. Die Pseudomembranen lassen sich, besonders bei tiefgreifenden Prozessen, nur schwer entfernen, und nach ihrer Abstoßung entstehen granulierende Wunden, die unter Hinterlassung ausgedehnter Narben heilen. Oft ist eine Atresie der Vulva die Folge.

Mikroskopisch sind größere Bezirke der Epidermis oder auch die obersten Schichten des Koriums nekrotisch; die abgestorbenen Gewebsteile sind von einem fibrinösen Exsudat durchtränkt und enthalten Leukozyten und Erythrozyten. Im umgebenden Bindegewebe findet man eine starke akut-entzündliche Reaktion.

Für die Ätiologie der pseudomembranösen Vulvitiden kommen hauptsächlich bakterielle Infektionen (Diphtherie, puerperale Wundinfektion) sowie exo- und endotoxische Schädigungen (Sublimat, Urämie) in Frage.

Das Ulcus vulvae acutum (LIPSCHÜTZ-SCHERBER)[XX, XXIV, 2] ist nicht häufig. Es wird durch plötzliches Auftreten von kleineren und größeren Geschwüren charakterisiert, die vornehmlich an den mit schleimhautähnlicher Haut bedeckten Vulvapartien sitzen. Die Geschwürsränder sind scharf, oft findet man hier einen schmalen Infiltrationssaum. Der Geschwürsgrund wird von einem schmutzigen Belag bedeckt. Nach Abheilung der Hautdefekte bleiben zarte Narben zurück. Die Erkrankung ist gelegentlich mit einer Stomatitis aphthosa bzw. ulcerosa und einer Konjunktivitis kombiniert (TAGAMI[2], TJIONG NJAN HAN[2]).

Als Erreger wird der Bacillus crassus angesehen, obwohl auch Fälle bekannt sind, bei denen der Mikrobenbefund negativ war. Nach SCHERBER wären die Bacilli crassi mit den DÖDERLEINschen Stäbchen identisch.

Beim Ulcus molle[XX, XXIV] handelt es sich meistens um multiple Geschwüre, die sich mit Vorliebe an den nicht behaarten Vulvateilen lokalisieren. Als Vorstadium sind Pustelbildungen zu beobachten, aus denen kleinere und größere Hautdefekte, umgeben von einem stark geröteten, oft ödematösen Hof, entstehen. Der höckerige Geschwürsgrund ist mit einer schmutzigen Masse bedeckt. Durch Inokulation können ähnliche Veränderungen in der weiteren Umgebung der Vulva entstehen. Häufig findet man beim Ulcus molle eine Lymphadenitis bzw. eine Vereiterung der regionalen Lymphknoten. Das Ulcus molle hinterläßt stets Narben.

Die Erkrankung wird durch den Bacillus UNNA-DUCREY hervorgerufen.

Die feingewebliche Struktur des Ulcus vulvae acutum und des Ulcus molle (Abb. 2) ist nicht charakteristisch. Bei ihnen läßt sich eine Geschwürsbildung mit stark entzündlich-infiltriertem Grund erkennen.

Eiternde Geschwüre ohne kennzeichnende histologische Merkmale können an der Vulva[XX, XXIV, 3] bei verschiedenen Erkrankungen beobachtet werden. So bilden sie sich gelegentlich bei schweren Vulvitiden, Autointoxikationen (Urämie), Infektionskrankheiten (Typhus, Dysenterie) oder infolge lokaler Gewebsschädigungen (mechanischer, thermischer oder chemischer Natur) bzw. trophischer Gewebsstörungen.

Eine wichtige Erscheinungsform der Vulvaentzündungen ist der Abscessus BARTHOLINI[III, IV, XX, XXIV, XXXIX]. Makroskopisch (Abb. 3) zeigt er sich als eine walnuß- bis faustgroße Schwellung in den mittleren und hinteren Teilen der großen Labien. In akuten Fällen wird die Abszeßbildung von starken Entzündungserscheinungen der Umgebung begleitet. Falls es nicht zu einem spontanen Durchbruch kommt, oder der Eiter nicht durch Inzision entleert wird, kann ein BARTHOLINscher Abszeß nach Abklingen der akuten Symptome in ein chronisches Stadium übergehen. Nie entsteht jedoch auf diese Weise eine BARTHOLINsche Zyste (s. S. 40).

Histologisch handelt es sich eigentlich um einen Pseudoabszeß (Abb. 4), da sich die eitrigen Massen in dem erweiterten Ausführungsgang — oder

14 Erkrankungen der äußeren Geschlechtsorgane

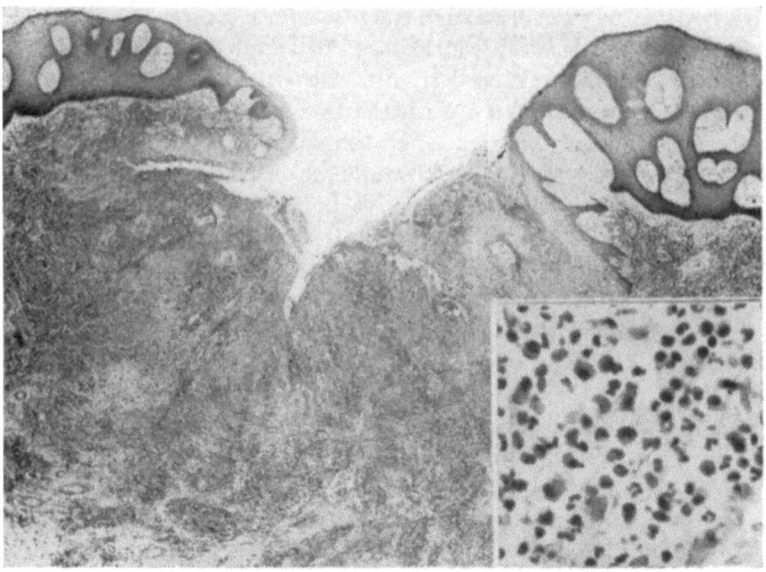

Abb. 2. Ulcus molle. Rechts unten Teilbild aus dem entzündlich infiltrierten Gewebe mit starker Vergrößerung. (Aus der Sammlung von Prof. VOHWINKEL, Würzburg)

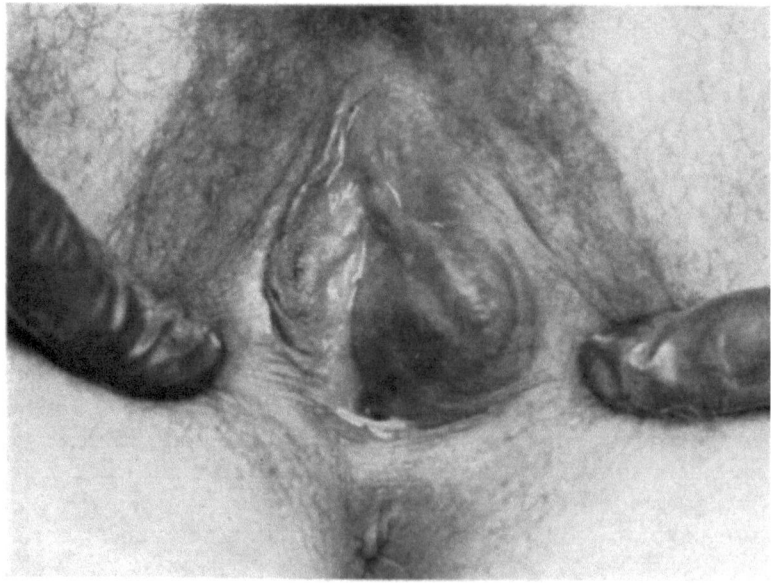

Abb. 3. Pseudoabszeß der linken BARTHOLINschen Drüse

seltener — in den Drüsenacini ansammeln. Die Epithelien des Ausführungsgangs und der Drüsen zeigen degenerative Veränderungen und Desquamation. Die Umgebung ist stark hyperämisch und vorwiegend mit Leukozyten infiltriert. Im chronischen Stadium beobachtet man häufig eine bindegewebige Pseudokapsel, deren Epithelauskleidung oft eine plattenepithelartige Umwandlung aufweist. In der Pseudokapsel sind Rundzellen und Reste der eigentlichen Drüsensubstanz zu sehen.

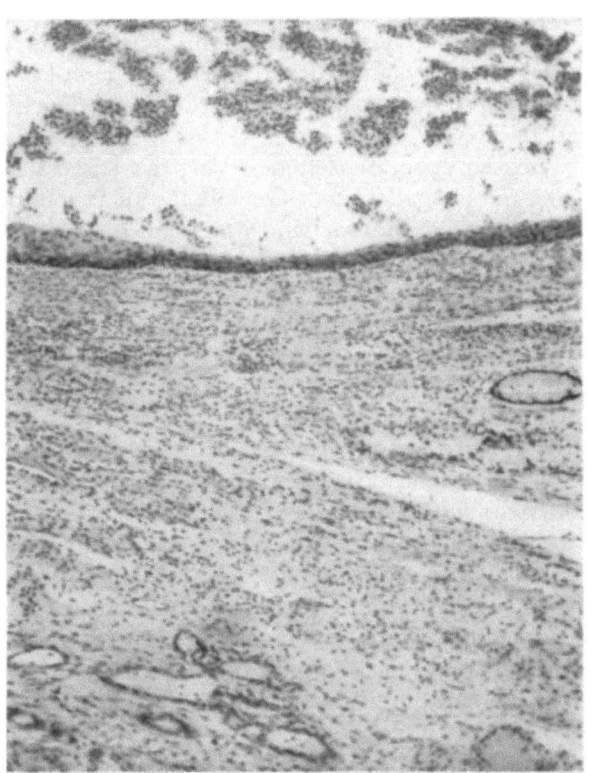

Abb. 4. Pseudoabszeß der BARTHOLINschen Drüse

Ähnlich wie bei einem BARTHOLINschen Abszeß liegen die makro- und mikroskopischen Verhältnisse bei der Abszeßbildung der kleinen Vorhofsdrüsen [III, XX, XXXIX] sowie der paraurethralen Gänge [III, XX, XXXIX, 4]. Allerdings sind diese Entzündungsherde wesentlich kleiner als die der BARTHOLINschen Drüsen.

Die besprochenen Pseudoabszesse können sich gelegentlich in wahre Abszesse umwandeln. In solchen Fällen findet man dann eine eitrige Einschmelzung der Umgebung.

Die Vereiterung der großen und kleinen Vorhofsdrüsen bzw. der paraurethralen Gänge wird gewöhnlich durch Gonokokken hervorgerufen. Seltener sind hier andere Erreger, wie z. B. Staphylokokken, Colibazillen usw., nachzuweisen.

Nicht allzu häufig begegnet man einer Phlegmone der Vulva[XXIV]. Die erkrankten Gebiete sind dann stark geschwollen, gerötet und gespannt. Die Phlegmone hat die Neigung, in die Breite und Tiefe fortzuschreiten; häufig treten Abszeßbildungen auf.

Mikroskopisch zeigt sich eine diffuse, eitrige Infiltration des befallenen Gewebes mit stärkerer Alteration seiner Elemente.

Die Vulvaphlegmone entsteht meistens infolge einer puerperalen Wundinfektion. Sie kann aber gelegentlich auch im Zusammenhang mit anderen Erkrankungen der äußeren Geschlechtsteile (Diphtherie, Ulcus molle usw.) auftreten.

Bei der ebenfalls seltenen Vulvagangrän[XX, XXIV, 5] handelt es sich um eine mit ausgedehntem Gewebszerfall verbundene Geschwürsbildung. Die nekrotischen Gebilde sind graugrün bis schwarzbraun verfärbt. Nach ihrer Abstoßung entstehen übelriechende Defekte, die von einem Entzündungshof umgeben sind. Bei günstigem Verlauf erfolgt die Heilung durch ein vernarbendes Granulationsgewebe.

Im Anfang wird das mikroskopische Bild von einer serös-eitrigen Exsudation beherrscht. Bemerkenswert ist die reichliche Fibrinausscheidung in die Gewebsspalten. Bald tritt aber ein starker Zerfall des Gewebes (Koagulations- und Kolliquationsnekrose) in den Vordergrund.

Die Ursache der Gangrän ist nicht einheitlich. In einem Teil der Fälle entsteht sie auf Grund einer Gewebsschädigung (Verätzung, Verbrennung, Zirkulationsstörung usw.). In anderen Fällen wieder handelt es sich um eine primäre Infektion, wie es z. B. bei der Noma angenommen werden kann (Mischinfektion durch Bacilli fusiformes und Spirochäten). Die gangräneszierende Wirkung mancher Erreger (Staphylo- und Streptokokken, UNNA-DUCREY- und Diphtheriebazillen usw.) setzt eine veränderte Gewebsreaktion voraus. Auf diese Weise können auch die Gangränfälle bei schweren Infektionskrankheiten oder Stoffwechselerkrankungen erklärt werden.

In die Gruppe der Vulvitiden im engeren Sinne ordnen wir noch einige chronisch-spezifische Prozesse ein.

Die Lues kann an den äußeren Geschlechtsteilen in verschiedenen Formen auftreten[III, XX, 6]. An der Eintrittsstelle der Infektion entwickelt sich der Primäraffekt. Seine Prädilektionsstellen sind vor allem die Innenfläche der großen Schamlippen, die kleinen Labien, der Hymen und die Gegend der Klitoris. Makroskopisch findet man eine scharfrandige Erosion (bzw. ein Geschwür) mit hartem Grund und mit einem prallen Ödem der Umgebung. Der Geschwürsgrund hat eine rötliche Farbe und ist mit einem serofibrinösen Exsudat bedeckt. Charakteristisch für den Primäraffekt ist die schmerzlose Anschwellung der regionalen Lymphknoten.

Feingeweblich (Abb. 5) sieht man am Geschwürsgrund und in dessen Umgebung eine starke lymphozytäre und plasmazellige Infiltration sowie eine Wucherung des Bindegewebes. Auch noch in weiterer Entfernung des Ulkus sind die Exsudatzellen nachzuweisen, die die Gefäße begleiten. Besonders die kleineren Venen zeigen oft Veränderungen im Sinne einer chronisch-produktiven Phlebitis mit Intimawucherungen.

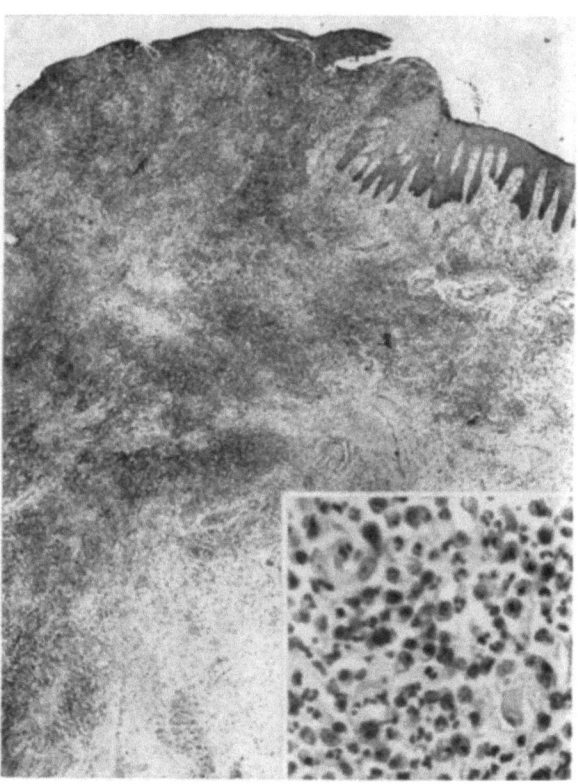

Abb. 5. Älteres Ulcus durum. (Nur die Hälfte des Geschwürs dargestellt.) Rechts unten Teilbild aus dem entzündlich infiltrierten Gewebe mit stärkerer Vergrößerung. (Aus der Sammlung von Prof. VOHWINKEL, Würzburg)

Die Sekundär-Syphilide können makulösen, papulösen oder pustulösen Charakter haben. Vom morphologischen Standpunkt aus ist ihre wichtigste und häufigste Erscheinungsform an der Vulva das Kondyloma latum. Es handelt sich hier vorwiegend um an den großen und kleinen Labien, am Damm und an der Analfurche sitzende, miteinander oft konfluierende, nässende Papeln.

Mikroskopisch zeigen die Sekundär-Syphilide verschiedenartige histologische Bilder. Im allgemeinen werden sie durch eine chronisch-entzündliche Infiltration der Haut gekennzeichnet. Bei dem Kondyloma latum

(Abb. 6) findet man unter den entzündlichen Zellelementen auch Leukozyten. Auffallend ist ferner die starke Wucherung der Epidermis (Verlängerung und Verbreiterung der Epithelleisten) sowie die ödematöse Durchtränkung des Gewebes.

Für die tertiäre Lues ist das luische Gummi (Syphilom) charakteristisch. Im Vulvagebiet kommt es allerdings äußerst selten vor. Makroskopisch handelt es sich um tiefliegende Infiltrationen mit oder ohne sekundäre Exulzeration.

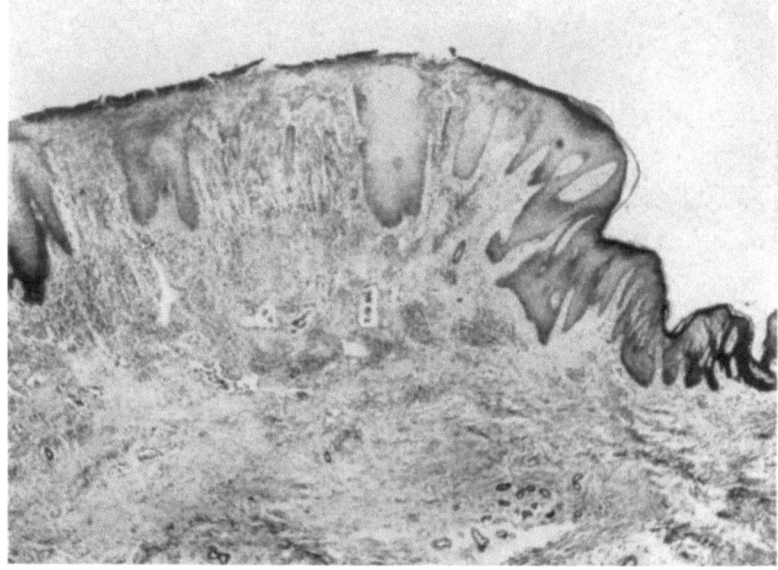

Abb. 6. Kondyloma latum. (Etwa ein Drittel der Veränderung dargestellt.) Rechts Übergang in die normale Haut. (Aus der Sammlung von Prof. VOHWINKEL, Würzburg)

Bei einem ausgebildeten Syphilom besteht das Zentrum aus nekrotischem Gewebe, in dem noch Konturen von Bindegewebsbündeln oder Gefäßen zu erkennen sind. Besonders die elastischen Fasern lassen sich in der nekrotischen Masse lange Zeit nachweisen. In der Umgebung des Gewebszerfalls sind Epitheloid- und Plasmazellen, gelegentlich auch LANGHANSsche Riesenzellen zu finden. Charakteristisch ist ferner die stärkere Wucherung des Bindegewebes mit chronisch-produktiven Intimaveränderungen der Gefäße. Bei einem Hautgummi (Abb. 7) kommt es meistens infolge Durchbruchs des nekrotischen Gewebes zur Exulzeration.

Der Nachweis des Treponema pallidum gelingt aus dem Reizsekret der primären und sekundären luischen Veränderungen durch Dunkelfeldbeobachtung oder mit Tuschepräparat meist ohne Schwierigkeiten. Oft läßt sich der Erreger durch die erwähnten Untersuchungsmethoden bei einem Primäraffekt im Punktat der regionalen Lymphknoten finden. Im histologischen Schnitt kann man das Treponema pallidum mit der LEVADITISCHEN Silberimprägnation darstellen.

Eine besondere Form der chronisch-spezifischen Vulvaentzündungen ist das Lymphogranuloma inguinale[7]. Im Frühstadium findet man kleine Geschwüre, die spontan abheilen. Später schwellen die Lymphknoten der

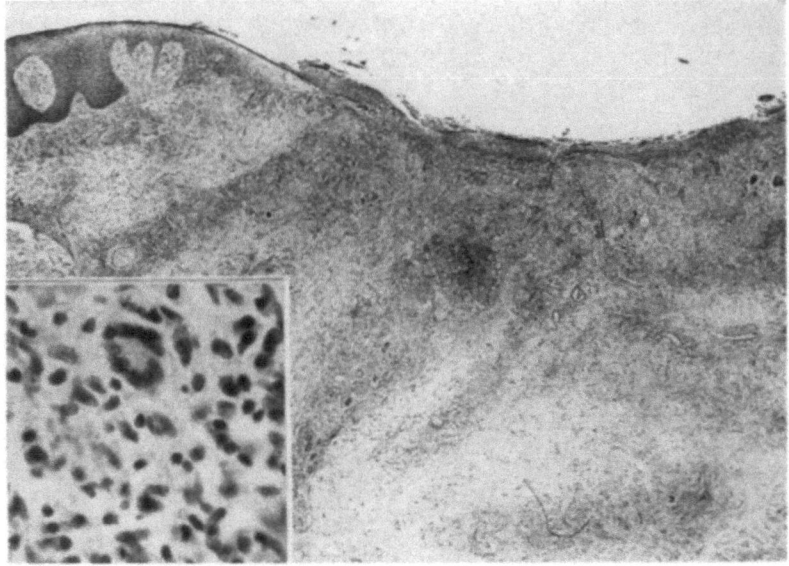

Abb. 7. Exulzeriertes Hautgummi. Links unten Teilbild aus dem spezifischen Granulationsgewebe des Geschwürsgrundes bei stärkerer Vergrößerung. (Aus der Sammlung von Prof. VOHWINKEL, Würzburg)

Inguinalgegend an, abszedieren und führen zu starken Fisteleiterungen. Es kommt zu schweren, oft karzinomähnlichen, ulzerösen Vulvaveränderungen, die mit Narbenbildungen und Strikturen einhergehen (Abb. 8).

Histologisch läßt sich sowohl in den Hautveränderungen als auch in den Lymphknoten eine chronisch-entzündliche Granulation erkennen (Abb. 9). Sie besteht aus Fibroblasten, Lympho- und Leukozyten sowie Plasma-, Epitheloid- und Riesenzellen, letztere meistens vom STERNBERGschen Typ. Das Granulationsgewebe enthält in wechselnder Zahl nekrotische Herde und neigt zur Hyalinisierung. Die Gefäße, besonders aber die Lymphgefäße, sind oft stark erweitert und häufig thrombosiert. Auch entzündliche Arterien- und Venenveränderungen mit Intimawucherungen können vorkommen.

Die Ursache der Erkrankung ist ein filtrierbares Virus. Bei der Diagnose des Lymphogranuloma inguinale hat sich die FREISche Intrakutanprobe sehr gut bewährt.

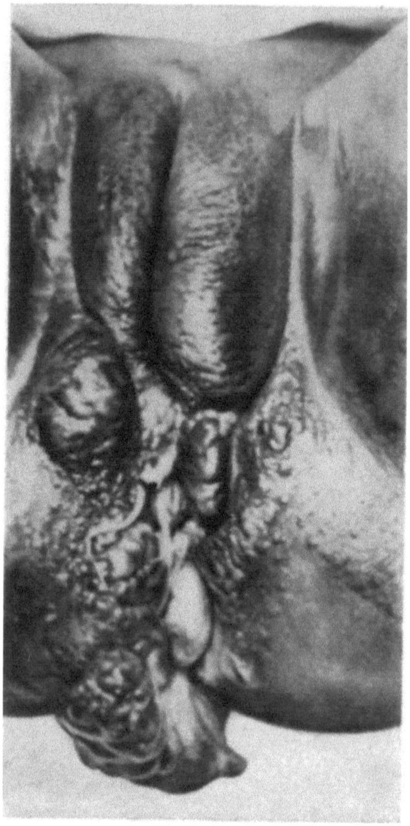

In der älteren Literatur wird eine mit Ulzeration einhergehende und später zu narbiger Stenose führende Vulvaveränderung, die Esthiomène[xx], oft erwähnt. Nach der heutigen Auffassung handelt es sich jedoch hier nicht um ein selbständiges Krankheitsbild. Ein großer Teil der beschriebenen Fälle gehört wahrscheinlich zum Lymphogranuloma inguinale.

Eine vorwiegend in den Tropen vorkommende chronisch-spezifische Erkrankung ist das Granuloma venereum[xx,8]. Es befällt in erster Linie die äußeren Geschlechtsteile, bei der Frau hauptsächlich die großen Labien. An der Infektionsstelle treten nach einer gewissen Inkubation papulo-pustulöse Hautveränderungen auf, die bald ulzerieren und rötliche Granulationen bilden. Durch Zusammenfließen und flächenhafte Ausbreitung der Geschwüre entstehen große, übelriechende Granulationsgebiete mit Neigung zu zentraler Narbenbildung.

Abb. 8. Lymphogranuloma inguinale. (Nach BERNSTEIN, Amer. J. Obstetr. Gynec. 1935)

In den histologischen Schnitten (Abb. 10) findet man ein diffuses Granulationsgewebe mit Fibroblasten, Plasmazellen, Lympho- und Leukozyten. Charakteristisch sind ferner die großen, feinvakuolisierten Makrophagen, die sogenannten Granulomzellen. Die Blut- und Lymphgefäße sind erweitert. Das Bindegewebe zeigt in den alten Herden eine starke Hyalinisierung.

Der Infektionserreger ist ein Kapseldiplokokkus („DONOVANsche Körperchen"), der im Granulom bzw. in den Granulomzellen leicht nachzuweisen ist.

Entzündliche Veränderungen 21

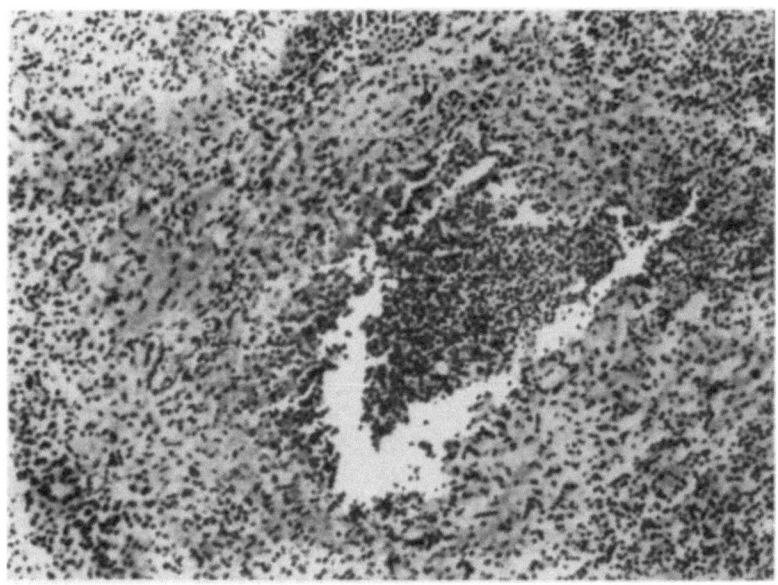

Abb. 9. Granulationsgewebe des Lymphogranuloma inguinale. (Nach BERNSTEIN, Amer. J. Obstetr. Gynec. 1935)

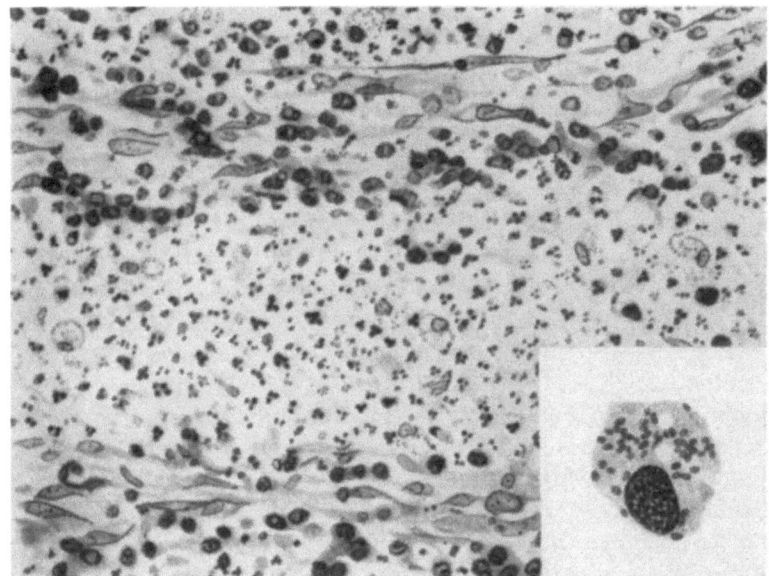

Abb. 10. Granulationsgewebe des Granuloma venereum. Rechts unten eine Granulomzelle mit den Kapseldiplokokken bei starker Vergrößerung. (Aus dem Hdb. d. Haut- und Geschlechtskrkh. Hrsg. H. JADASSOHN, Bd. XXI, Berlin 1927)

b) Vulvitiden im weiteren Sinne

Das an den äußeren Geschlechtsteilen gelegentlich auftretende Erysipel[III, XX, XXIV] zeigt sich — wie auch an der übrigen Haut — als ein ödematöses, scharf begrenztes Erythem.

Histologisch sieht man im kutanen Gewebe eine starke Hyperämie und ödematöse Durchtränkung sowie eine stärkere, vorwiegend leukozytäre Infiltration. Das Epithel wird nur sekundär in Mitleidenschaft gezogen und kann mit Auftreten eines Ödems oder sub- und intraepithelialer Blasenbildung reagieren. In den erweiterten Lymphgefäßen der Kutis ist der Erreger (Streptococcus erysipelatis) in Mengen nachzuweisen.

Die Beteiligung der Vulvahaut beim Erythema exsudativum multiforme[XX] ist bekannt. Es handelt sich hier vorwiegend um makulo-papulöse, gelegentlich aber auch bullöse Effloreszenzen.

Feingeweblich findet man ein starkes Ödem des Papillarkörpers mit zunehmender Zellinfiltration. Bei den bullösen Effloreszenzen wird die Epidermis abgehoben.

Lichen ruber planus an der Vulva wurde ebenfalls beschrieben[XX, 9]. Diese Hauterkrankung manifestiert sich durch das Auftreten kleiner, abgeflachter, juckender Papeln. Die anfänglich gruppierten oder disseminierten Herde haben Neigung zur Konfluenz. Gelegentlich kommen auch geschwulstähnliche Formen vor (Lichen ruber verrucosus).

Die Licheneruptionen werden histologisch (Abb. 11) durch Infiltrate charakterisiert, die hauptsächlich im Papillarkörper sitzen und sich gegen das tiefere Korium ziemlich scharf, oft geradlinig absetzen. Das Epithel ist hyperkeratotisch, das Stratum granulosum verbreitert. Manche Epithelzellen zeigen eine kolloidartige Degeneration. Gelegentlich kommt es zur Spaltbildung zwischen Korium und Epidermis. Bei dem Lichen ruber verrucosus (Abb. 12) ist die Akanthose und Hyperkeratose auffallend stark und die Epidermis bildet warzenähnliche Erhebungen.

Befällt die Psoriasis vulgaris das äußere Genitale[XX], so findet man auch hier die bekannten scheibenförmigen, weißlich-glänzenden, schuppenden Flächen.

Feingeweblich (Abb. 13) läßt sich eine von der Umgebung gut abgesetzte Verbreiterung des Rete Malpighii (Akanthose) mit starker Parakeratose erkennen. Die Papillen sind keulenförmig aufgetrieben. Der Papillarkörper ist ödematös durchtränkt und zeigt eine geringfügige Zellinfiltration mit erweiterten Gefäßen.

Die Ätiologie der Erkrankung ist noch nicht geklärt.

Der nicht allzu seltene Herpes simplex[XX, XXIV, 10] lokalisiert sich mit Vorliebe an den äußeren Flächen der großen Schamlippen. Dabei bilden

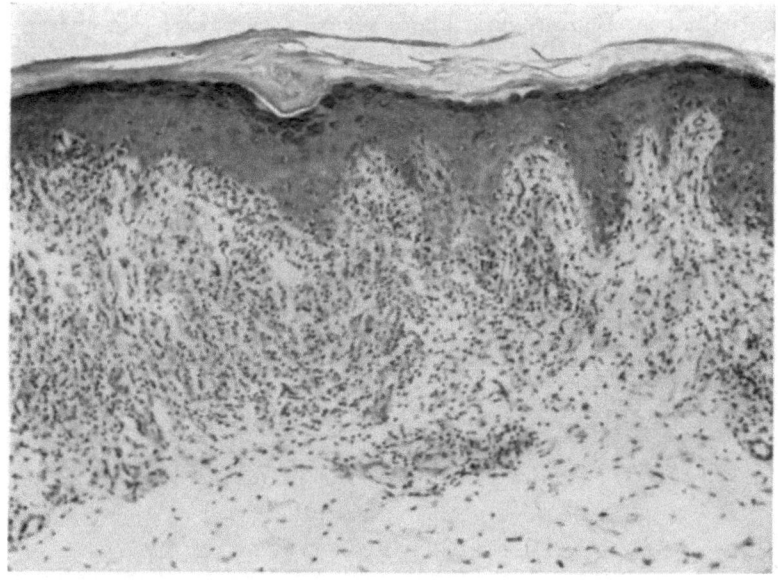

Abb. 11. Lichen ruber planus. (Aus der Sammlung von Prof. SCHUERMANN, Würzburg)

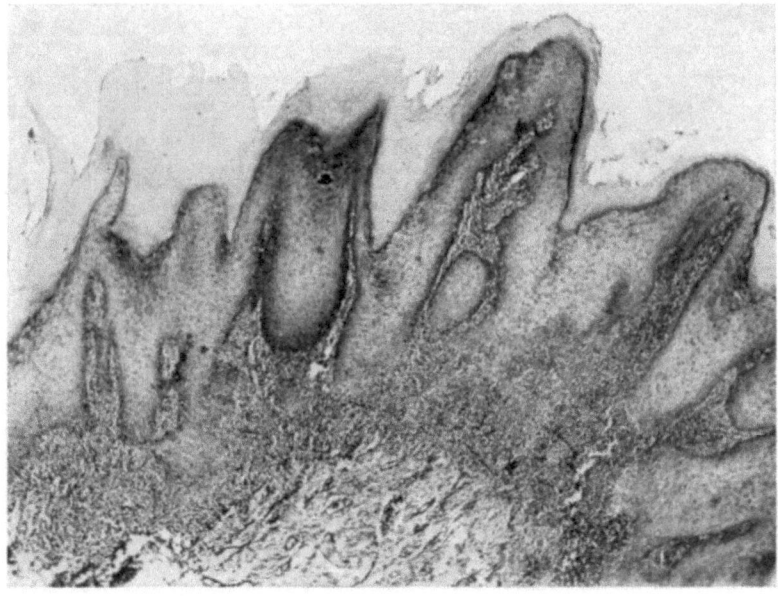

Abb. 12. Lichen ruber verrucosus. (Aus der Sammlung von Prof. SCHUERMANN, Würzburg)

sich hanfkorn- bis linsengroße Bläschen mit Neigung zur Gruppenbildung. Sie enthalten zu Beginn eine klare, seröse Flüssigkeit, die später gelblich und trüb wird. Durch Eintrocknen der Bläschen entwickelt sich eine Kruste, die bald ohne Narbenbildung abfällt.

Die Erkrankung wird durch das Herpesvirus hervorgerufen.

Die verschiedenen Pemphigusformen[xx] können auch an den äußeren Geschlechtsorganen auftreten. Sie bevorzugen in erster Linie die hautbe-

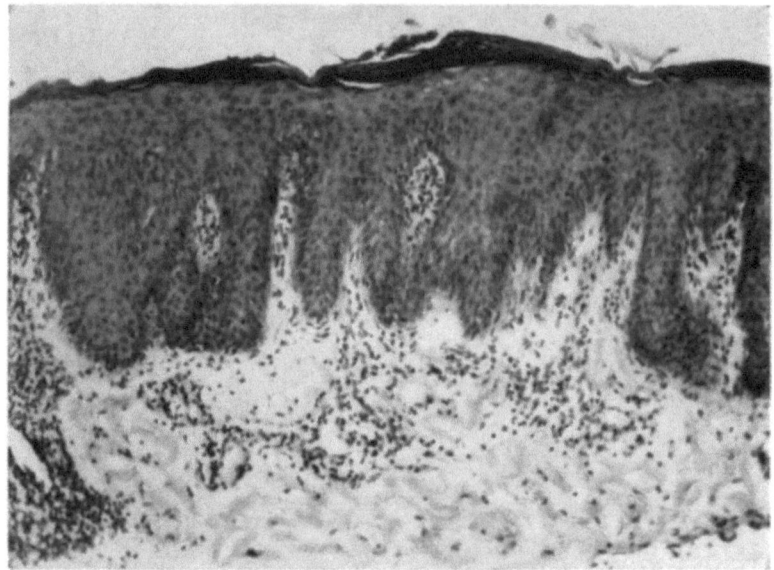

Abb. 13. Psoriasis vulgaris. (Aus der Sammlung von Prof. SCHUERMANN, Würzburg)

deckten Gebiete der Vulva und deren Umgebung. Beim Pemphigus chronicus vulgaris sind die Blasen wesentlich größer als beim Herpes simplex; die Erkrankung ist zudem viel ausgedehnter. Die geplatzten Blasen hinterlassen eine nässende, rötliche Fläche, die sich schnell überhäutet. Charakteristisch für die Erkrankung sind die gleichzeitig vorhandenen Eruptionen in den verschiedenen Entwicklungsphasen. Die Blasen des Pemphigus chronicus foliaceus sind von Anfang an schlaffer als die des Pemphigus vulgaris und zeigen nach dem Platzen oft keine Neigung zur Überhäutung. Die erodierte Haut ist mit blätterteigförmigen Epidermisfetzen und Krusten bedeckt. Diese langwierige und bösartige Erkrankung breitet sich flächenhaft aus. Der Pemphigus chronicus vegetans ist durch papillomatöse, leicht blutende Wucherungen charakterisiert. Es handelt sich hierbei um eine besonders maligne Form des Pemphigus chronicus.

Die Ursache der einzelnen Pemphigusformen ist heute noch unbekannt.

Es liegen auch Beobachtungen über den Befall des äußeren Genitale durch die Epidermolysis bullosa hereditaria vor[XX]. Die Blasenbildung wird hierbei durch mechanische Reize (z. B. durch Druck der Kleidungsstücke) ausgelöst.

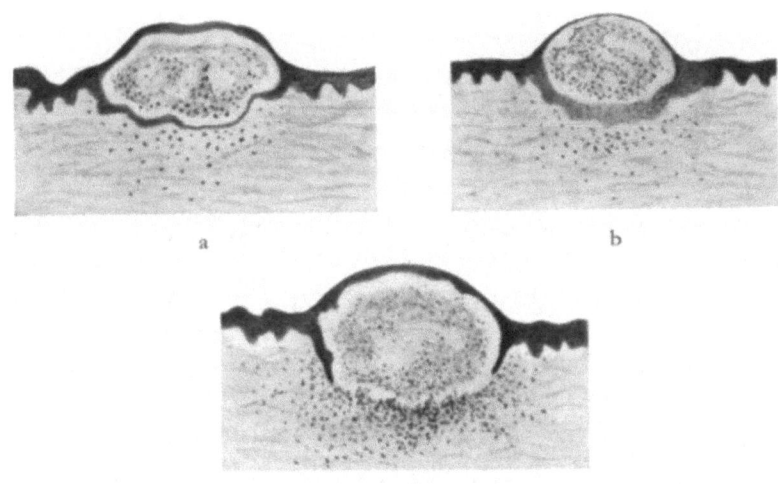

Abb. 14. Verschiedene Formen der Hautblasen; a und b intraepitheliale Blase, c epidermodermale Blase

Befällt die Impetigo contagiosa staphylo- et streptogenes das Vulvagebiet[XX], so beobachtet man auch hier ein schub- oder gruppenweises Auftreten von stecknadelkopf- bis pfennigstückgroßen Bläschen mit serösem Inhalt und dünner Decke. Die Vesiculae platzen bald und bilden gelbliche bis bräunliche Borken. Die Heilung erfolgt im allgemeinen ohne Narbenbildung.

Varizellen (Windpocken) sind wiederholt im Bereich der Vulva beobachtet worden[III, XX]. Ihre linsen- bis erbsengroßen Bläschen, die anfangs mit klarem, später mit trübem Inhalt gefüllt sind, trocknen unter Krustenbildung bald ein. Man findet später verschiedene Entwicklungsstadien. Die Heilung erfolgt ohne Narben.

Die Windpocken werden durch eine Virusinfektion hervorgerufen.

Für die Eruptionen des Herpes simplex, der Varizellen, der Epidermolysis bullosa hereditaria sowie der Impetigo contagiosa sind histologisch intraepitheliale Blasen charakteristisch (Abb. 14a und b, Abb. 15), die bei den zwei letztgenannten Krankheitsformen zwischen den oberflächlichen Epidermisschichten sitzen. Die Blasen des Pemphigus chronicus vulgaris bzw. foliaceus können in jedem Niveau der Oberhaut entstehen, auch eine epidermo-dermale Blasenbildung (Abb. 14c) kann gelegentlich vorkommen. Die papillomatösen Bildungen werden beim Pemphigus chronicus vegetans purch eine hochgradige Wucherung der Epithelleisten hervorgerufen. Die entzündliche Reaktion der Haut ist bei den einzelnen Krankheitsbildern verschieden stark.

Die Folliculitis (Impetigo BOCKHART, Staphylodermia follicularis superficialis) ist an der Vulva kein seltenes Ereignis[XX, XXIV]. Wie an anderen Körperstellen treten auch hier stecknadelkopfgroße Pusteln an der Mündung der Haarbälge auf, die später eintrocknen. Oft beobachtet man, daß das Zentrum der einzelnen Pusteln von einem Haar durchsetzt ist.

Histologisch (Abb. 16b) findet man den kleinen Eiterherd im Follikelostium, wobei die Follikelwand erhalten bleibt.

Die Periporitis (Staphylodermia periporitica) zeigt am Vulvagebiet ein ähnliches Bild wie an anderen Lokalisationsstellen. Man findet ebenfalls kleine, oberflächliche Pusteln, die mit den Schweißdrüsenausführungsgängen in Zusammenhang stehen.

Feingeweblich (Abb. 16c) handelt es sich um eine kleine Eiteransammlung im Bereich des Schweißdrüsenporus.

Das an der Vulva seltener vorkommende Ekthyma simplex (Strepto-Staphylodermia epidermidocutanea circumscripta ecthymatosa)[XX] äußert sich im Auftreten von durchschnittlich linsengroßen Pusteln. Sie trocknen bald zentral ein und zeigen mit eitrigem Saum begrenzte Krusten auf infiltriertem Grund. Die Heilung geht mit einer lokalen Pigmentstörung einher.

Beteiligt sich an der Impetigo herpetiformis (HEBRA) das äußere Genitale[XX], so beobachtet man kleinere, rötliche Schwellungen der Vulvahaut, die sich bald in Eiterbläschen umwandeln. Die Pusteln sind nach dem Platzen mit schmierigen, übelriechenden Belägen versehen. Die Erkrankung tritt fast ausschließlich in der Spätschwangerschaft und im Wochenbett auf.

Die Ursache der Erkrankung ist noch ungeklärt. Eine Infektion ist nicht nachweisbar.

Die Eruptionen der Variola an der Vulva sind ähnlich denen am übrigen Integument[III, XX]. Die anfangs papulösen bzw. vesikulösen Ausschläge werden nach einigen Tagen pustulös und zeigen einen hyperämischen Hof. Durch Platzen und Eintrocknen der Pusteln entstehen Krusten. Die Ausheilung erfolgt meist mit Narbenbildung.

Der Erreger ist ein filtrierbares Virus.

Die Vakzineinfektion des äußeren Genitale kann durch Übertragung von Impfpustelsekret erfolgen[XX, XXIV].

Während für die Impetigo herpetiformis, Variola und Vakzine histologisch eine intraepitheliale Eiteransammlung (Abb. 16a, Abb. 17) charakteristisch ist, entwickelt sich das Ekthyma aus einer epidermo-dermalen

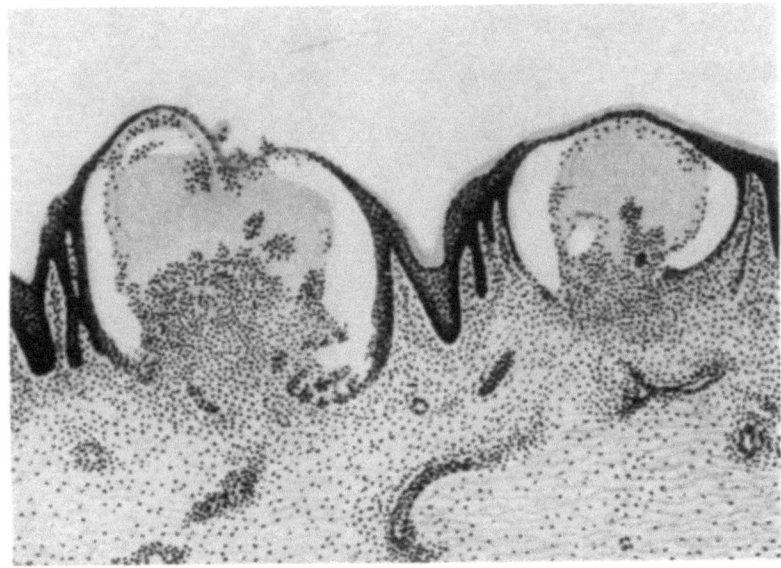

Abb. 15. Herpes simplex. (Aus dem Handb. d. Haut- und Geschlechtskrkh. Hrsg. H. JADASSOHN, Bd. VII/1, Berlin 1928)

Pustel (Abb. 16d). Bei allen diesen Krankheitsbildern ist noch eine mehr oder minder ausgeprägte entzündliche Reaktion der Umgebung nachzuweisen.

Das Ekzem an der Vulva[XX, XXIV] hat als eine relativ häufig vorkommende Erkrankung in der Gynäkologie eine größere Bedeutung. Es bevorzugt die behaarten Vulvapartien und ist durch Vielgestaltigkeit der Eruptionen ausgezeichnet. So findet man anfangs lediglich eine entzündliche Rötung der Haut mit Schuppenbildung. Später treten die exsudativen Vorgänge in den Vordergrund. Sie können zu Papel-, Bläschen- und Krustenbildungen führen. Typisch ist ferner das Vorhandensein verschiedenartiger morphologischer Bilder nebeneinander. Entsprechend der Schwere der Erkrankung wird die Haut mehr oder minder infiltriert.

Das histologische Bild des Ekzems (Abb. 18) ist weitgehend charakteristisch. Im Anfang der Erkrankung lassen sich umschriebene ödematöse Stellen in der Keimschicht erkennen (Spongiose), auf deren Boden die intraepidermalen Blasen entstehen. Die Schuppenbildung ist die Folge einer gestörten Verhornung (Parakeratose). Die ödematöse Durchtränkung und Hyperämie des Papillarkörpers fehlt in akuten Fällen nie, die Zellinfiltration ist jedoch sehr gering. Bei chronischem Ekzem gesellen sich auch Epithel-

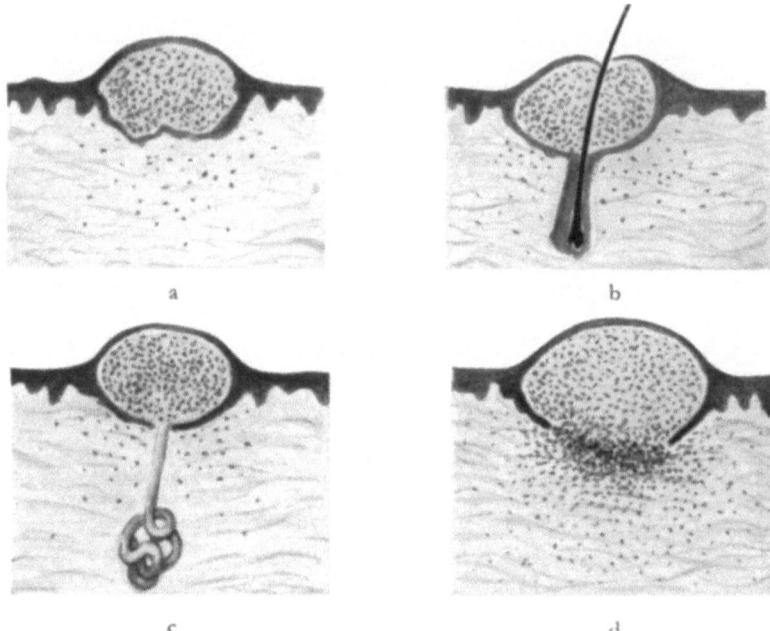

Abb. 16. Verschiedene Formen der Pusteln; a intraepitheliales Eiterbläschen, b Ostiofolliculitis, c Periporitis, d epidermodermale Pustel

wucherungen zum Krankheitsbild (Akanthose, Hyperkeratose), und man beobachtet dann das bunte Nebeneinander der verschiedenartigen Veränderungen.

Als Ursache des Ekzems kommen in erster Linie länger anhaltende mechanische, thermische, chemische und parasitäre Einwirkungen in Betracht, wobei prädisponierende Momente, wie Allgemein- und Stoffwechselerkrankungen, Überempfindlichkeit, hormonale Dysfunktion usw., eine wichtige Rolle spielen.

Der Furunkel[XX, XXIV] stellt eine eitrige Entzündung des Haarbalgdrüsenapparates dar. Dementsprechend tritt er an den behaarten Teilen des äußeren Genitale auf. Makroskopisch zeigt sich der Furunkel als eine tauben-

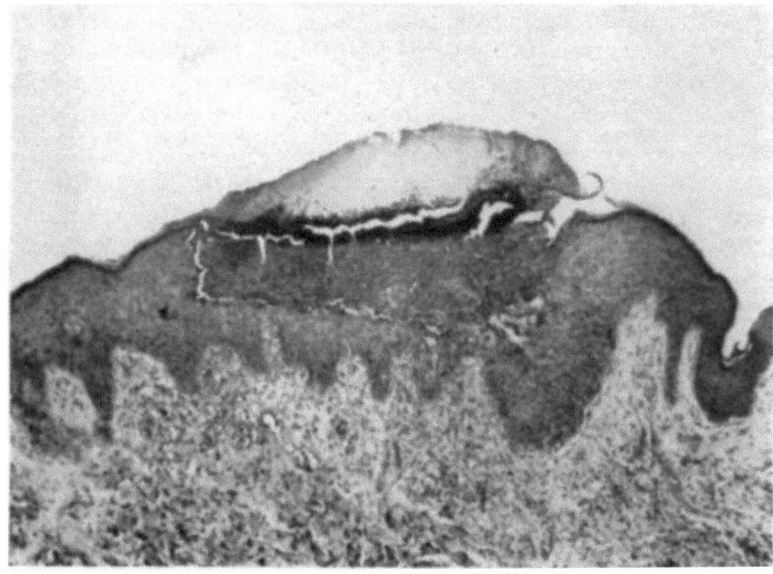

Abb. 17. Pustel bei Impetigo herpetiformis. (Aus der Sammlung von Prof. SCHUERMANN, Würzburg)

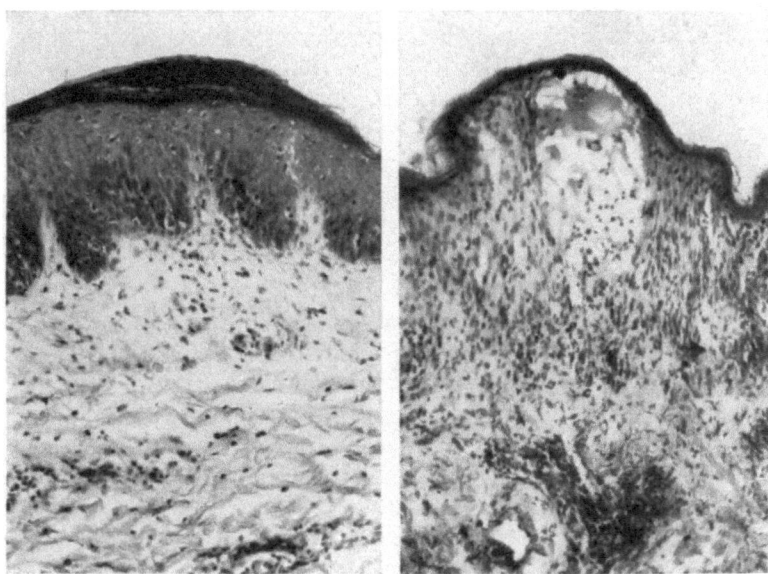

Abb. 18. Akutes Ekzem. Links Spongiose und parakeratotische Schuppen, rechts intraepidermale Blasenbildung. (Aus der Sammlung von Prof. SCHUERMANN, Würzburg)

ei- bis gut walnußgroße, stark gerötete, halbkugelige Hautvorwölbung mit infiltrierter Umgebung. Im Zentrum findet man meist ein trübes Bläschen oder einen nekrotischen Bezirk, der sich in die Tiefe fortsetzt. Nach Durchbruch und Entleerung der Eitermassen erfolgt die Heilung des Gewebsdefektes durch Bildung von Granulationsgewebe.

Histologisch ähnelt das Bild dem eines Abszesses. Der Haarbalgapparat und das benachbarte Bindegewebe gehen unter Nekrose zugrunde; in der weiteren Umgebung ist eine starke entzündliche Reaktion zu sehen.

Vielfach wird der Furunkel mit einem Schweißdrüsenabszeß verwechselt, der im Vulvagebiet häufiger vorkommt als der erstere. Beim Schweißdrüsenabszeß treten im Korium, aber auch in der Subkutis kleine derbe Knoten auf, die sich rasch vergrößern und die Haut vorwölben. Nach Platzen des lividen und dünnen Hautüberzugs entleeren sie dicken Eiter und heilen oft unter Narbenbildung bald ab.

In den histologischen Schnitten findet man das typische Bild eines Abszesses, und es läßt sich oft der Schweißdrüsenausgang als Ursprungsort noch erkennen.

Sowohl beim Furunkel als auch beim Schweißdrüsenabszeß handelt es sich um eine staphylogene Infektion.

Milzbrandinfektion im Bereich der äußeren Geschlechtsteile ist bekannt[xx]. Man findet im Anfangsstadium ein hämorrhagisches Bläschen (Pustula maligna), das sich bald zu einem erbsen- bis walnußgroßen Milzbrandkarbunkel entwickelt. Die Kuppe ist mit einem dunkelbraunen, trockenen Schorf bedeckt, der von einem rötlich-braunroten Wulst umsäumt wird. Die Ödembildung in der Umgebung ist stark ausgeprägt und weitreichend.

Die Milzbrandpustel wird durch ein hochgradiges Ödem mit Fibrinausscheidung sowie durch eine Hyperämie und eine hauptsächlich aus Leukozyten bestehende entzündliche Infiltration des Koriums charakterisiert. Die anfangs unveränderte Epidermis hebt sich dabei blasenartig ab und die Epithelleisten werden stark ausgezogen. Beim Milzbrandkarbunkel besteht das Zentrum aus einem nekrotischen Schorf, der sich an Stelle der Pustel bildet. In der Umgebung des Schorfes ist die Epidermis weitgehend abgehoben; die ödematöse Durchtränkung, die Hyperämie und die entzündliche Infiltration des Bindegewebes ist hier noch weitreichender als bei der Milzbrandpustel. In den subepithelialen Gewebsspalten finden sich zahlreiche Milzbrandbazillen (Bacillus anthracis).

Die Tuberkulose der Vulva[v, xv, xx, 11] ist ein ziemlich seltenes Krankheitsbild, das sich in verschiedenen Formen zeigen kann (Tuberculosis cutis luposa, colliquativa, miliaris ulcerosa usw.). Im allgemeinen führen alle diese Formen früher oder später zu weichen, rötlichen Geschwüren mit unregelmäßigen und unterminierten Rändern und zeigen eine schlechte Heilungstendenz. Unter Umständen können durch Gewebsproliferationen geschwulstähnliche Veränderungen entstehen.

Das histologische Bild wird charakterisiert — je nach der vorliegenden Krankheitsform — durch das Auftreten von Tuberkeln im Korium, aber auch im subkutanen Gewebe (Abb. 19). Sie bestehen meist aus Epitheloid-

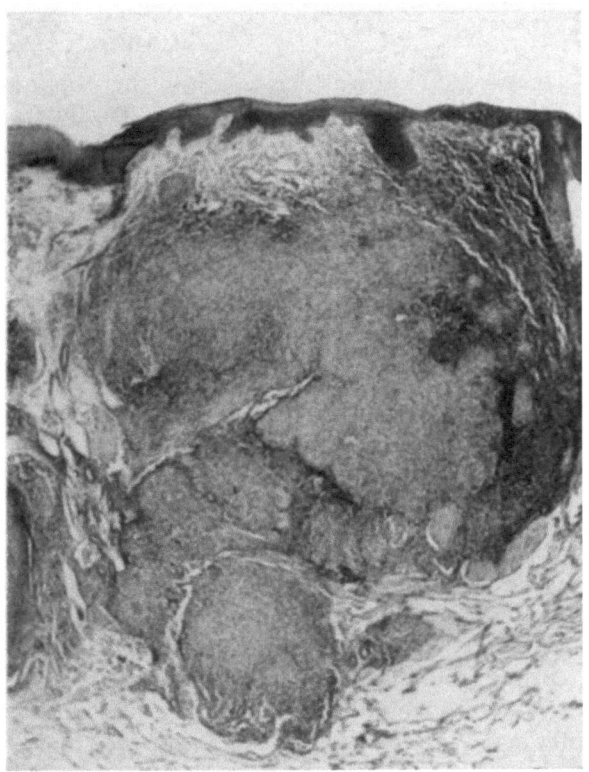

Abb. 19. Tuberculosis cutis luposa. (Aus der Sammlung von Prof. SCHUERMANN, Würzburg)

zellen und LANGHANSschen Riesenzellen und sind von einem dichten Hof von Rundzellen umgeben; im übrigen Bindegewebe ist eine kleinzellige Infiltration zu sehen. Die runden Exsudatzellen sind vorwiegend Lymphozyten; Plasmazellen kommen seltener vor. In manchen Fällen bewahren die Tuberkel den erwähnten Aufbau; in anderen wieder neigen sie zu starker Verkäsung und zum Zusammenfließen, so daß dadurch große nekrotische Gebiete entstehen. Bei den geschwulstähnlichen Erscheinungsformen steht die Bindegewebsproliferation bzw. die starke Wucherung der Reteleisten im Vordergrund. Es sei noch erwähnt, daß der Nachweis von Tuberkelbazillen im tuberkulösen Granulationsgewebe nicht immer gelingt.

Die Infektion der Vulva kann auf verschiedenem Wege erfolgen; meistens handelt es sich hier um eine hämatogene Entstehung. Lymphogen, per continuitatem oder durch Kontaktinfektion entstehende tuberkulöse Vulvaprozesse sind sehr selten.

Auch Lepraknoten, evtl. mit Ulzerationen, können im Anogenitalgebiet auftreten[XX]. Für dieses spezifische Granulationsgewebe sind die mit Leprabazillen beladenen großen Zellen charakteristisch.

c) Anhang

In Verbindung mit den entzündlichen Erkrankungen der äußeren Genitalorgane sind noch einige Formen der Dermatomykosen[XX, XXIV] und Zoonosen[XXIV] kurz zu erwähnen.

Unter den Pilzerkrankungen der Vulva hat der Soor (Candida albicans) die größte Bedeutung. Er tritt besonders bei Kindern bzw. bei zuckerkranken Frauen mit Vorliebe an den nicht behaarten Vulvateilen in Form von etwa linsengroßen, leicht abstreifbaren Belägen mit geröteter Unterlage auf.

Die Trichophytie (durch Pilze der Trichophytongruppe) mit ihren kokardenförmigen, lamellär-schuppenden Flecken, die Inguinal- und Analgegend frequentierende, ekzemartige Epidermophytie (durch das Epidermophyton inguinale), die sich meist in den Hautfalten der Vulvagegend zeigende milchkaffeefarbige Pityriasis versicolor (durch das Mikrosporon furfur) und das kupferrote Erythrasma (durch das Mikrosporon minutissimum) sind von geringerer Bedeutung.

Die histologischen Veränderungen bei den erwähnten Dermatomykosen sind nach Pilzart bzw. Reaktionsfähigkeit der Haut verschieden. Manchmal wachsen die Erreger lediglich in den oberflächlichen Epithelschichten und gehen mit ganz geringen Gewebsreaktionen einher; in anderen Fällen rufen sie stärkere Hautveränderungen, wie mit Blasen- und Pustelbildung einhergehende Entzündungen, ja sogar tiefgreifende Granulationsprozesse, hervor.

Der Nachweis der Pilze gelingt am leichtesten in Nativpräparaten. Man bringt das Material auf einen Objektträger, mischt es mit etwa 30%iger Kalilauge und deckt ab. Bei stärkerer Abblendung lassen sich die doppelt konturierten Pilze und ihre Sporen leicht erkennen.

Ein vom Strahlenpilz hervorgerufener, tiefgreifender Prozeß, die Aktinomykose, wurde am Vulvagebiet mehrfach beobachtet[III, VII, XX, XXIV]. Morphologisch finden sich ausgedehnte, brettharte Infiltrationen mit Abszessen und eiternden Fisteln. Über den Infektionsmodus kann man oft nichts Sicheres sagen.

Histologisch zeigen die erkrankten Organteile das typische Granulationsgewebe, das aus Fibroblasten, lipoidspeichernden Phagozyten (Schaumzellen), Leukozyten und wenigen Rundzellen besteht und stellenweise die charakteristischen Strahlenpilzkolonien (Aktinomycesdrusen) enthält (Abb. 239).

Die verschiedenartigen Zoonosen (Pediculus vestimenti, Phthirii inguinales, Acarus scabiei usw.) rufen zuweilen an den behaarten Vulvateilen polymorphe, entzündliche Veränderungen hervor.

Mit den erwähnten Erkrankungen ist die Reihe der Vulvitiden im weiteren Sinne noch keineswegs abgeschlossen. Es gibt noch viele andersartige, seltene Krankheitsformen, hauptsächlich dermatologischer Natur, die sich an den äußeren Geschlechtsorganen ebenfalls zeigen können. Die Schilderung dieser Prozesse würde jedoch unsere Aufgabe weit überschreiten. Es sei auf die entsprechenden Fachbücher hingewiesen.

Die praktische Bedeutung der histologischen Untersuchung bei den akut-entzündlichen Erkrankungen der äußeren Geschlechtsorgane ist nicht allzu groß. Bei ihnen beruht die Diagnosestellung in erster Linie auf klinischen Merkmalen oder auf dem Nachweis des spezifischen Erregers. Anders liegt jedoch der Fall, wenn es sich um einen chronisch-spezifischen Prozeß handelt. Diese Krankheiten rufen nämlich in makroskopischer Hinsicht oft gleichartige Bilder hervor. Gelingt es nun nicht, durch die klinischen Symptome bzw. durch bakteriologische und serologische Laboratoriumsmethoden eine sichere Diagnose zu stellen, so ist es oft notwendig, eine histologische Untersuchung vorzunehmen. Die verschiedenartigen chronisch-spezifischen Granulationen zeigen meist eine charakteristische feingewebliche Struktur, und so kann in fraglichen Fällen die wahre Natur der Erkrankung mikroskopisch erkannt werden. Oft gelingt der Nachweis des Erregers erst in histologischen Präparaten. Eine besondere Bedeutung kommt der mikroskopischen Untersuchung bei karzinomverdächtigen Veränderungen zu. Ist bei chronisch-spezifischen Prozessen der Vulva eine histologische Untersuchung unerläßlich, so muß man auf die richtige Ausführung der Exzision achten. Es ist wichtig, Gewebsproben nur aus den Randpartien der Veränderung zu entnehmen, da dort die spezifischen Strukturen am deutlichsten zu sein pflegen.

4. REGRESSIVE VORGÄNGE

Die Vulvaatrophie[xx] zeigt sich in einer gleichmäßigen Rückbildung der äußeren Geschlechtsteile.

Histologisch ist die Epidermis verdünnt, die Retezellen sind stärker pigmentiert, man findet eine Abflachung der Papillen. Die Menge des kollagenen Gewebes, besonders in den oberflächlichen Bindegewebsschichten, nimmt ab, und die elastischen Fasern weisen degenerative Erscheinungen auf. An den mit Haaren bedeckten Vulvagebieten sind ferner erweiterte Talgdrüsen und verkürzte Haarbälge zu sehen.

34 Erkrankungen der äußeren Geschlechtsorgane

Die Atrophie der äußeren Geschlechtsorgane ist im fortgeschrittenen Alter physiologisch. Eine frühzeitige Rückbildung tritt meistens nach Ausfall der Ovarialfunktion auf, sei sie künstlich hervorgerufen oder durch schwere Krankheiten bedingt. Röntgenspätschäden können ebenfalls zu einer Vulvaatrophie führen.

Die wichtigste Form der regressiven Vulvaveränderungen ist die Kraurosis vulvae[XX,XXIV,12] (Abb. 20). Die Erkrankung tritt in erster Linie im

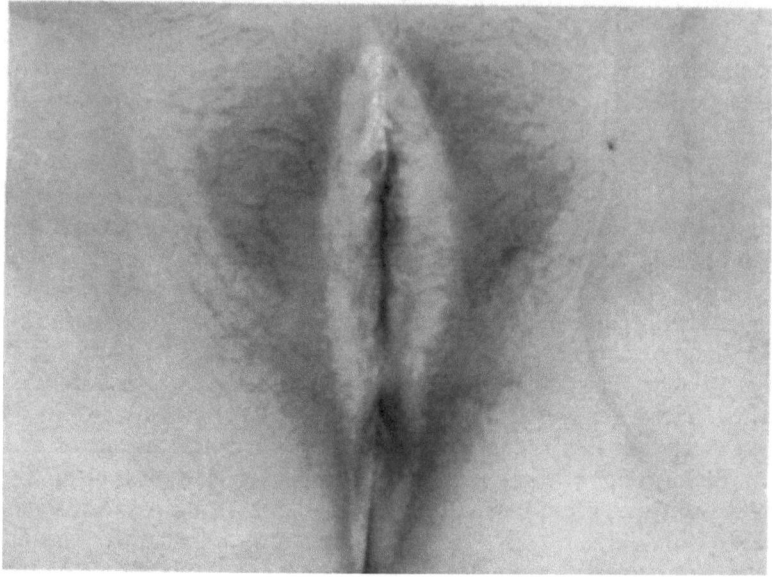

Abb. 20. Kraurosis vulvae

Klimakterium und im Senium auf und befällt vorwiegend die Innenflächen der großen Schamlippen, die kleinen Labien, die Klitorisgegend und die Fossa navicularis. Die erwähnten Gebiete zeigen eine progressive Schrumpfung, die Vulvahaut wird weißlich und straff. Vielfach sieht man an der Oberfläche Rhagaden und Ulzerationen. In ausgeprägten Fällen kann sich die Vulva in ein kaum dehnbares, trichterförmiges Gebilde umwandeln.

Feingeweblich (Abb. 21) handelt es sich um eine Hautatrophie. Die Epidermis ist im allgemeinen dünn, auch wenn sie gelegentlich eine Hyper- oder Parakeratose aufweist. Die Papillen sind flach und können sogar vollständig verstrichen sein. Unter dem Epithel findet man ein kollagenarmes, fast homogenes Bindegewebe mit Schwund der elastischen Fasern. Auch die Haarbälge, Talg- und Schweißdrüsen gehen allmählich zugrunde. Häufig sind ferner chronisch-entzündliche Zellinfiltrationen in der untersten Epithelschicht und im Korium zu beobachten. Erwähnenswert sind noch die degenerativen Veränderungen (WILBRAND[12]) und Bildungen von mikroskopischen „Neuromen" (FERRER-FERRER[12]) an den Hautnerven im kraurotischen Gewebe.

Die Kraurosis wird' heute vielfach als Endstadium der Leukoplakia vulvae (s. S. 37) aufgefaßt (KEHRER[XX], LABHARDT[XXIV], TERRHUN[12] u. a.).

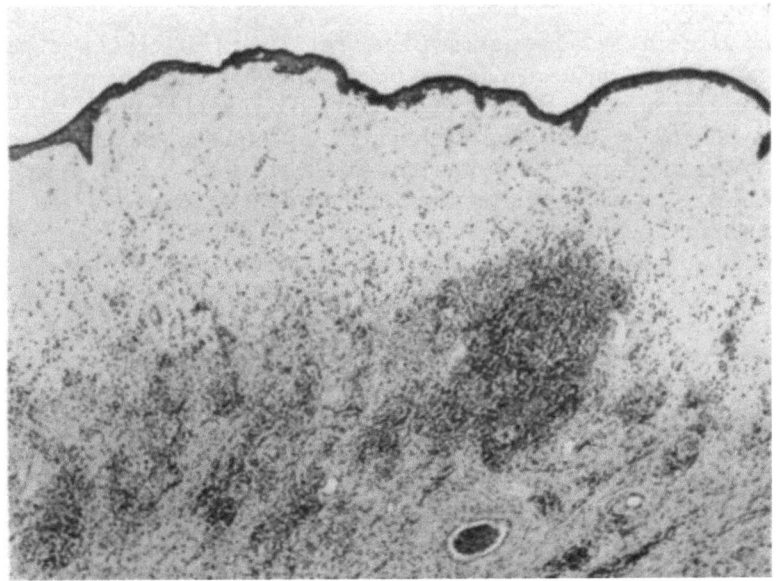

Abb. 21. Kraurosis vulvae. (Histologisches Präparat aus dem in Abb. 20 dargestellten Fall)

Wenn auch ein Zusammenhang zwischen den beiden Erkrankungen nicht mehr zu bestreiten ist, muß man doch darauf hinweisen, daß nicht jede Leukoplakie in eine Kraurosis übergeht. Es gibt auch Fälle, bei denen sich die Kraurosis ohne Leukoplakie entwickelt (JASCHKE[12], VEIT[12] u.a.).

Die Ätiologie der Kraurosis vulvae ist noch nicht geklärt. Es tritt heute die Auffassung immer mehr in den Vordergrund, daß die Erkrankung auf einer ovariellen Hypofunktion (Follikelhormonmangel) beruht. Daß die funktionelle Minderwertigkeit des Ovars jedoch nicht der alleinige ursächliche Faktor ist, beweisen die Kraurosisfälle in der Schwangerschaft oder bei jüngeren Patientinnen (BRINGS[12], FELDMAN[12]) mit vollständig normalen Perioden.

Der Zusammenhang zwischen Kraurosis und Krebsentwicklung ist wohl bekannt (KEHRER[XX], LABHARDT[XXIV], MEHRINGER[12], PAOLI-AAMALRIC-MICHOTEY[12], WATSON-COUNSELLER[12] u. a.). Darüber, ob das kraurotische Gewebe oder die Leukoplakie den Boden für die Krebsentwicklung abgibt, sind die Meinungen noch geteilt.

5. PATHOLOGISCHE WACHSTUMSPROZESSE OHNE AUTONOMEN CHARAKTER

Eine allgemeine Hypertrophie der äußeren Geschlechtsteile kommt nicht häufig vor. Meistens betrifft die Veränderung nur einzelne Vulvapartien, wie z.B. die Klitoris oder die kleinen Labien[XX]. Die Ursache der Hypertrophie liegt hauptsächlich in hormonalen, chronisch-entzündlichen oder mechanischen Momenten (Masturbation).

Das mikroskopische Bild ist verschieden und hängt von den Ursachen ab. Bei hormonal bedingten Prozessen bleibt die normale Gewebsstruktur erhalten. Demgegenüber findet man bei den anderen oft deutliche Veränderungen, wie Hyperkeratose, Talg- und Schweißdrüsenproliferationen, Vermehrung des Bindegewebes, Zellinfiltrationen usw.

Die Elephantiasis vulvae[XX, XXIV] wird durch eine sehr starke, ja oft geschwulstartige Verdickung der Haut gekennzeichnet. Manchmal sind nur einzelne Teile der Vulva an diesem Prozeß beteiligt (Abb. 22). In anderen Fällen findet man jedoch eine größere Ausbreitung, an der auch die Umgebung der äußeren Geschlechtsorgane teilnehmen kann. Nach Form und Gestalt des veränderten Hautbezirks bzw. nach der Beschaffenheit seiner Oberfläche zeigt die Elephantiasis vulvae große Variationen. So findet man diffuse oder zirkumskripte, tumorartige, manchmal gestielte Gebilde, deren Oberfläche glatt, runzelig, knotig oder warzig sein kann.

Das histologische Hauptmerkmal der Erkrankung (Abb. 23) ist eine sehr starke Hypertrophie und Hyperplasie des Bindegewebes sowohl im Bereich des Koriums als auch der Subkutis. Das neugebildete Bindegewebe zeigt im Anfangsstadium eine lockere Beschaffenheit infolge ödematöser Durchtränkung; später wird es stark fibrös ohne wesentlichen Schwund der elastischen Elemente. Man findet überall beträchtlich erweiterte Lymphgefäße. Aber auch die Blutgefäße können pathologische Veränderungen aufweisen, wie etwa Erweiterungen der Venen und Kapillaren mit und ohne Thrombenbildung bzw. Verengung des Lumens der Arterien, die an eine Endarteriitis erinnert. Die Talg- und Schweißdrüsen sowie die Haarzwiebeln gehen allmählich zugrunde. Fast immer beobachtet man eine rundzellige Infiltration der oberen Bindegewebsschichten. Auch Riesenzellen können vorhanden sein. Im allgemeinen ist die Epidermis bei der Elephantiasis vulvae etwas verdünnt. Die Erhabenheiten der Oberfläche sind durch eine unregelmäßige Wucherung des Bindegewebes bedingt. Nur selten sieht man Fälle, bei denen die Hautoberfläche ein fibroepitheliomähnliches Aussehen hat.

Ätiologisch handelt es sich um eine Störung der Blut- und Lymphzirkulation, die hauptsächlich durch chronisch-rezidivierende Entzündungen bzw. primäre und sekundäre Lymphdrüsen- und Lymphgefäßerkrankungen ausgelöst wird. In den Tropen ist die Filaria BANCROFTI, die sich in den Lymphgefäßen aufhält, eine häufige Ursache der Elephantiasis.

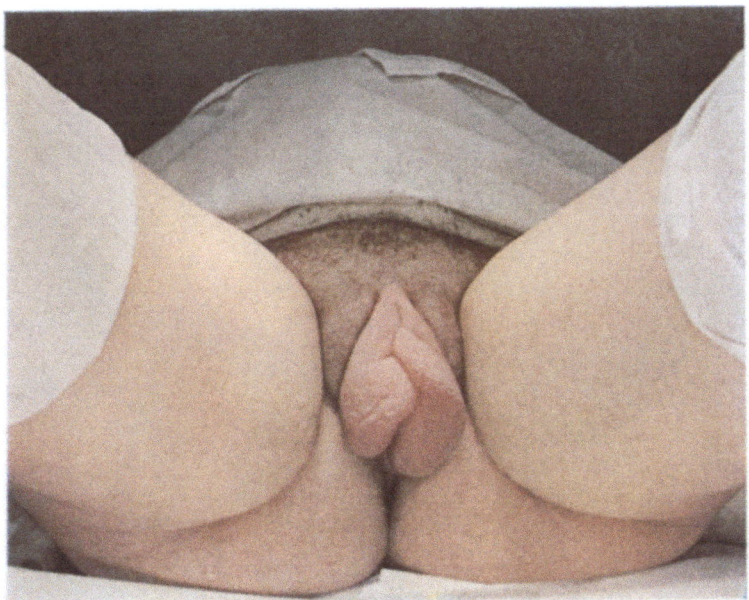

Abb. 22. Elephantiasis der kleinen Labien

Mit Leukoplakia vulvae bezeichnet man weißliche, matte Flächen von verschiedener Größe auf den Schamlippen, gelegentlich aber auch auf dem Damm [XX, XXIV, 13].

Histologisch (Abb. 24) läßt sich eine starke Verbreiterung der Epidermis mit mächtiger Akanthose sowie eine Hyper- und Parakeratose erkennen. Die plumpen Epithelzapfen reichen tief, die verhältnismäßig schmalen Papillen sind mehr oder weniger mit Rundzellen durchsetzt. Das lockere Bindegewebe ist kollagenreich, die elastischen Elemente zeigen degenerative Erscheinungen. Auffallend ist ferner der starke Pigmentverlust.

Über Zusammenhang zwischen Leukoplakie und Kraurosis vulvae sowie über die Beziehung der Leukoplakie zur Karzinombildung s. S. 35 und 36. Mit diesem Problem beschäftigten sich neuerdings eingehend LANGLEY-HERTIG-SMITH[13].

Nach TERRHUN hat die sogenannte vitiliginöse Leukopathie[14], die meist nach dem 30. Lebensjahr auftritt und sich an der Vulva als symmetrische, scharfrandige Veränderung zeigt, mit der Leukoplakie nichts zu tun. Diese harmlose Erkrankung ist histologisch lediglich durch einen hochgradigen Pigmentschwund gekennzeichnet.

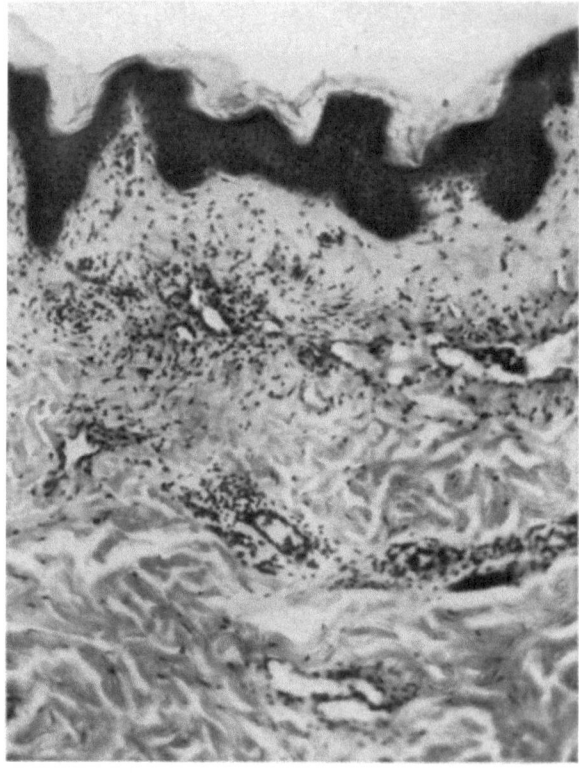

Abb. 23. Elephantiasis vulvae

Gelegentlich beobachtet man an den großen und kleinen Schamlippen, in der Gegend der äußeren Urethraöffnung, aber auch am Hymen kleinere und größere einkammerige Zysten[XX, XXIV]. Sie sind mit Platten- oder Zylinderepithel ausgekleidet; dieses kann serösen oder muzinösen Charakter haben. Oft kommen die verschiedenen Epithelarten gemeinsam vor.

Die erwähnten zystischen Gebilde stammen hauptsächlich aus embryonalen Epithelabschnürungen des WOLFFschen Ganges bzw. des Sinus urogenitalis. Sie können ferner aber auch aus postembryonalen Epithelabschnürungen entstehen.

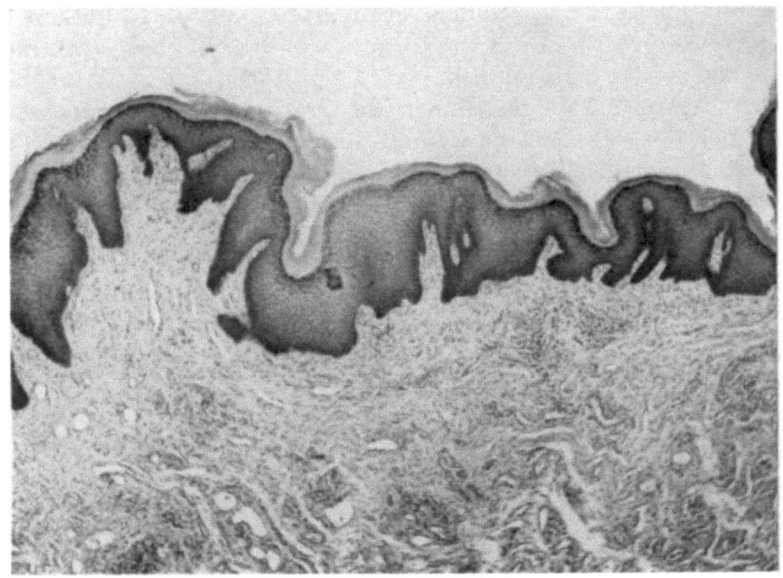

Abb. 24. Leukoplakia vulvae

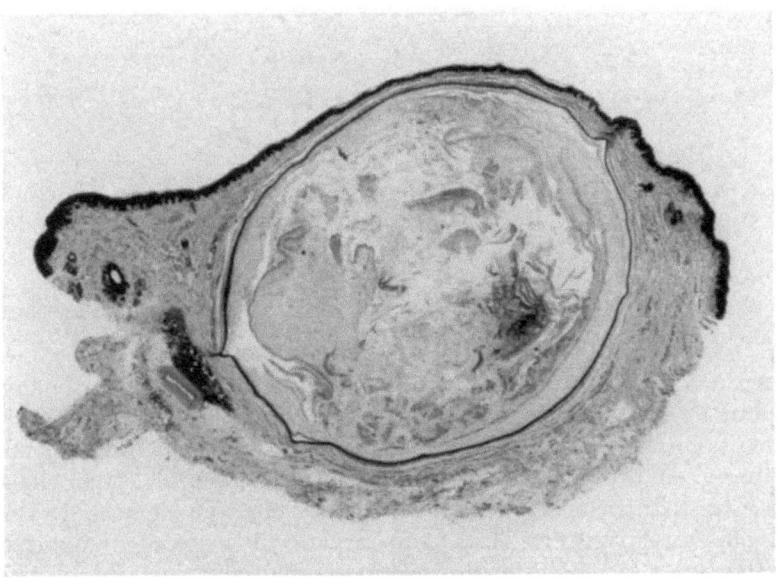

Abb. 25. Haarfollikelzyste des Labium majus

Die mit Detritus ausgefüllten, etwa erbsen- bis kirschgroßen Haarfollikelzysten (falsche Atherome)[XX, XXIV] (Abb. 25) sitzen mit Vorliebe in den großen Schamlippen.

Einen besonderen Platz nehmen die Zysten der BARTHOLINschen Drüsen ein[XX, XXIV]. Sie sind walnuß- bis apfelgroße Gebilde, die im mittleren und unteren Teil der großen Schamlippen sitzen. Der Zysteninhalt ist serös-schleimig. Es handelt sich eigentlich um Retentionszysten infolge von

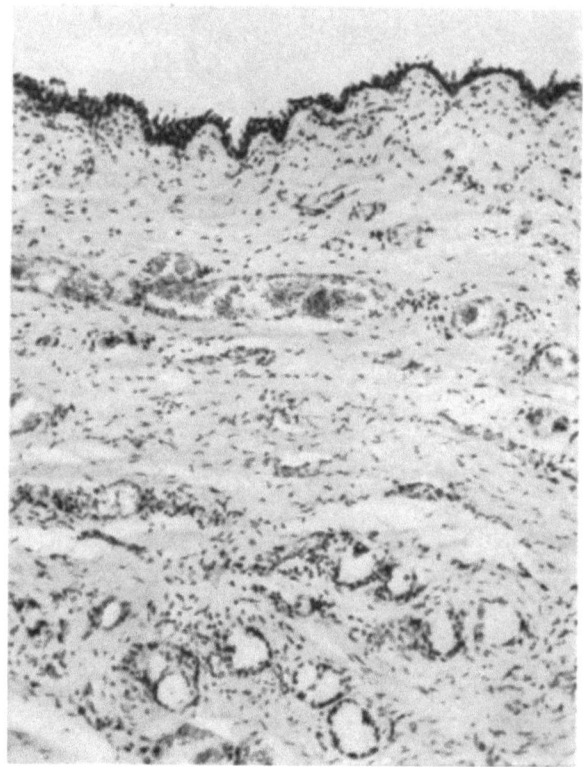

Abb. 26. Wand einer Zyste der Glandula BARTHOLINI

Sekretstauung im erweiterten Ausführungsgang. Das Drüsenparenchym ist an diesem Vorgang nur selten beteiligt.

Mikroskopisch (Abb. 26) findet man einen mehrschichtigen Zylinderepithelbelag, der oft desquamiert ist oder eine plattenepithelartige Umwandlung aufweist. In manchen Fällen bildet sich eine bindegewebige Pseudokapsel, die Drüsenreste enthalten kann. Entzündliche Erscheinungen fehlen.

Die BARTHOLINschen Zysten entstehen meist infolge Verklebung des Drüsenausführungsganges, die sowohl infolge einer Entzündung als auch eines Traumas (z. B. Geburtsverletzung) auftreten kann.

An der Harnröhrenöffnung begegnet man oft rötlichen, polypartigen Gebilden, den sogenannten Carunculae urethrales[15].

Histologisch kann man dabei zwei Hauptformen unterscheiden. Der papillomatöse Typ (Abb. 27) entsteht durch Invaginationen der Epidermis. Die Einstülpungen zeigen den Charakter eines verhornenden- oder eines Übergangsepithels. Das bindegewebige Stroma ist meist entzündlich infiltriert. In anderen Fällen erinnert die Grundsubstanz der Karunkel an ein

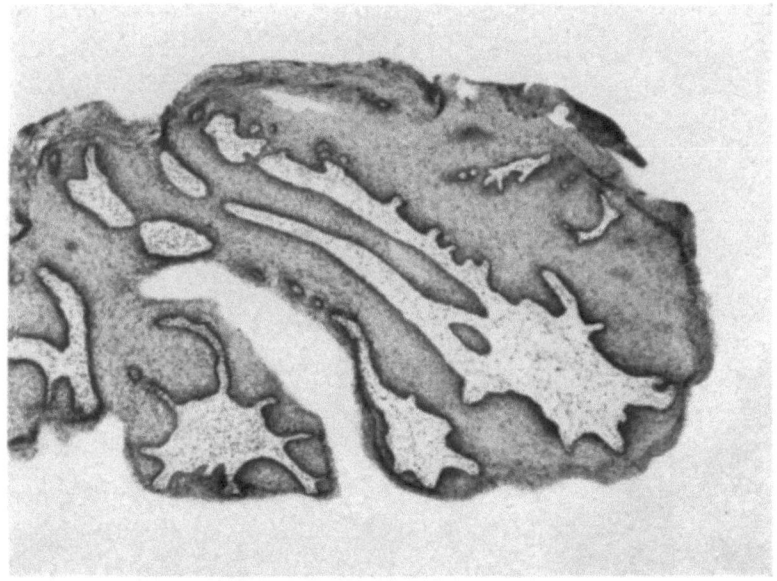

Abb. 27. Caruncula urethralis (papillomatöser Typ)

Granulationsgewebe (granulomatöser Typ, Abb. 28). Hier findet man oft Epitheldefekte.

Es muß darauf hingewiesen werden, daß bei der Urethrakarunkel infolge tangential oder quer getroffener Epithelinvaginationen leicht karzinomähnliche Bilder entstehen können (Abb. 29). Auch die entzündlich bedingten Epithelveränderungen vermögen eine Geschwulstbildung vorzutäuschen. Bei der mikroskopischen Beurteilung eines gut- oder bösartigen Prozesses ist große Vorsicht am Platze.

Die Carunculae urethrales entstehen hauptsächlich infolge chronisch-entzündlicher Reize.

Zuweilen können an der Vulva umschriebene hypertrophisch-hyperplastische Vorgänge der Schweiß- und Talgdrüsen beobachtet werden[XX].

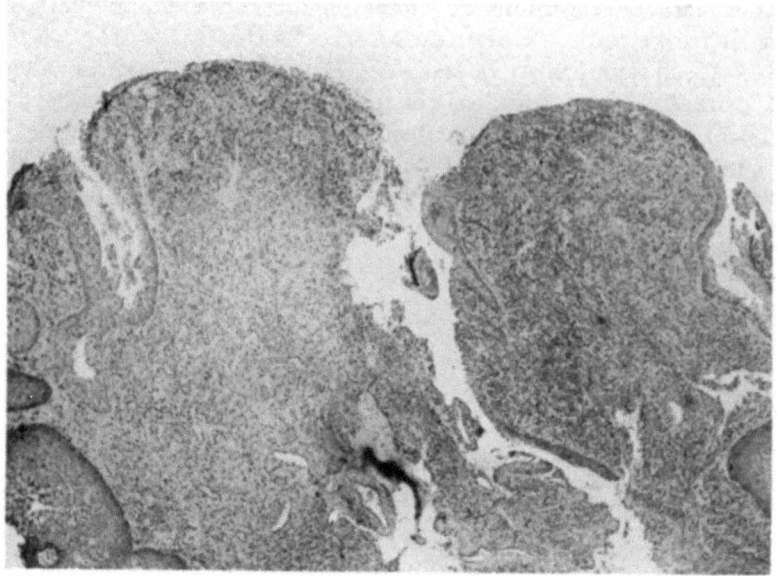

Abb. 28. Caruncula urethralis (granulomatöser Typ)

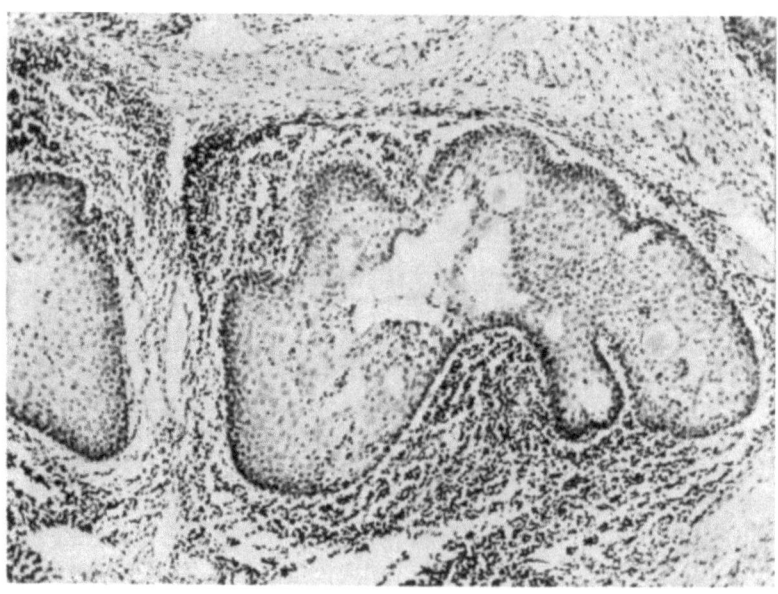

Abb. 29. Quergetroffene, karzinomähnliche Epithelinvagination bei einer gutartigen Urethrakarunkel

Die verschiedenen Erscheinungsformen der Naevi pigmentosi lokalisieren sich im Vulvagebiet meistens an den Außenflächen der großen Labien bzw. am Mons pubis[xx].

Mikroskopisch (Abb. 30) sind die Pigmentnaevi im allgemeinen durch Naevuszellnester charakterisiert. Sowohl diese Zellnester als auch die untersten Epithelschichten enthalten reichlich Melanin.

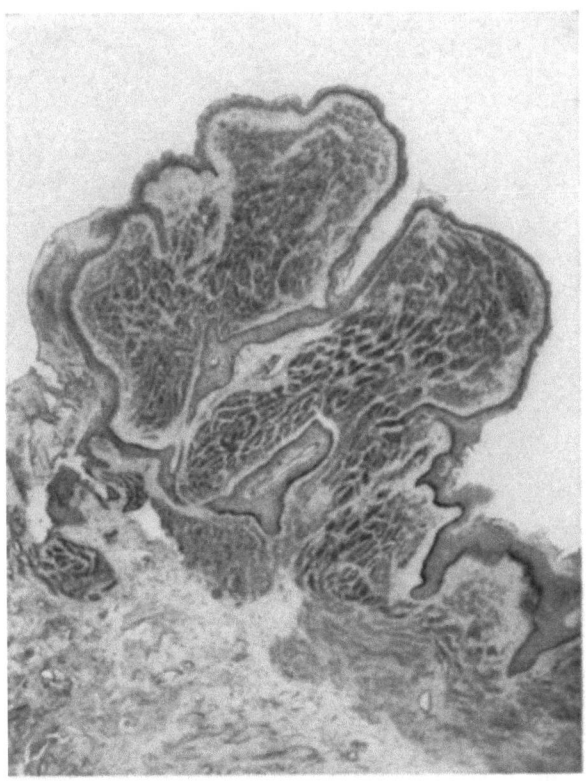

Abb. 30. Naevus pigmentosus der großen Schamlippe

Gelegentlich findet man auch Syringome (Naevi syringomatosi) an den behaarten Vulvateilen[xx]. Die Veränderung besteht aus zahlreichen, etwa linsengroßen Knoten von gelbbrauner Farbe.

Histologisch findet man verzweigte, schmale Zellstränge mit kleineren Zellhaufen. Die letzteren enthalten oft Hohlräume, in denen eine strukturlose Masse zu sehen ist.

Sehr selten beobachtet man Xanthelasmen an der Vulva[xx]. Sie stellen linsen- bis erbsengroße, gelbe Knötchen dar.

Mikroskopisch bestehen die kleinen Bildungen aus den sog. Xanthomzellen, die sich im Korium oft um die Gefäße anordnen. Die Zellen enthalten einen feinverteilten, doppelbrechenden, fettähnlichen Stoff, der auch frei im Bindegewebe vorkommen kann. Nicht selten beobachtet man in den Xanthelasmen größere, mehrkernige Elemente.

In diesem Abschnitt erwähnen wir auch das Molluscum contagiosum[XX]. Es kann ebenfalls an den äußeren Geschlechtsteilen auftreten und stellt ein hirsekorn- bis erbsengroßes, weißliches Gebilde mit einer zentralen Eindellung dar.

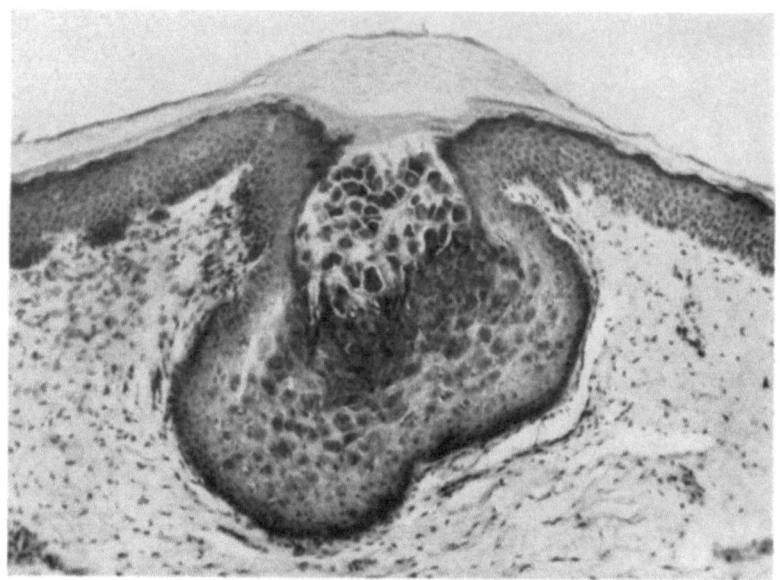

Abb. 31. Molluscum contagiosum. (Aus der Sammlung von Prof. SCHUERMANN, Würzburg)

Histologisch (Abb. 31) findet man einen lappigen Herd, der aus wuchernden Zellelementen des Rete MALPIGHII besteht und in die Kutis eindringt. Die vermehrten Retezellen weisen im Zentrum des Herdes eine starke Quellung auf. Aus diesen aufgetriebenen Epithelien entstehen die kleinen, eiförmigen und lichtbrechenden Molluskumkörperchen. Die zentrale Höhle des Gebildes ist mit Detritus ausgefüllt.

Der Erreger ist ein filtrierbares Virus.

Die Endometriosis vulvae kommt selten vor [I, XX, XXIV, 16]. Am ehesten findet man sie als kleine Knötchen in der Umgebung der Vulva, des Mons pubis und am Damm.

Histologisch finden sich Drüsenschläuche von korpusschleimhautähnlichem Charakter mit und ohne Begleitung von zytogenem Gewebe. Die Drüsengänge enthalten oft Erythrozyten, Leukozyten, Epithelien und pigmenthaltige Makrophagen und sind manchmal zystisch erweitert. Pigmenthaltige Makrophagen können gelegentlich auch in der Umgebung der heterotopen Drüsen gefunden werden.

Die Vulvaendometriose wird durch Verschleppung von Korpusschleimhautteilen auf den Blut- und Lymphwegen erklärt.

Über geschwulstartige Veränderungen an der Vulva bei Leukämie berichtete GRUNER [17].

6. GESCHWÜLSTE

a) Gutartige, epitheliale Neubildungen

Die häufigste Form der fibroepitheliomatösen Gewächse am äußeren Genitale stellt das Kondyloma acuminatum (infektiöses Papillom) dar [XX, XXIV, XXXIX]. Die anfangs kleinen, multiplen Gebilde haben eine Neigung, zu größeren blumenkohlartigen Paketen zusammenzufließen (Abb. 32).

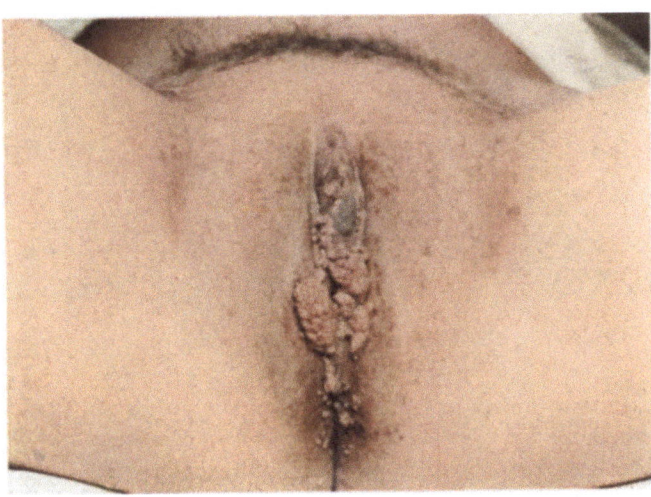

Abb. 32. Kondylomata acuminata. Daneben starke Vulvitis und Perivulvitis

In den mikroskopischen Präparaten (Abb. 33) ist im allgemeinen eine starke Wucherung im Sinne einer Verlängerung und Verzweigung des Papillarkörpers zu finden. Die das Bindegewebsgerüst bedeckende Epidermis ist akanthotisch. Im Bindegewebe lassen sich reichlich Blut- und Lymphgefäße nachweisen. Auch eine entzündliche Infiltration kann hier beobachtet werden.

Der Erreger ist ein filtrierbares Virus.

46 Erkrankungen der äußeren Geschlechtsorgane

Über karzinomatöse Entartung von spitzen Kondylomen siehe bei Kramann[18], Mühlpfordt[18] und Treite[18].

Echte Papillome (Fibroepithelioma papillare) kommen gelegentlich auch an den äußeren Geschlechtsteilen vor[XX, XXIV]. Sie erscheinen im Gegensatz zu den spitzen Kondylomen eher als größere, solitäre Gebilde.

Das mikroskopische Bild eines wahren Papilloms ist ähnlich dem eines Kondyloma acuminatum (s. oben). Eine scharfe Trennung zwischen einem

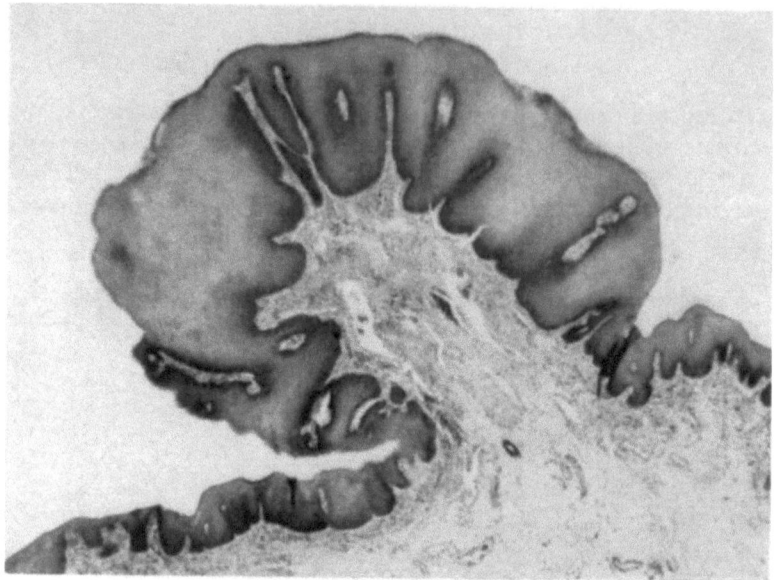

Abb. 33. Kondyloma acuminatum

wahren und einem infektiösen Papillom (spitzes Kondylom) ist feingeweblich kaum möglich.

Die Vulvaadenome sind nicht häufig und erscheinen als kleinere, gut begrenzte Gebilde[XX, XXIV, 19, 20].

Histologisch zeigen sie sich im allgemeinen als tubuläre oder azinöse drüsige Gewächse. Die Übereinstimmung des Geschwulstgewebes mit den Drüsenelementen des Mutterbodens ist meist sehr ausgeprägt.

Die gewöhnlichen Vulvaadenome nehmen ihren Ursprung aus den kleinen und großen Vorhofsdrüsen. Gelegentlich entwickeln sie sich aus versprengten Brustdrüsenanlagen[19].

Eine relativ häufige Form der gutartigen adenomatösen Vulvaneubildungen ist das Schweißdrüsenadenom (Hydradenoma tubulare)[20]. Es

Geschwülste 47

zeigt sich als eine zirkumskripte, erbsen- bis haselnußgroße, langsam wachsende zystische Geschwulst, die die Außenfläche der großen Labien bevorzugt.

Feingeweblich (Abb. 34) ist die Innenfläche der Zyste, die eine klare Flüssigkeit enthält, mit einem einreihigen, niedrigen Epithel ausgekleidet. Die eigentliche Drüsenwucherung befindet sich meistens nur an einer Wandstelle und ragt papillenartig in das Zystenlumen ein. Selten wird die ganze

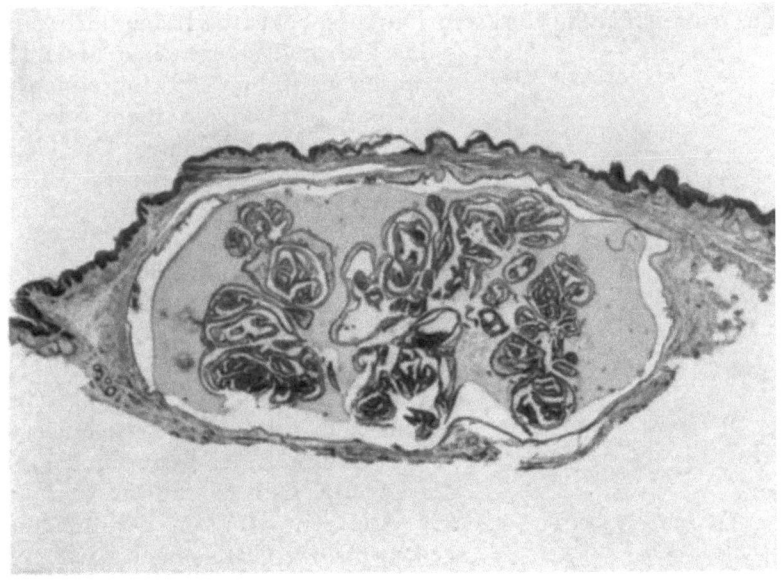

Abb. 34. Schweißdrüsenadenom der Vulva. (Aus der Sammlung von Dr. DEACON und Dr. TAYLOR, Birmingham, England)

Zyste vom Drüsengewebe vollständig ausgefüllt. Der adenomatöse Anteil besteht aus tubulären Gängen mit vorwiegend zweireihigem Epithel. Die äußere Epithelschicht ist kubisch, die innere mehr zylindrisch mit basal liegendem Kern und hellem Plasma. Platzt eine solche Zyste — was öfters der Fall ist —, so entleert sich der flüssige Zysteninhalt und es kommt zu einer Protrusion des Drüsengewebes.

b) Gutartige Neubildungen der Bindegewebsreihe, der Muskel- und Gefäßsubstanzen

Die Fibrome sind keine häufig vorkommenden Vulvageschwülste[XX, XXIV, 21]. Sie sind meist langsam wachsende, kugelige oder ovoide Bildungen mit einer deutlichen Kapsel. Die Größe der Fibrome ist sehr wechselnd.

48 Erkrankungen der äußeren Geschlechtsorgane

Manchmal können sie zu Riesentumoren heranwachsen. Bei größeren Gewächsen sieht man häufig infolge ihrer Schwere eine Stielbildung (Abb. 35).

Die Fibrome entwickeln sich vorwiegend in den großen Labien, während die anderen Teile der Vulva seltener betroffen werden. Vom klinischen Standpunkt aus betrachtet sind die von den tieferen Beckenregionen ausgehenden Fibrome bemerkenswert, deren wahre Größe verborgen bleiben kann.

Die Schnittfläche der Fibrome ist weißlich bis rötlichgrau und zeigt eine faserige Struktur. Häufig wird beim Durchschneiden Saftreichtum beobachtet.

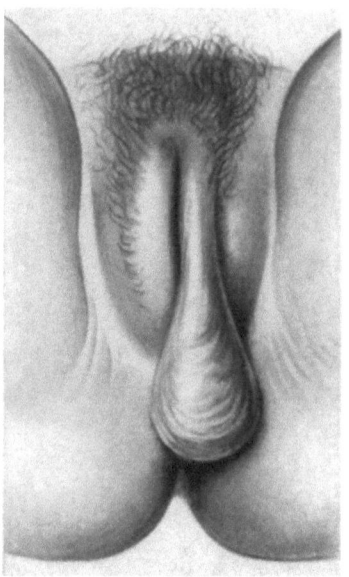

Abb. 35. Gestieltes Fibrom der Vulva

Das Geschwulstparenchym besteht mikroskopisch aus oft bündelförmig angeordneten Bindegewebszellen mit mehr oder minder ausgeprägter Faserbildung. Die Gefäßversorgung des Tumorgewebes kann verschieden stark sein. Man unterscheidet im wesentlichen zwei Hauptformen: Das Fibroma molle wird durch eine lockere, feinfibrilläre Grundsubstanz, das Fibroma durum (vgl. Abb. 204) durch Zellarmut und starke Faserbildung gekennzeichnet.

Das Lipoma vulvae kommt im Verhältnis zum Fibrom noch seltener vor[XX, XXIV]. Es tritt in der Regel im Fettgewebe der großen Labien und des Schambergs auf. Die sehr langsam wachsenden Fettgeschwülste stellen abgekapselte, weichelastische, gelappte oder kugelige Gebilde dar, die unter Umständen erhebliche Größe erreichen können. Auch hier kann man gestielte Exemplare beobachten.

Histologisch (Abb. 36) sieht man Fettgewebe, in dem jedoch eine gewisse Unregelmäßigkeit der Geschwulstzellen nachzuweisen ist.

Reine Leiomyome der Vulva[XX, XXIV, 22] sind Raritäten.

Mikroskopisch sind diese Geschwülste aus mehr oder minder ausdifferenzierten und bündelförmig angeordneten glatten Muskelzellen aufgebaut.

Ebenfalls zu den Seltenheiten gehören die Rhabdomyome[XX, XXIV, 23]. Feingeweblich findet man hier eine bindegewebige Grundsubstanz mit wenig ausdifferenzierten quergestreiften Muskelfasern.

Die nur ausnahmsweise vorkommenden Myxome[XX, XXIV] bestehen aus dem typischen Parenchym (sternförmige Geschwulstzellen mit schleimiger Interzellularsubstanz) und dem gefäßführenden Bindegewebe.

Geschwülste

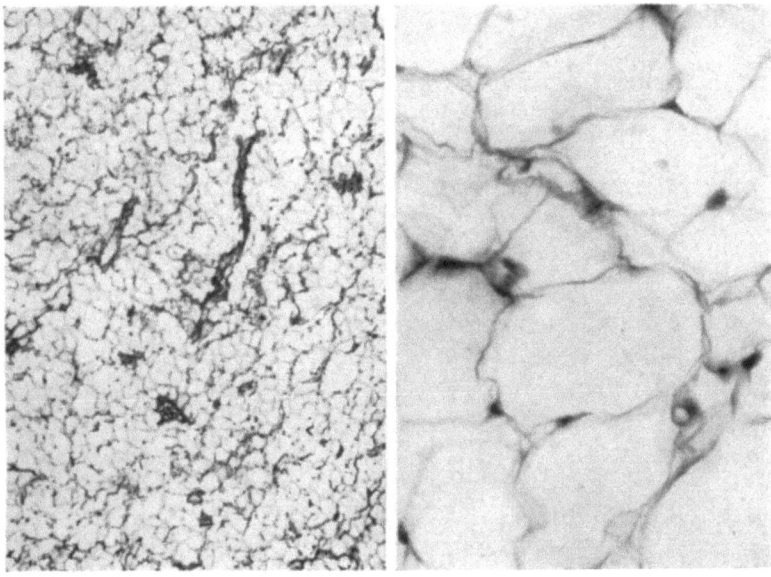

Abb. 36. Lipom der großen Schamlippe, links schwache, rechts starke Vergrößerung

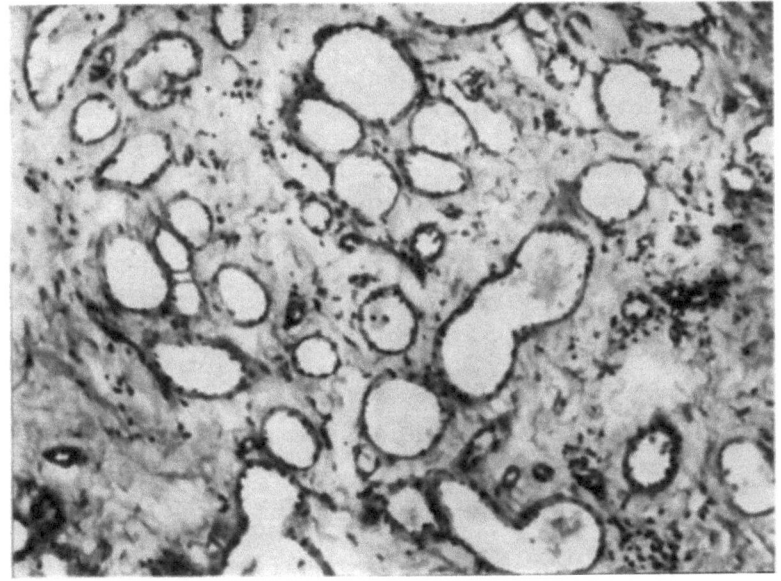

Abb. 37. Lymphangioma vulvae

Zuweilen entwickeln sich am äußeren Genitale auch Hämangiome[XX, XXIV, 24] und Lymphangiome[XX, 25] (Abb. 37). Die Prädilektionsstellen sind die großen und kleinen Labien, die hintere Kommissur und die Klitorisgegend.

Das Haemangioma simplex besteht aus einer Wucherung der Kapillargefäße, die beim Haemangioma cavernosum erheblich erweitert sind. Hochdifferenzierte Formen (z.B. Angioma arteriosum) sind Raritäten. Bei den Lymphangiomen handelt es sich um Wucherungen der Lymphkapillaren; auch hier sind einfache und kavernöse Formen zu finden. Erwähnenswert ist noch, daß das interstitielle Gewebe des Lymphangioms häufig von Lymphozyten durchsetzt ist.

Die in Gruppe b besprochenen Geschwülste entwickeln sich aus den entsprechenden Gewebsformationen der äußeren Geschlechtsteile und ihrer Umgebung.

c) Bösartige epitheliale Neubildungen

Die wichtigste Form der bösartigen epithelialen Geschwülste der Vulva ist das Karzinom[XX, XXIV, 26] (Abb. 38). Es entwickelt sich meist bei älteren Frauen zwischen dem 60. und 70. Lebensjahr und hat gewisse Prädilektionsstellen. Diese sind: das Orificium urethrae externum, die Klitoris, die kleinen Labien und die Mündung der BARTHOLINschen Drüsen.

Entwickelt sich ein Karzinom an der Vulva, so kann es endo- oder exophytisch wachsen. Bald kommt es aber infolge mechanischer Einwirkungen zur Ulzeration. Man sieht dann eine härtere, nävus- oder himbeerartige Wucherung, die auf Berührung leicht blutet. Im weiteren Verlauf entstehen große Geschwulstpakete, die auf sämtliche Teile der Vulva und ihre Umgebung übergreifen können. Schon im Frühstadium sind oft die inguinalen Lymphknoten an dem Prozeß beteiligt. Die Lymphknotenmetastasen bilden in fortgeschrittenen Fällen meist große Pakete.

Der Ausgangspunkt der Krebsentwicklung an der Vulva ist hauptsächlich das Deckepithel. Viel seltener kann man die Entstehung des Karzinoms auf andere epitheliale Bestandteile der Vulva, wie z.B. auf die Glandulae vestibulares majores und minores, auf die Paraurethralgänge oder auf die Schweißdrüsen, zurückführen.

Die vom Deckepithel ausgehenden Karzinome sind Plattenepithelkrebse (Carcinoma planocellulare). Diese Geschwulstart ist durch solide, wurzelartig verzweigte Epithelzapfen charakterisiert, die sich im Schnitt als Stränge oder Nester zeigen. Bei ausgereiften Formen erinnert die Randschicht der Geschwulstnester an das Rete MALPIGHII, während ihre zentralen Partien eine starke Verhornung aufweisen (Carcinoma planocellulare keratoides, Abb. 39). Dadurch entstehen dann die zentral gelegenen, konzentrisch geschichteten Körperchen, die Hornperlen. Die Geschwulstzellen zeigen jedoch eine Atypie und weisen Mitosen auf. Das Bindegewebe ist immer stark entzündlich infiltriert. Je unreifer die krebsige Wucherung ist, desto weniger ausgeprägt ist die Verhornung und desto stärker ist oft die Zellatypie. So entstehen dann Bilder, bei denen das Geschwulstparenchym lediglich aus Epithelnestern und Strängen von indifferentem Charakter mit mehr oder weniger Zwischengewebe aufgebaut ist (unreifes Plattenepithelkarzinom, Abb. 40).

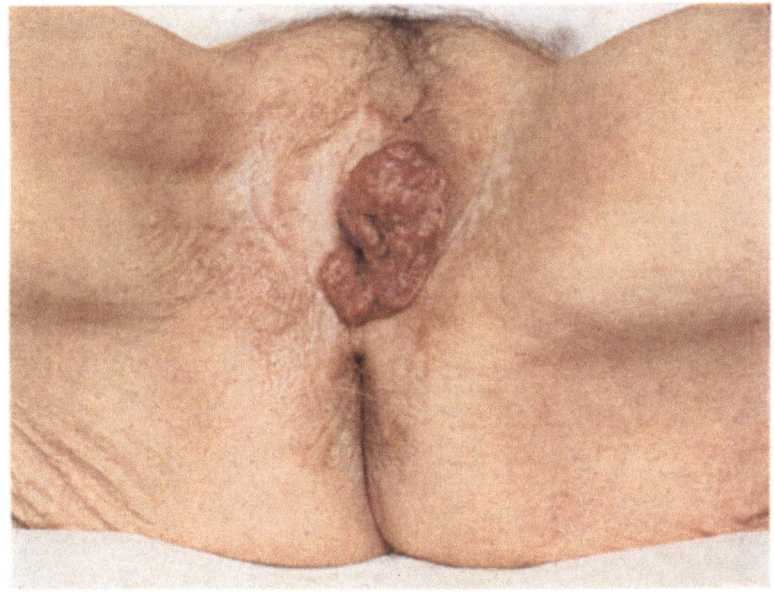

Abb. 38. Karzinom der Vulva

Basalzellkarzinome (KROMPECHER) kommen zuweilen auch im Bereich des äußeren Genitale vor [XXIV, 27]. Es handelt sich hier um eine verhältnismäßig langsam wachsende und selten metastasierende Krebsvariation der Haut.

Die Parenchymzellen dieser Karzinomart weisen häufig eine gewisse Ähnlichkeit mit den Elementen des Stratum basale auf; sie bestehen aus gut färbbaren, rundlichen oder spindeligen Epithelien ohne Interzellularbrücken. Die Geschwulstzellen zeigen keine besondere Atypie, und ihr Wachstum kann in soliden, trabekulären oder zystischen Formationen vor sich gehen. Das wechselnd stark infiltrierte Geschwulststroma ist oft reichlich ausgebildet und neigt zur fibrösen Umwandlung.

52   Erkrankungen der äußeren Geschlechtsorgane

Die sich aus den Drüsenelementen der Vulva entwickelnden Krebse[XX, XXIV, 28] sind entweder Plattenepithel- oder Adenokarzinome.

Bei den besprochenen Karzinomformen der Vulva findet man — besonders aber bei den Plattenepithelkrebsen — häufig eine verschieden starke, meist chronisch-entzündliche Infiltration des Geschwulststroma.

An den äußeren Geschlechtsteilen können gelegentlich auch die „atypischen Epitheliome" beobachtet werden.

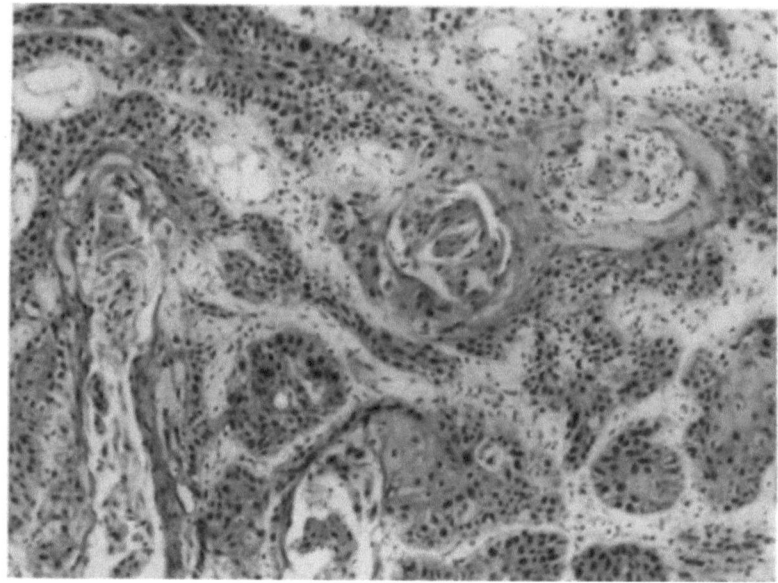

Abb. 39. Verhornendes Plattenepithelkarzinom der Vulva. (Präparat aus dem in Abb. 38 dargestellten Fall)

In diese Gruppe gehört die PAGETsche Krankheit[XX, 29]. Sie beginnt als eine kleinere, an ein chronisches Ekzem erinnernde, scharfrandige Hautveränderung, die sich langsam flächenhaft ausbreitet und in eine pergamentartige Verhärtung übergeht.

Histologisch (Abb. 41) sieht man eine, von der normalen Hornschicht befreite, mehr oder minder akanthotische Epidermis mit den typischen PAGETzellen. Dies sind intraepidermale, vorwiegend im Rete MALPIGHII auffindbare, große, abgerundete, stachellose, helle Epithelien mit polymorphem Kern; sie enthalten reichlich Glykogen. Das subepitheliale Bindegewebe ist von Rundzellen durchsetzt.

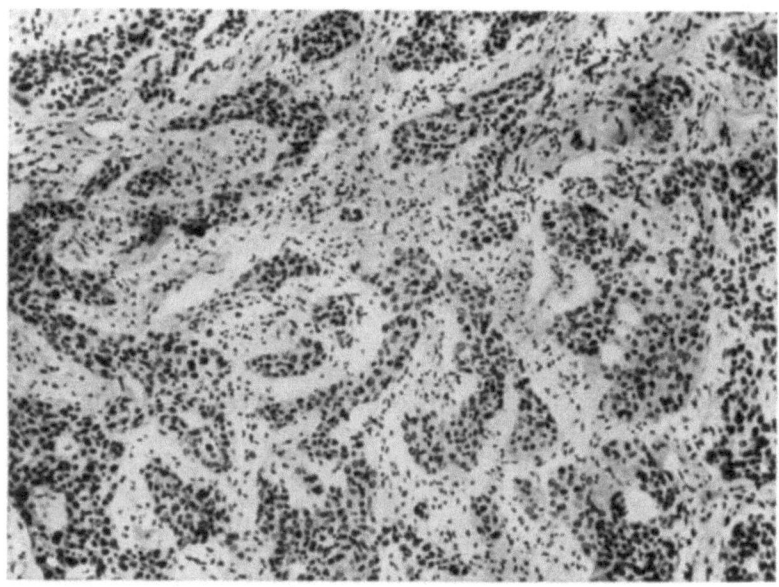
Abb. 40. Plattenepithelkarzinom der Vulva, wenig ausgereifte Form

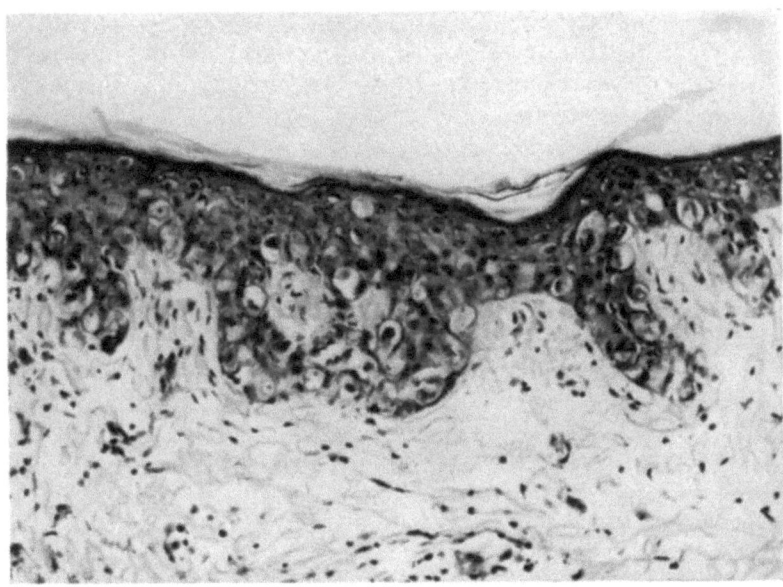
Abb. 41. PAGETsches Epitheliom. (Aus der Sammlung von Prof. SCHUERMANN, Würzburg)

Die BOWENsche Dermatose entwickelt sich an den behaarten Vulvateilen[XX,30]. Es treten hier indurierte, scharfrandige, blaßbraune bis blaßrote Bezirke mit schuppender oder krustöser Oberfläche auf.

Mikroskopisch (Abb. 42) ist für die Erkrankung die starke Zellanaplasie in der sich allmählich verbreiternden, hyperkeratotischen und nach unten wuchernden Epidermis sowie das Vorhandensein großer Epithelelemente mit stark gefärbten Riesenkernen charakteristisch. Im oberflächlichen Bindegewebe findet man eine Zellinfiltration und eine Pigmentanhäufung.

Die Erythroplasie ist nach der Meinung einiger Autoren eine Erscheinungsform der BOWENschen Dermatose an den Halbschleimhäuten.

Der Geschwulstcharakter der PAGETschen Krankheit, der BOWENschen Dermatose sowie der Erythroplasie wird von manchen bestritten. Andere fassen sie wieder als echte Geschwülste auf und stellen sie mit dem Oberflächenkarzinom in Parallele (s. S. 126).

d) Bösartige Neubildungen der Bindegewebsreihe, der Muskel- und Gefäßsubstanzen

Die Sarkome der Vulva sind wesentlich seltener als die Karzinome[XX, XXIV,31]. Sie treten durchschnittlich zwischen dem 40. und 50. Lebensjahr auf. Die Größe des Sarkoms ist sehr wechselnd. Umfangreiche Tumoren gehören jedoch zu den Seltenheiten. Man kann eine mehr oder minder umschriebene und eine diffuse Form unterscheiden; auch gestielte Gebilde werden beobachtet. Die Lokalisation der Vulvasarkome deckt sich im allgemeinen mit der von Fibromen. In fortgeschrittenen Fällen sind an der Vulva ähnliche Zerstörungsprozesse zu finden wie bei einem Karzinom, und dieser Gewebszerfall kann infolge des schnelleren Wachstums der Sarkome sogar früher auftreten. Auch die Metastasenbildung zeigt sich oft eher.

Das histologische Bild ist äußerst variabel. Manchmal besteht das Tumorgewebe aus kleineren oder größeren rundlichen Zellen mit mehr oder weniger reichlich Protoplasma (Rundzellsarkom). Meist ist die Geschwulst aus Spindelzellen mit kaum merkbarer Fibrillenbildung (Spindelzellsarkom) zusammengesetzt (Abb. 43). Es gibt aber auch Vulvasarkome, bei denen die Geschwulstelemente durch eine sehr starke Polymorphie ausgezeichnet sind (polymorphzelliges Sarkom).

In allen diesen feingeweblichen Formationen findet man deutliche Zell- und Kernatypien und als Zeichen des schnellen Wachstums reichlich Kernteilungsfiguren.

Den Mutterboden der Sarkome bildet das Bindegewebe des äußeren Genitale.

Eine besondere Form der primären Vulvasarkome stellt das Melanosarkom[XX,XXIV,32] dar. Es ist eine seltene, äußerst maligne Geschwulst.

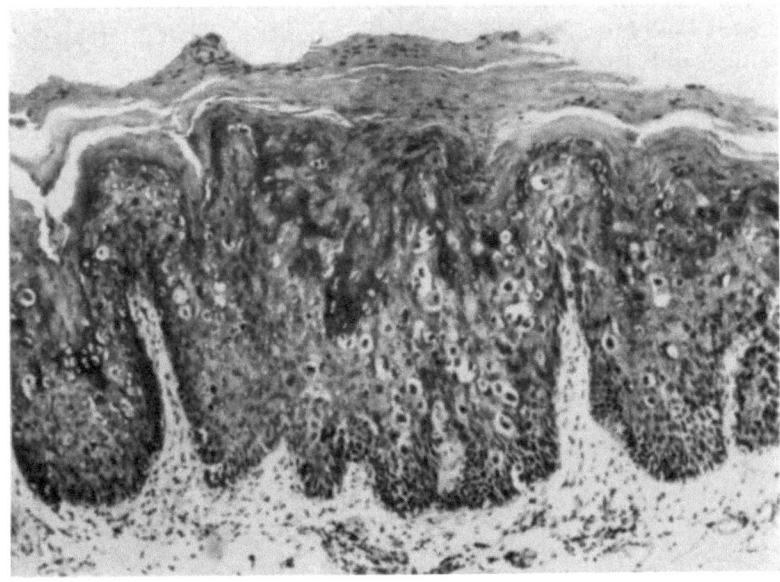

Abb. 42. BOWENsche Dermatose. (Aus der Sammlung von Prof. SCHUERMANN, Würzburg)

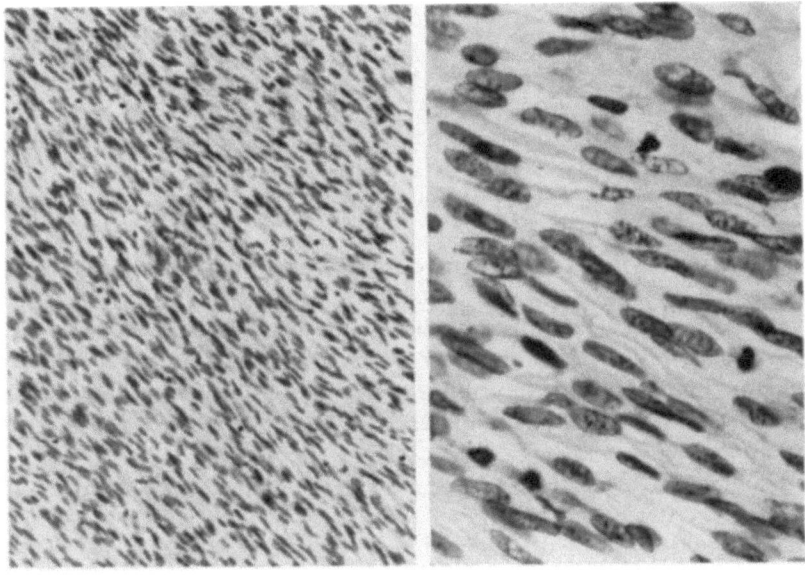

Abb. 43. Spindelzellsarkom der Vulva, links schwache, rechts starke Vergrößerung

Die Melanosarkome sind nicht allzu große, pigmenthaltige Gebilde, deren Farbe von hellbraun bis schwarz variieren kann. Charakteristisch ist die frühzeitige und ausgedehnte Metastasenbildung.

Histologisch (Abb. 44) handelt es sich um eine Gewebswucherung, die am häufigsten einen sarkomartigen Aufbau zeigt. Man beobachtet jedoch auch Fälle, bei denen die wuchernden Geschwulstelemente mehr epithelialen Charakter besitzen. Bei beiden Formationen aber findet man in den Tumorzellen reichlich Melanin in Form von feinen Körnchen oder kleineren und größeren Schollen. Oft liegt das Melaninpigment auch frei im Tumorgewebe.

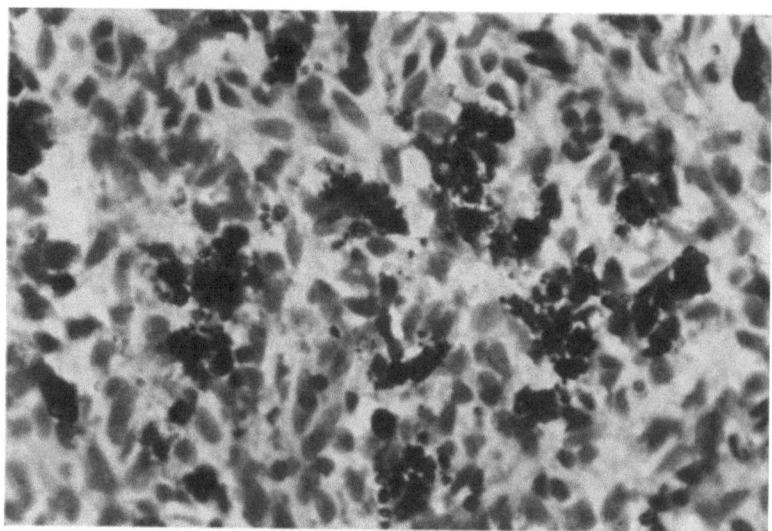

Abb. 44. Melanosarkom der Vulva

Die Melanosarkome entspringen den im Korium auffindbaren Melanoblasten.

Forscher, deren Auffassung nach die Melanoblasten epithelialen Ursprungs sind, bezeichnen die melaninhaltigen Geschwülste als Melanokarzinome. Solange die Genese der melaninbildenden Tumoren nicht geklärt ist, halten wir die von Borst vorgeschlagene Bezeichnung „malignes Melanom" für sehr zutreffend.

Von den Sarkomen mit höherer Differenzierung seien die Fibro- und Leiomyosarkome erwähnt.

Die Hämangio- bzw. Lymphangioendotheliome als bösartige Variationen der entsprechenden gutartigen Neubildungen wurden u. W. an der Vulva noch nicht beobachtet.

e) Neubildungen des Nervensystems, Mischgeschwülste und teratoide Tumoren

Die in dieser Gruppe zusammengefaßten Neubildungen sind teils gut-, teils bösartig. Es gibt hier aber auch Fälle — besonders in der Reihe der Mischgeschwülste —, bei denen man rein morphologisch über die Gut- bzw. Bösartigkeit der Gewächse ohne genaue Beobachtung des klinischen Verlaufs nichts Sicheres sagen kann.

Unter den Neubildungen des Nervensystems an der Vulva ist das Rankenneurom bekannt (SCHMAUCH[33], WINTER[33]). Auch bei der RECKLINGHAUSENschen Erkrankung (Neurofibromatose) können die äußeren Geschlechtsorgane befallen sein[xx]. Über ein Ganglioneurom berichteten LOVELADY und seine Mitarbeiter[33]. Einzigartig ist der Fall von STANGE[34], der an der Klitoris einen rezidivierenden Glomustumor fand.

Fibrome, Myxome, Lipome, Myome usw. können gelegentlich als gutartige Mischgeschwülste miteinander kombiniert auftreten. Auch ihre bösartigen Formen, wie z.B. Fibromyosarkome, Lipofibrosarkome u.a., kommen vor.

Ein sicherer Fall von Dermoidzyste an der Vulva wurde bisher noch nicht beschrieben. Die unter dieser Benennung mitgeteilten früheren Beobachtungen erwiesen sich als Haarfollikelzysten (falsche Atherome). Auch Teratoblastome sind unbekannt.

f) Sekundäre Neubildungen

Beim sekundären Vulvakarzinom[xx] und -sarkom[xx] handelt es sich entweder um ein kontinuierliches Fortschreiten des Prozesses von den Nachbarorganen (Vagina, Urethra, Anus usw.) oder um eine Metastasierung, und zwar vorwiegend von Uterus- und Ovarialneubildungen ausgehend. Die Metastasenbildung erfolgt hauptsächlich auf retrogradem lymphogenem Weg. Prädilektionsstellen sind der Scheideneingang und die Umgebung des Orificium urethrae externum. Die sekundäre Erkrankung der Vulva beim hypernephroiden Tumor[xx] und Chorionepitheliom (s. Kapitel VII) entsteht in erster Linie durch retrograde Verschleppung auf dem Lymph- und Blutwege.

II. Kapitel

ERKRANKUNGEN DER SCHEIDE

1. ANATOMIE UND HISTOLOGIE

Die Scheide (Vagina) stellt ein etwa 10 cm langes, dehnbares Rohr dar. An ihrer vorderen und hinteren Wand sieht man zahlreiche Querfalten, die Columnae rugarum. An der Stelle, die unter der Harnröhre liegt, befindet sich eine Verdickung, der sog. Harnröhrenwulst. Den hinteren Abschnitt der Scheide bildet das Scheidengewölbe (Fornix vaginae). In dieses ragt die Portio vaginalis und teilt die Fornix in vordere, hintere und seitliche Partien. Das hintere Scheidengewölbe ist länger und reicht höher als das vordere hinauf.

Die Scheide ist mit einem mehrschichtigen, nicht verhornenden Plattenepithel ausgekleidet, das während der Geschlechtsreife reichlich Glykogen enthält. Unter dem Scheidenepithel erkennt man die Tunica propria, aus kollagenen und elastischen Fasern, aus Gefäßen und Nerven bestehend. Der Papillarkörper ist an der hinteren Scheidenwand deutlicher ausgebildet als an der vorderen. Das Scheidenepithel zusammen mit der Tunica propria wird als Scheidenhaut bezeichnet. Darunter liegt die Scheidenmuskulatur, die aus einer inneren Ring- und einer äußeren Längsschicht gebildet wird. Normalerweise enthält die Scheidenhaut keine Drüsen. Nur gelegentlich findet man, besonders im oberen Drittel, Schleimdrüsen von zervikalem Charakter.

Eine Teilnahme der Scheidenhaut am Zyklus wird von den meisten Forschern abgelehnt (Lindemann[35], Pankow[35], Stieve[35], Zondek-Friedman[35]).

2. ZIRKULATIONSSTÖRUNGEN

Varizen[XXV] beobachtet man in der Scheide nicht selten. Ihre Ursachen, ihre makro- und mikroskopischen Bilder decken sich mit denen der Vulva (s. S. 10).

Hämatome[XXV] entwickeln sich meistens infolge traumatischer Einwirkungen und sitzen im lockeren perivaginalen Bindegewebe.

Zu den Zirkulationsstörungen im weiteren Sinne gehört auch der Hämatokolpos, bei dem es sich um eine durch Gynatresie bedingte Stauung des Menstruationsblutes handelt.

Die letzterwähnten Veränderungen sind ohne histologische Bedeutung.

3. ENTZÜNDLICHE VERÄNDERUNGEN

Die einfachste und häufigste Erscheinungsform der entzündlichen Scheidenprozesse ist die Kolpitis seropurulenta [III, IV, XXV, XXXV, 36]. Makroskopisch findet man eine mehr oder minder gerötete und geschwollene Scheidenhaut. Das Vaginalsekret kann wäßrig, wäßrig-eitrig oder rein eitrig sein. Entstehen infolge der Entzündung kleinere oberflächliche Erosionen, so spricht man von einer Kolpitis erosiva. Bei länger bestehenden Prozessen bilden sich gelegentlich etwa stecknadelkopfgroße, dunkelrote Knötchen (Kolpitis granularis) oder kleine pigmentierte Stellen an der Scheidenhaut (Kolpitis maculosa).

Feingeweblich sind die oberflächlichen Bindegewebsschichten hyperämisch-ödematös und entzündlich infiltriert. Das Epithel enthält ebenfalls Exsudatelemente. In akuten Fällen besteht das zellige Infiltrat vorwiegend aus Leukozyten, in chronischen Fällen treten jedoch die Rundzellen mehr in den Vordergrund. Bei der Kolpitis erosiva handelt es sich um feine Epitheldefekte. Die dunkelroten Knötchen der Kolpitis granularis bestehen histologisch aus Rundzellhaufen. Die Herde bei der Kolpitis maculosa sind durch Ablagerung von „Pseudomelanin" bedingt.

In der Ätiologie der seropurulenten Kolpitis bzw. ihrer besonderen Formen spielen ähnliche Momente eine Rolle wie bei der einfachen Vulvitis (s. S. 12).

Je nach Stärke des Prozesses ist das morphologische Bild einer pseudomembranösen Scheidenentzündung [XXV, XXXV, 37] verschieden. In leichteren Fällen findet man in der Vagina umschriebene, weißliche, oft noch abziehbare Beläge. In schwereren Fällen ist der Belag mehr gräulich, festhaftend, und die Veränderungen haben die Neigung zusammenzufließen.

Bei der Kolpitis phlegmonosa [XXV, XXXV] handelt es sich um eine mit starker Schwellung und Rötung einhergehende diffuse Infiltration der Scheidenwand. Sie ist meist kein selbständiges Krankheitsbild, sondern ein Übergangsstadium zur Parakolpitis phlegmonosa, bei der sich kleinere und größere Teile der Scheidenwand ablösen können (Parakolpitis dissecans).

Obiges Krankheitsbild ist von der seltenen, ätiologisch unklaren Kolpitis exfoliativa [XXXV] scharf zu trennen. Diese wird durch Abgang von zusammenhängenden Epithelfetzen mit und ohne dysmenorrhoischen Beschwerden charakterisiert. Meistens bestehen die Membranen nur aus den obersten Epithelschichten, das Bindegewebe löst sich nicht ab.

Die Scheidengangrän[XXV, XXXV] zeigt sich als ein übelriechender Gewebszerfall von schmutzig-grüner Farbe.

Kommt es bei einer pseudomembranösen, phlegmonösen oder gangränösen Scheidenentzündung zur Heilung, so bilden sich schwere Stenosen, ja sogar Atresien.

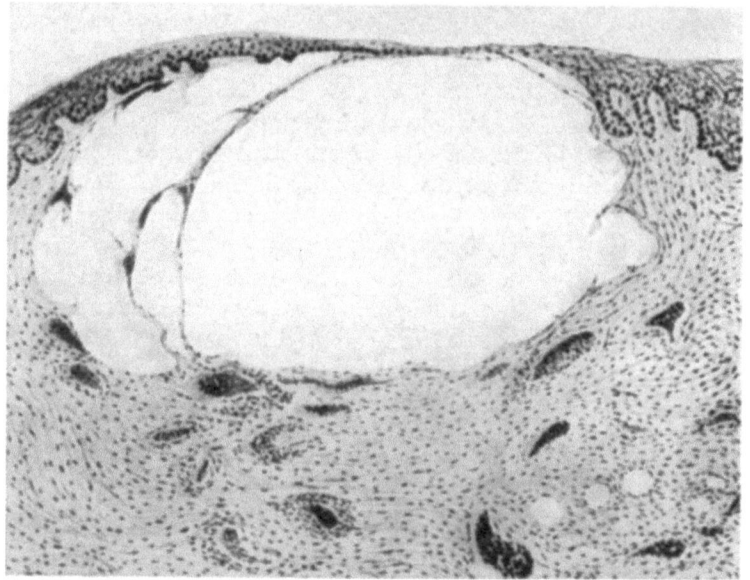

Abb. 45. Kolpitis emphysematosa. (Aus dem Hdb. d. Gynäkol. Hrsg. VEIT-STÖCKEL, Bd. V/2, München 1930)

Die Ursachen sowie die feingeweblichen Merkmale der erwähnten Entzündungsformen wurden bereits bei den gleichartigen Vulvaveränderungen besprochen.

Gelegentlich können auch in der Scheide Herpes- und Pemphigus-Eruptionen auftreten. Auch Ulcera mollia kommen vor[XXXV]. Das morphologische und histologische Bild sowie die Ätiologie dieser Erkrankungen s. Kapitel I. Hier sei lediglich darauf hingewiesen, daß die papulösen, vesikulösen und pustulösen Effloreszenzen in der Scheide ziemlich schnell in einen erodierten Zustand übergehen.

Scheidengeschwüre[XXV, XXXV, 38] ohne besondere histologische Struktur können sich zuweilen bei schweren Kolpitiden, Infektionskrankheiten oder Autointoxikationen bilden bzw. entstehen sie im Anschluß an mechanische, thermische und trophische Gewebsschädigungen. Oft ist die Ätiologie unklar, wie das z. B. bei dem scharfrandigen, meist an der hinteren Scheidenwand sitzenden Ulcus rotundum der Fall ist.

Bei der Kolpitis emphysematosa[XXV, XXXV, 39] sieht man stecknadelkopf- bis bohnengroße, durchscheinende Bläschen. Sie sind meist gruppenweise in der obersten Scheidenregion zu sehen.

Mikroskopisch (Abb. 45) sitzen die Bläschen subepithelial, manchmal aber auch tiefer. Sie haben keine epitheliale Auskleidung, lediglich können in der Wand mehrkernige Riesenzellen nachgewiesen werden. In der Umgebung der kleinen zystischen Gebilde findet sich oft eine chronische Entzündung.

Die Kolpitis emphysematosa entsteht durch anaerobe, gasbildende Bakterien, die in die Scheidenwand eindringen.

Die Scheidentuberkulose[V, XV, 40] ist eine seltene Erkrankung. Sie zeigt sich hauptsächlich in Geschwürsform und entsteht meist per continuitatem von der Zervix oder der Vulva aus. Gelegentlich kann man in der Scheide luische Veränderungen[III, XXXV, 41] beobachten. Die Primäraffekte stellen im allgemeinen kleinere Ulcera dar. Die papulösen Effloreszenzen sind oft erodiert. Die Syphilome führen zur Geschwürsbildung.

Über das Vorkommen des Granuloma venereum in der Scheide berichteten PACKER-TURNER-DULANEY[42].

Die histologischen Veränderungen bei den erwähnten chronisch-spezifischen Entzündungen decken sich mit den bei der Vulva beschriebenen (s. Kapitel I).

Anhang

Unter den durch Pilze bedingten Erkrankungen der Scheide[XXV, XXXV] ist lediglich der Soor von Bedeutung.

Der Scheidensoor, der hauptsächlich bei Schwangeren und bei Kindern auftritt, zeigt sich in Form von kleineren, flachen, weißgelblichen, leicht abstreifbaren Auflagerungen. Oft tritt er mit dem gleichartigen Vulvaprozeß gemeinsam auf (s. S. 32). Dort wurde die Histologie bereits besprochen.

Gelegentlich werden in der Scheide tierische Parasiten[XXXV], wie z.B. Askariden, Oxyuren usw., gefunden.

4. REGRESSIVE VORGÄNGE

Die Atrophia vaginae geht mit einer Verengerung und Verkürzung des Organs bzw. mit einer Abflachung der Scheidengewölbe einher. Die Scheidenwand ist glatt, straff gespannt, ihre Falten sind undeutlich.

Histologisch ist das Epithel meist verdünnt, und die Tunica propria wandelt sich durch Schwund der elastischen Elemente in ein zellarmes, fibröses

Gewebe um. Auch zwischen den atrophischen Muskelfasern sieht man breite Züge von kernarmem Bindegewebe.

Die Scheidenatrophie hat die gleiche Ursache wie die Atrophia vulvae (s. S. 34). Ob eine chronische Kolpitis zu ähnlichen Schrumpfungsprozessen führen kann, ist fraglich.

Die sogenannte Kolpitis senilis[XXXV] kann als eine Kombination von Scheidenatrophie und chronischer Scheidenentzündung aufgefaßt werden. Histologisch findet man dementsprechend die genannten Veränderungen der Vulvaatrophie sowie eine rundzellige Infiltration der oberen Bindegewebsschichten. Gelegentlich können kleinere Ulzerationen vorhanden sein.

Die Kraurosis fornicis vaginae (NOVAK)[XXV, 43] ist im Prinzip ebenfalls ein regressiver Vorgang. Es handelt sich bei ihr um eine ringförmige Stenose der Scheide unterhalb der Portio. Die meist abgeflachten Gewölbe sind oft rötlich und rauh.

Histologisch ist eine Bindegewebsvermehrung mit sekundärer Fibrose zu finden. Während das Scheidenepithel vor der zirkulären Verengerung vollständig normal erscheint, wird es hinter ihr oft vermißt und durch Granulationsgewebe ersetzt.

Eine ähnliche Veränderung stellt die Cirrhosis anularis subhymenalis (HALBAN)[XXV, 44] dar, bei der die ringförmige Verengerung an der Hymenbasis sitzt.

Die Ursache der beiden letzterwähnten Erkrankungen, die vorwiegend bei klimakterischen Frauen auftreten, wird auf ähnliche Momente zurückgeführt wie die Kraurosis vulvae.

5. PATHOLOGISCHE WACHSTUMSPROZESSE OHNE AUTONOMEN CHARAKTER

In der Scheidenwand beobachtet man manchmal kleinere und größere zystische Gebilde[XXV, XXXV, 45] (Abb. 46), die mit Plattenepithel oder sezernierendem, serösem oder muzinösem Epithel ausgekleidet sind. Unter Umständen findet man in derselben Zyste abwechselnd verschiedenartige Epithelformationen (Abb. 47).

Die Scheidenzysten werden auf Epithelabschnürungen aus dem GARTNERschen Gang, dem MÜLLERschen Gang bzw. dem Sinus urogenitalis zurückgeführt. Auch traumatische Zysten kommen vor.

Unter Leukoplakia vaginae[XXXV] versteht man diffuse oder zirkumskripte weißliche Flächen an der Scheidenhaut, die mikroskopisch verschiedenartige Bilder zeigen können. Da die hier in Frage kommenden feingeweblichen Strukturen sich mit denen an der Portio decken, wer-

Pathologische Wachstumsprozesse ohne autonomen Charakter 63

den sie — um Wiederholungen zu vermeiden — im Rahmen der Portioleukoplakie besprochen (s. S. 90). Dort wird auch auf das Problem Leukoplakie und Krebs näher eingegangen.

Die Scheidenendometriose [XXV, XXXV, 46] ist makroskopisch oft schwer zu erkennen. Es gibt aber Fälle, bei denen die kleinen, höckerigen Erhabenheiten mit oder ohne rötlich-bläuliche Zysten leicht zu bemerken sind. Die Hauptlokalisation der Scheidenendometriose ist der hintere Fornix (Abb. 48), wo die Veränderung meist mit einem retrozervikalen Prozeß zusammenhängt (s. S. 245). Der feingewebliche Aufbau der heterotopen Korpusschleimhautwucherungen in der Scheide bietet ein ähnliches Bild wie bei der Endometriose der Vulva (s. S. 44).

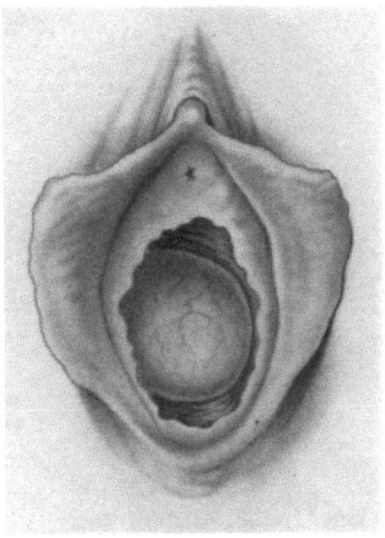

Abb. 46. Größere Scheidenzyste

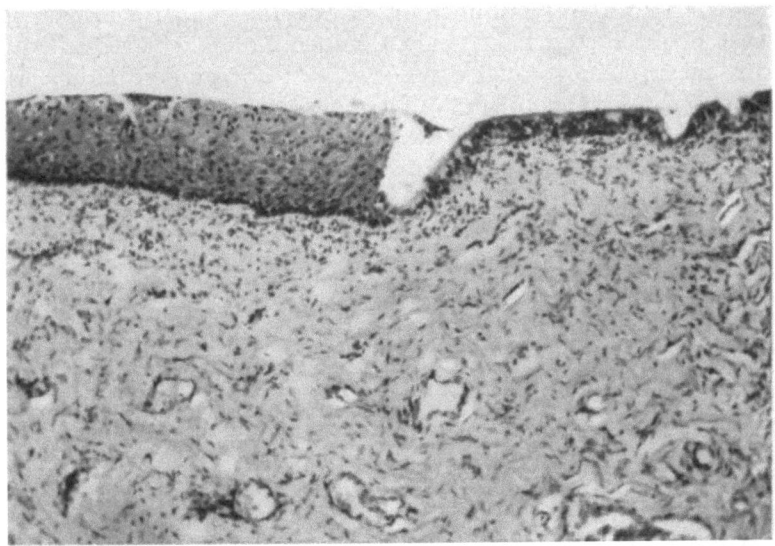

Nach heutiger Auffassung handelt es sich bei der Scheidenendometriose um eine Verschleppung von Korpusschleimhautpartikeln auf dem Blut-

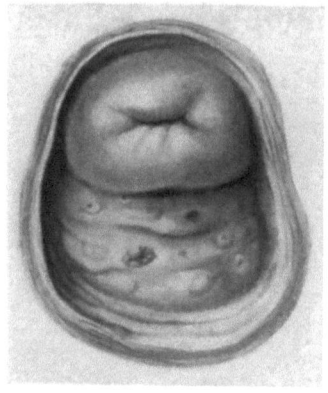

Abb. 48. Endometriose des hinteren Scheidengewölbes. (Nach WEIBEL)

oder Lymphweg. Im hinteren Scheidengewölbe entsteht sie jedoch meist durch kontinuierliche Ausbreitung eines retrozervikalen Prozesses.

Eine sehr seltene Erscheinungsform der nicht autonomen Wachstumsprozesse an der Scheide ist die Kolpitis papulosa[XXXV, 47]. Makroskopisch finden sich an der Scheidenhaut stecknadelkopf- bis linsengroße, warzenartige Erhebungen, die oft größere Gebiete in Mitleidenschaft ziehen.

Mikroskopisch sieht man stark vergrößerte und gefäßreiche Papillen mit einem oft verdünnten Epithel. Dieses kann stellenweise auch fehlen; im Bindegewebe ist eine stärkere entzündliche Infiltration zu beobachten.

Die Ursache der Kolpitis papulosa liegt wahrscheinlich in verschiedenartigen chronischen Reizen.

6. GESCHWÜLSTE

a) Gutartige epitheliale Neubildungen

Echte Adenome[XXXV] kommen in der Scheide nur ausnahmsweise vor. Die bisher beobachteten Fälle zeigten keinen einheitlichen Charakter. Sie können tubuläre, azinöse oder papillomatöse Formationen bilden. Manchmal findet man Muskelelemente im Geschwulststroma. Ein Teil der Scheidenadenome entsteht aus Resten des WOLFFschen Ganges.

Das Kondyloma acuminatum[XXV, XXXV] findet man gelegentlich in größerer Anzahl in der Vagina; die Scheidengewölbe sind Prädilektionsstellen. Echte Papillome kommen im Gegensatz zu den infektiösen selten vor.

Die makro- und mikroskopischen Eigenschaften der fibroepitheliomatösen Geschwülste wurden schon bei der Vulva besprochen (s. S. 45).

b) Gutartige Neubildungen der Bindegewebsreihe, der Muskel- und Gefäßsubstanzen

Fibrome[XXV, XXXV, 48] der Scheide sind im allgemeinen nicht allzu große Gebilde und sitzen vorwiegend in der vorderen oder hinteren Scheidenwand. Sie können breitbasig oder gestielt sein. Lipome, Myxome, Myome (Abb. 49), Hämangiome (Abb. 50) sowie Lymphangiome sind in der Scheide ebenfalls bekannt[XXV, XXXV, 49].

Der mikroskopische Aufbau der erwähnten bindegewebigen Geschwülste wurde bereits bei den gleichen Erkrankungen der Vulva besprochen (s. S. 48).

Geschwülste

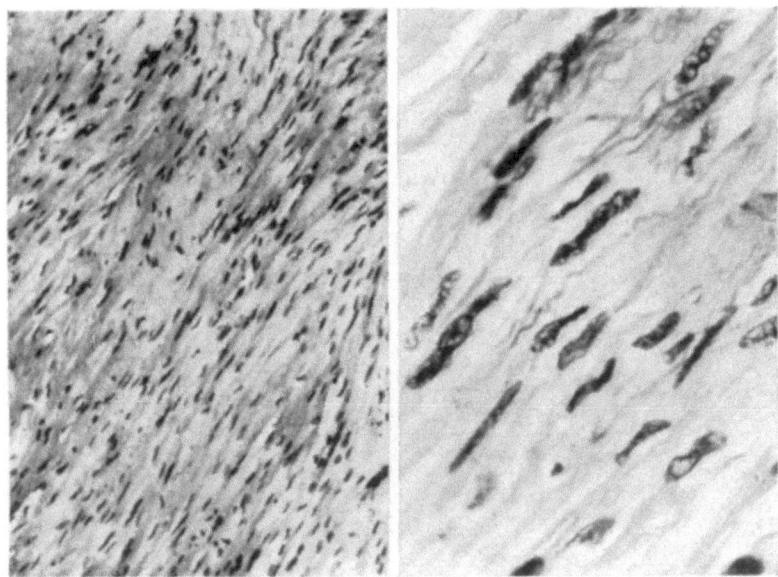

Abb. 49. Leiomyoma der Scheide, links schwache, rechts starke Vergrößerung

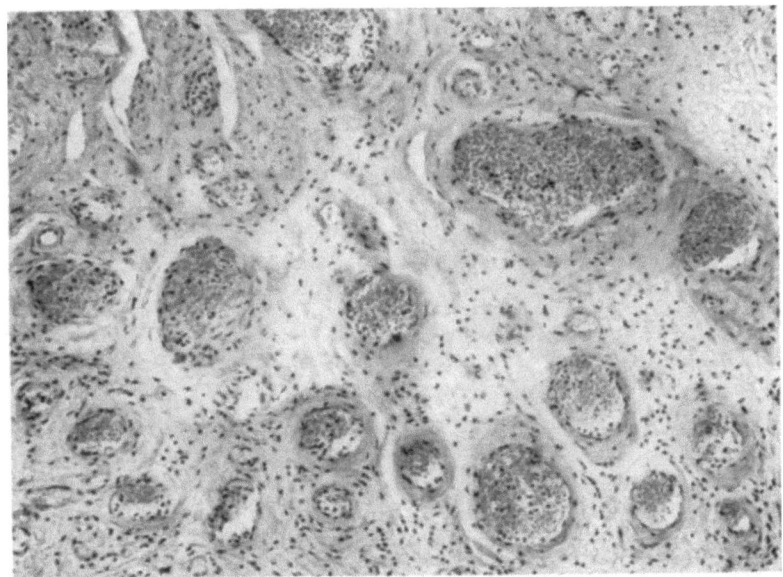

Abb. 50. Hämangiom der Scheide

c) Bösartige epitheliale Neubildungen

Primäre Karzinome[XXV, XXXV, 50] kommen in der Scheide nicht häufig vor. Sie sitzen meist an der hinteren Scheidenwand und können endo- oder exophytisch wachsen. Dementsprechend findet man entweder eine Verdickung der Scheidenhaut mit sekundärer Ulzeration oder ein blumenkohlartiges Gewächs. Das Scheidenkarzinom greift verhältnismäßig schnell auf die Nachbarorgane über. Die Metastasen sitzen hauptsächlich in den Inguinal- und Beckenlymphknoten.

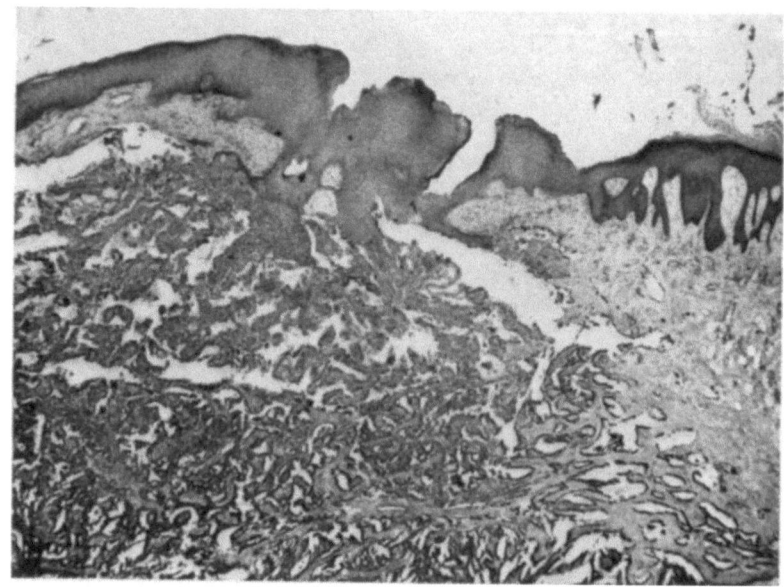

Abb. 51. Adenokarzinom der Vagina aus Resten des WOLFFschen Ganges. (Aus der Sammlung von Prof. HUBER, Kiel)

Die aus dem Oberflächenepithel stammenden Scheidenkarzinome sind Plattenepithelkrebse. Viel seltener begegnet man Adenokarzinomen (DEIS[50], HUBER[50] sowie [XXV, XXXV]), die aus entwicklungsgeschichtlich bedingten Resten des WOLFFschen oder MÜLLERschen Ganges entstehen (Abb. 51).

Die histologische Struktur obiger Krebsformen der Scheide zeigt im allgemeinen keine wesentliche Abweichung vom Aufbau der entsprechenden Geschwulstarten andernorts (so z. B. Plattenepithelkarzinom der Vulva, Adenokarzinom des Uterus, Karzinom des GARTNERschen Ganges usw.).

d) Bösartige Neubildungen der Bindegewebsreihe, der Muskel- und Gefäßsubstanzen

Die primären Scheidensarkome[XXV,XXXV] sind nicht allzu seltene Geschwülste. Ihr Wachstum erfolgt entweder knotenförmig oder infiltrierend. Die knotige Form ist häufiger. Die Scheidensarkome können — jedoch erst in späteren Stadien als die Karzinome — ebenfalls zu Exulzerationen führen. Der weitere Krankheitsverlauf ist ähnlich wie beim Scheidenkrebs.

Histologisch handelt es sich vorwiegend um Spindel- und Rundzellsarkome. Andersartige Sarkomarten wie Leiomyo-(Spickmann[51]) und

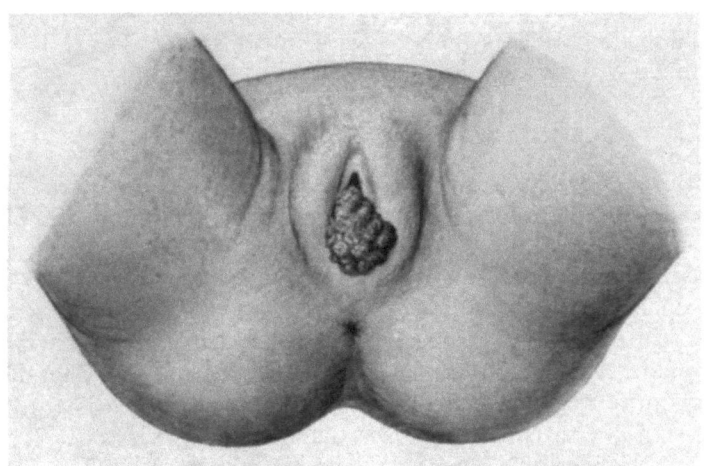

Abb. 52. Traubenförmiges Scheidensarkom

Rhabdomyosarkome (Fernandez-Ruiz[51], Koehlmeier[51]) sowie Melanosarkome[52] sind viel seltener.

Eine besondere Form der sarkomatösen Scheidenwucherungen ist das für das Kindesalter charakteristische traubenförmige Sarkom[XXV,XXXV,53]. Oft ragt die Geschwulst aus der Scheide heraus (Abb. 52).

Das gefäßreiche Tumorparenchym besteht mikroskopisch aus runden bis spindeligen Zellen mit großen Kernen und normalem Protoplasmaleib. Die Oberfläche des polypösen Gewächses ist mit Scheidenepithel bedeckt. Dieses fehlt nur an den Stellen, an denen es zum Gewebszerfall gekommen ist. Besonders charakteristisch ist die starke Wucherungstendenz der Geschwulstelemente unterhalb des Epithelbelags.

Einige Fälle von Hämangio- bzw. Lymphangioendotheliomen sind bekannt[XXXV].

e) Neubildungen des Nervensystems, Mischgeschwülste und teratoide Tumoren

Nervengeschwülste der Scheide[XXV, XXXV], wie Rankenneurom (BOHNEN[54], SCHMAUCH[54]), Sympathikoblastom bzw. Neuroblastom (STURGIS[54]), Neuroepitheliom (SOLOMONS-DOCKERAY[54]), sind Raritäten.

Fibrome, Myome, Lipome usw. können gelegentlich auch in der Scheide miteinander kombiniert auftreten. Auch die bösartigen Formen, wie z. B. das Fibromyosarkom u. a., wurden öfter beobachtet.

Einwandfreie Fälle von Dermoidzysten in der Vagina sind bisher nicht bekannt. Die von JOHNSTON[55], NOUVEL[55] und ZACHARIAS[55] publizierten Scheidendermoide halten einer strengen Kritik nicht stand. Teratoblastome kommen in der Vagina auch nicht vor.

f) Sekundäre Neubildungen

Die sekundären Scheidenkarzinome[XXXV, 56] entstehen meist per continuitatem aus einem Portioprozeß. Das Vulvakarzinom greift nur selten auf die Vagina über.

Metastasenbildung von Tumoren entfernt liegender Organe kommt gelegentlich auch vor.

Beim sekundären Vulvasarkom[XXXV] handelt es sich vorwiegend um eine retrograde Aussaat durch die Blutbahnen, von den höher liegenden Genitalabschnitten (Tube, Uterus) ausgehend. Viel seltener sieht man hier die kontinuierliche Ausbreitung. Die Tochtergeschwülste des Chorionepithelioms (s. Kapitel VII) und des hypernephroiden Tumors[XXXV, 57] entwickeln sich fast ohne Ausnahme hämatogen.

III. Kapitel

ERKRANKUNGEN DER GEBÄRMUTTER

1. ANATOMIE UND HISTOLOGIE

Die Gebärmutter ist ein birnenförmiges Hohlorgan. Den oberen, voluminösen Teil nennt man Gebärmutterkörper (Corpus uteri), den unteren, schmaleren Teil Gebärmutterhals (Cervix uteri), während der Übergang zwischen beiden als Zwischenstück (Isthmus uteri) bezeichnet wird. Der untere Teil des Gebärmutterhalses (Portio vaginalis) ragt in die Scheide hinein. Die etwa 1½ cm dicke muskulöse Uteruswand (Myometrium) umschließt im korporalen Anteil der Gebärmutter die dreieckige, von vorn nach hinten abgeflachte Uterushöhle (Cavum uteri). Der isthmische bzw. zervikale Abschnitt der Gebärmutter wird vom Zervikalkanal (Canalis cervicalis) durchzogen. Dieser beginnt mit dem inneren Muttermund (Orificium internum) und endet in dem an der Portio befindlichen äußeren Muttermund (Orificium externum). Die Innenfläche der Gebärmutter ist mit der Uterusschleimhaut (Endometrium) ausgekleidet, die Außenfläche von Peritoneum überzogen, das vorne nur bis zur Isthmusgegend, hinten bis zum hinteren Scheidengewölbe hinabreicht. Seitlich geht das Peritoneum in das vordere und hintere Blatt der Plica lata über.

Die Gebärmutterwand zeigt histologisch ein System von bündelförmig angeordneten glatten Muskelfasern. Die einzelnen Bündel sind durch ein gefäßreiches Bindegewebe voneinander getrennt, das reichlich kollagene und elastische Fasern enthält. In Richtung der Portio vaginalis nimmt der muskuläre Anteil der Uteruswand allmählich ab, so daß die Grundsubstanz der Portio vorwiegend aus Bindegewebe besteht.

Das Endometrium ist nicht einheitlich aufgebaut. Histologisch kann man eine Korpus-, Isthmus- und Zervixmukosa unterscheiden. Die Korpusschleimhaut ist durch senkrechte, fast bis zur Muskulatur reichende, manchmal dichotomisch geteilte Drüsenschläuche und durch ein retikuläres Bindegewebe (zytogenes Stroma) gekennzeichnet. Das zylindrische Drüsenepithel hat einen serösen Charakter.

Während sich das Korpusendometrium im Kindesalter im Ruhestadium befindet und in der Menopause atrophisch wird, weist es zur Zeit der Geschlechtsreife periodische Veränderungen auf [XLII, XLVI].

Diese Vorgänge spielen sich in der obersten Schicht der Korpusmukosa, dem breiteren Stratum functionale, ab. Die Mitbeteiligung des unteren, schmaleren Stratum basale ist gering. Die zyklischen Veränderungen bestehen aus vier Phasen.

1. Die Proliferationsphase wird durch eine im reifenden Follikel stattfindende Follikelhormonbildung hervorgerufen. Sie dauert vom 5.—14. Zyklustag. In dieser Phase wird das Korpusendometrium gleichmäßig dicker. Das retikuläre Bindegewebe vermehrt sich und wird lockerer. Die Stromazellen werden größer und die Drüsengänge allmählich gewundener. Das Drüsenepithel formt sich zu hohem Zylinderepithel mit scharfem Rand gegen das Drüsenlumen um, und im Zytoplasma reichern sich Ribonukleinsäuren an (BREMER-OBER-ZANDLER[58]). Die Zellkerne der Drüsenelemente liegen in den unteren zwei Dritteln des Zellkörpers. Sowohl die Drüsenepithelien als auch die Stromazellen enthalten reichlich Kernteilungsfiguren. Die Blutgefäße des Stratum functionale sind leicht gewunden.

2. Die Sekretionsphase, die vom 15. bis 28. Zyklustag dauert, wird durch das im Corpus luteum gebildete Gelbkörperhormon bedingt. In dieser Phase findet besonders in den oberflächlichen Schichten eine weitere Vergrößerung der Stromazellen und eine zunehmende Auflockerung des Bindegewebes statt. Die Drüsengänge dehnen sich sägeförmig oder korkzieherartig aus. Ihre epithelialen Elemente, die mit Beginn der Transformation die größte Aktivität der alkalischen Phosphatase aufweisen (OBER[58]) und allmählich ihren Ribonukleinsäuregehalt verlieren (BREMER-OBER-ZANDLER[58]), zeigen eine zunächst basale, später lumenwärts fortschreitende Aufhellung und eine Vergrößerung des Zellkörpers. Die Zellkerne wandern in Richtung des Lumens. Die Epithelzellen enthalten reichlich feine Glykogenkörnchen und produzieren ein muzikarminpositives Sekret. Der GOLGI-Apparat der Epithelelemente ist stark hypertrophisch[59]. Man beobachtet ferner eine hochgradige Schlängelung der Funktionalis-Arterien und eine Erweiterung der Venen[60]. Mit den erwähnten Vorgängen erreicht die anfänglich 1—1 ½ mm dicke Korpusschleimhaut am Ende der Sekretionsphase eine Höhe von etwa 4 mm und zeigt eine gut erkennbare Dreischichtung, und zwar:

a) die oberste Zone der Funktionalis mit den stark vergrößerten Bindegewebszellen und schmalen Drüsenausführungsgängen (Stratum compactum),

b) die tieferen Funktionalisregionen mit dem aufgelockerten Stroma und den erweiterten, sezernierenden Drüsen (Stratum spongiosum) und

c) das kaum beteiligte Stratum basale.

3. In der **Desquamationsphase** findet die Abstoßung des verdickten und transformierten Stratum functionale statt. Sie tritt ein, wenn die Befruchtung ausgeblieben ist. Die Sekretion der Drüsenepithelzellen läßt nach, die Mitochondrien und der Golgi-Apparat zeigen Rückbildungserscheinungen[59], und es kommt zum körnigen Zerfall und zur Abstoßung der Drüsenepithelien. Das Stroma wird mit Leukozyten durchsetzt, es treten Blutungen auf, und die Funktionalis wird rasch abgelöst. Das Cavum uteri bleibt nur vom Stratum basale ausgekleidet.

4. Die **Regenerationsphase** dauert durchschnittlich vom 3. bis 5. Zyklustag. Die mit einer Fibrinschicht bedeckte, rauhe Oberfläche des Stratum basale wird durch neugebildete Bindegewebszellen geebnet und das Oberflächenepithel aus den Drüsenelementen der Basalschicht ersetzt.

Es sei hier darauf hingewiesen, daß die geschilderten Funktionsbilder des Korpusendometriums — wie auch wir fanden[61] — nicht nur individuelle Abweichungen, sondern auch bei ein und derselben Person während der aufeinanderfolgenden Zyklen Unterschiede aufweisen können, ohne daß es sich hier um einen pathologischen Vorgang handelt. Diese Verschiedenheiten äußern sich in der Dicke der Schleimhaut oder in dem quantitativen und qualitativen Aufbau des Stroma und der Drüsen.

Neuerdings berichteten Feyrter-Froewis[62] und Müller[62] über „helle Zellen" in den Korpusdrüsen, denen eine endokrine Funktion zukommen soll. Von Gundelach[62] wurde jedoch die Feyrtersche Auffassung abgelehnt.

Die **Isthmusschleimhaut**, die mikroskopisch im Grunde genommen eine ähnliche Struktur wie die Korpusmukosa zeigt, ist allerdings etwas dünner und enthält weniger Drüsen. In ihrem untersten Abschnitt kann bereits eine geringe Schleimbildung gefunden werden. Die Isthmusmukosa nimmt an den zyklischen Veränderungen in geringerem Maße teil als das Korpusendometrium[XLII].

Das **Endometrium cervicis** ist relativ zellarm. Es enthält tubuläre, mehr oder minder verzweigte, mit zylindrischem Schleimepithel ausgekleidete Drüsengänge. Manche Drüsenschläuche dringen in das Myometrium ein. Über die Teilnahme der Zervixschleimhaut an den zyklischen Vorgängen sind die Meinungen geteilt[63]. Im allgemeinen wird jedoch anerkannt, daß im Laufe des Zyklus eine Proliferation des Zervixepithels mit einer gesteigerten Schleimbildung stattfindet, die sich gegen Ende der Corpus luteum-Phase wieder zurückbildet.

Die **Portio vaginalis** ist von mehrschichtigem Plattenepithel mit niedrigen, schmalen Papillen bedeckt.

In Verbindung mit der normalen Anatomie und Histologie des Uterus sei noch auf verschiedene **ortsfremde Gewebsstrukturen** hingewiesen. So wurden im Endometrium Knorpel-[64], Knochen-[65] und Gliagewebe[66] gefunden. Talgdrüsen[67] sind in der Portioschleimhaut ebenfalls bekannt.

2. ZIRKULATIONSSTÖRUNGEN

Das nichtentzündliche Ödem der Uterusmukosa[XXX,68] (Abb. 53) ist eine häufige Erscheinung. Man findet es hauptsächlich bei Lageveränderungen des Uterus oder bei ovariellen Dysfunktionen. Die seröse Durchtränkung des Grundgewebes kann nach anfänglicher Quellung zur Druckatrophie der Schleimhautbestandteile führen. Das Myometrium zeigt keine Ödemneigung. Am ehesten sieht man ein Ödem an der vorwiegend aus Bindegewebe bestehenden Portio vaginalis infolge von Lageanomalien.

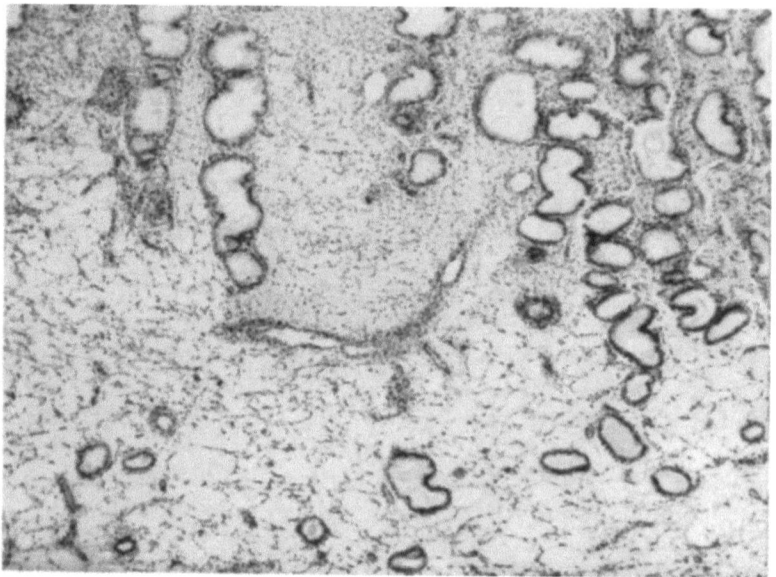

Abb. 53. Ödem der funktionierenden Uterusmukosa

Das Endometrium ist eine Prädilektionsstelle für mit Blutungen einhergehende Zirkulationsstörungen. Die verschiedenartigen Formen dieser Störungen werden im Kapitel IX und X ausführlich besprochen. Hier sei lediglich die Hämatometra erwähnt, die meistens bei Gynatresien infolge einer Stauung des Menstruationsblutes entsteht.

3. ENTZÜNDLICHE VERÄNDERUNGEN

Bei der Endometritis corporis sero-purulenta [III,IV,XXX,XXXIX] zeigt die Uterusmukosa eine Rötung und Schwellung. Die Oberfläche ist mit einem serösen bzw. eitrigen Sekret bedeckt.

In den histologischen Präparaten (Abb. 54) findet man im Stroma Hyperämie, Ödem und entzündliche Infiltration, die zu Anfang hauptsächlich aus Leukozyten besteht. Zu diesen gesellen sich später Lymphozyten und Plasmazellen. Die Infiltratelemente können auch in den Drüsenlumina und an der Oberfläche beobachtet werden. Das Epithel spielt bei den Entzündungsvorgängen eine passive Rolle, seine Veränderungen machen sich in Trübung, Quellung, schlechter Färbbarkeit und Desquamation bemerkbar. Nur selten ist eine Proliferation des Epithels zu sehen. Die erwähnten Veränderungen, die sowohl in der Proliferationsphase als auch während der

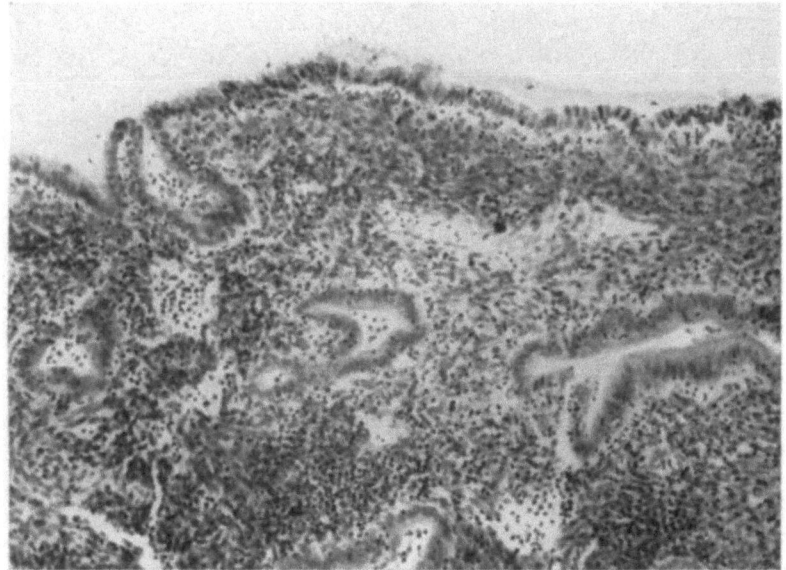

Abb. 54. Endometritis corporis seropurulenta

Transformation beobachtet werden können, lokalisieren sich vorwiegend in den obersten Schleimhautschichten. Nur bei schweren Entzündungen ist auch das Stratum basale beteiligt. Eitrige Einschmelzungen sind sehr selten. Leichtere Endometritiden heilen infolge der menstrualen Abstoßung meist spurlos aus. Bei stärkerem Grad der Entzündung, besonders wenn auch die Basalis beteiligt ist, kommen jedoch Rezidive vor. In solchen Fällen findet man dann eine reaktive Stromawucherung. Das neugebildete Gewebe neigt zur Schrumpfung und Narbenbildung.

Für die Genese der Endometritis corporis sind hauptsächlich verschiedenartige pyogene Kokken, selten auch andersartige Keime von Bedeutung. Es handelt sich vornehmlich um eine Aszension aus den tieferen Genitalabschnitten, sei sie spontan oder artefiziell zustande gekommen.

Zu bemerken ist, daß bei den durch Gonokokken hervorgerufenen Endometritiden — wie auch an anderen Lokalisationsstellen (Zervix, Tube usw.) — die Exsudatzellen hauptsächlich aus Plasmazellen bestehen. Dieses feingewebliche Merkmal allein berechtigt uns jedoch nicht zur Stellung der Diagnose „Gonorrhoe".

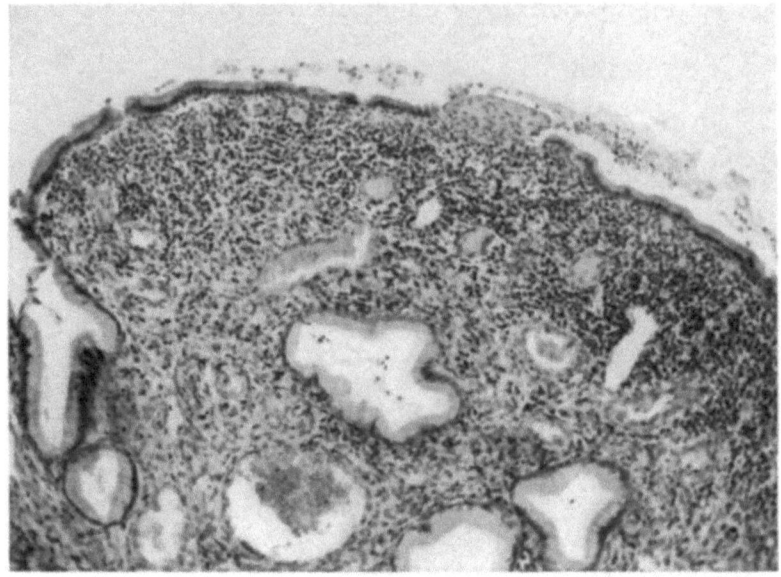

Abb. 55. Endometritis cervicis seropurulenta, an einer Stelle der Oberfläche umschriebene Epidermisation

Im Gegensatz zu den Korpusprozessen ist die Rötung und Quellung der Schleimhaut bei einer Endometritis cervicis [III, IV, XXX, XXXIX, 69] wesentlich ausgeprägter. Der Zervikalkanal enthält reichlich schleimiges oder schleimig-eitriges Sekret.

Feingeweblich (Abb. 55) sieht man hier einen im Grunde genommen ähnlichen Vorgang wie bei der Endometritis corporis uteri. Die Entzündungserscheinungen sind jedoch viel stärker. Außerdem findet man weitere Abweichungen, die auf dem histologischen Aufbau der Zervixschleimhaut beruhen. So ist meist eine starke Quellung, Trübung und Ablösung der Drüsenepithelien zu beobachten. Oft bilden sich kleinere und größere, mit schleimigen und eitrigen Massen ausgefüllte Retentionszysten. Die entzündliche Infiltration ist fast immer auch in den tieferen Schichten nachzuweisen. Es

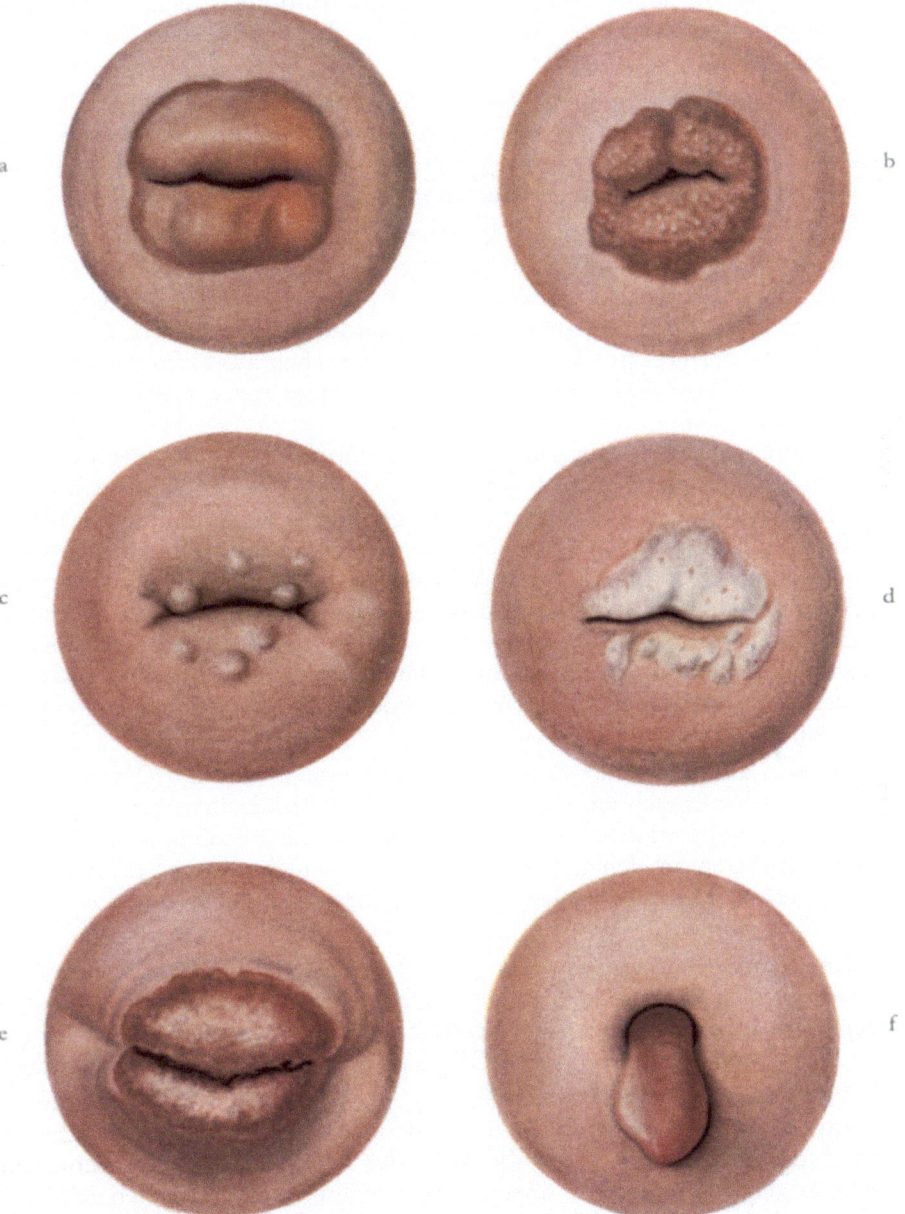

Abb. 56. Verschiedene Veränderungen der Portio vaginalis uteri im Spekulumbild; a Erosio simplex, b Erosio glandularis, c Ovula NABOTHI, d Leukoplakie, e Ektropium, f Polypus cervicis

sei noch darauf hingewiesen, daß es bei einer Endometritis cervicis zu einer Epidermisation (s. S. 88) kommen kann, die dann eventuell karzinomähnliche Bilder vortäuscht.

Die Ursache der Endometritis cervicis ist ebenfalls eine bakterielle Infektion. Sie entsteht auch hier meist durch Aszension von pyogenen Keimen. Häufig spielen aber dabei verschiedene Begünstigungsmomente, wie Zervixrisse, Polypen, hormonale Dysfunktion, eine wichtige Rolle.

Die Schleimhautbekleidung der Portio vaginalis ist an den akuten Schleimhautentzündungen der Scheide oft beteiligt[XXXV]. So können hier manchmal Veränderungen im Sinne einer serös-eitrigen, pseudomembranösen oder phlegmonösen Entzündung vorkommen. Das Ulcus molle und der Herpes können an der Portio ebenfalls auftreten. Die histologische Struktur dieser Erkrankungen wurde im ersten Kapitel bereits besprochen.

Als Folgezustand der vermehrten Schleimproduktion des Zervikalkanals entwickelt sich die Erosio portionis[III, IV, XXX, XLIII, 70]. Ebenso wie beim Schnupfen das alkalische Sekret die Umgebung der Nasenöffnung arrodiert, macht der chemisch gleiche Schleim der Zervix die Portiooberfläche wund. Makroskopisch (Abb. 56a und b) zeigt sich die Veränderung als eine stark gerötete Stelle, meist rings um den äußeren Muttermund. Ihre Oberfläche kann von verschiedener Beschaffenheit sein. So ist sie manchmal etwas rauh, leicht blutend, ein andermal feinpapillär und glänzend, oder mit blauweißlichen Flecken bedeckt. Die Unterschiede entsprechen den einzelnen Entwicklungsphasen.

In dem allerdings nur vorübergehenden ersten Stadium (Erosio simplex) handelt es sich um eine vorwiegend aus Rundzellen bestehende, subepitheliale Infiltration mit Quellung der kollagenen und elastischen Fasern. Die Kapillaren in den oberen Bindegewebsschichten sind erweitert und stark gefüllt. Das Oberflächenepithel degeneriert allmählich und es kommt zur Ulzeration.

Im zweiten Stadium (Erosio glandularis, Abb. 57) beobachtet man eine Überhäutung mit Schleimepithel, das seinen Ursprung vorwiegend aus dem Zervikalkanal nimmt. Es erscheinen auch Drüsen von zervikalem Charakter. Sie münden oft frei an der Oberfläche. Die entzündliche Reaktion im Bindegewebe läßt allmählich nach.

Im dritten Stadium (Erosionsheilung, Abb. 58) verschwinden die Entzündungserscheinungen, und die Stelle der Erosion wird von einem mehrschichtigen Plattenepithel überzogen. Die im Portiogewebe befindlichen Schleimdrüsen verlieren dadurch ihre Mündungsstellen, und es kann infolge der weiteren Drüsensekretion zu Dilatationen der Ausführungsgänge kommen. Nach der Abheilung der Erosion erscheinen diese dann als stecknadel-

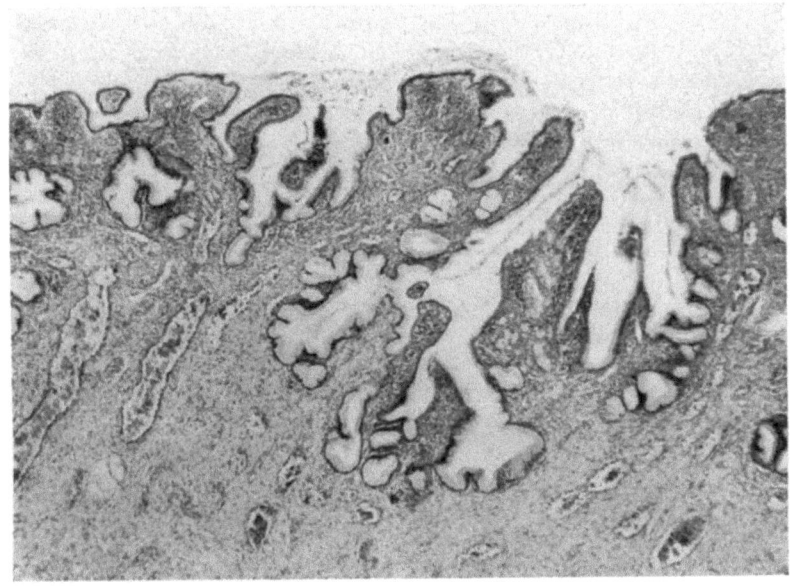

Abb. 57. Glanduläre Erosion der Portio

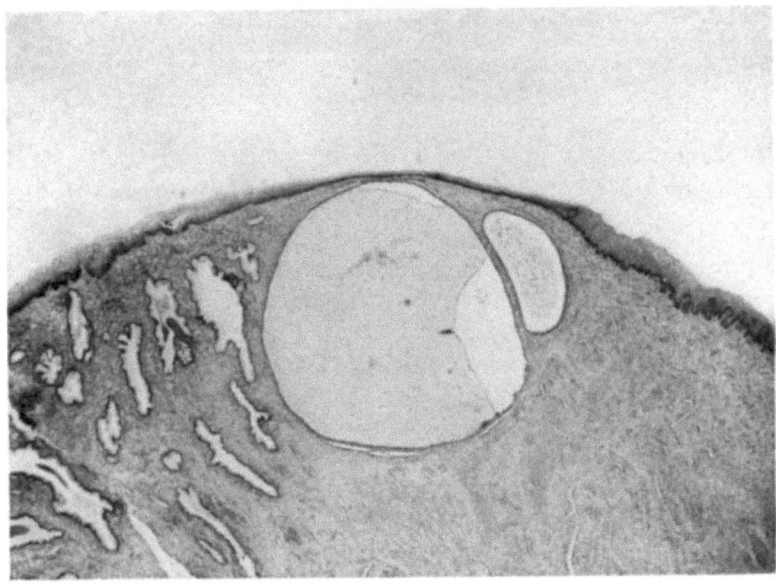

Abb. 58. Abgeheilte glanduläre Erosion der Portio mit Ovulum NABOTHI

kopf- bis erbsengroße Zysten (Ovula Nabothi, Abb. 56c, Abb. 58). Gelegentlich kann das neugebildete mehrschichtige Plattenepithel in die Erosionsdrüsen einwuchern (Abb. 121). Auch die Epidermisation der Erosionsdrüsen ist bekannt (vgl. S. 88). Die letzterwähnten Veränderungen können leicht ein Karzinom vortäuschen (s. S. 128 und 129).

Von der Erosio portionis sind das Ektropium (Abb. 56e) und die Pseudoerosion der Kinder[XXX, 71] scharf zu trennen. Beim ersten handelt

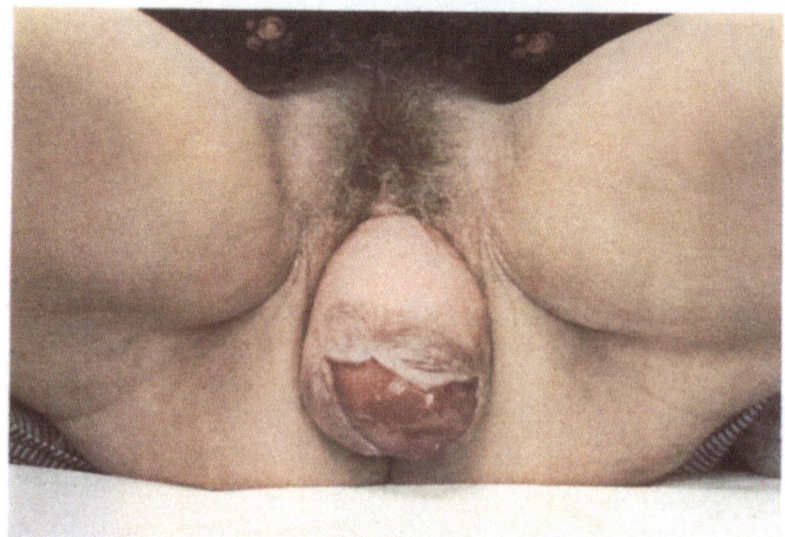

Abb. 59. Totalprolaps des Uterus mit größerem Dekubitalulkus

es sich um ein Freiliegen der Zervixschleimhaut infolge eines Zervixrisses und beim zweiten um eine meist vorübergehende Verlagerung des Zervixepithels auf die Portio. Ebenfalls hat ein Dekubitalulkus (Abb. 59, Abb. 60), das bei einem Prolapsus uteri öfters zu beobachten ist, mit der Erosio portionis nichts zu tun.

Das Myometrium ist — abgesehen von puerperalen Prozessen (s. Kapitel VII) — seltener von akut-entzündlichen Erkrankungen befallen als das Endometrium. Bei einer akuten Myometritis[III, IV, XXX] findet man Hyperämie und Auflockerung des Gewebes mit leukozytären Infiltraten. Die Entzündungserscheinungen lokalisieren sich hauptsächlich in den Bindegewebssepten. Es kommt selten zur eitrigen Einschmelzung bzw. zur Abszeßbildung. In chronischen Fällen sind kaum Zirkulationsstörungen zu be-

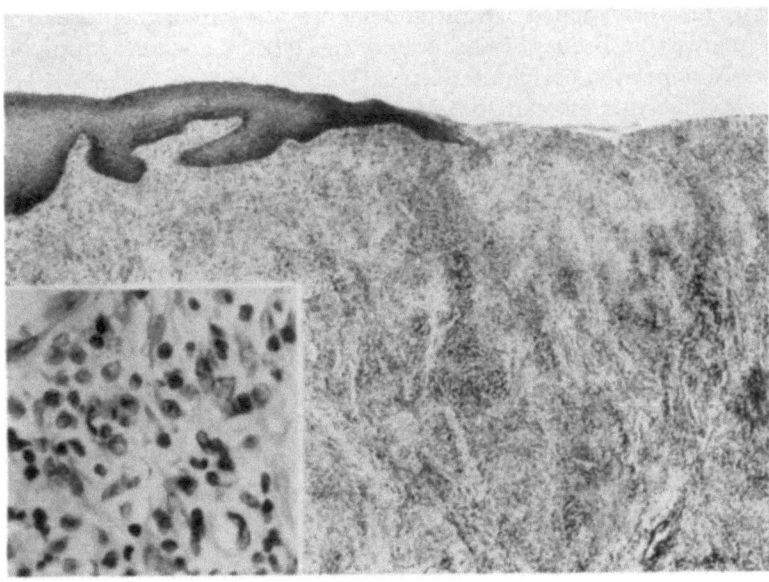

Abb. 60. Mikroskopisches Bild des in Abb. 59 dargestellten Dekubitalulkus. Links unten Struktur des Geschwürsgrundes mit starker Vergrößerung

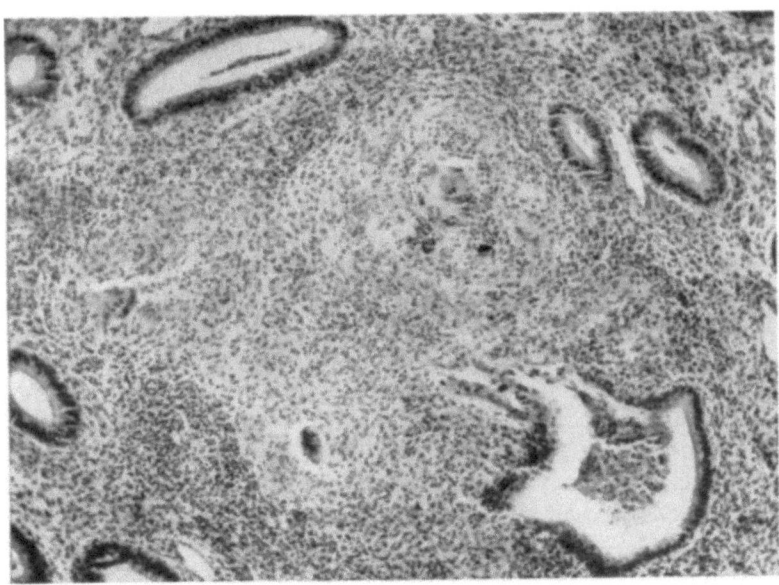

Abb. 61. Endometritis corporis tuberculosa

merken; hier bestehen die Infiltratelemente aus Rundzellen. Häufig findet man eine reaktive Bindegewebsneubildung. Über Knochenbildung bei chronischer Myometritis berichtete PALLÓS[97].

Die Myometritis entsteht vorwiegend durch ein Fortschreiten der Infektion vom Endometrium her, sei es per continuitatem, lymphogen oder hämatogen.

Chronisch-spezifische Entzündungserscheinungen der Gebärmutter sind nicht allzu selten zu beobachten.

Die Tuberkulose des Uterus[V, XV, XXX, 72] kann an verschiedenen Stellen des Organs auftreten.

Bei einer Endometritis tuberculosa ist die Schleimhaut verdickt, ihre Oberfläche oft feinpapillär oder ulzeriert.

Mikroskopisch (Abb. 61) findet man in der Schleimhaut die typischen Tuberkel mit lymphozytärer Infiltration des Stroma. In manchen Fällen kann sich eine reaktive Wucherung des zytogenen Gewebes bzw. eine Epithelproliferation zu dem Prozeß gesellen. Selten findet man im Endometrium die exsudative Form der Erkrankung, bei der Verkäsung im Vordergrund steht.

Die zyklischen Schleimhautveränderungen bleiben bei einer Endometritis tuberculosa — falls das Endometrium nicht weitgehend zerstört wird — erhalten. Oft ist jedoch die menstruale Abstoßung unvollständig (NEVINNY STICKEL[72]).

Die Zervixschleimhaut bleibt von der Tuberkulose meist verschont. Nimmt sie aber doch am Prozeß teil, so findet man auch hier das typische Granulationsgewebe (Abb. 62). Relativ häufiger ist die Portiotuberkulose, die sich oft in geschwulstähnlichen Ulzerationen zeigt. Die Tuberkulose des Myometriums ist eine Seltenheit (DE OLIVEIRA CAMPOS[72]).

Die Lues kann die Gebärmutter ebenfalls befallen[III, XXX, 73]. So findet man gelegentlich an der Portio einen Primäraffekt, der makroskopisch manchmal geschwulstähnlich aussieht. Für die sekundäre Lues sind die Papeln mit und ohne Ulzeration charakteristisch. Die papulösen Effloreszenzen befinden sich meist an der Portio und nur selten im Endometrium. Das in Ausnahmefällen vorkommende Syphilom des Uterus (DE SOUZA RUDGE-DELASCIO[73]) kann an der Portio ebenfalls tumorähnliche Bilder hervorrufen.

Die histologischen Merkmale der einzelnen luischen Erkrankungsformen wurden an anderer Stelle bereits besprochen. Hier sei nur die Struktur der Endometriumpapeln erwähnt. Sie bestehen vorwiegend aus Lymphozyten und Plasmazellen mit Wucherungen der epithelialen und bindegewebigen Schleimhautanteile. Unter Umständen sind hier auch endarteriitische Prozesse zu beobachten.

Die Beteiligung des Uterus an dem Granuloma venereum wurde mehrfach beschrieben[74].

Über Lymphogranulomatose des Uterus siehe bei BUCURA [III].

Die seltene Aktinomykose der Gebärmutter [III,VII,XXX] ist fast ohne Ausnahme sekundär, von den Nachbarorganen ausgehend, und zeigt die schon erwähnten makro- und mikroskopischen Eigenschaften (s. S. 32).

Echinococcuszysten kommen im Uterus nur ausnahmsweise vor [XXX,75].

Findet bei eitrigen Prozessen der Gebärmutter das gebildete Exsudat keinen Abfluß, so entwickelt sich eine Pyometra [XXX,76]. Hierbei ist das

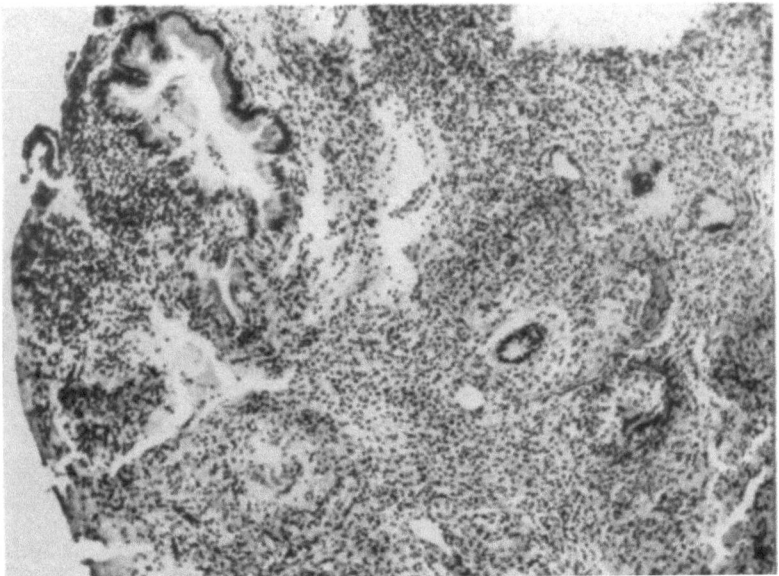

Abb. 62. Endometritis cervicis tuberculosa

Cavum uteri stark erweitert und mit eitriger Flüssigkeit gefüllt. In beginnenden Fällen ist das Endometrium mikroskopisch noch zu erkennen und zeigt eine stark entzündliche Reaktion. Diese greift oft auf das Myometrium über. In anderen Fällen ist die Uterusmukosa mehr oder minder zerstört, oder man sieht eventuell eine Plattenepithelauskleidung des erweiterten Cavum (Psoriasis uteri). Bei der exsudativen Endometriumtuberkulose kann sich gelegentlich eine käsige Pyometra entwickeln.

Es sei noch erwähnt, daß die Hydrometra (Ansammlung von seröser Flüssigkeit im Cavum uteri) [XXX] mit einer Entzündung selten etwas zu tun hat. Sie ist nicht häufig und entsteht vorwiegend nach der Menopause infolge eines Verschlusses des Muttermundes.

4. REGRESSIVE VORGÄNGE

Der atrophische Uterus[xxx] ist klein und derb. Das Myometrium zeigt eine rötlich-graue Farbe; aus der Schnittfläche springen die starren Gefäße hervor.

Mikroskopisch findet man eine Atrophie der Muskelfasern und ihrer Fibrillen. Es kommt zur relativen Vermehrung des Bindegewebes. Die Ge-

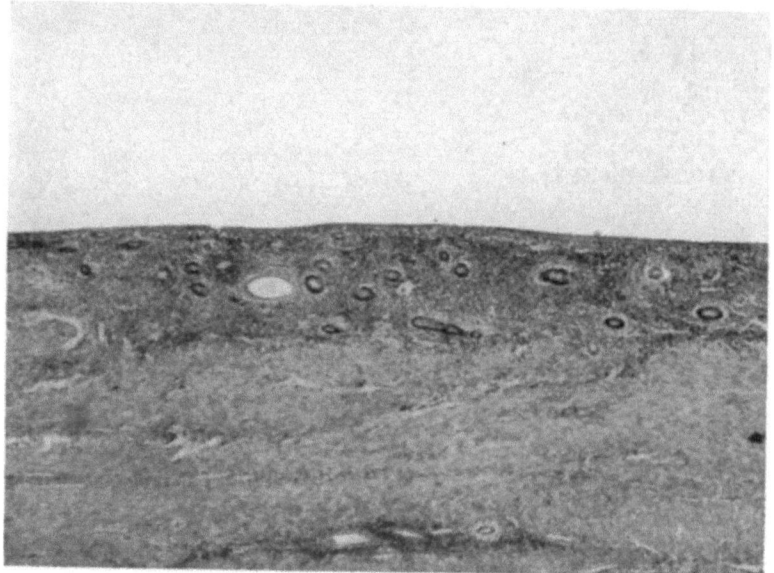

Abb. 63. Atrophisches Korpusendometrium in der Menopause

fäße sind stark hyalinisiert und oft verkalkt. Das Endometrium[xxx,77] (Abb. 63) ist dünn, die Drüsen sind vermindert und eng. Das dichte Stroma besteht aus kleinen, spindeligen Zellen. Gelegentlich kann man zystisch erweiterte Drüsen (Abb. 64) oder eine ödematöse Durchtränkung des Stroma finden.

Die Ursache der Genitalatrophie wurde bereits besprochen (s. S. 34).

Eine Atrophie der Schleimhaut kann auch isoliert auftreten. Es handelt sich dann meist um lokale Ursachen, wie z. B. Druckatrophie bei einem submukösen Myom.

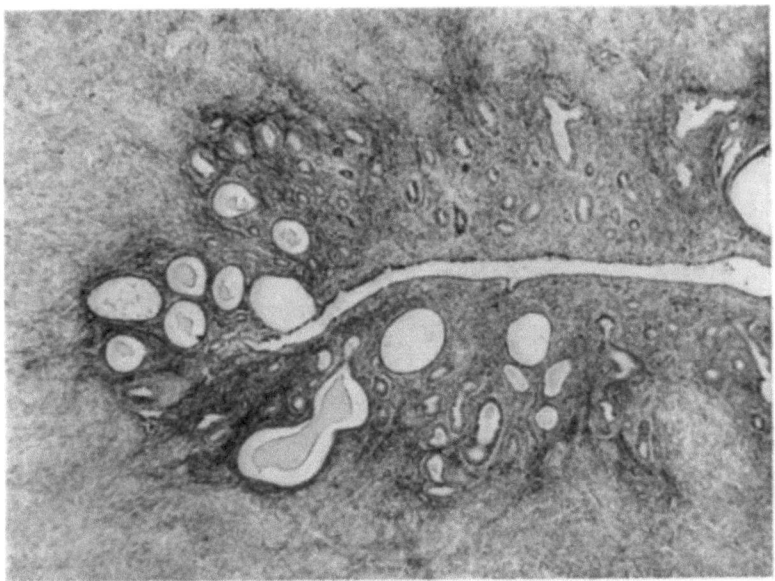

Abb. 64. Atrophisches Endometrium mit zystisch erweiterten Drüsen in der Menopause. (Retrogressed hyperplasie, NOVAK)

5. PATHOLOGISCHE WACHSTUMSPROZESSE OHNE AUTONOMEN CHARAKTER

Beim hyperfunktionierenden Endometrium[XXX, 78] (Abb. 65) handelt es sich um eine Umwandlung, die an eine Schwangerschaftsdezidua erinnert. Häufig ist die Veränderung mit einer verzögerten Abstoßung der Uterusmukosa verbunden. Näheres über die Ätiologie s. S. 295.

Eine wichtige Form der nicht autonomen Wachstumsprozesse ist die glandulär-zystische Hyperplasie der Uterusmukosa[XXX, XLII, 79]. Man findet hier makroskopisch eine stark verdickte Schleimhaut von schwammiger Konsistenz. Sie ist scharf gegen die Uterusmuskulatur abgesetzt, ihre Oberfläche häufig polypös. In extremen Fällen kann das ganze Uteruskavum vom hyperplastischen Endometrium ausgefüllt werden (DUBRAUSZKY[79]).

Histologisch (Abb. 66) erkennt man in der verdickten Mukosa keine Schichtung; ein Stratum functionale bzw. basale ist nicht mehr zu unterscheiden. Die Drüsen sind stark vermehrt und zeigen Unregelmäßigkeiten in ihrer Form und Weite. Zahlreiche Drüsenlumina sind zystisch verändert. Das Epithel der Drüsenschläuche ist im allgemeinen einschichtig und zylindrisch, lediglich in den zystisch erweiterten Drüsen ist es abgeflacht. Gelegentlich kann man Proliferationen des Drüsenepithels in Form von papillären Wucherungen beobachten. Die Drüsenelemente zeigen keine sekretorische Tätigkeit und enthalten nur ausnahmsweise Glykogen. Mit der Drüsenwucherung geht auch eine Vermehrung des Stroma einher. Man kann ferner eine Hyperplasie des kollagenen Gewebes und der Gitterfasern nachweisen. Eine spiralförmige Schlängelung der Schleimhautarterien tritt nicht auf. Sowohl in den Drüsenepithelien als auch in den Stromazellen sind häufig Kernteilungen zu beobachten.

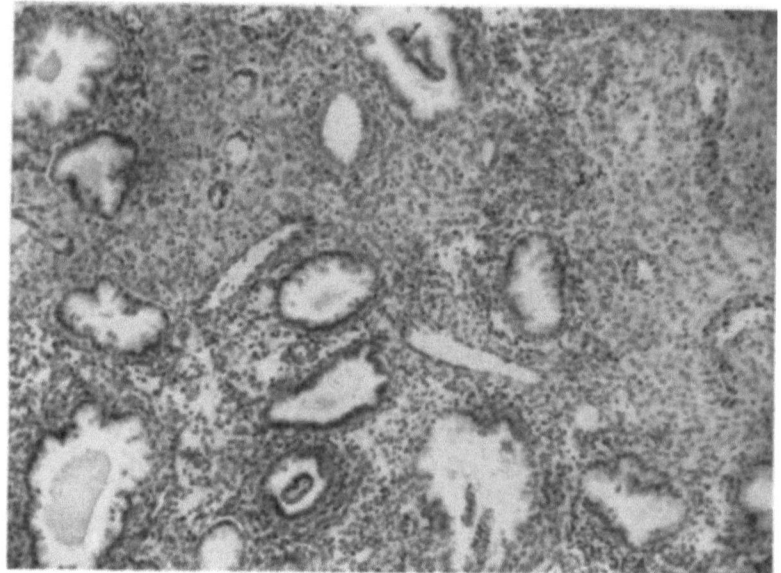

Abb. 65. Hyperfunktionierendes Korpusendometrium 2 Tage vor der erwarteten Menstruation

Von dem geschilderten Durchschnittsbild der glandulär-zystischen Hyperplasie können gelegentlich Abweichungen vorkommen. So steht bei der Hyperplasie manchmal die Beteiligung des Stroma, ein andermal die der Drüsenelemente im Vordergrund. Auch die Bildung von gutartigen Plattenepithelknötchen in den Drüsen (s. S. 86) ist bekannt. Die Proliferationskraft des epithelialen Anteils kann sogar so stark sein, daß adenokarzinomähnliche Bilder entstehen, obwohl auf dem Boden einer glandulär-zystischen Hyperplasie erfahrungsgemäß nur selten eine maligne Wucherung auftritt. Über solche Fälle berichteten CRAMER[79], LIMBURG[79], SCHRÖDER[XXXVIII], WINTER[79] u. a. (Abb. 67); Differentialdiagnose s. S. 116. Erwähnenswert ist noch die evtl. vorkommende sekretorische Umwandlung der hyperplastischen Schleimhaut (GRUNER[79], Abb. 68).

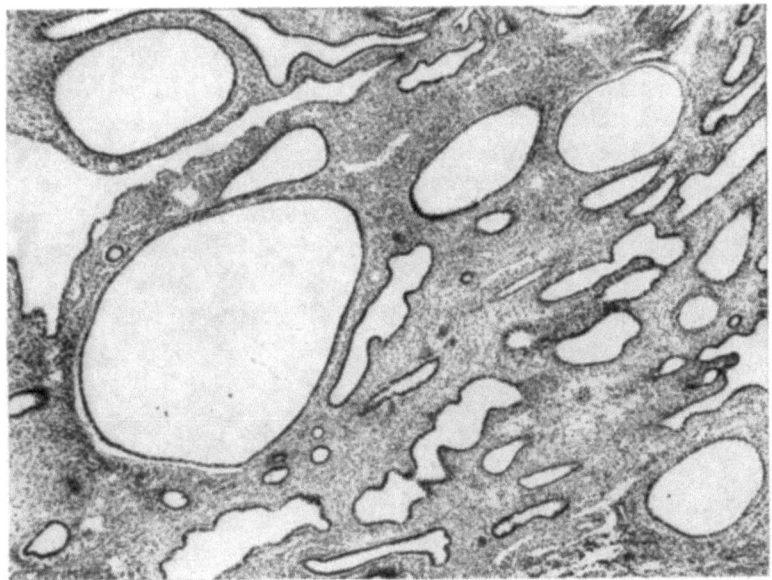

Abb. 66. Glandulär-zystische Hyperplasie

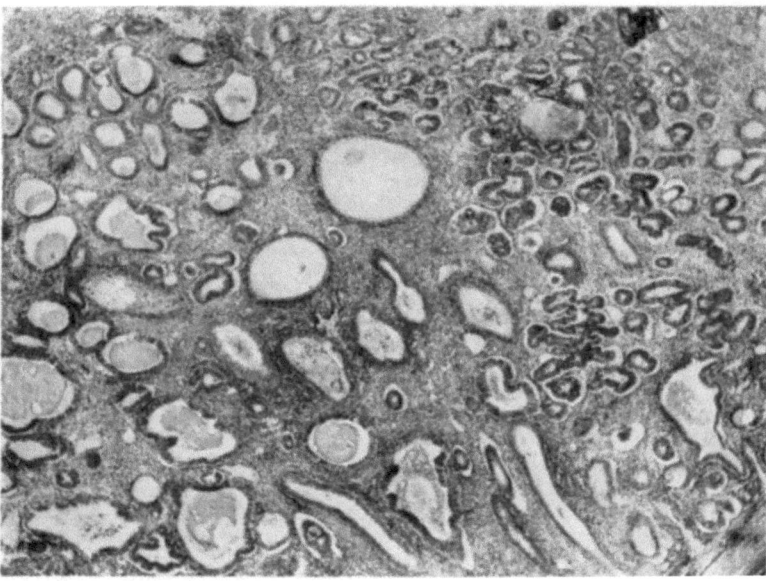

Abb. 67. Karzinombildung auf dem Boden einer glandulär-zystischen Hyperplasie, links hyperplastische Schleimhaut, rechts reifes Adenokarzinom

Mit der Zeit treten in dem hyperproliferierten Endometrium Ernährungsstörungen auf, und es kommt zunächst in den oberflächlichen, später aber auch in den tieferen Schichten zu einer allmählichen Abstoßung (Abb. 69). Man findet dann stark erweiterte Gefäße mit Stase oder Thrombenbildung. Das Stroma wird ödematös, enthält Extravasate, und es erscheinen kleinere und größere nekrotische Schleimhautbezirke.

Ätiologisch handelt es sich bei der glandulär-zystischen Schleimhauthyperplasie um eine stärkere und andauernde Follikelhormonwirkung. Diese

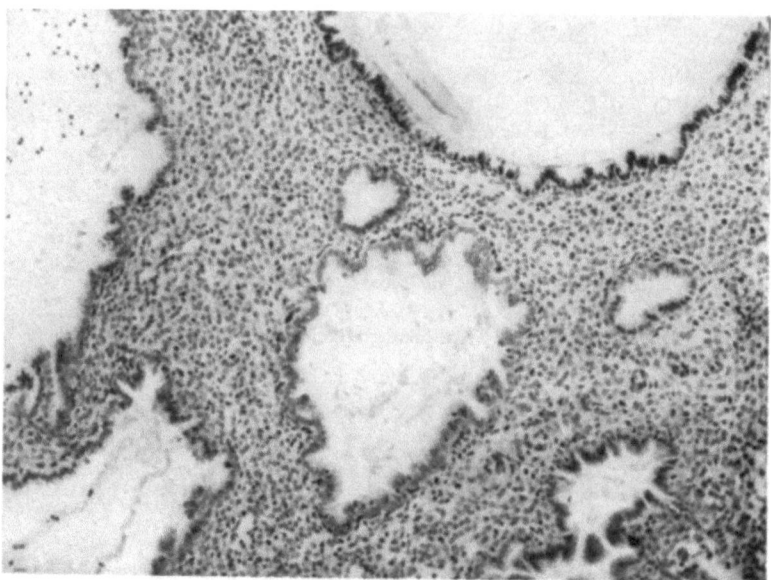

Abb. 68. Glandulär-zystische Hyperplasie mit sekretorischer Umwandlung

kann die Folge einer Follikelpersistenz (s. S. 172 und 296), eines Oestroblastoms (Theka- bzw. Granulosazelltumor s. S. 224 und 225) oder einer medikamentösen Überdosierung von Follikelhormon sein. Ungeklärt sind jedoch die Hyperplasien in der Spätmenopause, die sich ohne die vorhergenannten Ursachen entwickeln. Die Vermutung von Husslein[79] sowie Klees-Müller[79], die einen Teil solcher Fälle auf Zwischenzellwucherungen im Hilus ovarii zurückführen, ist unwahrscheinlich (Niendorf[79]). (S. auch S. 180 und 218.)

Bei hyperplastischen Schleimhäuten im Corpus uteri kann man — wie erwähnt — gelegentlich Plattenepithelknötchen[XXX, 80] (Abb. 70) finden.

Sie erscheinen als kleine Inseln und bestehen aus einem indifferenten Epithel ohne Kern- und Zellatypien. In manchen Fällen füllen die Epithel-

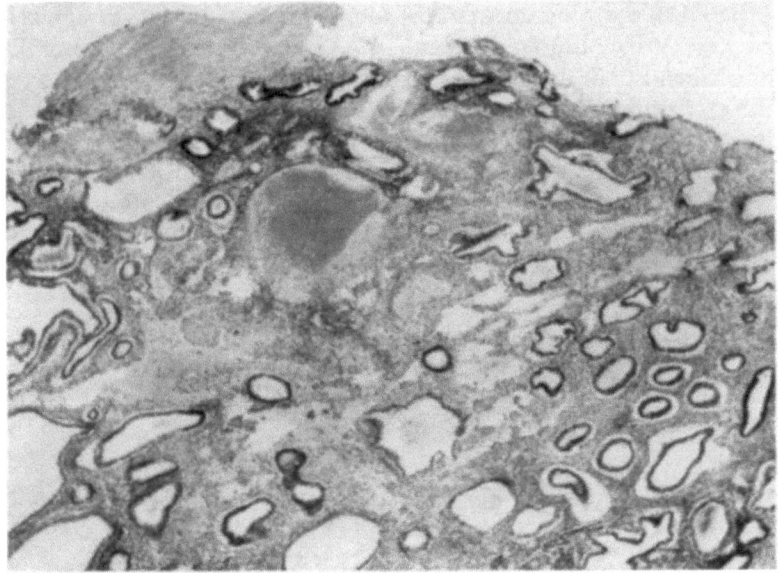

Abb. 69. Glandulär-zystische Hyperplasie in der Blutungsphase

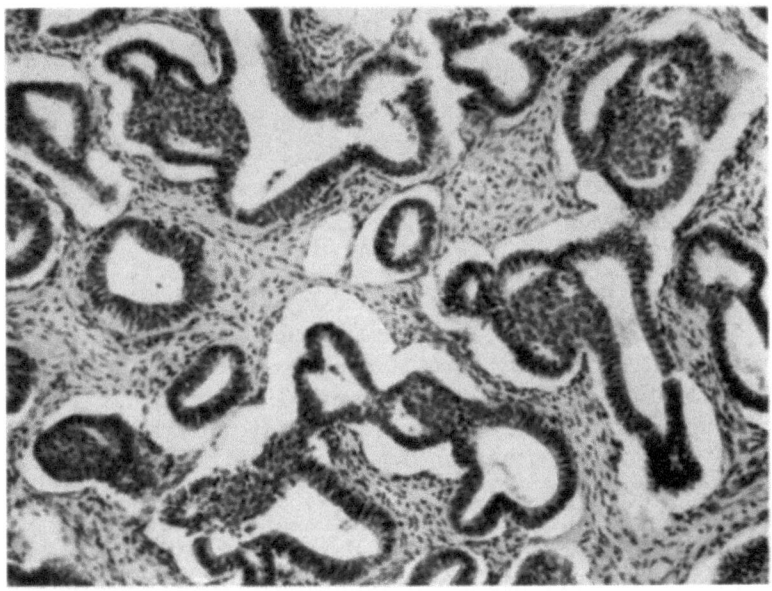

Abb. 70. Gutartige Plattenepithelknötchen in der Korpusschleimhaut

nester die Drüsenlumina vollständig aus, in anderen lassen sie sich als kleine polsterartige Vorwölbungen erkennen. An der Oberfläche dieser Epithelpolster bleiben oft Drüsenzellen erhalten. Der Prozeß ist durchaus gutartig, obwohl er karzinomähnliche Bilder (z. B. Adenokankroid s. S. 113) vortäuschen kann. Die erwähnten Plattenepithelknötchen können gelegentlich auch in heterotopen Korpusschleimhautinseln vorkommen (PISTOFIDIS[80]). Gutartige Plattenepithelwucherungen in der Korpusmukosa bei Endometritis post abortum beschrieb DUBRAUSZKY[80].

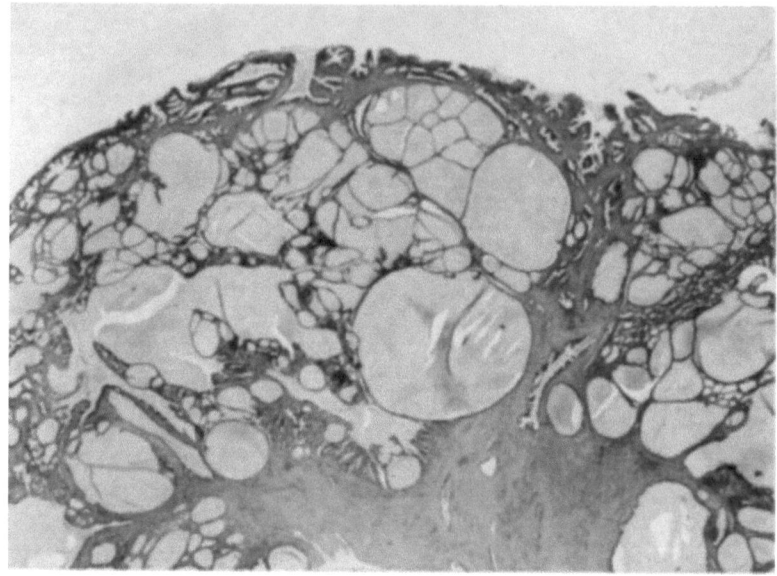

Abb. 71. Starke adenomatöse Hyperplasie der Portio vaginalis uteri mit zystisch erweiterten Drüsen

Hyperplastische Vorgänge in der Zervixschleimhaut sind nicht selten[xxx]. Die Erkrankung entwickelt sich meist unabhängig von der glandulär-zystischen Hyperplasie und ist hauptsächlich auf entzündliche Faktoren zurückzuführen. Man findet hier mikroskopisch (Abb. 71) eine starke, diffuse Vermehrung der Zervixdrüsen mit Zystenbildung. Gelegentlich wird auch das Portiogewebe von den vermehrten Drüsen durchsetzt und stark aufgetrieben.

Adenomartige Wucherungen am ampullären Teil des Gartner-Ganges sind ebenfalls bekannt (Abb. 72).

Einen verhältnismäßig häufig vorkommenden Prozeß stellt die Epidermisation der Zervixschleimhaut[xxx, 81] dar, deren Ursache teils auf hormonale, teils auf entzündliche Momente zurückzuführen ist. Unter dieser Veränderung versteht man einen Vorgang, bei dem das einschichtige Zervixepithel an der Schleimhautoberfläche, aber auch in den Drüsen allmählich durch ein mehrschichtiges, indifferentes Epithel ersetzt wird (Abb. 73). Die neue Epithelart erscheint zunächst zwischen den Schleimzellen und der Membrana propria, wird mit der Zeit mehrreihig und hebt den eigentlichen Zylinderepithelbelag immer höher. Schließlich gehen die Schleimzellen zu-

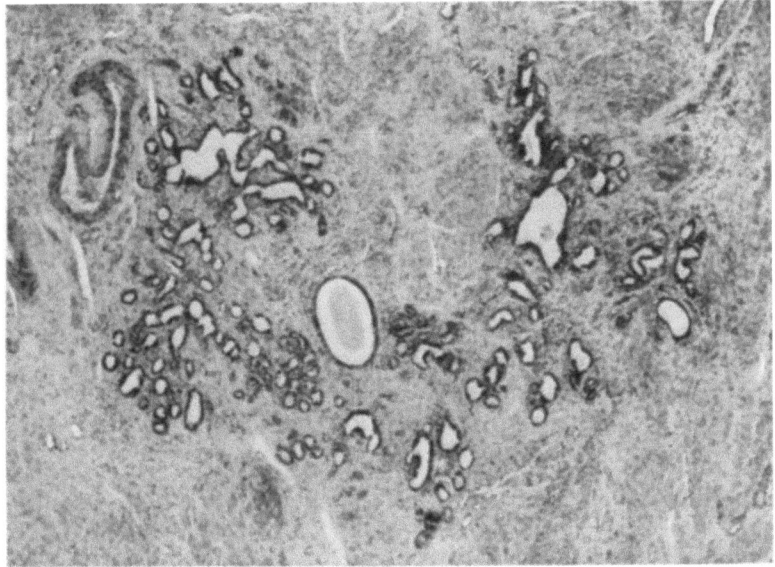

Abb. 72. Adenomatöse Hyperplasie des GARTNERschen Ganges im Bereich des ampullären Teiles

grunde, und man findet sowohl an der Schleimhautoberfläche als auch in den Drüsen lediglich indifferentes Epithel. Besonders in dieser letzten Phase gibt die Epidermisation bei oberflächlicher Beobachtung oft zu Verwechslung mit karzinomatösen Prozessen Anlaß (Differentialdiagnose s. S. 128). Die Epidermisation ist jedoch ein absolut gutartiger Prozeß, wenn auch in Ausnahmefällen auf ihrem Boden ein Karzinom (GLATTHAAR[81], HOWARD-ERICKSON-STODDARD[81]) entstehen kann.

Selten findet man eine diffuse Plattenepithelauskleidung im Uteruskavum (Psoriasis uteri)[xxx]. Diese Veränderung tritt gelegentlich im Kindesalter auf oder sie entsteht infolge entzündlicher Vorgänge (Pyometra). Bezüglich Abgrenzung der Psoriasis uteri gegen eine karzinomatöse Wucherung s. S. 116.

Die Leukoplakie der Portio[IX, XXX, XLVII, 82] ist — wie der gleichartige Prozeß in der Scheide — ebenfalls eine klinische Bezeichnung für verschiedene feingewebliche Strukturen, die makroskopisch als weiße Flächen am Schleimhautüberzug erscheinen (Abb. 56d).

In einigen Fällen findet man histologisch lediglich eine starke Verhornung (Hyperkeratose) des sonst normalen Epithels (Abb. 74); in anderen Fällen wieder ist nur eine Parakeratose zu beobachten (Abb. 75). Es gibt

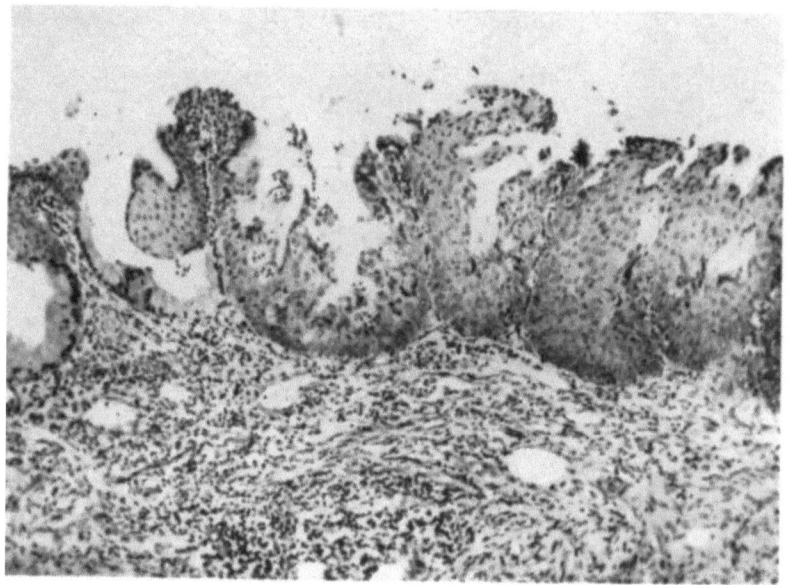

Abb. 73. Epidermisation der Zervixschleimhaut

jedoch auch Leukoplakien, bei denen man eine Verbreiterung des Rete Malpighii mit deutlicher Zapfenbildung und Aktivität der Basalzellen findet, wobei die meist plumpen Epithelleisten durch schmale, mit Entzündungszellen durchsetzte Bindegewebspapillen voneinander getrennt sind. Die Verhornung, Akanthose und Tiefenwucherung des Epithels kann gelegentlich so stark sein, daß ein an eine Verruca erinnerndes Bild entsteht (papilläre Leukoplakie[XLVII], Abb. 76).

Es sei hier darauf hingewiesen, daß sich ein Karzinom (präinvasiv oder invasiv) gelegentlich makroskopisch als leukoplakischer Herd zeigt.

Es gibt also gut- und bösartige Formen der Leukoplakie (die Differentialdiagnose zwischen beiden Arten s. S. 129).

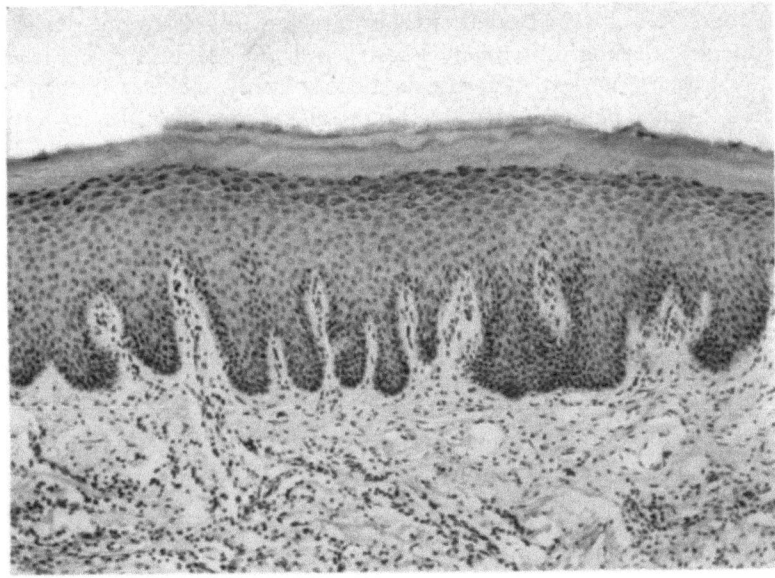

Abb. 74. Gutartige Leukoplakie an der Portio vaginalis uteri, Hyperkeratose

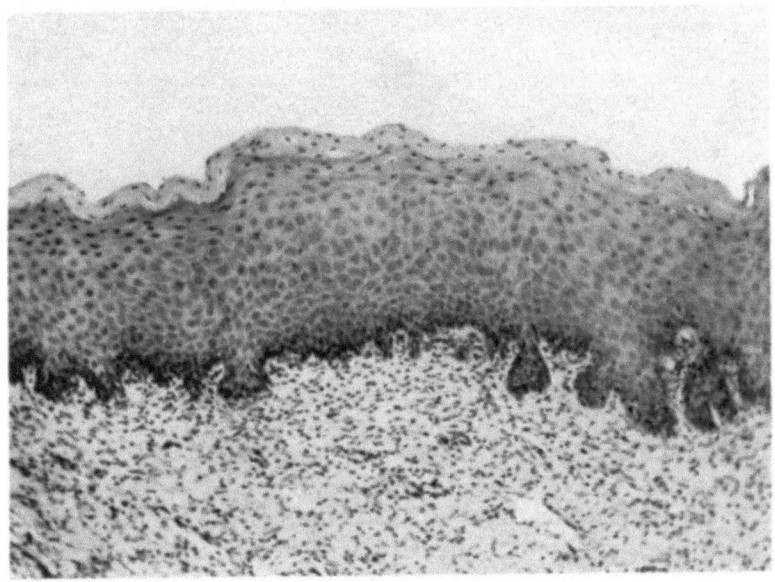

Abb. 75. Gutartige Leukoplakie der Portio vaginalis uteri, Parakeratose

Darüber, ob auf dem Boden eines gutartigen Prozesses mit der Zeit eine maligne Wucherung entstehen kann, sind die Meinungen verschieden (Abb. 119 demonstriert eine eigene Beobachtung, bei der es sich um ein auf dem Boden einer gutartigen Leukoplakie entstandenes Oberflächenkarzinom handelt).

Die Endometriosis uteri — auch Adenomyosis genannt — ist eine häufig vorkommende Erkrankung der Gebärmutter [I, XXVIII, XXX, 83].

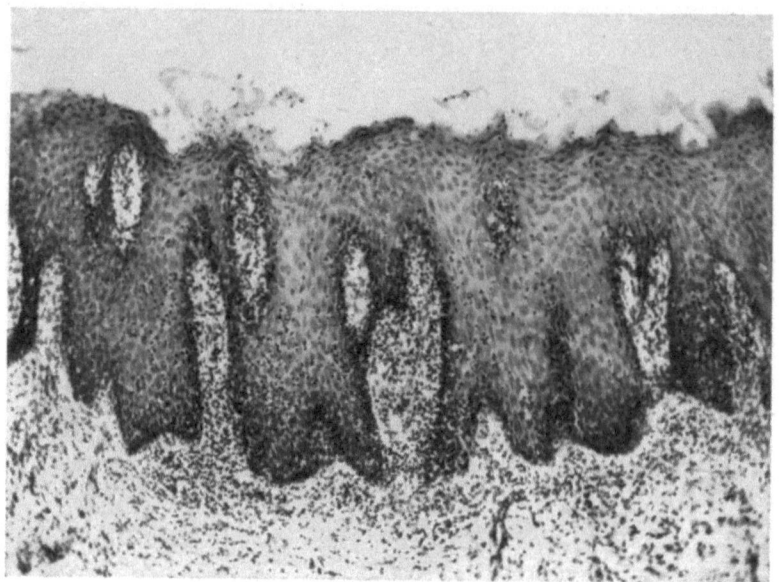

Abb. 76. Gutartige papilläre Leukoplakie der Portio vaginalis uteri

Makroskopisch findet man eine diffuse oder ungleichmäßige (Abb. 77) Vergrößerung des Uterus. In letzterem Fall ist meistens die hintere Uteruswand erkrankt. Die Knoten sind im Gegensatz zu einem Myom nicht deutlich von der Uterusmuskulatur abzugrenzen. Das Cavum uteri kann unter Umständen deformiert sein. Auf der Schnittfläche zeigen die endometriotischen Bezirke rosagraue Farbe und schwielige Konsistenz. Sie enthalten oft kleinere oder größere Hohlräume mit bräunlichem, gallertigem Inhalt.

Mikroskopisch findet man bei der Endometriosis im Myometrium unregelmäßig verstreute Inseln von korpusschleimhautähnlicher Struktur (Abb. 78). Die Herde bestehen aus Drüsenschläuchen und aus zytogenem Stroma. Dieses ist gegen das Myometrium meist unscharf abgegrenzt. Oft beobachtet man, wie seine Elemente die Muskelzellen auflösen. Die heterotopen Drüsen sind von verschiedener Größe und Gestalt, gelegentlich zystisch erweitert

(Abb. 79). Sie sind mit einschichtigem Zylinderepithel ausgekleidet. Ihre Lumina enthalten oft abgestoßene Epithelien, Erythrozyten, Leukozyten, Lymphozyten und Sekret. Seltener findet man im zytogenen Stroma pigmenthaltige Makrophagen. Es bleibt noch zu erwähnen, daß die endometroiden Herde in manchen Fällen bis zu den Lymph- und Blutgefäßen des Myometriums vordringen, sogar in diese einwuchern können. Die heterotopen Schleimhautwucherungen nehmen an den zyklischen Vorgängen in bestimmter Hinsicht teil (Abb. 80).

Unserer heutigen Auffassung nach handelt es sich bei der Endometriosis uteri interna einerseits um eine gewaltige Wachstumspotenz der Korpusschleimhaut und anderseits um eine verminderte Widerstandskraft des Myometriums.

Es sei noch darauf hingewiesen, daß eine Karzinom- oder Sarkomentwicklung auf dem Boden einer Endometriosis uteri interna bekannt ist [I, XXVIII, XXX] (Abb. 81). Neuere Fälle siehe bei ARRHIGHI-GUIXA[83], DUBRAUSZKY-NIENDORF[83] und bei REINHARDT[83].

Auch Fälle von Endometriosis uteri tuberculosa wurden beschrieben (KÖBERLE[83], LARTSCHEIDER[83], SOLDENHOFF[83]).

In Verbindung mit der Schleimhauthyperplasie müssen wir noch kurz die sogenannte Stromatosis uteri[84] erwähnen. Man versteht darunter eine besondere,

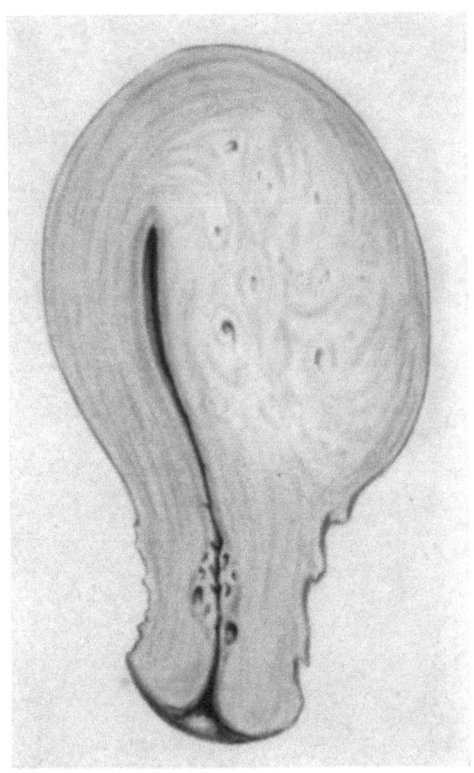

Abb. 77.
Endometriosis uteri interna der hinteren Wand

allerdings seltene Form der Endometriosis uteri interna, bei der die heterotopen Inseln ausschließlich aus zytogenem Gewebe bestehen (Abb. 82). Ein Teil der unter Stromatosis publizierten Fälle gehören unserer Meinung nach in die Gruppe der Schleimhautsarkome (s. S. 135). In diesem Sinne sprechen auch die neueren Untersuchungsergebnisse von LASH-LASH[84], die an Hand eines größeren Materials bei Stromatosis uteri rund 25% klinische Bösartigkeit fanden.

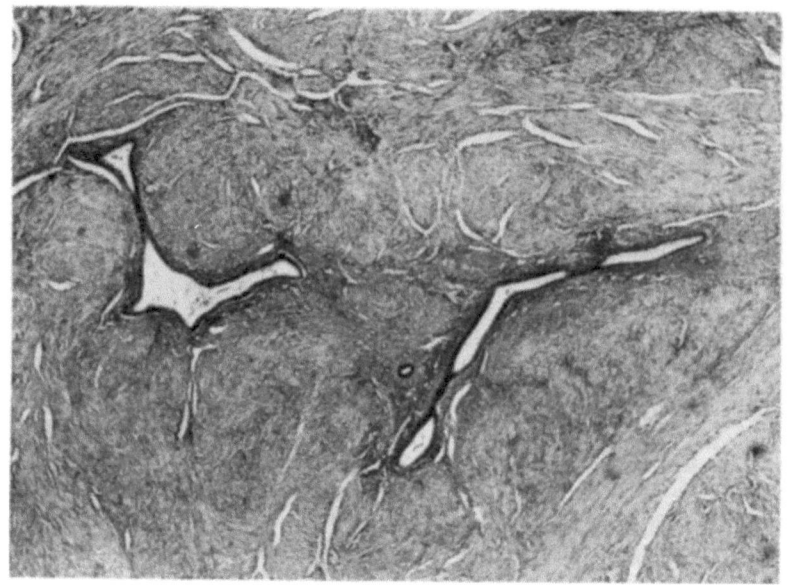

Abb. 78. Endometriosis uteri interna

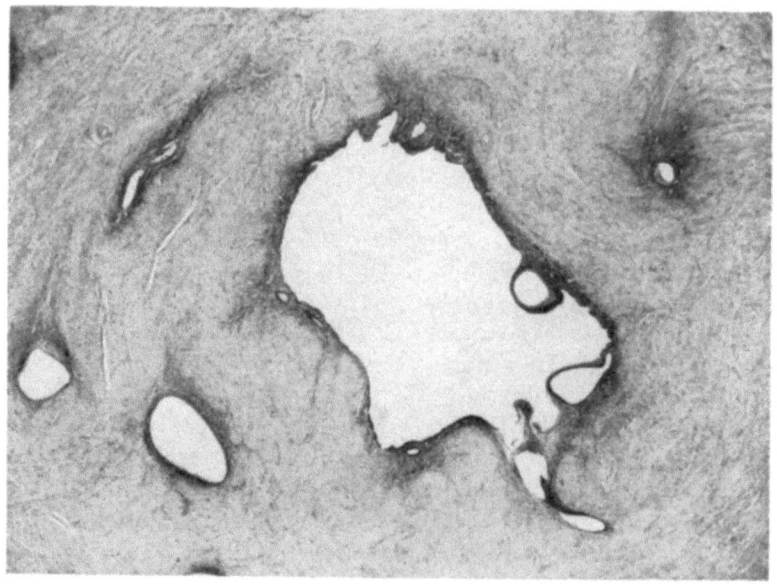

Abb. 79. Endometriosis uteri interna mit zystisch erweiterten Drüsen

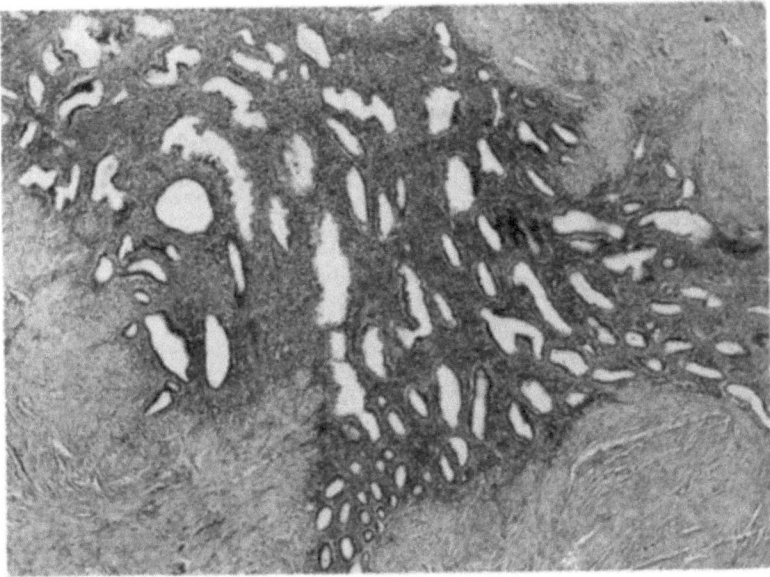

Abb. 80. Endometriosis uteri interna mit sekretorischer Umwandlung

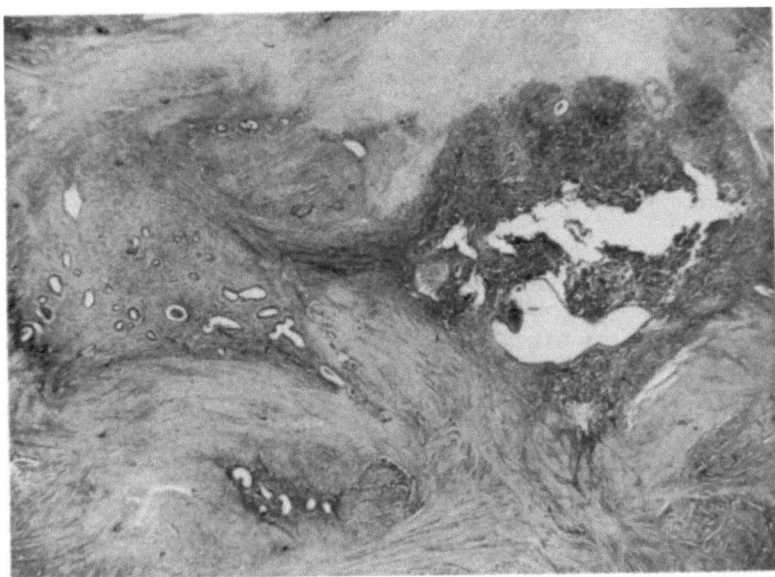

Abb. 81. Sarkomatös entartete Endometriosis uteri interna, links normale, rechts sarkomatöse heterotope Insel

96 Erkrankungen der Gebärmutter

Die Myometriumhyperplasie[xxx] (auch Myomatosis uteri genannt) ist eine häufige Begleiterscheinung der glandulär-zystischen Schleimhautwucherung. Die Uteruswand kann erheblich verdickt sein; mikroskopisch beobachtet man eine gleichmäßige Vermehrung der Bindegewebs- und Muskelelemente. Nicht selten findet man ähnliche Veränderungen im Myometrium bei kleineren, multiplen, intramuralen Myomen oder bei chronischen Entzündungsprozessen.

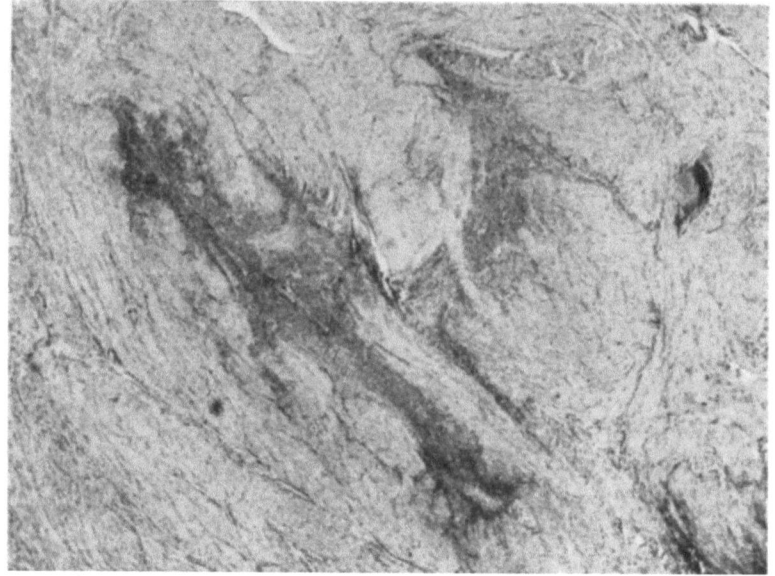

Abb. 82. Stromatosis uteri

Isolierte, vorwiegend auf Bindegewebsvermehrung beruhende Hyperplasien des Collum uteri[xxx] bzw. der Portio sind hauptsächlich Folge von Lageveränderungen des Genitale sowie von Entzündungen.

Selten begegnet man Zysten der Gebärmutter[XXIII, XXVIII, XXX, 85]. Ihre Prädilektionsstellen sind die Medianlinie des Uterus oder die seitlichen Kollumabschnitte. Die Uteruszysten sind im allgemeinen walnuß- bis faustgroße Bildungen und enthalten eine seröse Flüssigkeit.

Die in der Mittellinie auftretenden Zysten entstehen vorwiegend aus embryonalen oder postembryonalen Abschnürungen des MÜLLERschen Epithels, während die im Kollumbereich vorkommenden hauptsächlich von übriggebliebenen Resten des WOLFFschen Ganges stammen.

Die Uteruszysten besitzen sehr selten eine eigene Wand. Meistens handelt es sich nur um eine Verdichtung des umgebenden Gewebes. Ihre Innenfläche ist im allgemeinen mit serösem Epithel bedeckt. Die aus dem MÜLLERschen Epithel abzuleitenden Zysten weisen manchmal auch eine endometriumähnliche Auskleidung mit oder ohne Drüsen auf.

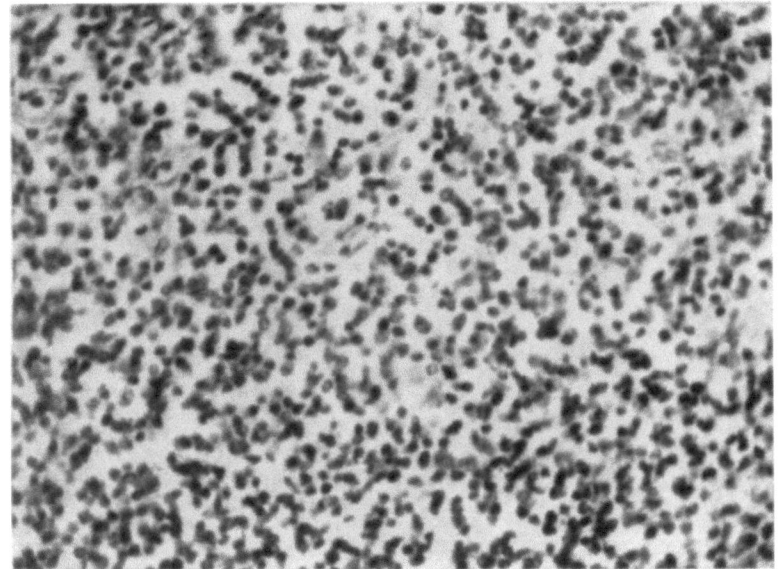

Abb. 83. Lymphoid-leukämische Infiltration der Portio vaginalis uteri, sarkomähnlich

Gelegentlich kann der Uterus an einer Leukämie beteiligt sein[XXX,86]. Man sieht in solchen Fällen die Uteruswand oder die Schleimhaut von lymphoiden bzw. myeloiden Zellelementen durchsetzt. Leukämische Portioveränderungen können manchmal maligne Prozesse vortäuschen (Abb. 83). Verwechslungen, besonders mit sarkomatösen Wucherungen, kommen vor.

6. GESCHWÜLSTE

a) Gutartige epitheliale Neubildungen

Adenome des Endometriums sind nicht häufig[XXX,87]. Es sind meistens kleine Gebilde. Ihre Abgrenzung gegen Fehlbildungen bzw. Hyperplasien ist schwer.

Histologisch bestehen diese aus den dem Mutterboden entsprechenden, unregelmäßig angeordneten Drüsenschläuchen.

Als eine gut abgrenzbare Form sind die tief im Kollum sitzenden, aus dem persistierenden WOLFFschen Gang hervorgehenden Adenome zu erwähnen[88]. Charakteristisch sind für diese Gebilde, neben ihrer typischen Lokalisation, die stark gewundenen, oft zystisch erweiterten und papillenbildenden Drüsenschläuche mit kubischem oder zylindrischem Epithelbelag (vgl. Abb. 72).

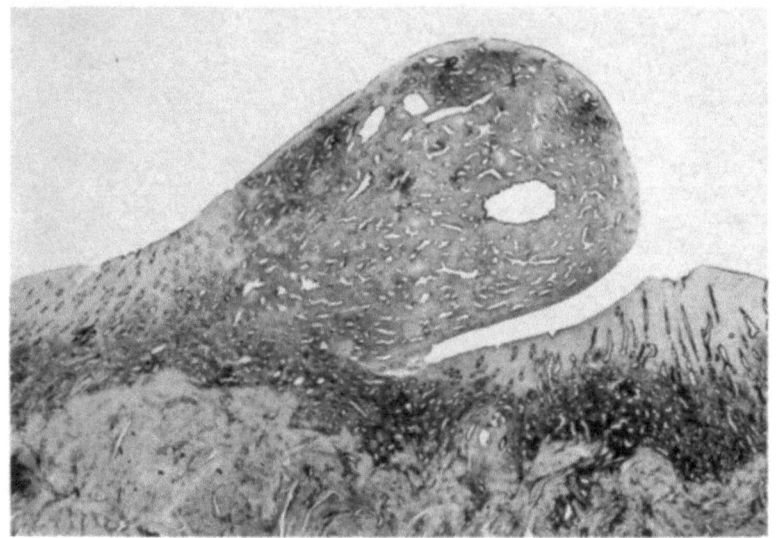

Abb. 84. Fibroadenomatöser Schleimhautpolyp im Uteruskorpus

Zu den gutartigen epithelialen Neubildungen zählen wir auch die Schleimhautpolypen von Korpus, Isthmus und Zervix[XXX, 89], obwohl ihr blastomatöser Charakter von manchen bestritten wird. Durchschnittlich sind die Polypen bohnengroß. Im Korpus und Isthmus können sie gelegentlich jedoch bis zu walnuß- oder sogar eigroßen Gebilden heranwachsen.

Die Drüsenschläuche liegen in den Korpus- und Isthmus-Polypen im allgemeinen dicht beieinander (Abb. 84, Abb. 85). Sie zeigen oft Aussackungen und zystische Erweiterungen. Das Stroma weist einen mehr oder minder bindegewebigen Charakter auf und ist besonders im Stiel reich an Gefäßen. An der Oberfläche mancher Korpuspolypen ist oft eine verdünnte Schicht des Stratum functionale zu erkennen (Abb. 84).

In den Zervixpolypen (Abb. 56f, Abb. 86) sieht man mikroskopisch Drüsengänge, die denen in der Zervix ähneln, in ihrem Aufbau jedoch keine Planmäßigkeit erkennen lassen und manchmal zystisch erweitert sind. Das

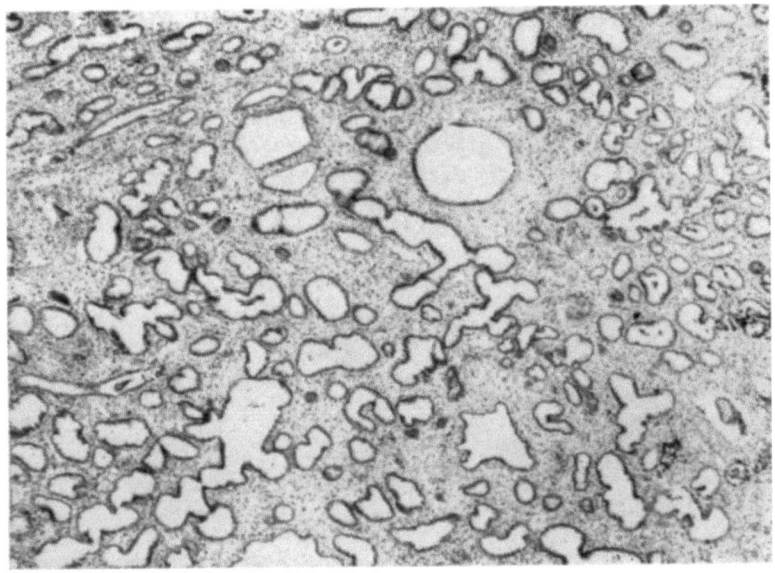

Abb. 85. Drüsenstruktur eines fibroadenomatösen Korpuspolypen

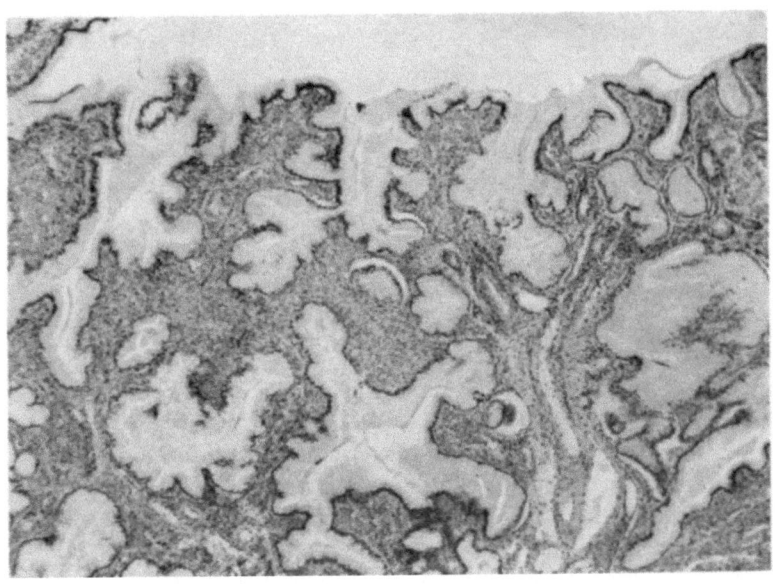

Abb. 86. Fibroadenomatöser Zervixpolyp

Drüsenepithel ist ein einschichtiges, schleimbildendes Zylinderepithel. Das Stroma besteht aus einem mehr oder weniger fibrösen Bindegewebe, das gut vaskularisiert ist. Die Zervixpolypen zeigen sehr häufig eine Epidermisation (Abb. 87, Abb. 88), die auch hier zu Verwechslungen mit bösartigen Epithelwucherungen Anlaß geben kann (DUBRAUSZKY[89], GERLACH[89], PISTOFIDIS[89] u. a.). (Die Histologie der Epidermisation s. S. 88.) Es ist noch zu erwähnen, daß in der Zervix gelegentlich auch rein fibröse Polypen vorkommen können (Abb. 88).

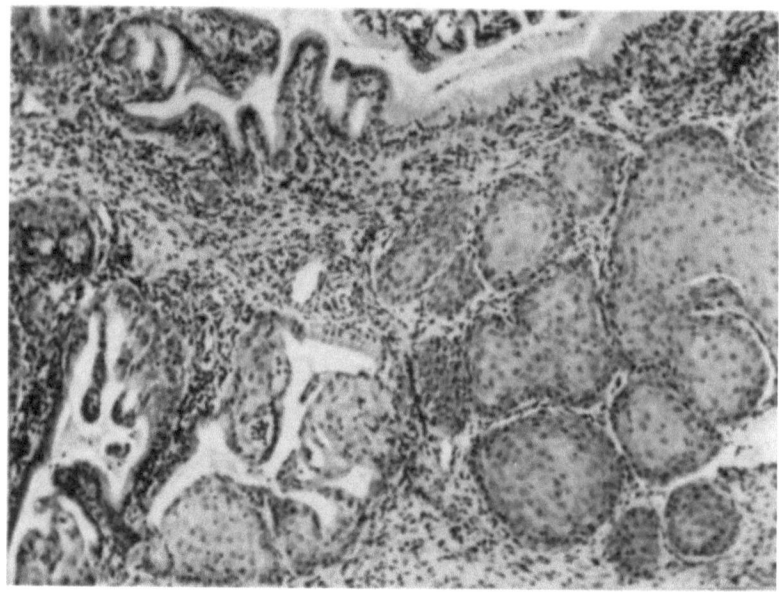

Abb. 87. Epidermisation der Drüsen in einem fibroadenomatösen Zervixpolypen

Die maligne Entartung eines Korpus-, Isthmus- bzw. Zervixpolypen tritt sehr selten ein (Abb. 89).

Papillome sind im Corpus uteri Raritäten[XXX, 90] (Abb. 90). Die bisher beschriebenen Tumoren füllten das ganze Kavum aus; ihr baumartig verzweigtes Bindegewebsgerüst war mit einem einschichtigen serösen Epithel bedeckt. Über einen neueren Fall von Korpuspapillom berichtete VÉGH[90]. Auch im Zervikalkanal wurden Papillome beobachtet (THOYER ROZAT[90], WOLFE[90]); hier behält das Epithel oft seinen zervikalen Charakter. Etwas häufiger findet man Papillome an der Portio (MARSCH[90], TREITE[90], WOLF-JANNACH[90] u. a.).

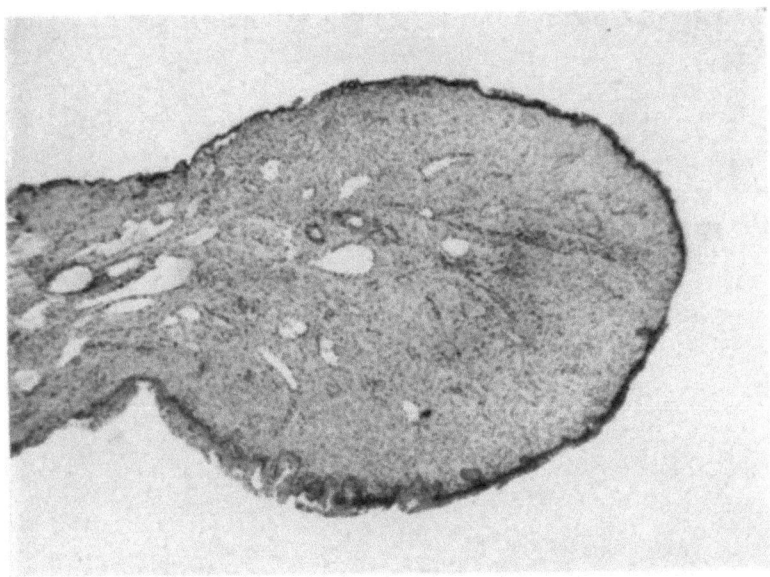

Abb. 88. Fibröser Zervixpolyp mit epidermisierter Oberfläche

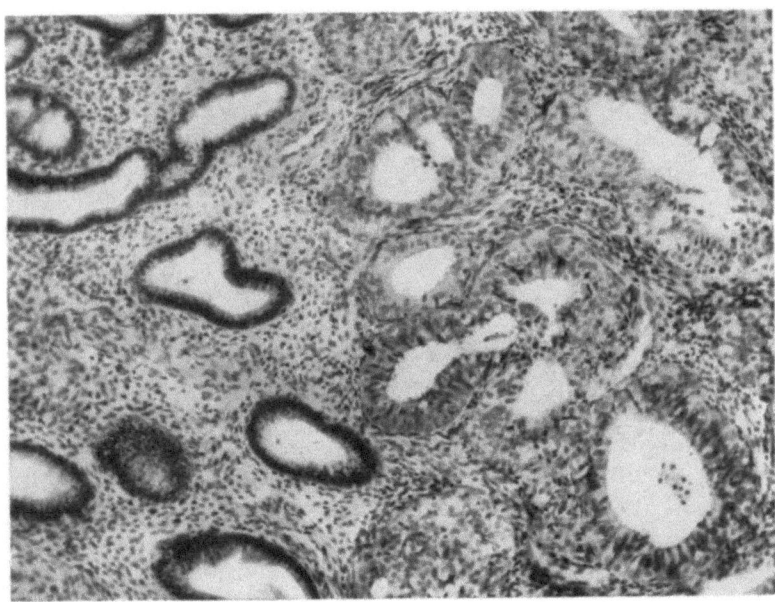

Abb. 89. Karzinomatöse Entartung eines fibroadenomatösen Isthmuspolypen, links gutartige, rechts karzinomatöse Drüsenstruktur

102   Erkrankungen der Gebärmutter

b) Gutartige Neubildungen der Bindegewebsreihe, der Muskel- und Gefäßsubstanzen

Das Myom der Gebärmutter [XXVIII, XXX, XXXIII, 91] ist sehr häufig. Man schätzt seine Frequenz auf 10 bis 20% aller gynäkologischen Erkrankungen. Das Myom tritt vor der Pubertät nicht auf, aber in der Zeit der Geschlechtsreife und in der Klimax wird es oft beobachtet.

Meist geht die Entwicklung des Myoms vom Uteruskorpus, viel seltener von der Zervix aus. Noch geringer ist die Häufigkeit einer Myomentwick-

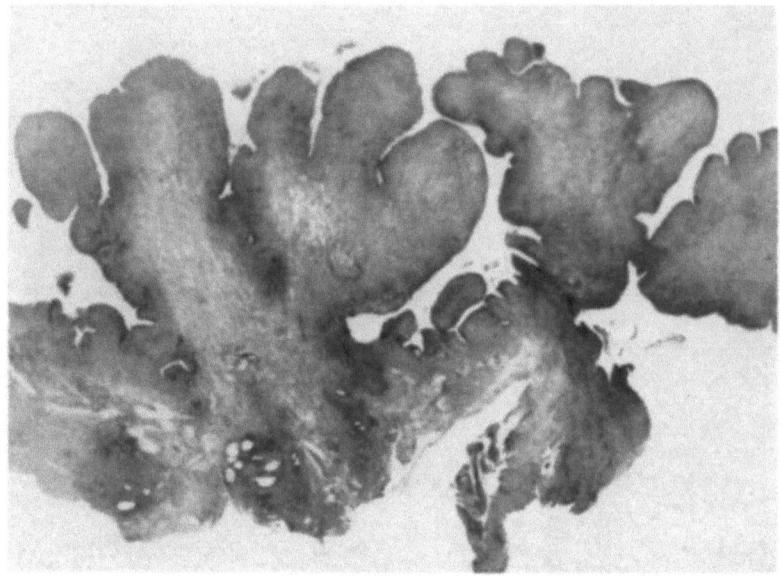

Abb. 90. Fibroepitheliom des Corpus uteri

lung im Bereich der Portio. Während Myome des Corpus uteri meist multizentrisch auftreten, entwickeln sie sich in der Zervix bzw. in der Portio vorwiegend solitär. Solange sich ein Myom innerhalb der muskulären Gebärmutterwand befindet, spricht man von einem intramuralen Knoten. Durch ein zur Serosa hin gerichtetes Wachstum entstehen die subserösen Geschwülste; sie können breitbasig haften, aber auch gestielt sein. Die Myome entwickeln sich manchmal auch extraperitoneal zwischen den Blättern der Plica lata, im Parametrium, unter der Harnblase usw. Dementsprechend unterscheidet man hier intraligamentäre, subperitoneale und subvesikale Myome. Es kommt aber auch vor, daß der Tumorknoten in Richtung der Gebärmutterhöhle wächst und die Schleimhaut vorschiebt. Die dann als submuköses Myom bezeichnete Geschwulst kann ebenfalls breitbasig oder gestielt aufsitzen. Die wichtigsten Myomlokalisationen siehe Abb. 91.

Die Größe der Myome ist sehr verschieden. In einigen Fällen sind sie nur mikroskopisch nachweisbar, in anderen stellen sie riesige Gewächse (KOTEK[91]) dar. Die Myomknoten sind meist rundlich, doch sind auch andere Formen zu beobachten; Abweichungen sieht man besonders bei submukösem Sitz. Die Farbe des Tumors hängt von der Struktur, der Gefäßversorgung und dem Ernährungszustand ab. Die meisten Myome sind grauweiß, ihre Schnittfläche zeigt entweder einen faserigen oder globulären Bau. Die Konsistenz der Geschwülste ist wechselnd und hängt ebenfalls von der Gefäßversorgung und dem Ernährungszustand ab. Der ausgebildete Tumorknoten ist von einer sog. Myomkapsel umgeben.

Der Uterus zeigt im ganzen je nach Lage, Größe und Anzahl der Myome eine verschiedenartige Gestalt. Bei kleineren Myomen, besonders bei subseröser Lokalisation, bleibt die Form der Gebärmutter vollständig erhalten; dagegen findet man bei größeren multiplen Geschwülsten oft starke Deformierungen.

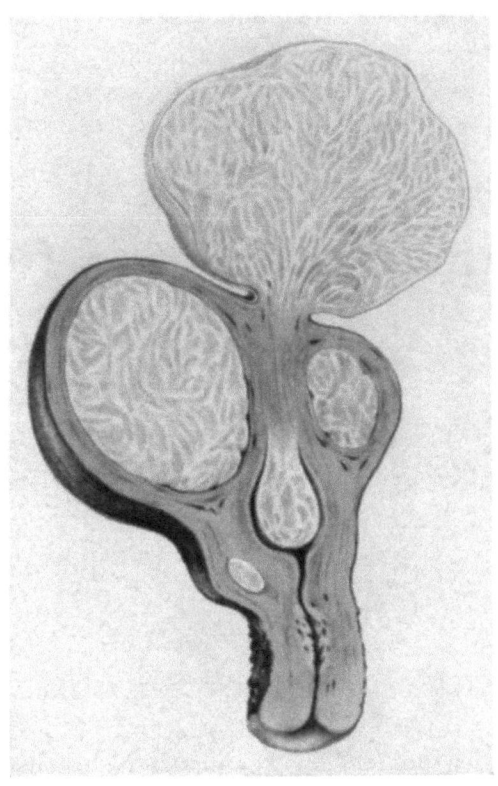

Abb. 91.
Lokalisationsmöglichkeiten des Uterusmyoms

Histologisch (Abb. 92) bestehen die Myomgewächse aus kleineren und größeren, faszikulär angeordneten glatten Muskelzellen. Die Muskelzellbündel findet man in den Schnitten quer, schräg oder längs getroffen. Ihre Zellen sind in letzterem Falle langgestreckt, an ihren Enden meist abgerundet und enthalten einen stäbchenförmigen Kern. Teilungsfiguren sind selten zu sehen. Zwischen den einzelnen Myombündeln befindet sich ein mehr oder minder stark ausgebildetes Bindegewebe. Im allgemeinen ist es kernärmer als das Tumorparenchym und sendet feine Fibrillen ins Myomgewebe hinein. In jüngeren Geschwülsten ist das Verhältnis zwischen Muskulatur und interfaszikulärem Bindegewebe zugunsten der ersteren verschoben. Auch die Myomzellen sind in solchen Fällen kleiner und liegen dichter beieinander. Die Tumorkapsel besteht aus konzentrisch gelagerten Lamellen des normalen Myometriums. Einige Myome zeigen eine rhythmische Struktur (GERLACH[91], OPITZ[91]); hier handelt es

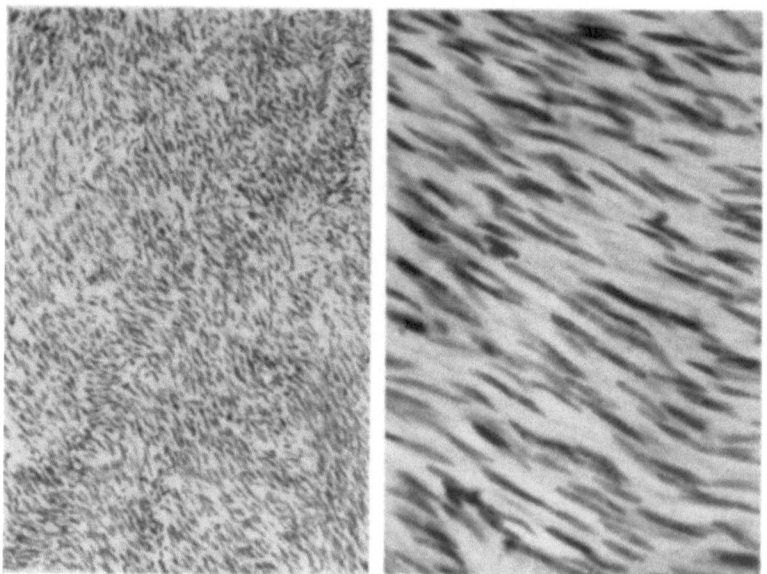

Abb. 92. Leiomyoma uteri, links schwache, rechts starke Vergrößerung

sich um ein abwechselndes Nebeneinander von helleren und dunkleren Geschwulstpartien, wodurch ein wellenartiges Bild entsteht.

Das Myometrium zeigt bei Vorhandensein eines Myoms oft eine allgemeine Hypertrophie und Hyperplasie (THIESSEN[91]). Diese findet man vor allem bei multiplen intramuralen Knoten. Die zyklischen Funktionen des Endometriums werden von der Geschwulst nicht beeinflußt. Mit der manchmal beobachteten Hyperplasie der Uterusmukosa steht das Myom nicht in Zusammenhang. Über submukösen Knoten ist die Uterusschleimhaut oft atrophisch und ödematös.

In den Myomgeschwülsten beobachtet man häufig sekundäre Veränderungen verschiedenster Art[XXVIII, XXX, XXXIII]. Bei den harten, makroskopisch glänzenden Myomen erkennt man feingeweblich eine Vermehrung und Quellung der Bindegewebsfibrillen auf Kosten des Muskelgewebes. Hyalin degenerierte Myomknoten sind auf dem Schnitt matt, weißlich und derb, manchmal knorpelartig; mikroskopisch zeigen sich sowohl das Bindegewebe als auch das Muskelgewebe hyalinisiert (Abb. 93). Solche degenerierte Partien neigen zur Verkalkung, sekundär auch wohl zur Verknöcherung (LAZAREVIC[91], REINBOLD[91], TOMLINSON[91] u. a.). Eine weitere Veränderung ist die fettige Degeneration, die besonders an Myomen im Puerperium

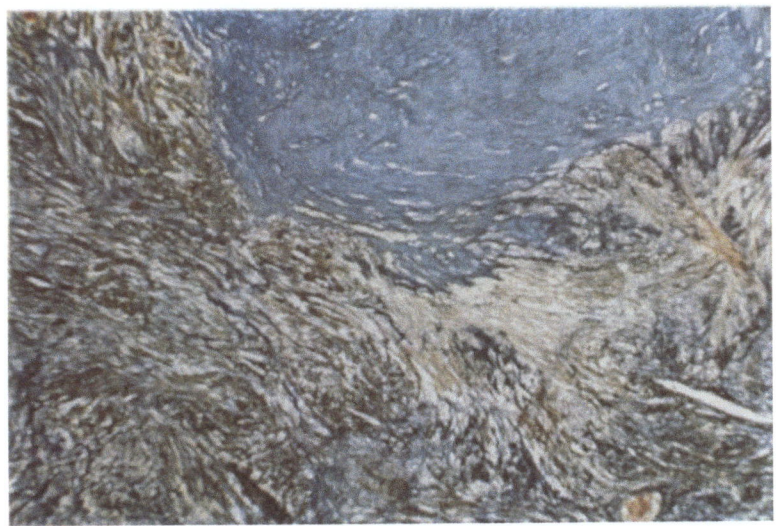

Abb. 93. Stark hyalinisiertes Myom, MALLORY-Färbung

beobachtet werden kann; man findet vorwiegend in den Muskelzellen feine Fett-Tröpfchen. Manche Myome sind infolge ödematöser Durchtränkung besonders weich (Abb. 94). Die „schleimartige Degeneration" in Myomen erzeugt Bilder, die an ein Pseudomuzinkystom erinnern (REIMANN[91], SCHERER[91], TIESCHER[91] u. a.). Diese schleimige Umwandlung kommt durch Nekrose und Ödembildung zustande. Auch Blutungen und Nekrosen (Abb. 95) können in Myomen auftreten. Eine besondere Form der letzteren ist die „rote Degeneration" (FAULKNER[91], OPOCHER[91], SCHERER[91] u. a., Abb. 96). Die charakteristische Farbe wird hier durch eine Hämolyse bedingt. Oft sind dabei Thrombenbildungen zu finden. Manche Myome enthalten stark erweiterte Lymphgefäße. Umschriebene Vermehrung und Erweiterung kleiner Arterien, Venen und Kapillaren erzeugen das Bild des sogenannten teleangiektatischen Myoms. Eitrige Entzündung kommt hauptsächlich im Wochenbett vor. Tuberkulös infizierte Myome sind ebenfalls

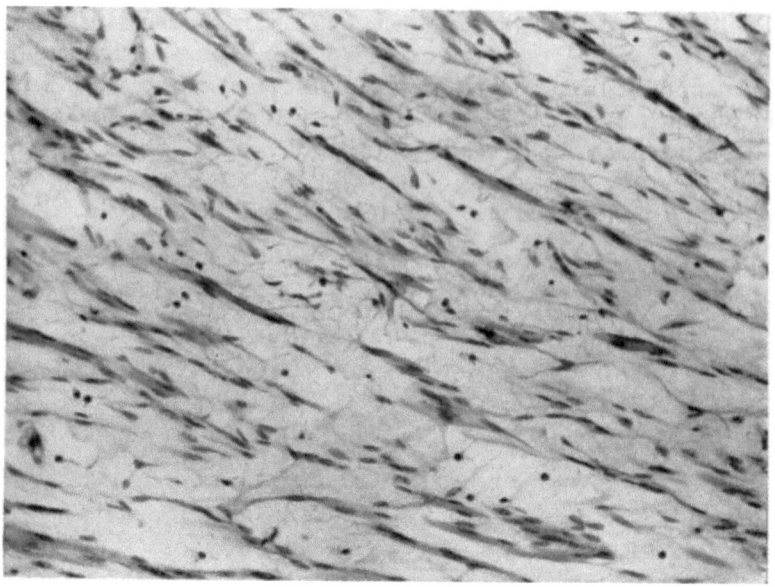

Abb. 94. Ödematös aufgelockertes Myom

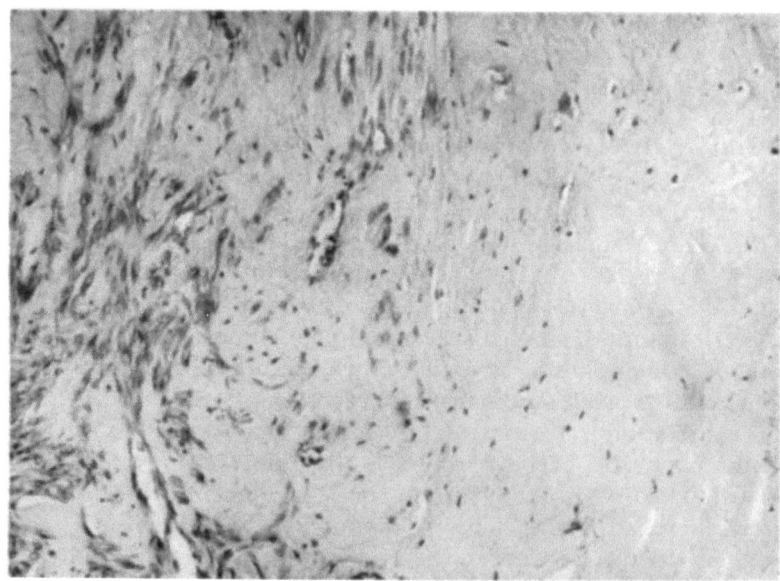

Abb. 95. Nekrotisches Myom

bekannt [XXVIII,XXX]. Erwähnenswert ist noch die Sarkomentwicklung aus Myomen, bei der sowohl das fibroblastische als auch das myoblastische Gewebe den Ausgangspunkt des Sarkoms darstellen kann. Gelegentlich beobachtet man in Myomen Metastasen von malignen Tumoren. Über ein mit Aszites und Hydrothorax kompliziertes Myom (MEIGS Syndrom) berichtete BURGER[91].

Nach der heute herrschenden Auffassung entwickeln sich die Myome aus unreifen Muskelzellen. Im Anfangsstadium der Wucherung findet man die Geschwulstbündel oft mit einem kleinen Stiel versehen. Mehrere Tatsachen sprechen dafür, daß in der kausalen Genese der Myome hormonale Reize eine wichtige Rolle spielen. Bei Myomträgerinnen liegt nämlich der Follikelhormonspiegel höher als bei gesunden Individuen. Da bei Myomkranken eine erhöhte Ausscheidung des Prolan A gefunden wird, scheint die Überfunktion der Ovarien hypophysär bedingt zu sein.

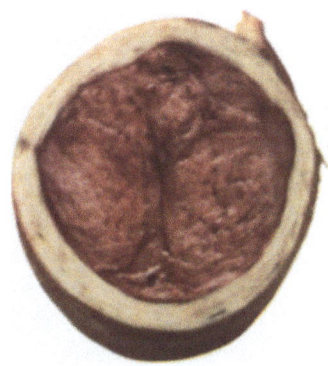

Abb. 96. „Rote Degeneration" eines Myoms

Reine Fibrome des Uterus sind Raritäten [XXVIII, XXX]. Meist lokalisieren sie sich in der Zervix. Die histologische Struktur ist ähnlich wie bei Fibromen in anderen Genitalabschnitten (s. z. B. S. 48).

Eine besondere Gruppe der Fibrome ist das Fibroma lymphangiocysticum [XXVIII, XXX, 92]. Makroskopisch stellt es eine kugelige, durchschnittlich apfelgroße, von ihrer Umgebung nicht scharf abgrenzbare, intramurale Geschwulst dar, die ihren Sitz hauptsächlich im Corpus uteri hat. Eine zentrale Höhle enthält seröse Flüssigkeit und zeigt grobe, papilläre Vorwölbungen, die gelegentlich das Lumen vollständig ausfüllen können.

Tumorwand und grobpapilläre Wucherungen bestehen mikroskopisch aus zellreichem Bindegewebe, das gelegentlich an ein Sarkom erinnert und ohne scharfe Grenze in die Uterusmuskulatur übergeht. Diese bindegewebige Grundsubstanz enthält in wechselnder Zahl Kapillaren und kleinere Gefäße (Abb. 97). Oft findet man die Tumorhöhle mit Endothel ausgekleidet.

Das Fibroma lymphangiocysticum scheint eine gutartige Geschwulst zu sein. Unter den bisher beobachteten wenigen Fällen war nämlich nur einmal klinische Malignität nachzuweisen (R. MEYER [XXVIII]).

Ein Fibroma lymphangiocysticum mit malignem Endotheliom beschrieb LIMBURG[92].

R. Meyer faßt die Lymphangiozystofibrome als Hamartoblastome auf und führt sie auf liegengebliebene Mesenchymreste zurück.

Reine Lipome [XXVIII, XXX, 93] der Gebärmutter sind selten. Meist sind sie mit andersartigen Tumoren kombiniert (Myom, Fibrom usw.). Die beobachteten Lipome waren bohnen- bis kindskopfgroß und wurden in sämtlichen Uterusabschnitten gefunden.

Histologisch bestehen die Lipome aus kleineren und größeren Läppchen von Fettgewebe.

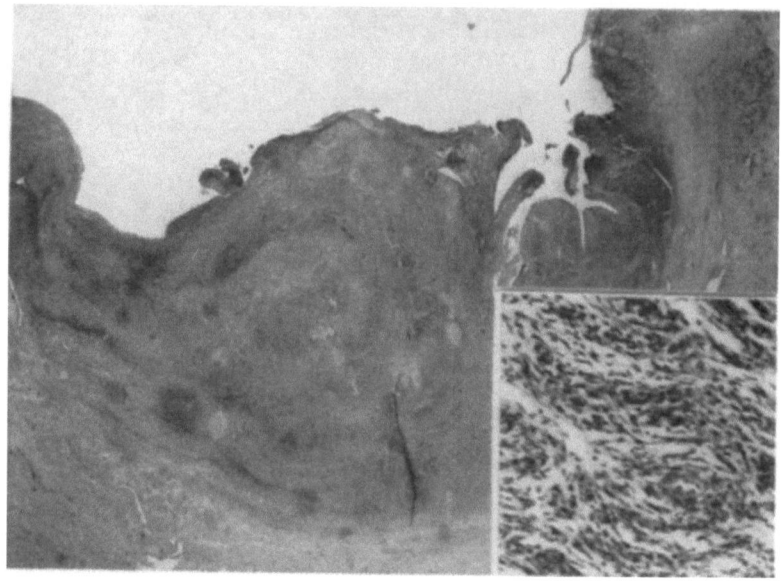

Abb. 97. Lymphangiocystofibrom des Uterus, rechts unten Teilbild aus der Zystenwand bei starker Vergrößerung

Einwandfreie Fälle von reinen Chondromen und Osteomen sind bisher nicht bekannt (R. Meyer) [XXVIII, XXX].

Hämangiome der Gebärmutter sind Raritäten [XXVIII, XXX, 94]. Oft handelt es sich dabei um keine echte Geschwulst, sondern um ein sog. Granuloma angiomatosum, also um eine mit starker Gefäßneubildung einhergehende Granulation. Hämangiomatöse Wucherungen findet man gelegentlich in Uterustumoren, so z. B. in Myomen. Die histologische Struktur des Hämangioms findet sich auf S. 49.

Einige Fälle von Lymphangiomen [XXVIII, XXX, 95] sind ebenfalls publiziert worden; ihre histologische Struktur s. S. 49.

c) Bösartige epitheliale Neubildungen

Die wichtigste Erscheinungsform der bösartigen epithelialen Neubildungen des Uterus ist das Karzinom [IX, XXX, 96-100]. Es kann sich im Corpus und im Collum uteri entwickeln.

Das Carcinoma corporis uteri [IX, XXX, 97] (Abb. 98) kann solitär, multizentrisch oder diffus auftreten. In allen diesen Fällen erfolgt das Wachstum

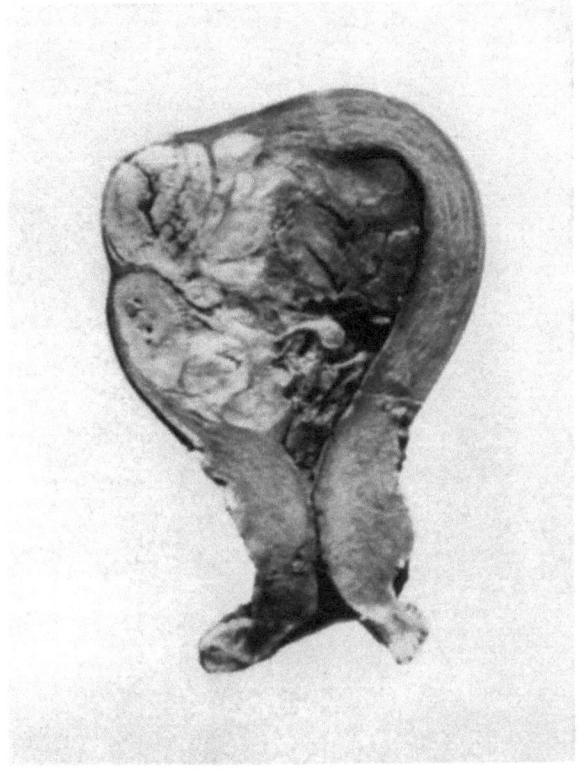

Abb. 98. Fortgeschrittenes Adenokarzinom des Uteruskorpus

entweder exophytisch oder endophytisch. Der zirkumskripte Tumor zeigt vorwiegend Tiefenwachstum und Ulkusbildung, während der diffuse Krebs hauptsächlich exophytisch wächst, so daß die Tumormassen oft das ganze Cavum uteri ausfüllen. Später dringt das Karzinom aber auch hier in die Muskulatur ein, doch geschieht dies viel langsamer als beim endophytischen Wachstum. Im weiteren Verlauf werden die umgebenden Organe ergriffen, und es treten Metastasen auf, die vorwiegend in den Lymphonodi aortici zu finden sind. Ein kontinuierliches Ausbreiten des Korpuskarzinoms durch

110   Erkrankungen der Gebärmutter

die Tube (HUBER[96]) und den Zervikalkanal kann ebenfalls vorkommen. Auch die retrograde Metastasenbildung in die Scheide und das Auftreten von Tochtergeschwülsten in fernliegenden Organen ist bei Korpuskarzinomen bekannt.

Mikroskopisch kann man beim Karzinom des Uteruskorpus verschiedene Typen finden. Die häufigste Erscheinungsform ist das Adenokarzinom. In seiner ausgereiften Form (Abb. 99) ist es von einem Schleimhaut-

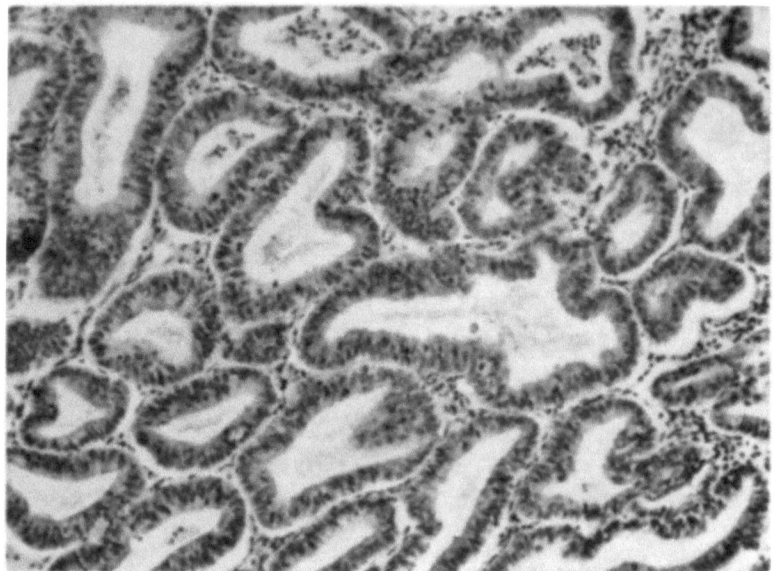

Abb. 99. Reifes Adenokarzinom des Uteruskorpus

adenom oft kaum zu unterscheiden. Häufig wird nur das infiltrative Wachstum den wahren Tumorcharakter verraten. In weniger reifen Formen (Abb. 100) liegen die Drüsenschläuche dicht und planlos nebeneinander, man findet reichlich sekundäre Abzweigungen. Das zylindrische Drüsenepithel ist an den meisten Stellen mehrschichtig. Man sieht intrazystische Epithelpapillen und -brücken, die Parenchymzellen sind hyperchromatisch und zeigen deutliche Zellatypien. Hier und da ist die Membrana propria durchbrochen. Das verhältnismäßig geringe und aus spindeligen Zellen bestehende Stroma enthält wenig Gefäße. Ist die Unreife hochgradig (Abb. 101), so kann man die drüsige Abstammung des Tumors oft kaum erkennen. Man beobachtet dann vorwiegend solide, breitere und schmälere Zellstränge und Zellhaufen. Die zylindrische Gestalt der Parenchymzellen

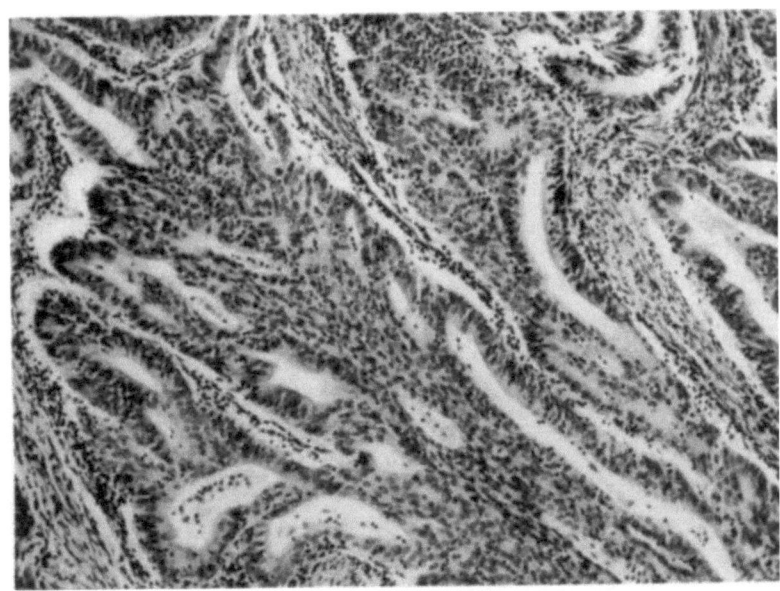

Abb. 100. Weniger ausgereiftes Adenokarzinom des Uteruskorpus

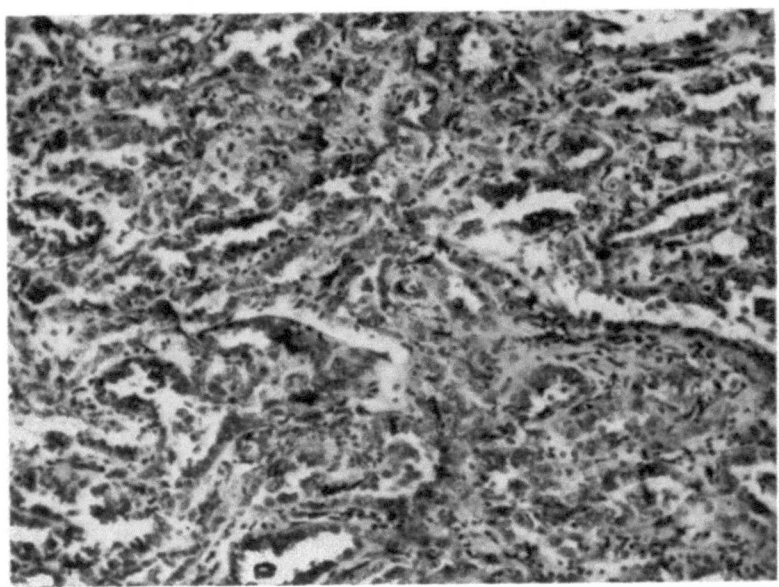

Abb. 101. Unreifes Adenokarzinom des Uteruskorpus

ist verlorengegangen. Überall herrscht eine starke Zell- und Kernatypie. Oft weisen auch die Stromazellen eine Wucherungstendenz auf, wodurch karzinosarkomähnliche Bilder entstehen können. Es muß noch erwähnt werden, daß im Stützgewebe des Tumors häufig eine verschieden dichte, meist chronisch-entzündliche Infiltration zu finden ist.

Die Adenokarzinome des Korpus zeigen nicht selten Abweichungen von dem eben besprochenen Aufbau. So findet man in reiferen Formen gelegentlich eine starke Papillenbildung (Adenocarcinoma papillare (Abb. 102).

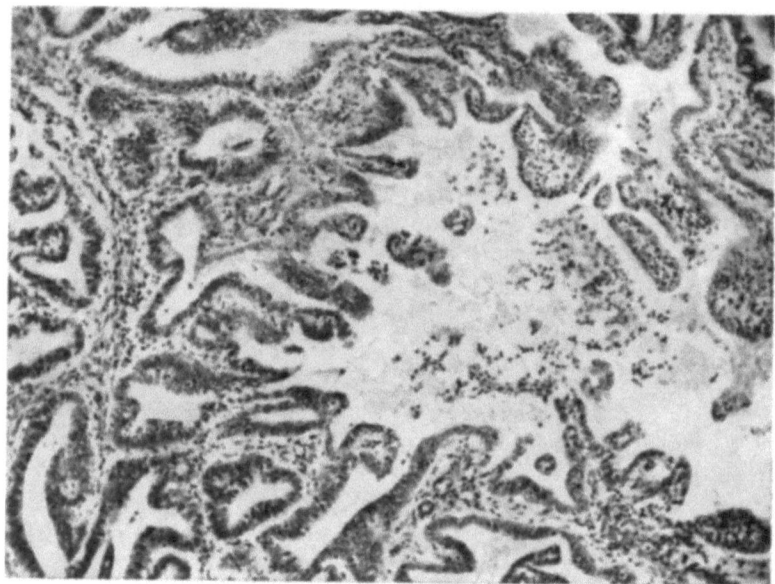

Abb. 102. Papilläres Adenokarzinom des Uteruskorpus

In anderen Fällen kann Schleimproduktion vorhanden sein. Meist ist die schleimbildende Eigenschaft der Epithelien gering und nur in umschriebenen Geschwulstpartien nachweisbar.

Eine verhältnismäßig häufige Erscheinung in den drüsigen Korpuskrebsen ist das Auftreten solider Zellproliferationen (Abb. 103). In der Mehrzahl der Fälle handelt es sich hier um wenig ausgereifte Adenokarzinome, bei denen die Drüsenepithelien stellenweise einen indifferenten Charakter annehmen und, kompakte Zellmassen bildend, die Drüsenlumina allmählich ausfüllen. Auf diese Weise entstehen dann Geschwulstbezirke, die an ein solides Plattenepithelkarzinom erinnern (Carcinoma partim adenomatosum, partim solidum).

Viel seltener begegnet man soliden Epithelwucherungen in Adenokarzinomen von höherer Reife (Abb. 104). Solche Fälle sind durch kleinere und größere, in das Drüsenlumen vorgewölbte Epithelpolster charakterisiert, deren plattenepithelähnliche Elemente zuweilen eine hornperlenartige Schichtung aufweisen können. Bemerkenswert ist ferner, daß zwischen den Zylinderzellen und den Epithelien dieser kleinen Herde jeglicher Übergang fehlt. Die Geschwulstart wird als Adenokankroid oder Adenoakanthom (R. MEYER[XXX], PALLÓS[97], PISTOFIDIS[97], SCHATTENBERG[97]) bezeichnet.

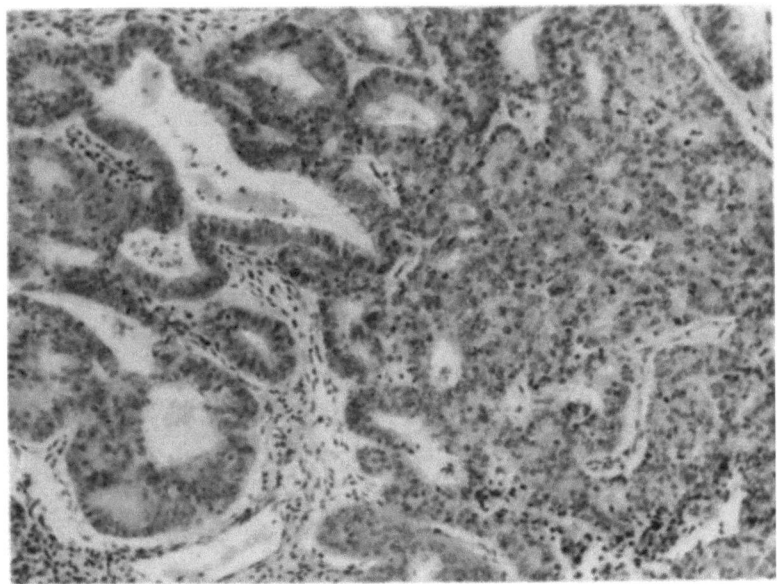

Abb. 103. Teils drüsiges, teils solides Karzinom des Uteruskorpus

Primäre Plattenepithelkarzinome kommen im Korpus selten vor (R. MEYER[XXX], GELLHORN[97]). Eine höhere Ausdifferenzierung (verhornendes Plattenepithelkarzinom) wird hier nur ausnahmsweise erreicht. Die histologische Struktur dieser Geschwülste s. S. 50.

Die regressiven Veränderungen bei den Korpuskrebsen seien nur kurz gestreift. Es sei auf Verfettung, Nekrose, hydropische und schleimige Degeneration und auf Kalkablagerungen hingewiesen.

Die Korpuskarzinome entstehen meistens aus den Epithelelementen der Uterusmukosa. Die Geschwulstmatrix kann aber auch ein Korpusadenom, ein Korpuspolyp, eine hyperplastische Schleimhaut, ja sogar ein adenomyotischer Herd sein. Daß die drüsigen Korpuskrebse solide, plattenepithelähnliche und schleimbildende Formationen aufweisen können, ist nicht verwunderlich, da dem Epithel des MÜLLERschen Ganges alle diese Fähigkeiten innewohnen.

Bei der histologischen Diagnose des Korpuskarzinoms können Irrtümer vorkommen. Die Ursachen hierfür, die vom diagnostischen Standpunkt aus von großer Bedeutung sind, möchten wir im folgenden kurz zusammenfassen:

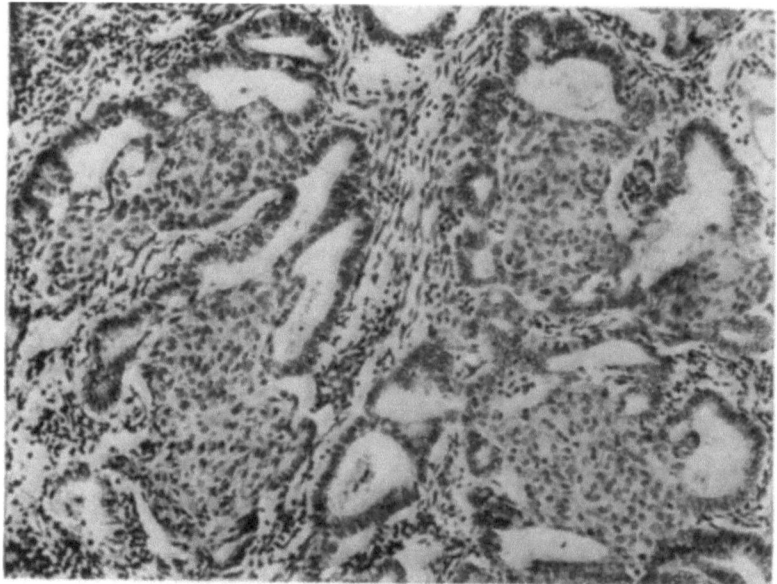

Abb. 104. Adenoakanthom des Uteruskorpus

Nicht selten sieht man im alltäglichen Abrasionsmaterial Bilder, die an einen Krebs erinnern. Die karzinomähnliche Struktur wird hier durch Schrumpfung der Drüsen (Abb. 105) oder durch Zusammenballung von gequollenen Stromazellen vorgetäuscht (Abb. 106). Der geübte Histologe wird jedoch die Veränderungen als Kunstprodukte erkennen und das gefundene Bild richtig deuten.

In anderen Fällen kommt die Täuschung dadurch zustande, daß das Abrasionsmaterial neben normalen Schleimhautpartikeln drüsenreiche Adenome und Polypen bzw. deren zerfetzte Teile enthält. Mit entsprechender Übung kann man aber die Gutartigkeit dieser Gebilde und ihrer Teile gut erkennen. Auch die Tatsache, daß karzinomatös entartete Adenome und Polypen selten sind, wird die Diagnosestellung erleichtern.

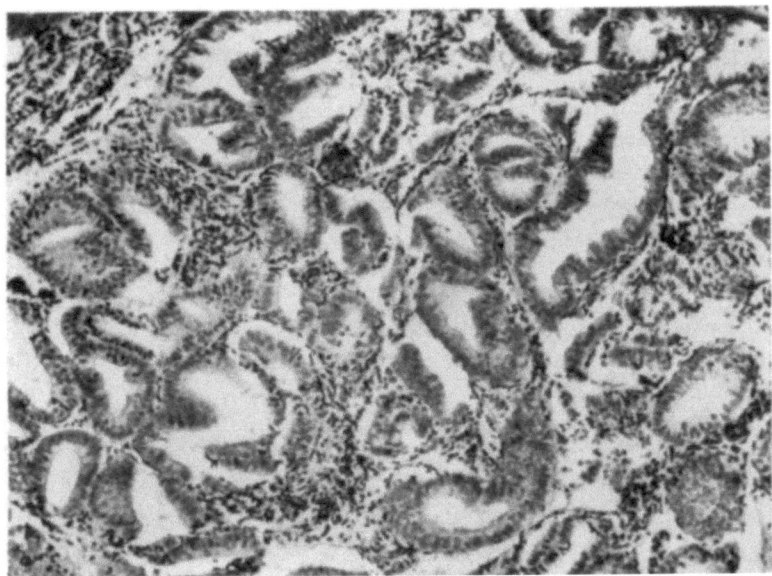

Abb. 105. Karzinomähnliche Drüsenstruktur im Abrasionsmaterial infolge Schrumpfung und Degeneration

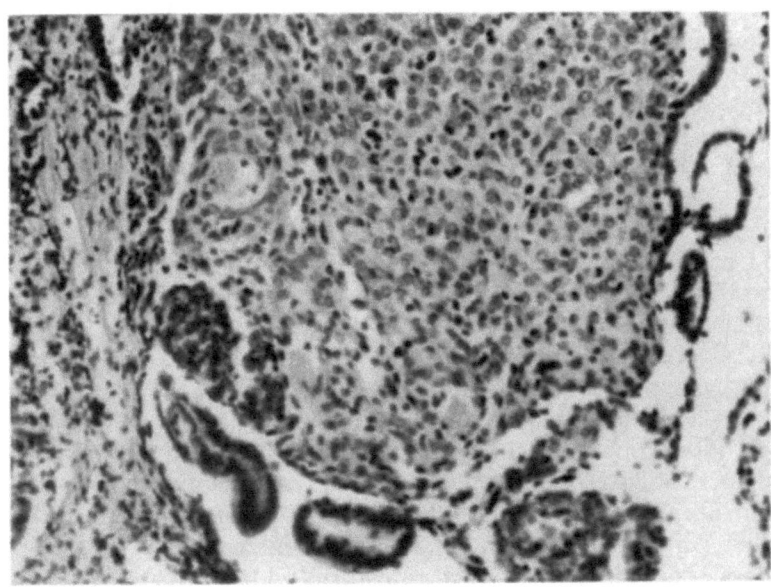

Abb. 106. Karzinomähnliche Haufen von gequollenen und zusammengeballten Stromazellen im Abrasionsmaterial

Größere Schwierigkeiten bereiten oft atypische Fälle von proliferativ-hyperplastischen Schleimhäuten bzw. von glandulär-zystischen Hyperplasien. Wenn man aber in Betracht zieht, daß auf dem Boden einer hyperplastischen Uterusmukosa selten ein Karzinom entsteht, und die hyperplastischen Drüsen meistens keine stärkere Unregelmäßigkeit in ihrem Bauplan aufweisen (planmäßige Anordnung der Epithelauskleidung [Abb. 107], Fehlen der bizarren Verzweigungen, der Ein- und Ausstülpungen usw.), so lassen sich diagnostische Schwierigkeiten doch beseitigen.

Die in hyperplastischen Schleimhäuten manchmal vorkommenden gutartigen Plattenepithelknötchen (s. S. 86) können gelegentlich ebenfalls zu falscher Diagnosenstellung führen, obwohl die Gleichförmigkeit ihrer Elemente, der Mangel an Zellatypien und die Wachstumsart deutlich gegen Malignität sprechen.

Bei der Psoriasis uteri wird uns das in größeren Streifen vorhandene, oft geschichtete Epithel mit seinem ruhigen Aussehen und seiner Reife die Diagnose leicht machen.

Es sei noch erwähnt, daß eine Epithelproliferation bei Endometritis post abortum (s. S. 88), aber auch eine einfache Schleimhautregeneration nach Geburten und Fehlgeburten (s. S. 258 und 288—290) eine karzinomatöse Wucherung vortäuschen kann.

Es muß ferner noch ausdrücklich darauf hingewiesen werden, daß eine schlechte Fixierung bzw. eine ungeeignete Aufarbeitung des Abrasionsmaterials Schrumpfungen verursacht, wodurch nicht nur karzinomähnliche Bilder entstehen können, sondern in fraglichen Fällen eine Differentialdiagnose vollständig unmöglich wird. Für den praktischen Gynäkologen wird eine Fixierung des ausgelesenen, aber nicht ausgewaschenen Geschabsels in 96%igem Alkohol oder in 4%igem Formaldehyd (10fache Verdünnung des käuflichen Formols) ausreichen. An Kliniken sind jedoch Spezialflüssigkeiten vorzuziehen. Sehr empfehlenswert ist die Lösung nach STIEVE oder BOUIN. Eine Anfertigung der Schnitte mit dem Gefriermikrotom halten wir nicht für zuverlässig. Bei der Beurteilung fraglicher Fälle sind Serienschnitte oft unerläßlich.

Beim Kollumkarzinom [IX, XXX, XLIII, 98] unterscheidet man je nach seinem Ausgangspunkt Portio- und Zervixkrebse.

Die von der Portio ausgehenden Neubildungen wachsen entweder endophytisch oder exophytisch. Im ersten Fall findet man an der Portiooberfläche eine kleinere, blasse oder dunkelrote Stelle, die bald ulzeriert. Mit Fortschreiten der Gewebsproliferation und des Gewebszerfalls entwickelt sich allmählich ein Krater (Abb. 108a), der später die ganze Portio erfaßt (Abb. 109). Bei der exophytischen Wachstumsform bilden sich an der Portiooberfläche kleinere Knoten oder warzenähnliche Wucherungen (Abb. 108b), die mit der Zeit zu walnuß-, ja sogar bis orangengroßen, blumenkohlartigen

Gebilden heranwachsen können. Bei einem endophytisch wachsenden Zervixkrebs bleibt die Portiooberfläche lange Zeit intakt, der karzinomatöse Herd liegt in der Zervix versteckt (Abb. 108 c). Handelt es sich jedoch um die seltenere exophytische Wachstumsrichtung, so kann das Krebsgewebe im Muttermund schon früher als ein polypartiges Gebilde erscheinen (Abb. 108 d). Im späteren Verlauf beobachtet man bei beiden Wachstumsformen des Zervixkrebses meist eine tonnenförmige Auftreibung des Kollums, wo-

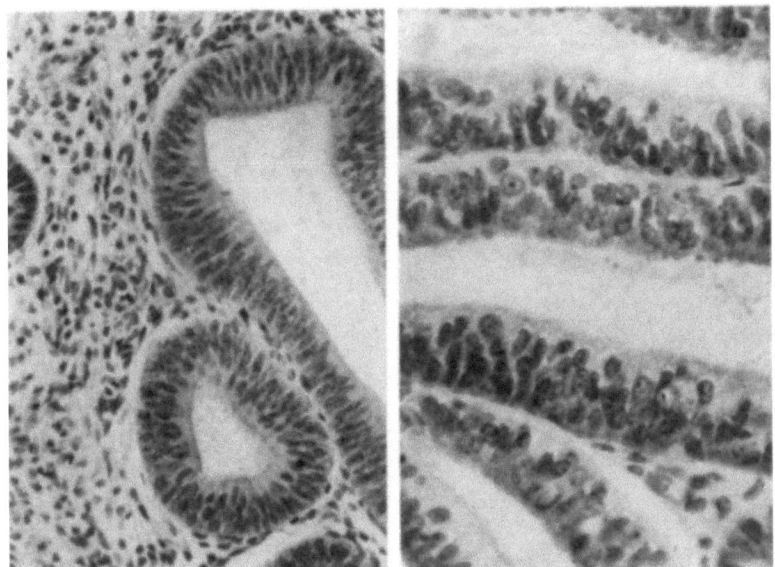

Abb. 107. Gutartige Epithelauskleidung der Drüsengänge in einer hyperplastischen Schleimhaut (links) zum Vergleich mit karzinomatösem Drüsenepithel in einem mittelreifen Adenokarzinom des Korpus (rechts)

bei sich der Zervikalkanal in eine Zerfallshöhle umwandelt. Sowohl das Portio- als auch das Zervixkarzinom zeigen in ihrer weiteren Ausbreitung das gleiche Bild. Es kommt zur Infiltration der Parametrien, der Prozeß greift auf die Nachbarorgane über und es bilden sich Metastasen. Diese finden sich vorwiegend in den Beckenlymphknoten.

Es ist noch zu erwähnen, daß man beim Kollumkarzinom sowohl eine Fernmetastasierung als auch eine retrograde Verschleppung, allerdings seltener als bei Korpusprozessen, beobachten kann.

Die mikroskopische Struktur des Kollumkarzinoms ist sehr vielgestaltig. Im allgemeinen unterscheidet man zwei Hauptformen, und zwar das Plattenepithel- und das Drüsenkarzinom. Das erstere bevorzugt die Portio, das letztere die Zervix.

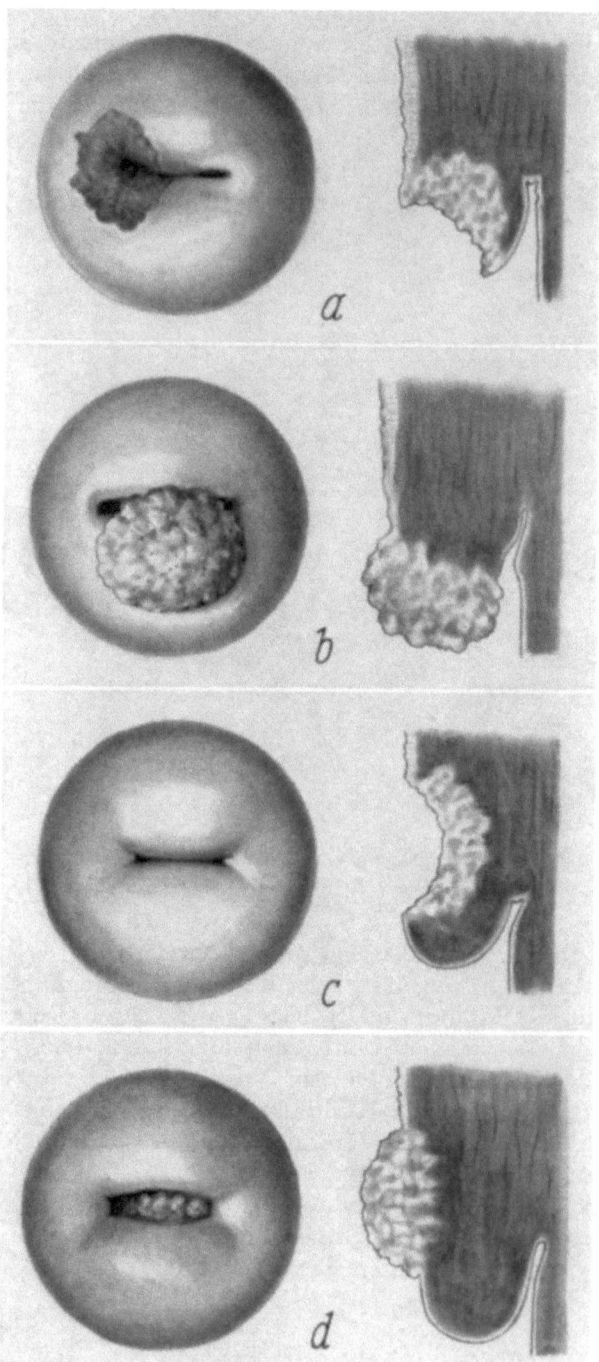

Abb. 108. Verschiedene Erscheinungsformen des Kollumkarzinoms; *a* endophytisches —, *b* exophytisches Wachstum an der Portio, *c* endophytisches —, *d* exophytisches Wachstum im Zervikalkanal

Das Plattenepithelkarzinom kommt in verschiedenen Differenzierungsgraden vor. Eine mäßig ausgereifte und eine ziemlich unreife Variation stellen die Abbildungen 110 und 111 dar.

Da die histologischen Merkmale der typischen Plattenepithelkrebse bereits besprochen wurden (s. S. 50), so wollen wir hier lediglich auf gewisse Besonderheiten hinweisen.

Den verhornenden Plattenepithelkrebs findet man im Kollumbereich selten in einer hochdifferenzierten Form. Es handelt sich vielmehr

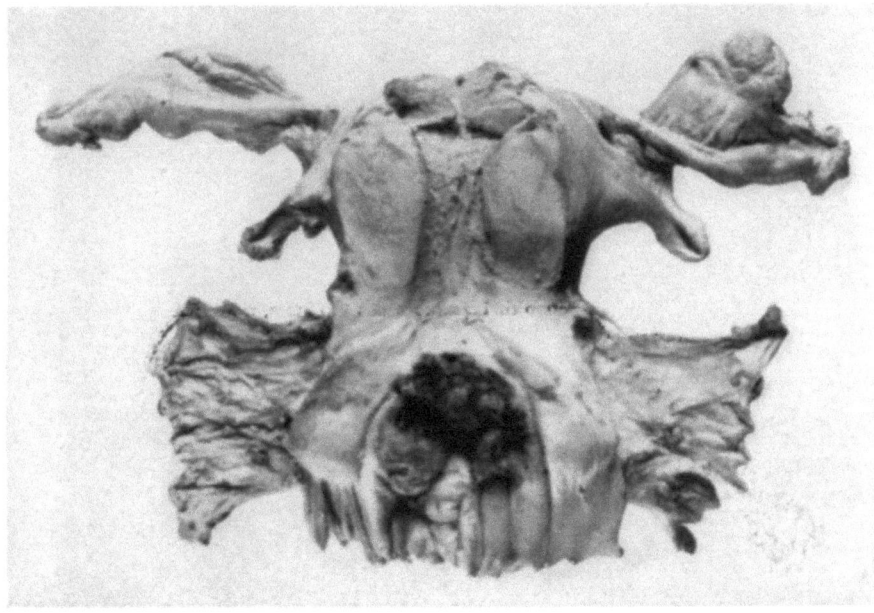

Abb. 109. Karzinom des Kollums. (WERTHEIMsche Radikaloperation)

um Übergänge zwischen dem typischen Hornkrebs und dem unreifen Plattenepithelkarzinom. Dementsprechend ist die Hornperlenbildung meist nur gering und geht häufig ohne Vermittlung einer Keratohyalinschicht vor sich. In manchen Fällen deutet nur das zentrale Auftreten von größeren, hellen Epithelelementen auf die beginnende Verhornung hin.

Bei manchen Plattenepithelkrebsen zeigen die am Rande der Krebszellnester liegenden Zellen eine ähnliche Anordnung wie die Basalelemente der Epidermis. Dadurch kann eine gewisse Ähnlichkeit mit den Basalzellkarzinomen (KROMPECHER) hervorgerufen werden. In anderen Fällen bestehen die Geschwulstnester aus kleineren, locker gelagerten, rundlichen

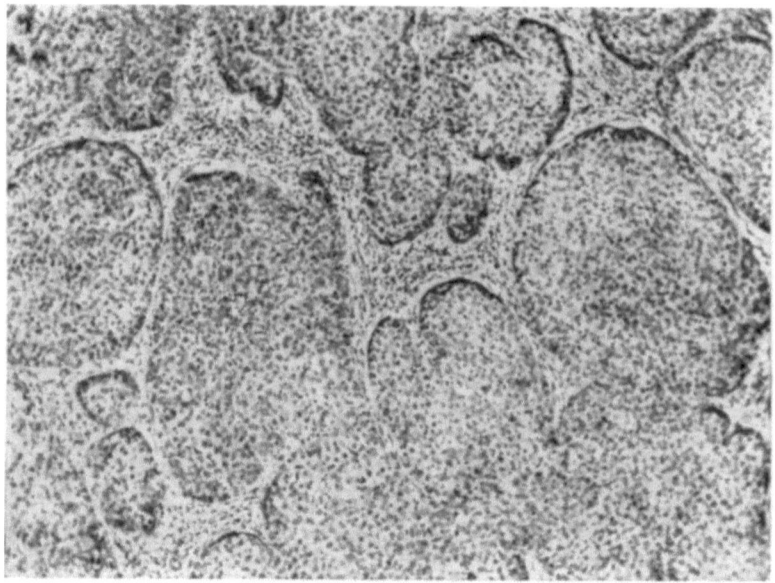

Abb. 110. Plattenepithelkarzinom des Kollums, mittelreif

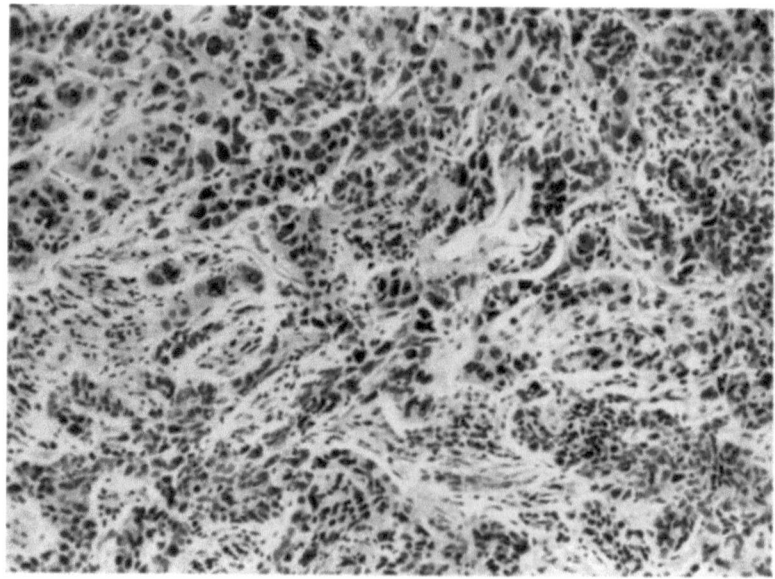

Abb. 111. Plattenepithelkarzinom des Kollums, unreif

Epithelien mit stark gefärbten Kernen, oder die Tumorzellen sind ausgesprochen spindelig mit blassem Protoplasma und einem ebenfalls spindeligen, chromatinarmen Kern. Diese Strukturen können leicht ein Sarkom vortäuschen. Unter Umständen steht die diffuse Wucherung der Krebszellen im Vordergrund. Nester und Stränge sind nicht mehr zu finden, die stark atypischen Geschwulstelemente können von den an der Wucherung mitbeteiligten Bindegewebszellen oft nur schwer unterschieden werden, so daß unter Umständen ein karzinosarkomähnliches Bild entsteht. Erwähnenswert ist noch der seltene szirrhöse Wucherungstyp (Abb. 112).

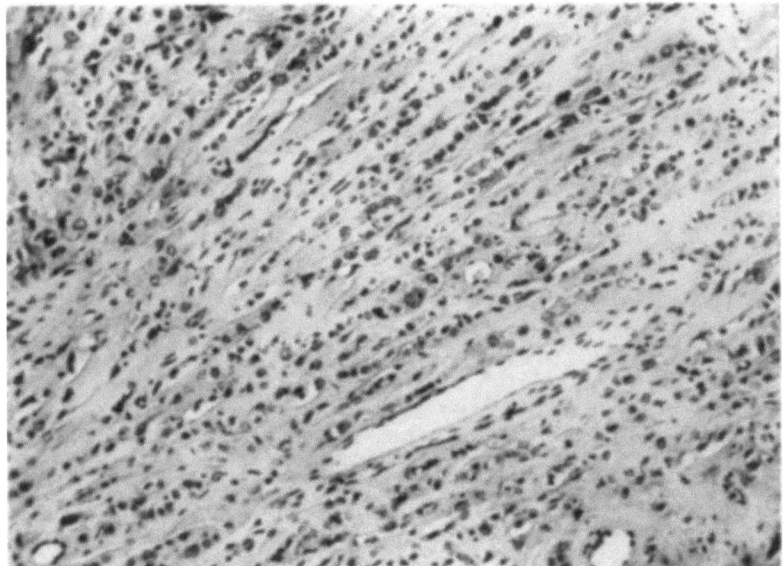

Abb. 112. Szirrhöse Wucherungsform eines Plattenepithelkarzinoms im Collum uteri

Die zweite feingewebliche Erscheinungsform der Kollumkrebse ist — wie erwähnt — das Adenokarzinom. Bei reifen Geschwülsten (Abb. 113) findet man im gering vorhandenen Stroma dicht gelagerte, engere oder weitere Drüsenschläuche. Das Epithel ist einschichtig, es kann seinen zervikalen Charakter noch erkennen lassen. Auffallende Zellatypie wird meist vermißt. In manchen Fällen deutet nur das infiltrative Wachstum auf die Bösartigkeit hin. Bei weniger ausgereiften Adenokarzinomen fällt die Planlosigkeit der Drüsenstruktur deutlich ins Auge. In einem mäßig dichten Stroma liegen hier enge und erweiterte, rundliche und längliche Drüsenschläuche; sie zeigen stellenweise bizarre Ein- und Ausstülpungen. Die Epithelien sind meist niedrig und weisen deutliche Atypien auf. Der zervikale Charakter der Drüsenepithelien fehlt häufig. In den unreifen Formen ist der drüsige Aufbau nur angedeutet. Das meist mitwuchernde Stroma enthält Drüsenimitationen oder solide Epithelstränge mit stark atypischen, polygonalen Elementen. Die zervikale Abstammung der Geschwülste ist selten zu erkennen. Die verschiedenen Reifestufen des drüsigen Kollumkrebses sind mit denen des Adenocarcinoma corporis uteri gut zu vergleichen (s. S. 110).

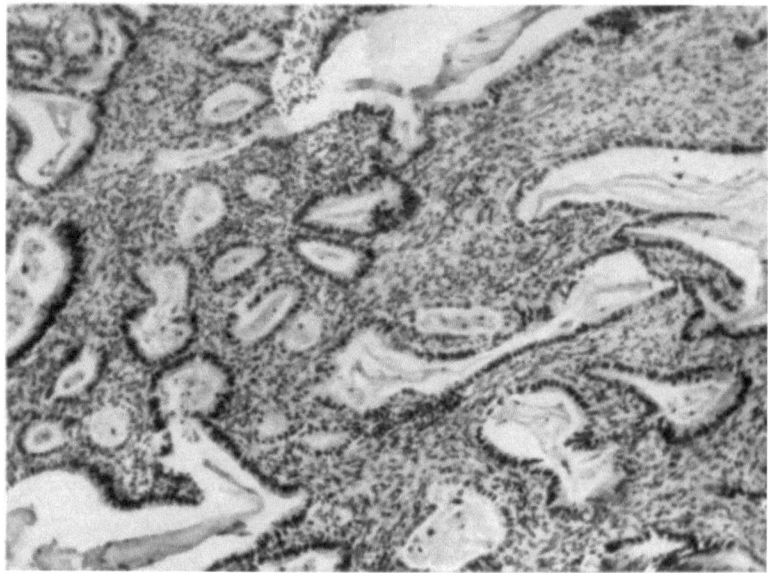

Abb. 113. Reifes Adenokarzinom des Kollums

Was nun die Schleimproduktion der adenomatösen Zervixkrebse betrifft, so kann man hier eigentlich keine Regel aufstellen. Im allgemeinen behält die Geschwulst ihre schleimerzeugende Fähigkeit um so mehr, je länger der zervikale Charakter der Parenchymelemente gewahrt bleibt, das heißt, je reifer die Geschwulst ist. Ausnahmen gibt es jedoch viele. So findet man gelegentlich reichlich typische Zervixepithelien, in denen die Muzikarminfärbung negativ bleibt. In anderen Fällen wieder erinnern die Drüsenelemente gar nicht an Schleimzellen des Zervikalkanals, ihre Schleimproduktion ist aber trotzdem stark ausgeprägt.

Auch hier muß darauf hingewiesen werden, daß auch bei den drüsigen Krebsen des Kollums häufig eine verschieden dichte, meist chronisch-entzündliche Infiltration im Geschwulststroma besteht.

Beim drüsigen Kollumkarzinom gibt es häufig Abweichungen vom oben beschriebenen Allgemeinbild. Man muß sogar bemerken, daß rein adenomatöse Karzinome, seien sie ausgereift oder unreif, im Kollumbereich viel seltener vorkommen als im Korpus.

Eine solche Abweichung stellt die starke Papillenbildung des Tumors dar (Carcinoma papillare, Abb. 114).

In anderen Fällen steht die Schleimproduktion so sehr im Vordergrund, daß die Geschwulst fast nur aus kleineren und größeren, mit schleimigen

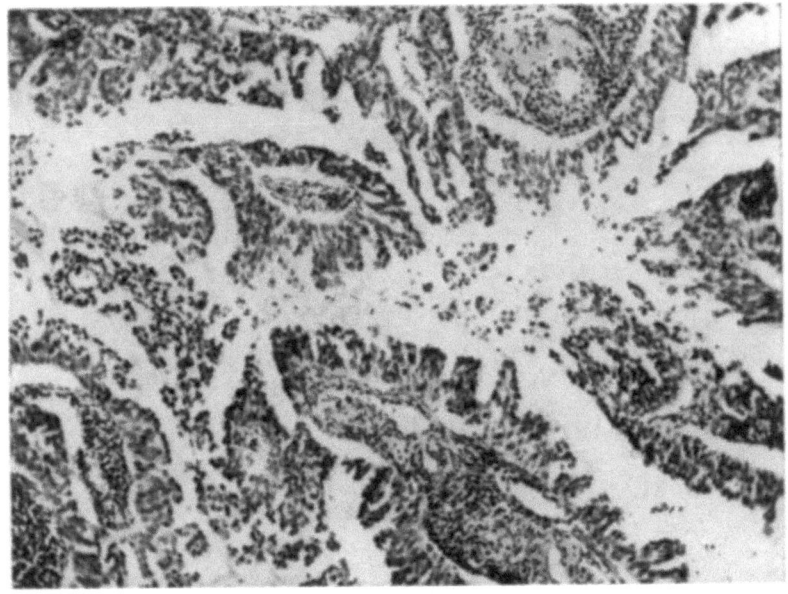

Abb. 114. Papilläres Adenokarzinom des Kollums

Massen angefüllten Zysten besteht. Infolge der Druckatrophie und Degeneration des Drüsenepithels kann der Schleim sogar in das Zwischengewebe übertreten (Carcinoma gelatinosum, Abb. 115).

Bei einer sehr seltenen Abart des Drüsenkrebses der Zervix sind die stärker erweiterten Lichtungen vorwiegend mit abgeflachten, endothelartigen Epithelien ausgekleidet. Solche Fälle wurden früher als „Endotheliome" beschrieben.

Wir haben schon bei der Besprechung des Adenocarcinoma corporis uteri darauf hingewiesen, daß besonders bei wenig ausgereiften Formen nicht selten solide Zellproliferationen auftreten können. Noch häufiger findet man diesen Vorgang beim Drüsenkrebs des Collum uteri. Es erscheinen auch hier zwischen den Drüsenepithelien unregelmäßige polygonale Krebszellen, die stark proliferierend die Lumina allmählich ausfüllen. Durch weitere Wucherung dieser Zellmassen bzw. durch ihr Einwachsen in die Umgebung entstehen dann Strukturen, die an einen Plattenepithelkrebs erinnern (Carcinoma partim adenomatosum, partim solidum, Abb. 116). Ausnahmsweise können die soliden Epithelhaufen, besonders in reiferen Adenokarzinomen, sogar eine höhere Differenzierungsstufe mit und ohne Hornbildung erreichen (Adenokankroid).

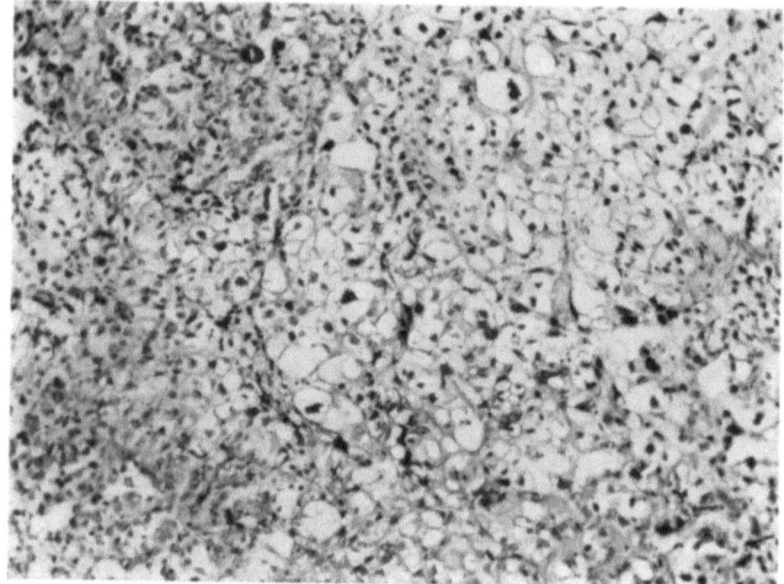

Abb. 115. Carcinoma gelatinosum colli uteri

Eine Gruppe der Drüsenkarzinome des Kollums nimmt ihren Ursprung aus den persistierenden Resten des GARTNERschen Ganges[XXX,99]. Derartige Neubildungen gehen meist mit einer ausgedehnten Zerstörung der Zervix und der seitlichen Anteile des Scheidengewölbes einher.

Mikroskopisch zeigt das Karzinom des GARTNERschen Ganges ein mehr oder minder charakteristisches Bild (Abb. 117). Man sieht stark verzweigte oder zystisch erweiterte, mit kubischem Epithel ausgekleidete Gänge mit und ohne Papillenbildung. Manchmal füllen die Papillen die Kanäle aus, oder die Drüsengänge enthalten ein homogenes Sekret. Die Zellatypien sind bei diesen Geschwülsten nicht besonders ausgeprägt.

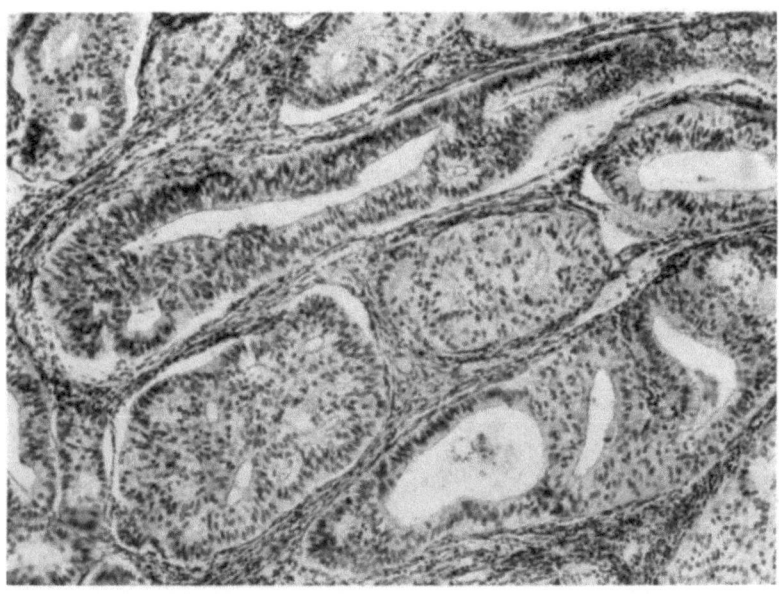

Abb. 116. Teils drüsiges, teils solides Karzinom des Kollums

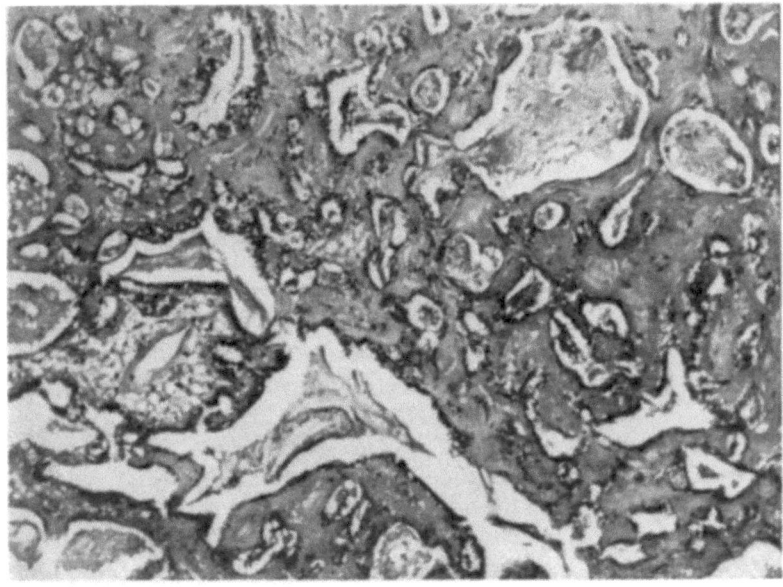

Abb. 117. Karzinom des GARTNERschen Ganges. (Aus der Sammlung von Dr. BALTZER, Wuppertal-Elberfeld)

Eine besondere Aufmerksamkeit verdienen die sog. präinvasiven Karzinome (Carcinoma in situ, Oberflächenkarzinom) des Collum uteri[XXVI], [XLVII,100]. In solchen, im allgemeinen nicht häufig vorkommenden Fällen findet man histologisch (Abb. 118, Abb. 119) einen Epithelbelag von wechselnder Dicke. Er zeigt keine Tiefenwucherung, die Membrana propria ist gut erhalten. Man vermißt aber bei diesem Epithel meistens jegliche Schichtung. Die Zellen sind von verschiedener Größe und Gestalt und zeigen im all-

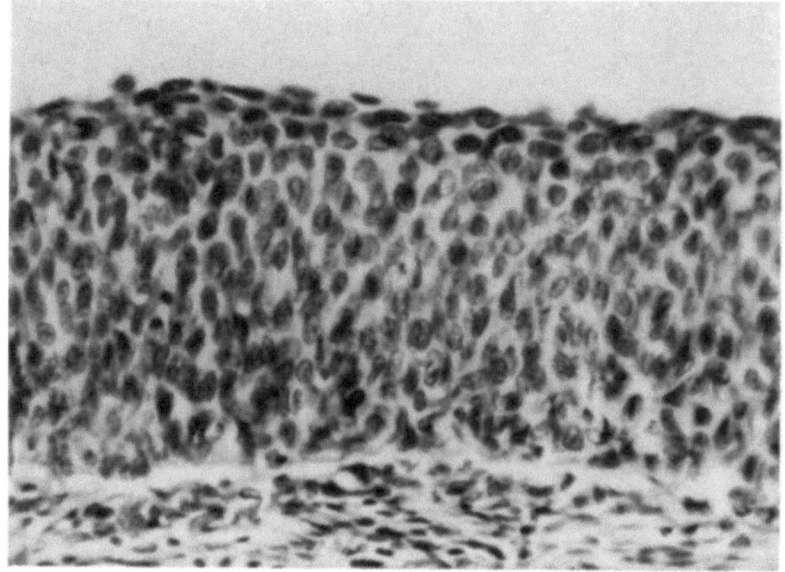

Abb. 118. Präinvasives Karzinom der Portio

gemeinen eine Hyperchromasie. Die Zellmembran ist oft verwischt und häufig beobachtet man eine gestörte Plasma-Kern-Relation. Die Kerne weisen ebenfalls Größen- und Formvariationen und tinktorielle Unterschiede auf; unscharfe Kerngrenzen, grobe Chromatinstrukturen und große Kernkörperchen sind nicht selten zu finden. Oft begegnet man Teilungsfiguren, die auch atypisch (multipolar) sein können. Mit anderen Worten, es herrscht im mikroskopischen Bild eine weitgehende Unreife des Epithels, wie das auch bei einem klassischen Karzinom der Fall ist. Manchmal dringt der atypische Epithelbelag — wo ein geringerer Widerstand des subepithelialen Bindegewebes besteht — zapfen- oder kolbenförmig gegen dieses vor, ohne aber die Basalmembran zu zerstören. Häufig stellen auch Erosionsdrüsen schwache Punkte dar. Hier kann sich der karzinomatöse Oberflächenbelag unter den

Drüsenepithelien in die Drüsengänge einschieben und endlich das ganze Lumen ausfüllen. Eine echte Invasion ist jedoch auch im letzteren Falle nicht vorhanden. Bei der Histologie des präinvasiven Karzinoms muß noch die meist chronisch-entzündliche, nur selten fehlende Infiltration des Bindegewebes erwähnt werden.

Die histologische Beurteilung eines präinvasiven Karzinoms ist u. U. nicht leicht und erfordert eine große Erfahrung. Häufig unterlaufen hier

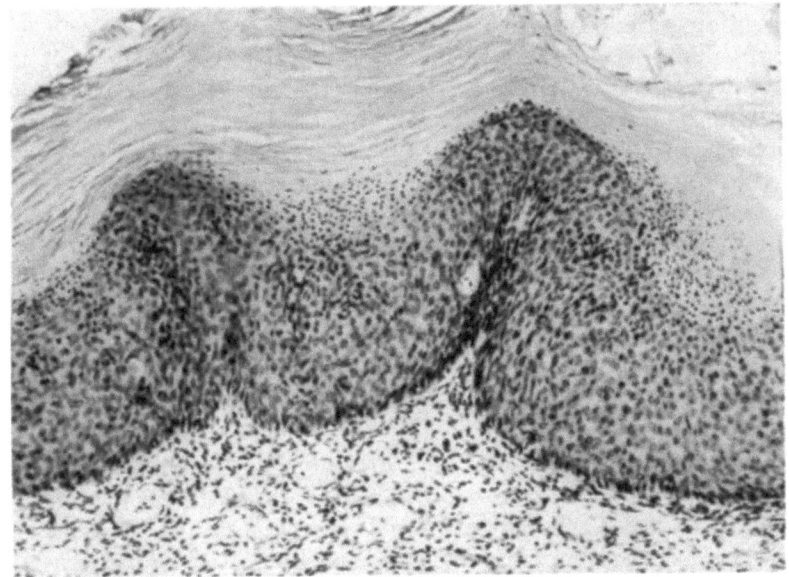

Abb. 119. Präinvasives Karzinom auf dem Boden einer hyperkeratotischen Portioleukoplakie

irreparable Irrtümer. So berichten z. B. NOVAK-GALVIN[100] über 25 als Oberflächenkarzinom gedeutete Fälle, unter denen die Nachprüfung die Richtigkeit der Diagnose nur zweimal bestätigen konnte (Differentialdiagnose zwischen präinvasivem Karzinom und verschiedenen gutartigen Prozessen s. S. 129). Man muß ferner darauf hinweisen, daß der Randbelag eines invasiven Prozesses das Bild eines Oberflächenkarzinoms zeigen kann. Eine vollständige Exzision des verdächtigen Gewebes und die Anfertigung von Serienschnitten ist bei der histologischen Prüfung des Oberflächenkarzinoms eine wichtige Vorbedingung.

Die meisten Forscher sind der Meinung, daß die präinvasiven Krebse früher oder später invasiv werden. Die Latenzzeit scheint jedoch sehr verschieden zu sein. In manchen Fällen beginnt das infiltrierende Wachstum schon nach einigen Monaten, in anderen erfolgt es erst nach mehreren Jahren (GALVIN-TELINDE[100], LIMBURG[XXVI,100], SCIPIADES-STEVENSON[100], WESPI[100] u.a.). Es wurden aber auch Fälle beobachtet, bei denen ein histologisch gesichertes Oberflächenkarzinom nach einer gewissen Zeit nicht mehr nachzuweisen war. Bei der Kontrolluntersuchung konnte nicht einmal ein verdächtiges Epithel gefunden werden. Ob es sich nun in solchen Fällen um eine „spontane Heilung" des Prozesses handelte, muß man natürlich offen lassen. Eine solche Möglichkeit wäre mit unseren heutigen Vorstellungen über das Wesen des Karzinoms schwer zu vereinbaren. Daß ein präinvasives Karzinom jedoch infolge diagnostischer Eingriffe (Abschabung des Epithels oder Probeentnahme) sozusagen „abheilen" kann, ist nicht abzulehnen.

Erwähnenswert ist noch die Feststellung, daß die präinvasiven Karzinome des Kollums hauptsächlich zur Zeit der Geschlechtsreife zu beobachten sind, während die größte Häufigkeit der invasiven Kollumkrebse in die Menopause fällt. Ob diese Tatsache mit einer nachlassenden Resistenz des alternden Bindegewebes zusammenhängt oder vielleicht doch auf eine „spontane Heilung" des Oberflächenkarzinoms zurückzuführen ist, müssen weitere Forschungen entscheiden.

Die präinvasiven Karzinome sind wohl mit den „atypischen Epitheliomen" der Haut bzw. der Halbschleimhäute in Parallele zu setzen (s. S. 52). Neuerdings wurden solche „atypische Epitheliome" auch an der Portio beschrieben (BRET-DUPERRET[100], MATHIEU[100], PRETTL[100]).

Wie im Corpus uteri, so können auch im Kollumbereich Veränderungen beobachtet werden, die mit einem Karzinom nichts zu tun haben und trotzdem diagnostische Schwierigkeiten verursachen.

Unter diesen muß zunächst die Epidermisation der Drüsenelemente der Zervixschleimhaut und ihrer Polypen sowie der Erosionsdrüsen erwähnt werden (s. S. 88, 100 bzw. 78). Hierbei kommen noch heute diagnostische Irrtümer vor, deren Folge oft die unnötige Entfernung des Uterus ist. Bei einer gutartigen Epidermisation bleibt die Form der Drüsenschläuche erhalten, die gleichartig gebauten indifferenten Zellen sind ohne Atypie und sie füllen lediglich das Lumen aus. Oft sind in den zentralen Partien der epidermisierten Drüsen kleine Lichtungen zu sehen, die noch mit normalem, schleimbildendem Zervixepithel ausgekleidet sind. Demgegenüber findet man bei malignen Prozessen immer eine Auftreibung der Drüsengänge durch das wuchernde atypische Epithel, das oft keilförmig in die Umgebung eindringt und mit den gleichartigen Epithelmassen der Nachbardrüsen zusammenhängt. Charakteristisch ist ferner die starke chronisch-entzündliche Infiltration des Bindegewebes, die bei einer gutartigen Epidermisation fast immer fehlt.

Diagnostische Schwierigkeiten können auch bei einer sich lediglich auf die Oberfläche beschränkenden Epidermisation der Zervixschleimhaut (s. S. 88), bei einer gutartigen Leukoplakie mit Aktivität der Basalzellen (s. S. 90) oder bei einem neugebildeten Epithelbelag im Falle einer Erosionsheilung entstehen (s. S. 76). Solche Bilder erinnern manchmal an ein präinvasives Karzinom. Bei gutartigen Prozessen besteht jedoch der Epithelbelag im allgemeinen aus verhältnismäßig gleichförmigen Elementen mit gut erhaltener Zellmembran und ohne besondere Hyperchromasie. Man findet nur ausnahmsweise Unregelmäßigkeiten in der Plasma-

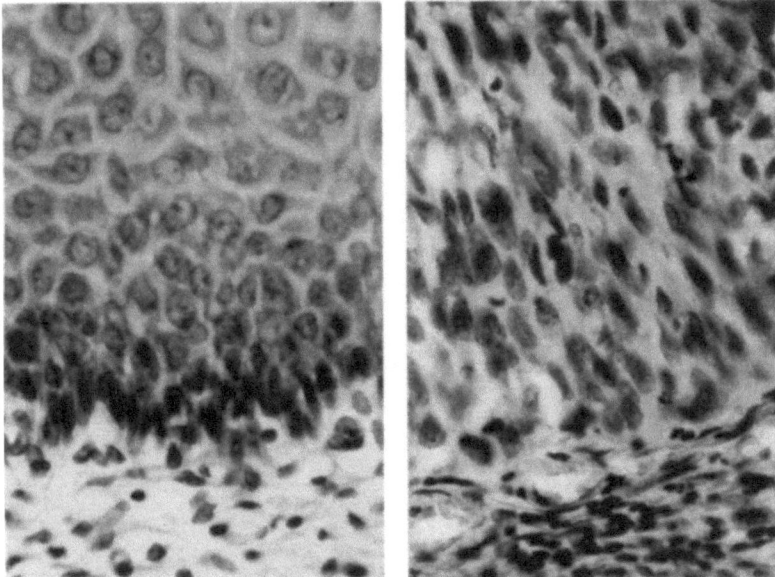

Abb. 120. Epithelstruktur bei einer gutartigen Leukoplakie (links) und bei einem präinvasiven Karzinom (rechts) an der Portio

Kern-Relation; wesentliche Form- und Gestaltsunterschiede sowie tinktorielle Variationen sind weder am Zelleib noch am Zellkern zu beobachten, und wenn auch die Zahl der Mitosen gelegentlich erhöht sein kann, so werden doch atypische Teilungsformen vermißt. Die Basalmembran wird praktisch nirgends durchbrochen und die entzündliche Infiltration des Bindegewebes ist bei den erwähnten gutartigen Prozessen meistens gering. Die feingeweblichen Unterschiede zwischen einem gut- und einem bösartigen Oberflächenprozeß sind in Abb. 120 deutlich zu erkennen.

Bei der Erosionsheilung kann das Einwachsen des Plattenepithels in die Drüsengänge (Abb. 121) ebenfalls Anlaß zur falschen Karzinomdiagnose geben. In der Tat verursachen solche Fälle oft größere

Schwierigkeiten. Im allgemeinen kann man jedoch sagen, daß diese gutartige Form der Tiefenwucherung die Drüsengänge respektiert, ihre Epithelmassen in den zentralen Partien gut ausgebildete Stachelzellen zeigen, man keine Zell- und Kernatypie findet und Kernteilungsfiguren höchstens an der Peripherie des eindringenden Keiles zu beobachten sind. Demgegenüber spricht es für eine maligne Invasion, wenn die einwachsenden Epithelmassen

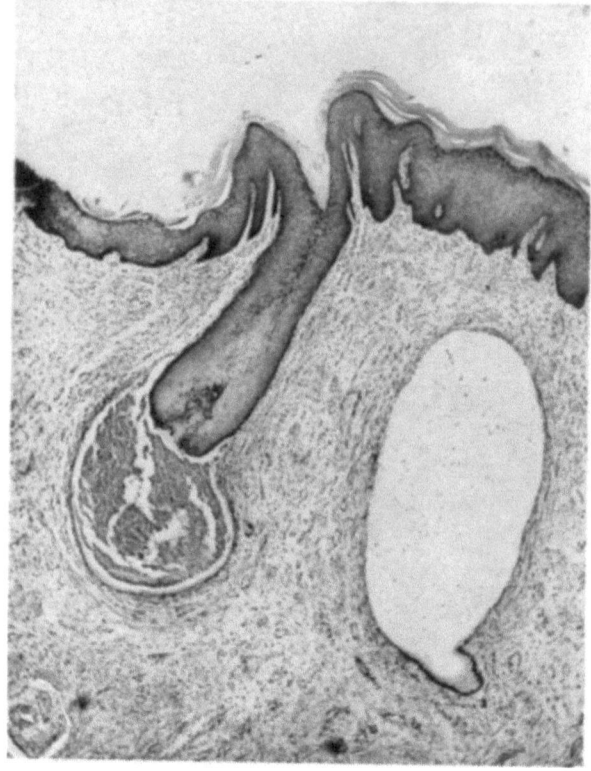

Abb. 121. Einwucherung des gutartigen Plattenepithels in die Erosionsdrüsen

kaum oder gar keine Stachelzellen enthalten, die epithelialen Elemente eine deutliche Unreife aufweisen, die atypischen Zellverbände die Drüsen sprengen und Seitensprossen bilden. Bei einem präinvasiven Krebs allerdings führen die eindringenden Epithelmassen nur ausnahmsweise zu einer auffallenden Destruktion der Drüsengänge.

Nicht selten kommen Verwechslungen dadurch zustande, daß ein „leukoplakischer Herd" tiefere Zapfen in das Bindegewebe schickt (Abb. 76), oder daß diese Zapfen im Schnitt schräg getroffen werden (Abb. 122). Derartige Fälle können tatsächlich karzinomähnliche Bilder (präinvasiv, invasiv) hervorrufen. Findet man bei einer Leukoplakie ziemlich gleichmäßig aufgebaute Epithelzapfen, enthalten die epithelialen Wucherungen gut ausgebildete Stachelzellen, sind die Epithelien in den äußeren Schichten der Sprossen palisadenförmig angeordnet und vermißt man Zell- und Kernatypien, so handelt es sich um einen gutartigen Prozeß.

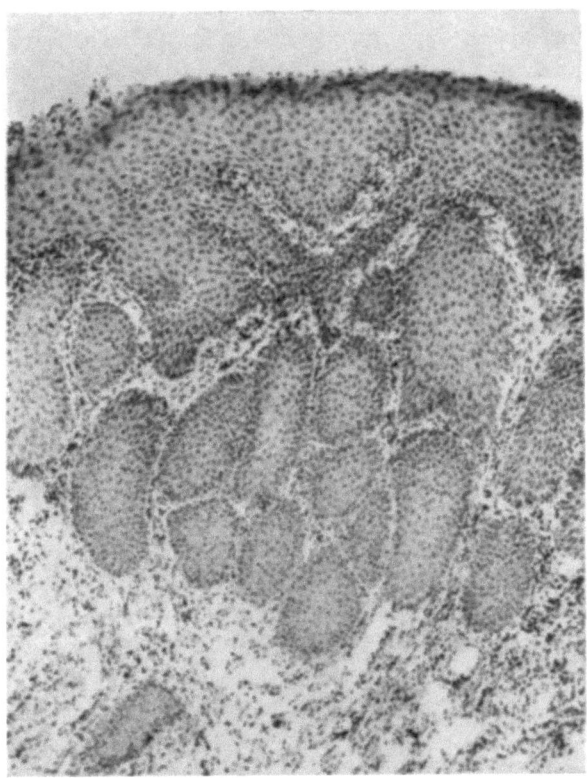

Abb. 122. Schräg getroffene, gutartige Epithelzapfen eines leukoplakischen Herdes an der Portio, ein Karzinom vortäuschend

Gequollene Bindegewebszellen oder ihre deziduale Umwandlung können gelegentlich ebenfalls ein Karzinom vortäuschen.

Im Interesse einer einwandfreien histologischen Beurteilung muß man die Aufmerksamkeit auch auf die richtige Gewebsentnahme lenken. So ist es bei einer intrauterinen Exploration — besonders wenn ein Verdacht auf einen zervikalen Prozeß vorliegt — wichtig, die Ausschabung des Zervikalkanals mit besonderer Sorgfalt durchzuführen. Empfehlenswert ist ferner, das aus der Zervix gewonnene Material zur histologischen Untersuchung gesondert aufzuheben. Bei Portioprozessen hat die gezielte Gewebsentnahme bei der mikroskopischen Untersuchung oft eine ausschlaggebende Bedeutung. Hierfür leistet die Kolposkopie unbestrittene Dienste. Außerdem muß man auf die richtige Technik der Exzision besonders achten. Wir bevorzugen bei der Probeentnahme das scharfe Skalpell und trachten danach, daß die Oberfläche des verdächtigen Bezirks intakt bleibt und die Gewebsprobe auch von den gesunden Randpartien etwas enthält. Methoden, wie z.B. Probeexzisionen mit einer Schere oder mit dem REIFERSCHEIDschen Instrument, bei denen das Gewebe häufig zerquetscht wird, lehnen wir ab. Schließlich darf man nicht außer acht lassen, daß eine zuverlässige Diagnose sowohl bei dem aus dem Zervikalkanal als auch bei dem aus der Portio gewonnenen Material die Anfertigung von Serienschnitten erfordert.

Es sei noch erwähnt, daß auch bei Kollumprozessen infolge **ungenügender Fixierung oder Aufarbeitung des Materials** diagnostische Schwierigkeiten, ja sogar Fehldiagnosen vorkommen können. Auf die hier zu beachtenden Gesichtspunkte wurde bereits hingewiesen (s. S. 116).

Was die Histogenese des Kollumkarzinoms betrifft, so entstehen diese Neubildungen aus verschiedenen Mutterböden. Die Plattenepithelkrebse des Kollums entwickeln sich hauptsächlich aus dem Oberflächenepithel der Portio, während die Adenokarzinome ihren Ursprung aus den Drüsenelementen der Zervixschleimhaut nehmen. Seltener entsteht ein Carcinoma planocellulare auf dem Boden einer Leukoplakie oder eines in die Erosionsdrüsen eingewucherten Oberflächenepithels. Auch epidermisierte Drüsen (Zervixschleimhaut, Erosion oder Zervixpolyp) kommen nur ausnahmsweise als Matrix für den Plattenepithelkrebs in Betracht. Die Zahl der Fälle, bei denen die Drüsenelemente einer Portioerosion, eines Polypen oder entwicklungsgeschichtlicher Reste (z.B. des GARTNER-Ganges) den Ausgangspunkt eines Adenokarzinoms bilden, ist ebenfalls gering.

d) Bösartige Neubildungen der Bindegewebsreihe, der Muskel- und Gefäßsubstanzen

Das Sarkom der Gebärmutter[XXVIII, XXX, 101] ist selten. Seine Häufigkeit verhält sich zum Karzinom wie 1:50. Die Sarkome können aus der Uteruswand und aus der Schleimhaut entstehen.

Die häufigeren Wandsarkome (Abb. 123) sitzen vorwiegend im Corpus uteri. Sie können intramural, submukös oder auch subserös liegen. Die Form der Wandsarkome im Korpus ist meist sphärisch, im Kollum häufig polypös. Durchschnittlich sind die Uterussarkome nicht allzu große Gebilde. Ihre Konsistenz ist wechselnd, im allgemeinen weich. Die Schnittfläche zeigt eine gelblich-graue Farbe, man sieht oft nekrotische Herde. Die Begrenzung der Geschwülste ist unscharf. Die Wandsarkome wachsen sehr schnell, ihre Ausbreitung erfolgt teils per continuitatem, teils durch Metastasenbildung. Die Verschleppung von Geschwulstgewebe geschieht vorwiegend auf dem Blutweg, wobei auch eine retrograde Metastasierung vorkommen kann. Die Parametrien bleiben bei einem Wandsarkom ziemlich lange verschont.

Histologisch ist die Mehrzahl der Gebilde muskelzellig (Abb. 124). In ausgereiften Fällen bereitet die Unterscheidung von einem zellreichen Myom oft erhebliche Schwierigkeiten. Hier kann unter Umständen nur das infiltrierende Wachstum auf die Bösartigkeit hinweisen. In anderen Fällen wird jedoch die Zelldichte und Zellatypie unsere Aufmerksamkeit auf Malignität lenken. Bei unreifen Muskelzellsarkomen ist der Myomcharakter kaum mehr zu erkennen. Es herrscht überall eine starke Zellatypie, und das Bild erinnert an ein gewöhnliches Spindelzellsarkom. Oft findet man in solchen Fällen mehrkernige Geschwulstelemente.

Die bindegewebszelligen Wandsarkome können in verschiedenen Variationen auftreten. Verhältnismäßig selten beobachtet man das spindelzellige und das polymorphzellige Sarkom (Abb. 125). Am häufigsten sind hier die rundzelligen Formen vertreten. (Feingewebliche Eigenschaften der einzelnen Sarkomtypen s. S. 54).

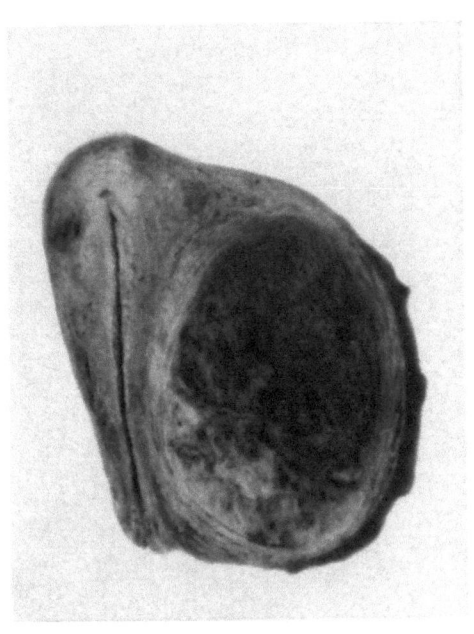

Abb. 123. Wandsarkom des Uterus

Bezüglich der regressiven Veränderungen in den Uterussarkomen weisen wir nur kurz auf die Nekrose, auf die fettige, hyaline und myxomatöse Degeneration hin. Gelegentlich kommt in diesen Geschwülsten auch ein Ödem vor.

Die Schleimhautsarkome (Abb. 126) machen prozentual eine geringe Zahl unter den sarkomatösen Neubildungen des Uterus aus. Sie wachsen entweder diffus oder polypös. Die letzteren bevorzugen das Collum uteri. Die weitere Ausbreitung erfolgt auf die gleiche Weise wie bei den Wandsarkomen.

Histologisch sind diese Gebilde vorwiegend rundzellig (Abb. 127). Spindelzellige und polymorphzellige Variationen kommen viel seltener vor. Manche Fälle von Schleimhautsarkomen im Korpusbereich zeigen einen besonderen Gefäßreichtum (Abb. 128) oder eine überraschende Ähnlichkeit

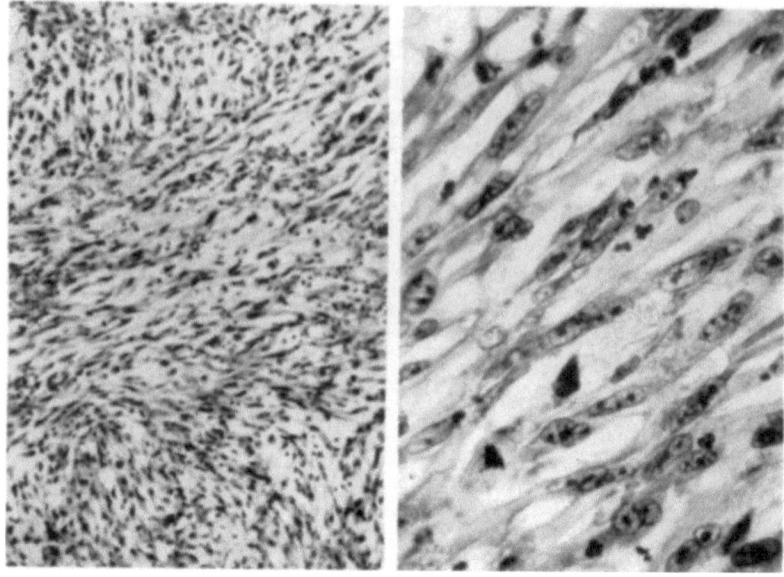

Abb. 124. Muskelzelliges Wandsarkom des Uterus, links schwache, rechts starke Vergrößerung

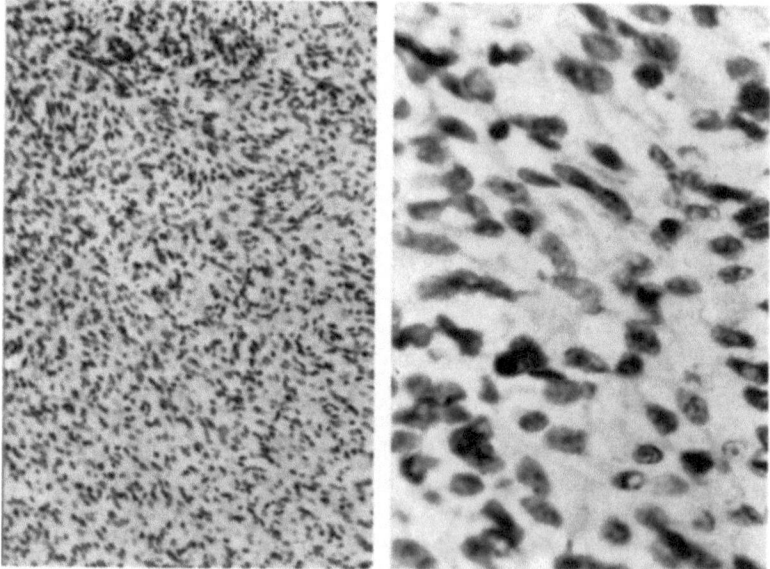

Abb. 125. Teils spindelzelliges, teils rundzelliges Wandsarkom des Uterus, links schwache, rechts starke Vergrößerung

mit dem zytogenen Stroma der Uterusmukosa. Bei dieser Abart des Schleimhautsarkoms können, wenn es in die Muskulatur einwuchert, ähnliche Strukturen entstehen wie bei einer Stromatosis uteri (s. S. 93). Die Unterscheidung kann unter Umständen erhebliche Schwierigkeiten bereiten. Die genaue Prüfung der Zellelemente des wuchernden Gewebes bezüglich Reife und Unreife wird hier am ehesten zu der richtigen Diagnose führen. Die polypösen Sarkome des Zervikalkanals sind vorwiegend rundzellig. Sie zeigen jedoch eine geringere Neigung zum Tiefenwachstum. Oft ist hier das Oberflächenepithel an der Wucherung mitbeteiligt. Manche Fälle der polypösen Kollumsarkome stellen einen Übergang zu Mischtumoren dar.

Die Wandsarkome entstehen aus den muskulären und bindegewebigen Elementen der Uteruswand, während die Schleimhautsarkome ihren Ursprung aus dem Zwischengewebe der Uterusmukosa nehmen.

Bei der mikroskopischen Beurteilung der besprochenen Sarkomformen des Uterus im Ausschabungsmaterial können gelegentlich diagnostische Schwierigkeiten vorkommen.

Eine Endometritis mit stark entzündlich infiltriertem Grundgewebe gibt manchmal ein an ein Sarkom erinnerndes Bild. Bei einer Entzündung fehlt jedoch das expansive Wachstum rundlicher, spindeliger

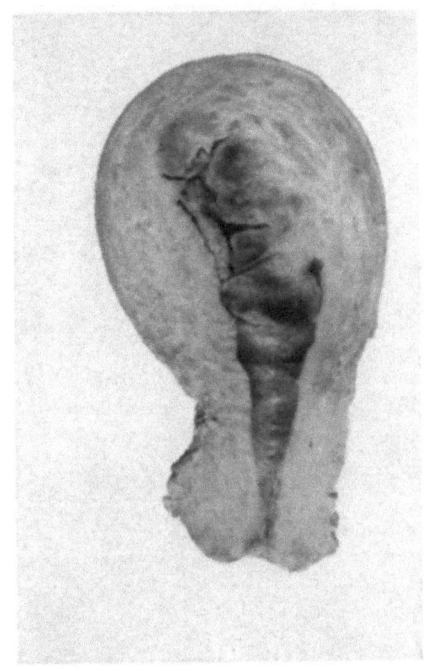

Abb. 126. Polypöses Schleimhautsarkom des Uteruskorpus

oder polymorpher Parenchymzellen, die die Drüsengänge voneinander abdrängen. Die meist gut definierbaren Formen der Exsudatzellen sind außerdem ohne jegliche Atypie.

Auf die möglichen Verwechslungen eines Sarkoms mit spindeligen Formationen im Kollumkrebs haben wir schon an anderer Stelle hingewiesen (s. S. 121).

Unter Umständen kann auch eine leukämische Infiltration des Endometriums zu Irrtümern Anlaß geben. Die Abgrenzung einer Leukämie gegen einen sarkomatösen Prozeß beruht im Prinzip auf ähnlichen feingeweblichen Merkmalen wie bei einer starken Endometritis. Daneben wird uns die Prü-

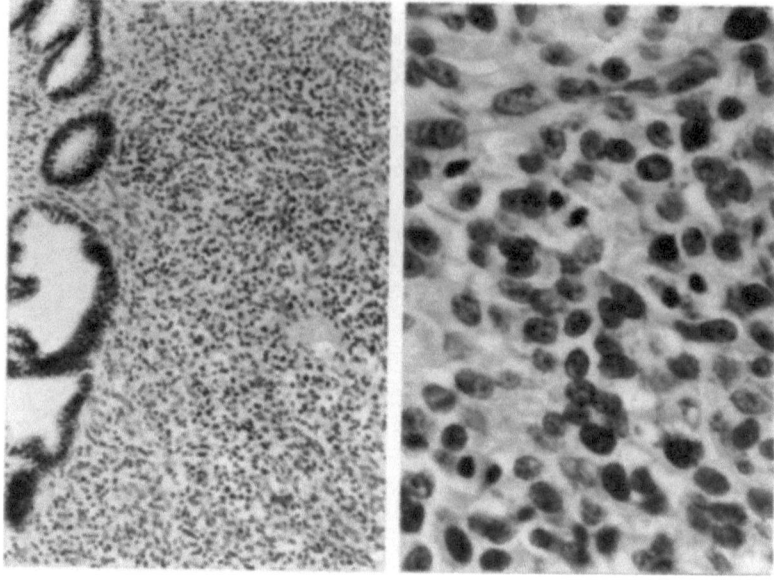

Abb. 127. Rundzelliges Schleimhautsarkom des Uteruskorpus, links schwache, rechts starke Vergrößerung

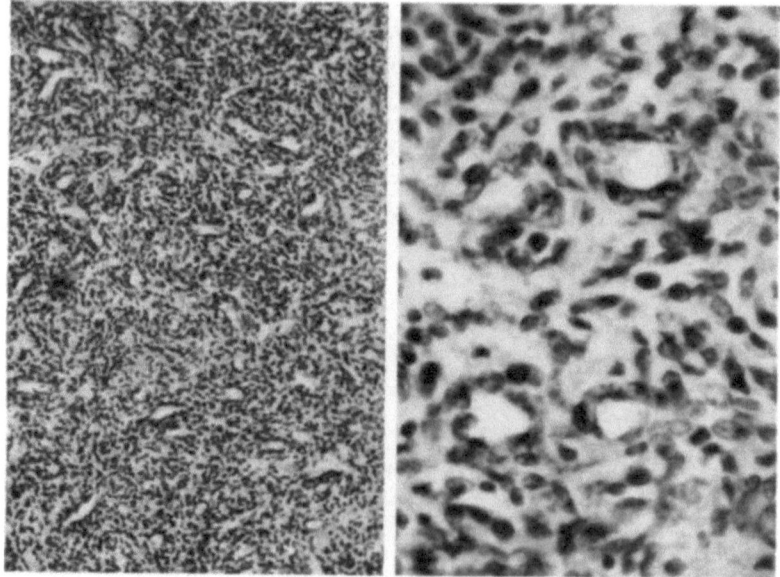

Abb. 128. Gefäßreiches Schleimhautsarkom des Uteruskorpus, links schwache, rechts starke Vergrößerung

fung allgemeiner Krankheitssymptome (Blutbild, Lymphdrüsenschwellungen, Splenomegalie usw.) bei der Diagnosenstellung helfen.

Die differentialdiagnostische Schwierigkeit zwischen den Schleimhautsarkomen und der Stromatosis uteri wurde bereits besprochen (s. S. 135).

Schließlich sei auch hier auf die Wichtigkeit der richtigen Gewebsentnahme, der fachgemäßen Fixierung und Aufarbeitung des Materials im Interesse einer fehlerfreien Diagnose hingewiesen (s. S. 116).

Als seltene Sarkomarten des Uterus müssen wir noch kurz die malignen Gefäßneubildungen, wie Hämangio- und Lymphangioendotheliome[XXVIII, XXX, 102] (kritische Bemerkungen siehe bei R. Meyer[XXVIII]), sowie die sich aus ortsfremden Gewebssubstanzen entwickelnden Gewächse, wie Rhabdomyosarkome, Chondrosarkome[XXVIII, XXX, 103] usw., erwähnen.

e) Neubildungen des Nervensystems, Mischgeschwülste und teratoide Tumoren

Nervengeschwülste der Gebärmutter[104] sind Raritäten. Neuerdings beschrieben Busby[104] sowie Piringer Kuchinka-Turnheim[104] die Beteiligung des Uterus an einer Neurofibromatosis (Recklinghausen). Fingerland-Sickl[104] berichtete über ein kleines Ganglioneurom im Kollum und Bosaeus-Swanberg[104] über ein Gebärmuttergliom.

Unter den Mischgeschwülsten sind zunächst die verschiedenen Kombinationen von Fibromen, Myomen, Lipomen, Angiomen usw. sowie deren maligne Erscheinungsformen zu nennen[XXVIII, XXX, 105]. Die komplizierteren Neubildungen dieser Art werden im allgemeinen als mesodermale Mischgeschwülste[XXVIII, XXX, 106] (Abb. 129) bezeichnet und auf angeborene Verlagerung undifferenzierter Mesoderm- und Mesenchymzellen der Ursegmente zurückgeführt.

In diese Gruppe gehören ferner die Adenomyome[XXVIII, XXX, 107]. Makroskopisch kann man diese Gebilde von den echten Myomen oder von einem endometroiden Herd oft schwer unterscheiden. Sie sitzen vorwiegend intramural; unter Umständen können sie aber auch submukös, ja sogar subserös liegen.

Feingeweblich (Abb. 130) findet man typisches Myomgewebe, in das mit zylindrischem oder kubischem Epithel ausgekleidete Drüsen eingebettet sind. Charakteristisch ist die zirkuläre Anordnung der Muskelfasern um die Drüsengänge. Im ganzen Tumorbild herrscht also ein organoider Aufbau.

Die Adenomyome — die als gut- und bösartige Neubildungen vorkommen können — entwickeln sich hauptsächlich aus abgeschnürten Resten des Müllerschen Ganges. Es ist jedoch möglich, daß sie auch aus Urnierenkeimen entstehen.

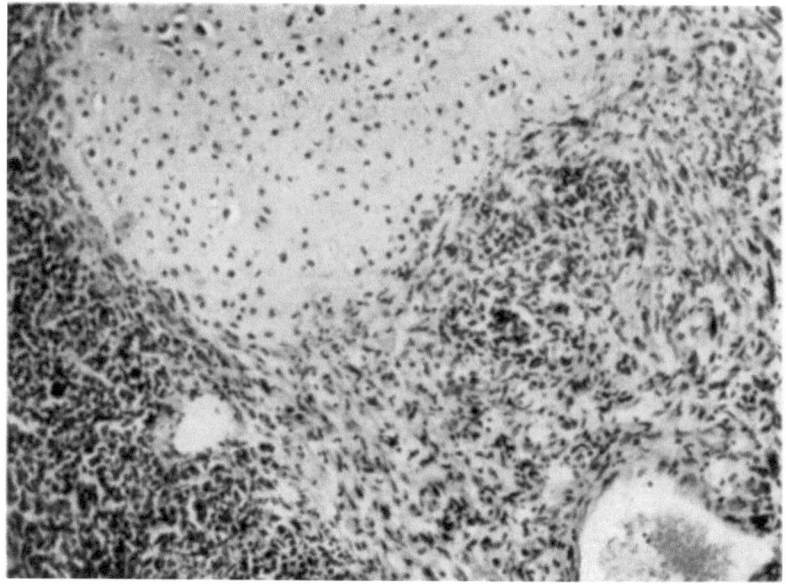

Abb. 129. Mesodermale Mischgeschwulst des Uterus. (Aus der Sammlung von Dr. WINTER, Berlin)

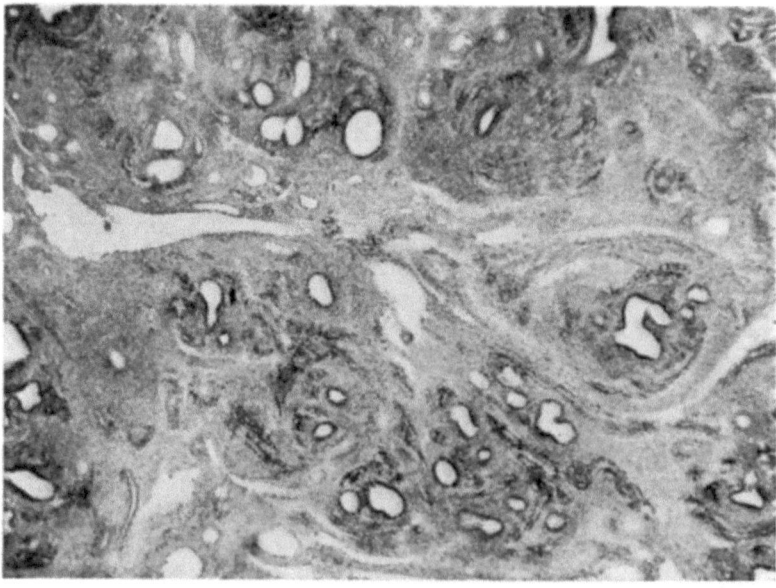

Abb. 130. Adenomyom der hinteren Uteruswand

Von den echten Adenomyomen sind die Myome mit epithelialen Einschlüssen zu trennen. Es handelt sich hier um gewöhnliche Myome, in die entweder aus der Schleimhaut oder aus der Serosa epitheliale Elemente einwachsen. Die knotenförmig erscheinende Adenomyosis uteri interna gehört ebenfalls nicht zu den Adenomyomen.

Eine besondere Form der Uterusmischgeschwülste ist das Karzinosarkom[XXVIII, XXX, 108] (Abb. 131). Es handelt sich hier entweder um ein Zusammentreffen der zwei verschiedenartigen Geschwulsttypen oder um

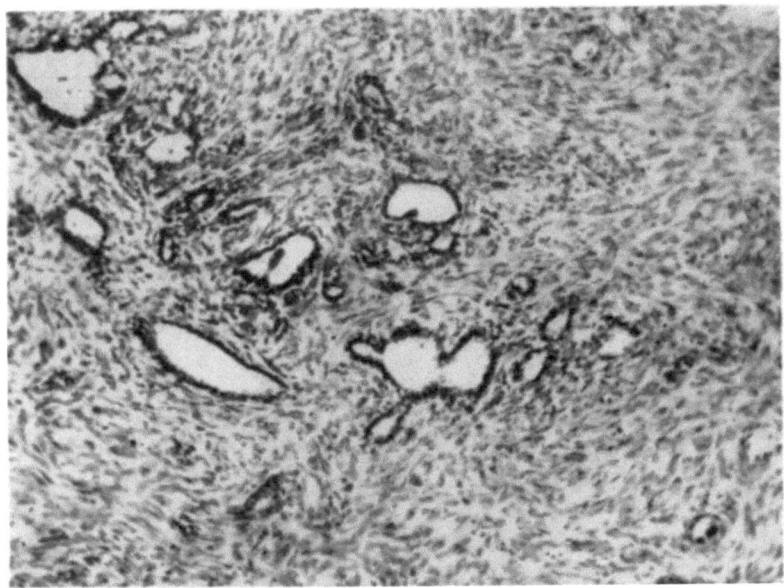

Abb. 131. Karzinosarkom des Uteruskorpus

eine sarkomatöse Entartung eines Krebsstroma. Bei der Diagnosenstellung muß man jedoch im Auge behalten, daß undifferenzierte Karzinome manchmal ein sarkomähnliches Stroma aufweisen bzw. unreife Krebszellen gelegentlich einen sarkomatösen Charakter zeigen.

Teratoide Geschwülste kommen im Uterus selten vor. Dermoidzysten wurden von HELLENDALL[109] und von SCHÖNHOLZ[109] beschrieben. (HELLENDALL bezeichnet die zystische Geschwulst jedenfalls als Teratom). Über Teratoblastome der Gebärmutter berichteten LACKNER-KROHN[109] sowie FORSTER[109]. Vielleicht gehört der von MANN[109] publizierte Fall auch hierher.

140 Erkrankungen der Gebärmutter

f) Sekundäre Neubildungen

Sekundäre Karzinome und Sarkome der Gebärmutter sind nicht häufig [IX, XXVIII, XXX, 110] und kommen auch im Verhältnis zu den primären viel seltener vor. Meist handelt es sich um lymphogene oder hämatogene Metastasierung bei Tuben- und Ovarialprozessen (Abb. 132). Ein kontinuier-

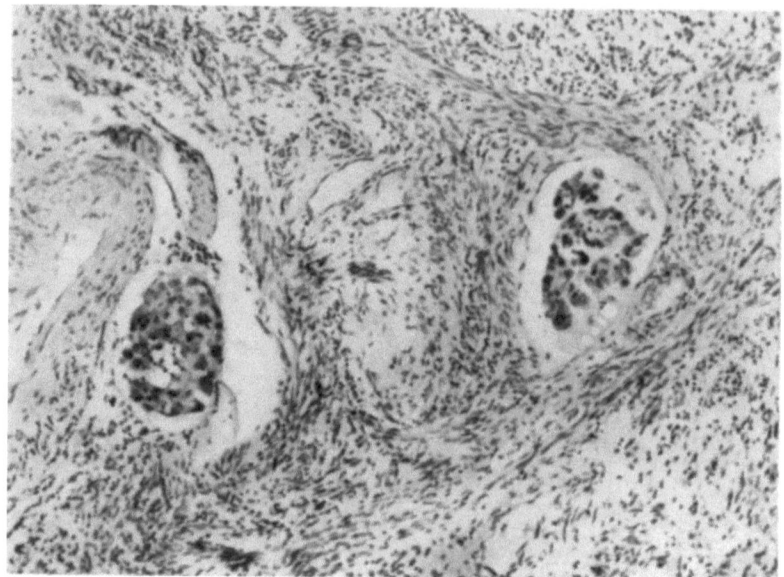

Abb. 132. Lymphgefäßmetastasen in der Uteruswand bei einem Ovarialkarzinom

liches Übergreifen auf den Uterus ist ebenfalls möglich. Karzinom- bzw. Sarkommetastasierung aus anderen Organen in die Gebärmutter ist eine Rarität. Unter den sekundären Geschwülsten des Uterus können gelegentlich hypernephroide Tumoren und hormonbildende Eierstocksgeschwülste beobachtet werden.

IV. Kapitel

ERKRANKUNGEN DES EILEITERS

1. ANATOMIE UND HISTOLOGIE

Die aus dem lateralen oberen Korpusteil entspringenden Eileiter (Tuba uterina) verlaufen in leichtem Bogen seitwärts. An der etwa 8 bis 10 cm langen Tube unterscheidet man drei Teile. Die Pars interstitialis sive intramuralis ist in die Uteruswand eingebettet. Ihre enge Lichtung kommuniziert mit dem Uteruskavum. Die Pars isthmica stellt einen kürzeren, gestreckten Teil dar, während die Pars ampullaris leicht geschlängelt ist und mit dem Infundibulum tubae endet. Das Lumen wird im isthmischen und im ampullären Abschnitt allmählich weiter und steht im Bereich des Infundibulum mit der Bauchhöhle in offener Verbindung. Die Schleimhaut des Eileiters bildet parallel verlaufende Längsfalten, die im interstitiellen Teil nur gering, im isthmischen, besonders aber im ampullären Abschnitt, sehr stark ausgebildet sind. Die abdominale Tubenöffnung wird vom Fimbrientrichter gebildet. Die längste, zum Ovar hinziehende Fimbrie wird als Fimbria ovarica bezeichnet.

Mikroskopisch besteht die Tubenschleimhaut aus lockerem, gefäßreichem Bindegewebe, das mit einem einschichtigen Zylinderepithel bedeckt ist. Der Epithelbelag enthält Flimmerzellen und flimmerlose sekretorische Elemente. Auf die Schleimhaut folgt die Muskulatur, in der sich eine äußere longitudinale und eine innere zirkuläre Schicht unterscheiden lassen. Die Tube ist außen vom Peritoneum (Tubenserosa), das aus einer Bindegewebsplatte mit Endothelbelag besteht, überzogen.

Die Tubenschleimhaut nimmt an den zyklischen Vorgängen teil (NOVAK-EVERETT[111], TIETZE[XLVI]). Im Postmenstruum ist der Epithelbelag der Schleimhaut ziemlich niedrig. Die Flimmerzellen sind etwas breiter als die sekretorischen Zellen. Die Kerne der letzteren liegen mehr lumenwärts. Im Verlauf des Zyklus beobachtet man charakteristische Epithelveränderungen, die im Prämenstruum folgendes Bild bieten: Die Flimmerzellen werden größer und heller, die sekretorischen Elemente quellen demgegenüber stark auf und überragen die Flimmerzellen.

Es wurde schon erwähnt, daß in der Uterusmukosa „helle Zellen" zu finden sind, denen eine innersekretorische Tätigkeit zukommen soll (s. S. 71).

Ähnliche Elemente sah MÜLLER[111] auch in der Tubenschleimhaut. Ob diese Zellen tatsächlich eine endokrine Funktion ausüben und mit den „gleichwertigen" Formationen des Endometriums zu einem gemeinsamen System gehören, benötigt jedoch eine weitere Klärung.

In Verbindung mit der Anatomie des Eileiters seien kurz die **tubenähnlichen Gebilde**[VIII,112] (Abb. 133) und die **akzessorischen Tuben-**

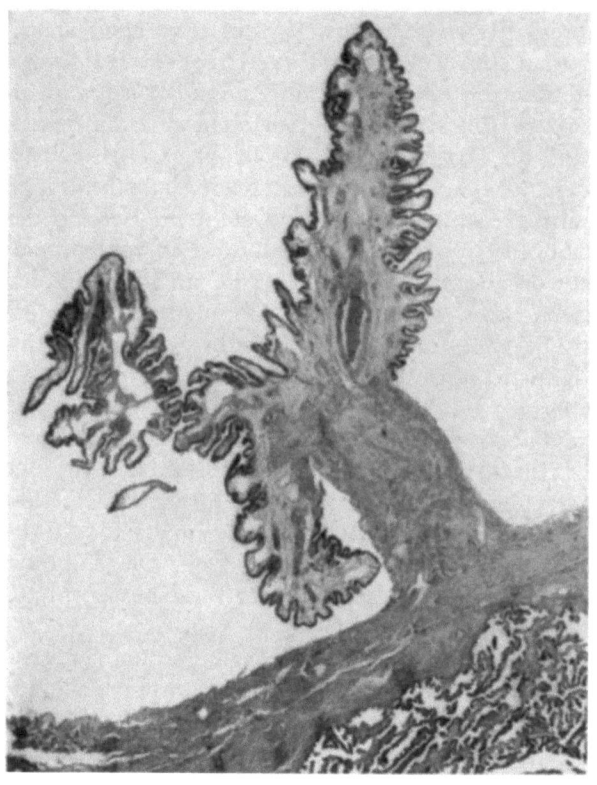

Abb. 133. Tubenähnliches Gebilde an der Eileiterserosa

öffnungen[VIII] erwähnt. Bei den ersteren handelt es sich um gestielte Anhänge, besonders im Bereich des abdominalen Tubenendes. Sie besitzen kein Lumen und sind entweder mit einem zystisch erweiterten Kolben oder einem Fimbrienkranz versehen. Die ebenfalls lateral sitzenden akzessorischen Tubenöffnungen kommen seltener vor und stellen mit dem Tubenlumen kommunizierende Trichter dar.

Während die tubenähnlichen Anhänge aus frühembryonalen Zölomepithelabschnürungen entstehen[112], sind die akzessorischen Tubenöffnungen auf Bildungsanomalien des MÜLLERschen Trichters zurückzuführen.

2. ZIRKULATIONSSTÖRUNGEN

Kleinere Blutungen im Tubenlumen findet man gelegentlich bei Entzündungen.

Hämorrhagische Infarzierung der Tube[VIII, 113] beobachtet man bei einer Torsion. Hier ist nicht nur die Wand mit Extravasaten durchsetzt, auch das Lumen enthält oft Blut.

Bei einer Hämatosalpinx[VIII, XVI] wird der Eileiter stark aufgetrieben, ist wulstig, posthornförmig oder sackartig und am abdominalen Ende verschlossen. Im Tubenlumen befindet sich entweder geronnenes Blut oder eine schokoladenartige, dickflüssige Masse.

Die Ursache der Hämatosalpinx kann eine Gynatresie, eine Endometriose oder eine Torsion sein. Gelegentlich tritt sie auch bei schweren Infektionskrankheiten auf.

Das histologische Bild ist je nach der Entstehungsart verschieden. Handelt es sich um eine Torsion, so erkennt man neben der Blutansammlung im Lumen noch eine hämorrhagische Infarzierung der Tubenwand. Bei einer Hämatosalpinx infolge einer Gynatresie ist die Wandstruktur verhältnismäßig gut erhalten, lediglich die Schleimhautfalten sind abgeflacht. Ist die Ursache der Hämatosalpinx eine Endometriose, so findet man die typischen heterotopen Schleimhautinseln.

3. ENTZÜNDLICHE VERÄNDERUNGEN

Die Endosalpingitis catarrhalis[III, IV, VIII, XVI, XXXIX] stellt meist nur ein Übergangsstadium zu den schwereren Entzündungsformen dar. Makroskopisch zeigt die Tube infolge starker Gefäßinjektion eine rötliche Farbe.

Mikroskopisch (Abb. 134) sind die Schleimhautfalten geschwollen, ihr Stroma ist hyperämisch und mit Exsudatzellen, vorwiegend Leukozyten, aber auch Plasmazellen und Lymphozyten, durchsetzt. Zwischen den Zylinderzellen liegen ebenfalls entzündliche Elemente. Die Tubenepithelien weisen leichte regressive Veränderungen auf, auch beobachtet man öfters eine Desquamationstendenz. Muskulatur und Serosa sind am Prozeß nicht wesentlich beteiligt. Das Tubenlumen enthält ein vorwiegend seröses Exsudat.

Bei der Endosalpingitis purulenta[III, IV, VIII, XVI, XXXIX] findet man meist eine stark gerötete und geschwollene Tube, aus deren abdominalem Ende eitriges Exsudat herausquillt.

Mikroskopisch ist die Hyperämie der Schleimhaut sehr ausgeprägt. Die reichlich vorhandenen Exsudatzellen verdecken das Stroma fast vollständig. Sie bestehen aus ähnlichen Elementen wie bei der katarrhalischen Form. Die

144 Erkrankungen des Eileiters

regressiven Veränderungen der Epithelzellen bei einer Endosalpingitis purulenta sind oft sehr ausgeprägt, auch sieht man häufig eine stärkere Desquamation. Hier und da können Nekrosen in der entzündlich infiltrierten Schleimhaut beobachtet werden. Der Eileiter enthält eitriges Exsudat. Nicht selten sind Infiltratherde in der Tubenwand zu sehen. Bei der Endosalpingitis purulenta kommt es häufig zur Verklebung der Schleimhautfalten und zu Verwachsungen der Tube mit ihrer Umgebung (Perisalpingitis).

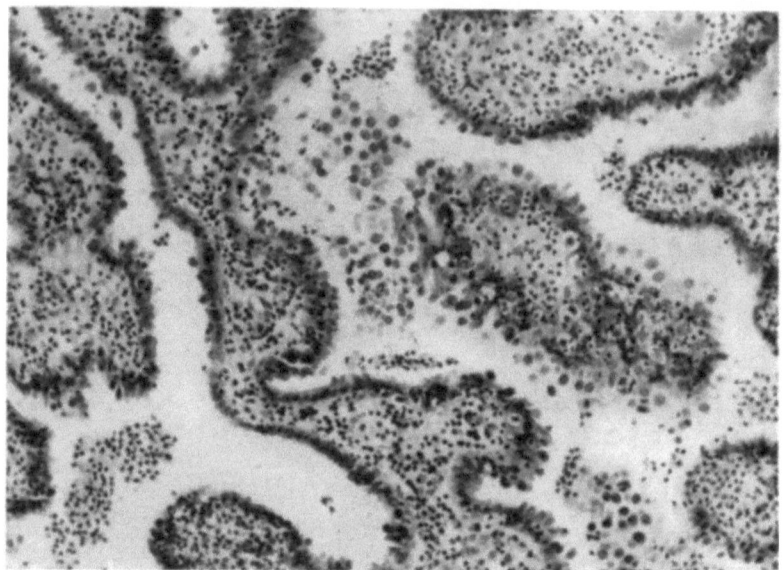

Abb. 134. Endosalpingitis catarrhalis acuta

Die erwähnten Formen der Endosalpingitis sind vorwiegend durch Eitererreger hervorgerufen. Seltener findet man andersartige Keime, wie z. B. Bacillus coli, -proteus und -pyocyaneus. Bei der Entstehung der Erkrankung spielt die Keimaszension die wichtigste Rolle. Andersartige Infektionswege (hämatogen, lymphogen) sind wesentlich seltener. Erwähnenswert ist, daß bei einer gonorrhoischen Infektion die entzündliche Infiltration hauptsächlich aus Plasmazellen besteht, ein Befund, der für die Diagnose einer Gonorrhoe allein aber nicht ausreichend ist.

Eine Endosalpingitis catarrhalis kann unter Umständen spurlos ausheilen. Viel seltener sieht man bei der eitrigen Form eine Restitutio ad integrum. Die Folgen der Entzündung sind verschiedenartig.

Häufig entwickelt sich aus einer eitrigen Endosalpingitis eine Pyosalpinx [III, IV, VIII, XVI, XXXIX]. Durch Verschluß des abdominalen und des uterinen Tubenendes sammeln sich reichlich Exsudatmengen im Lumen an. Der Eileiter wird stark aufgetrieben, je nach Menge seines Inhalts zeigt er eine wulstige, posthornförmige oder sackartige Form. Die Wandung ist derb und mit der Umgebung meist verwachsen.

Das mikroskopische Bild einer Pyosalpinx (Abb. 135) gestaltet sich je nach Ausdehnung und Alter des Prozesses verschieden. In leichteren Fällen ist die Struktur der Tubenwand im Grunde die gleiche wie bei einer Endosal-

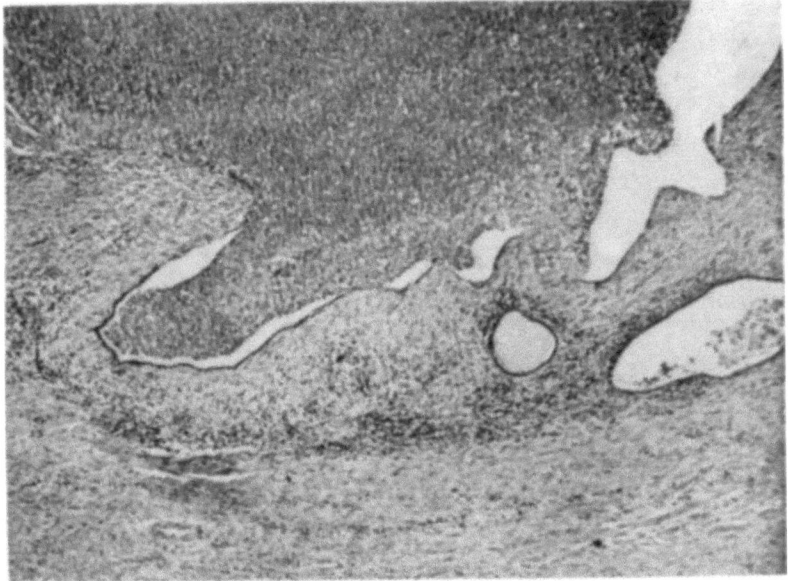

Abb. 135. Pyosalpinx, Wandausschnitt

pingitis purulenta. Lediglich das Tubenlumen ist weiter. Demgegenüber wird man bei stärkeren und älteren Pyosalpingitiden als Innenfläche des Eileiters oft eine pyogene Membran finden. Die oberste Schicht besteht aus einer mehr oder minder nekrotischen Masse. Darunter liegt ein gefäßreiches, mit Exsudatzellen stark infiltriertes Bindegewebe, das zur Hyalinisierung neigt. Besonders in schweren Fällen ist die Tubenwand an der Entzündung stark beteiligt. Diffuse und herdförmige Infiltrate, bestehend aus Leukozyten und Rundzellen, sind zu erkennen. Oft ist eine deutliche Bindegewebsproliferation mit Schwund der muskulären Wandelemente vorhanden.

Ein anderer Folgezustand der Endosalpingitis ist die Salpingitis chronica[VIII,XVI]. Hier ist die Tube verdickt und auffallend derbwandig.

In leichteren Fällen sieht man eine Abflachung und Verminderung der Schleimhautfalten sowie eine Bindegewebsproliferation in der Tubenwand, in schweren kommt es jedoch zu Verklebungen und Verwachsungen zwischen den Tubenfalten, wodurch sich drüsenähnliche Strukturen mit zystisch erweiterten Partien ergeben können (Salpingitis chronica pseudofollicularis, Abb. 136). Bei der letztgenannten Veränderung findet man oft in den tieferen Wandabschnitten epitheliale Gänge, die meist mit der Schleimhautauskleidung zusammenhängen. Ob es sich hier um ein primäres Wachstum oder um ein sekundäres Einwachsen des Tubenepithels in frühere Wand-

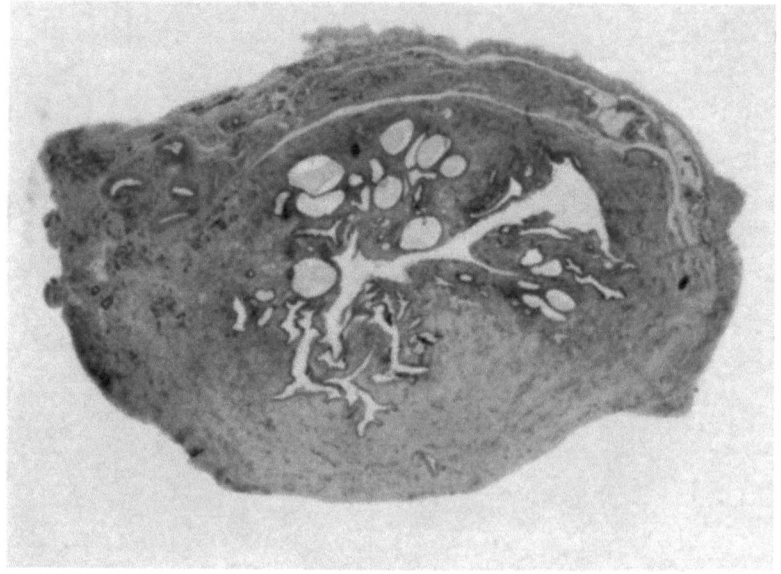

Abb. 136. Salpingitis chronica pseudofollicularis

abszesse handelt, ist noch umstritten. Die Zylinderzellen der verklebten Falten und Gänge zeigen neben regressiven Veränderungen nicht selten Proliferationsbilder, sogar plattenepithelartige Umwandlungen. Dadurch können krebsähnliche Strukturen entstehen. Die Tubenschleimhaut ist oft herdförmig von Rundzellen durchsetzt. Nicht selten findet man auch Pseudoxanthomzellen[114] (Abb. 137). Die Muskulatur geht allmählich zugrunde und wird durch ein kernarmes Bindegewebe ersetzt.

Die Tuberkulose des Eileiters[V, VIII, XV, 115] kann mit den anderen Formen der Genitaltuberkulose kombiniert oder selbständig auftreten. Meist sind dabei beide Tuben betroffen.

Das makroskopische Bild ist nicht einheitlich. In manchen Fällen sieht man keine grobe Veränderung, höchstens eine leichte Verdickung und Starrheit des Organs, in anderen wieder ist die Tube wesentlich verdickt, ihr Lumen mit käsigen Massen gefüllt. Kommt es zum Verschluß des abdominalen Endes, so entstehen ähnliche Formveränderungen wie bei einer Pyosalpinx; lediglich der Inhalt zeigt bei der Tuberkulose eine käsige Beschaffenheit (Pyosalpinx tuberculosa).

Wie das makroskopische Bild, so ist auch die feingewebliche Struktur bei der Eileitertuberkulose verschiedenartig. Im Anfangsstadium sieht man nur

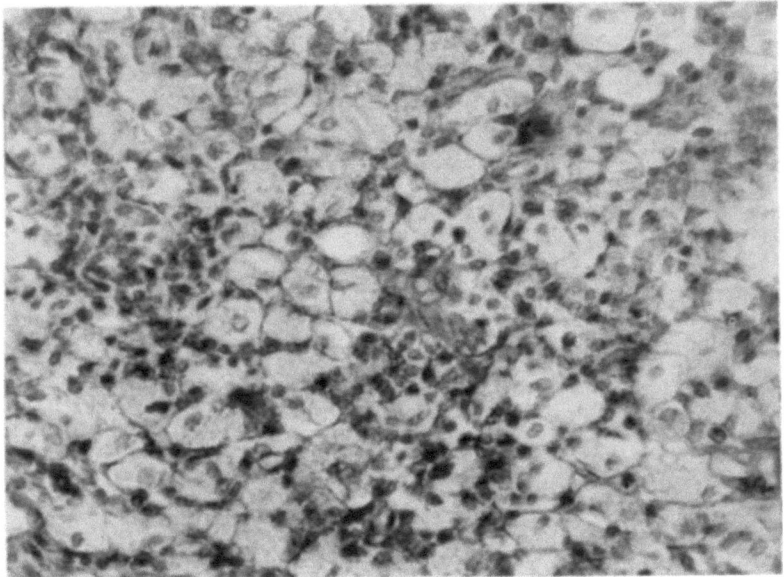

Abb. 137. Granulationsgewebe mit Pseudoxanthomzellen bei chronischer Salpingitis

die Schleimhaut erkrankt. Im Stroma findet man kleinere und größere typische Tuberkel (Abb. 138). Das Tubenlumen enthält vorwiegend seröses Exsudat. Der weitere Verlauf hängt vom Charakter der Infektion ab. Bei der produktiven Form steht die starke Bindegewebsreaktion im Vordergrund. Die Tuberkel haben keine besondere Neigung zur Verkäsung und werden allmählich fibrös umgewandelt. Auch Kalkablagerungen kommen häufig vor. Vielfach findet man Verklebungen zwischen den einzelnen Schleimhautfalten, wodurch ein der Salpingitis pseudofollicularis entsprechendes Bild entstehen kann. Die Epithelien der Schleimhaut zeigen neben degenerativen Veränderungen oft eine Proliferationstendenz, wodurch karzinomähnliche Strukturen auftreten können. Als karzinogener Faktor scheint jedoch die Tuberkulose keine Rolle zu spielen. Das gemeinsame Vorkommen von

Tuberkulose und Karzinom in einer Tube muß man auf Grund statistischer Überlegungen vielmehr als einen Zufallsbefund deuten (NIENDORF[115]). Bei der produktiven Form der Tubentuberkulose bleibt die Muskulatur und Serosa vom Krankheitsprozeß meist verschont. Handelt es sich jedoch um einen exsudativen Vorgang, so steht der Zerfall im Vordergrund (Abb. 139). Die einzelnen stark verkästen Tuberkel konfluieren bald miteinander. Die Schleimhautfalten verschwinden und werden durch ein spezifisches Granulationsgewebe ersetzt. Dieses besteht aus zwei Hauptschichten: die innere

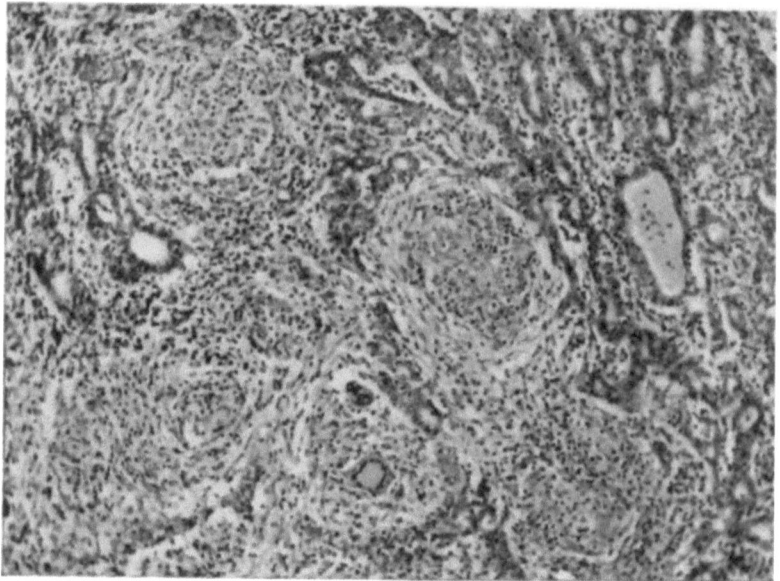

Abb. 138. Endosalpingitis tuberculosa, proliferative Form

zeigt nur nekrotische Massen, die äußere größere Tuberkel mit starker Verkäsung. In der Umgebung der tuberkulösen Knoten findet man überall eine dichte lymphozytäre Infiltration. Bei der exsudativen Form der Tubentuberkulose ist die übrige Wand meist mitergriffen und weist kleinere und größere tuberkulöse Herde auf.

Die Salpingitis tuberculosa entsteht wahrscheinlich am häufigsten hämatogen oder per continuitatem vom Bauchfell her. Selten handelt es sich um eine lymphogene Infektion.

Luische Tubenveränderungen wurden bisher nur in Form einer tertiären Syphilis beobachtet[111]. Der histologische Aufbau des Syphiloms wurde auf S. 18 bereits besprochen.

Über die Beteiligung der Adnexe am Granuloma venereum berichteten PUND-GOTHER[116].

Die Aktinomykose der Tube[III, VII, VIII, 117] ist selten. Die Infektion erfolgt hauptsächlich vom Darm aus und greift per continuitatem auf die Tube über. Man findet hier im Bereich der Adnexe ausgedehnte, brettharte Infiltrate, deren Schnittfläche wie wurmstichiges Holz aussieht. Ausnahmsweise können Infektionen auch durch Aszension entstehen. Das mikroskopische Bild der Aktinomykose s. S. 32.

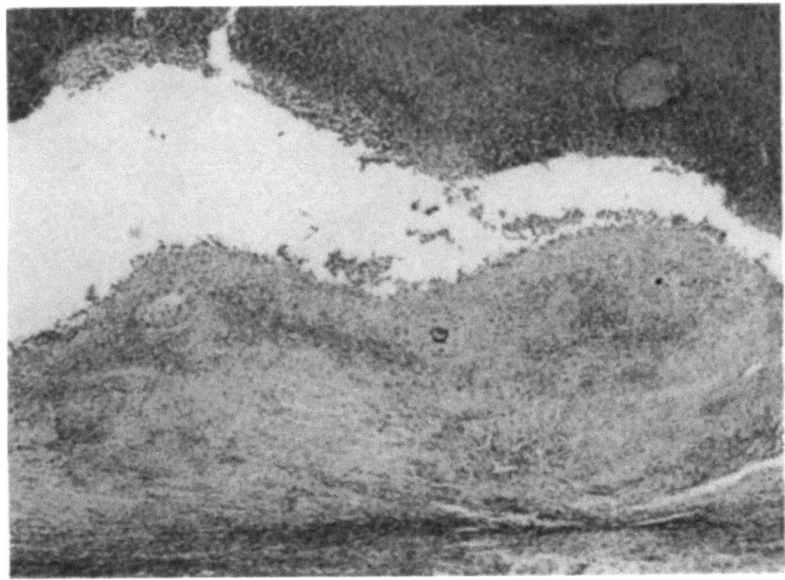

Abb. 139. Salpingitis tuberculosa, exsudative Form

Es sei hier noch erwähnt, daß unter Umständen in der Tube auch tierische Parasiten (Oxyuren, Askariden, Echinokokken usw.) gefunden werden können[VIII, 118].

4. REGRESSIVE VORGÄNGE

Nach Aufhören der Ovarialfunktion, gleichgültig, ob dies physiologisch oder artefiziell bedingt ist, entwickelt sich allmählich eine Tubenatrophie. Der Eileiter wird kürzer und dünner. Die abgerundeten Schleimhautfalten sind mit niedrigem, einheitlichem Epithel bedeckt. Das Bindegewebe der Wand ist vermehrt.

In manchen Fällen von chronisch-entzündlichen Eileiterveränderungen beobachtet man gelegentlich Kalkablagerungen bzw. Verkalkungen.

5. PATHOLOGISCHE WACHSTUMSPROZESSE OHNE AUTONOMEN CHARAKTER

Eine häufige Veränderung in dieser Gruppe ist die Hydrosalpinx[VIII, XVI, 119] (Abb. 140). Es handelt sich dabei um eine wulstige oder sackartige, oft auch posthornförmige Auftreibung des Eileiters bei verschlossenem abdominalem und uterinem Ende. Das Lumen enthält eine klare seröse Flüssigkeit. Die Tubenwand ist sehr dünn und durchscheinend. Verwachsungen mit der Umgebung fehlen selten.

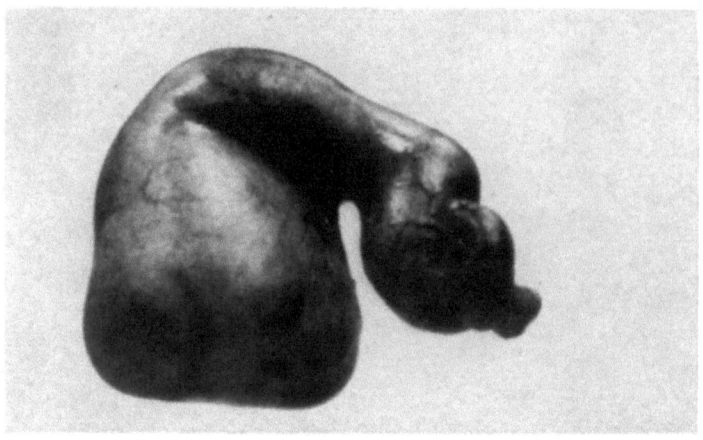

Abb. 140. Hydrosalpinx

Bei einer Hydrosalpinx geringen Grades findet man noch Reste der Schleimhautfalten (Abb. 141). Auch die Wandstruktur ist ziemlich gut erhalten. Bei stärkerer Dehnung des Eileiters wird jedoch die Schleimhaut vollständig abgeflacht. Die verdünnte Wand besteht fast ausschließlich aus Bindegewebe. Das Epithel ist oft niedrig oder sogar endothelartig. Die Entzündungserscheinungen bei einer Hydrosalpinx sind im allgemeinen gering.

Die Genese ist noch nicht restlos geklärt. Nicht immer kann eine entzündliche Ursache angenommen werden. Es ist jedoch unwahrscheinlich, daß eine Pyosalpinx sich mit der Zeit in eine Hydrosalpinx umwandeln kann.

Die Endometriosis tubae[I, VIII, XXVIII, XXX, 120] tritt in verschiedenen Formen in Erscheinung. Das wichtigste und häufigste Bild ist die Endometriosis tubae isthmica nodosa (früher als Salpingitis isthmica nodosa bezeichnet, Abb. 169). Es handelt sich hier um eine knotige Verdickung des isthmischen bzw. des interstitiellen Tubenanteils oder

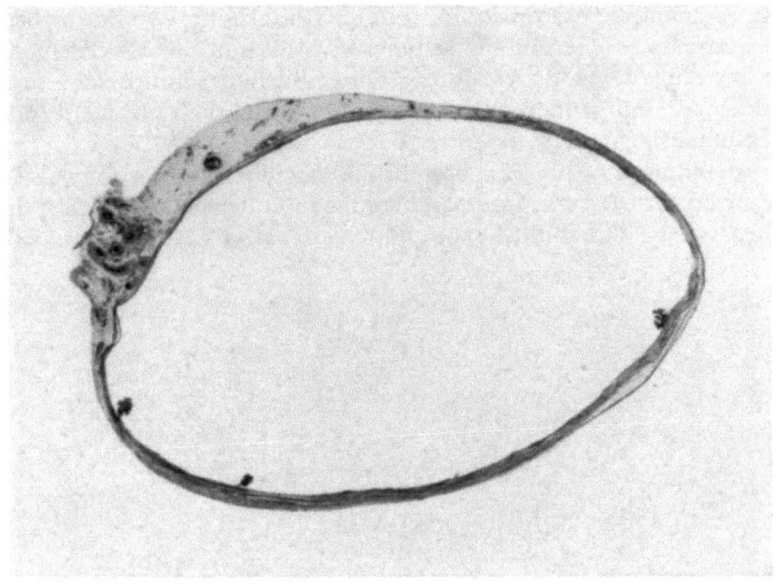

Abb. 141 Hydrosalpinx. (Präparat aus dem in Abb. 140 dargestellten Fall)

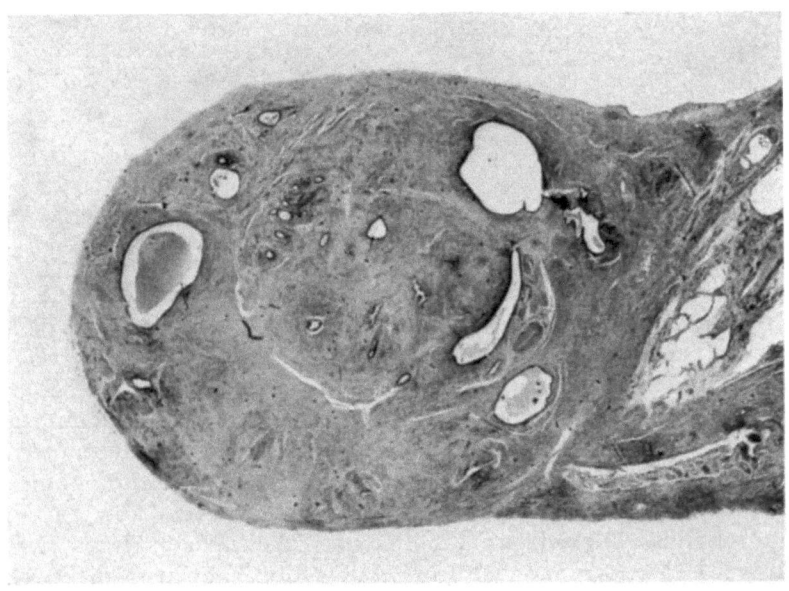

Abb. 142. Endometriosis tubae isthmica nodosa

beider Abschnitte zusammen. In weiterer Entfernung von der Tubenansatzstelle kommen solche Knoten seltener vor. Sie sind im allgemeinen kirschkern- bis taubeneigroß. Auf ihrer grauweißlichen Schnittfläche beobachtet man kleinere und größere Hohlräume mit gelegentlich blutigem Inhalt. Das Tubenlumen liegt meist exzentrisch.

Mikroskopisch (Abb. 142) besteht die Veränderung aus teilweise zystisch erweiterten Drüsen von korpusschleimhautähnlichem Charakter, die in die hyperplastische Tubenmuskulatur eingebettet sind. Häufig sieht man um die

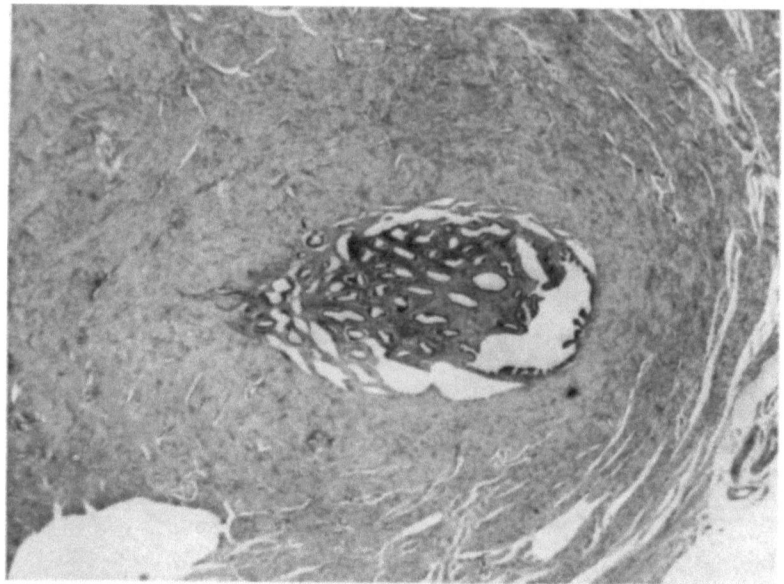

Abb. 143. Endometrium im interstitiellen Tubenteil

Drüsen herum ein zytogenes Stroma. Entzündungszeichen fehlen. Die erweiterten Drüsenschläuche können Blut, abgestoßene Epithelien, Leukozyten und Pseudoxanthomzellen enthalten. Letztere kommen gelegentlich auch im zytogenen Stroma vor.

Die Entstehung der Endometriosis tubae isthmica nodosa kann einerseits auf ein kontinuierliches Durchwachsen einer Adenomyosis uteri interna oder externa, andererseits (PHILIPP-HUBER[120]) auf Tiefenwucherung der im interstitiellen Tubenteil bereits vorhandenen Korpusmukosa (Abb. 143) zurückgeführt werden. Die letztere Möglichkeit scheint häufiger zu sein. Eine hämatogene bzw. lymphogene Entstehung muß aber auch diskutiert werden. Die entzündliche Genese der Adenomyosis tubae isthmica nodosa scheint heute überholt zu sein.

An dieser Stelle sei kurz erwähnt, daß die Meinungen darüber auseinandergehen, ob die gelegentlich im interstitiellen Tubenlumen nachweisbare Uterusmukosa lediglich als eine Grenzüberschreitung des Korpusendometriums innerhalb der physiologischen Möglichkeiten aufzufassen ist oder schon eine wahre Heterotopie darstellt.

Seltener findet man eine endometroide Auskleidung des ganzen Tubenlumens (MARCHETTI[120]). Bei dieser Form enthält das zytogene Stroma oft reichlich Pseudoxanthomzellen (Abb. 144).

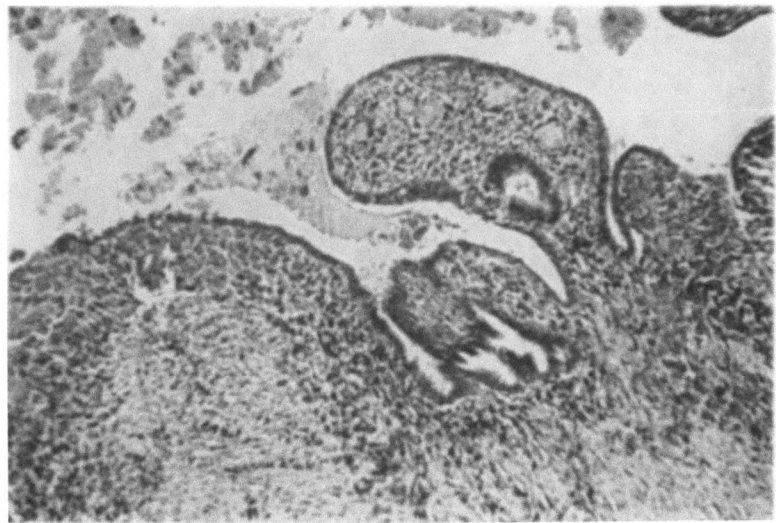

Abb. 144. Endometroide Auskleidung des distalen Tubenlumens

Kommt es bei einer Tubenendometriose zum Verschluß des abdominalen Tubenendes, so entwickelt sich häufig eine Hämatosalpinx (s. S. 143).

Es ist eine umstrittene Frage, ob eine primäre endometroide Umwandlung der Tubenmukosa möglich ist. R. MEYER rechnet mit dieser Möglichkeit. Wir konnten ebenfalls ähnliche Fälle beobachten.

Wie seit langem bekannt ist, können im Peritonealüberzug der Tube Epithelknötchen (WALTHARD)[VI, VIII, XXXVI, 121] vorkommen. Diese sind aus indifferenten Epithelzellen aufgebaut und stehen meist mit dem Peritonealmesothel in Zusammenhang (Abb. 145 a). Die zentral liegenden Zellelemente größerer Knötchen fallen häufig einer fettigen oder hydropischen Degeneration zum Opfer. Es können dadurch kleinere und größere Serosazysten entstehen (Abb. 145 b). Gelegentlich findet man solche Ge-

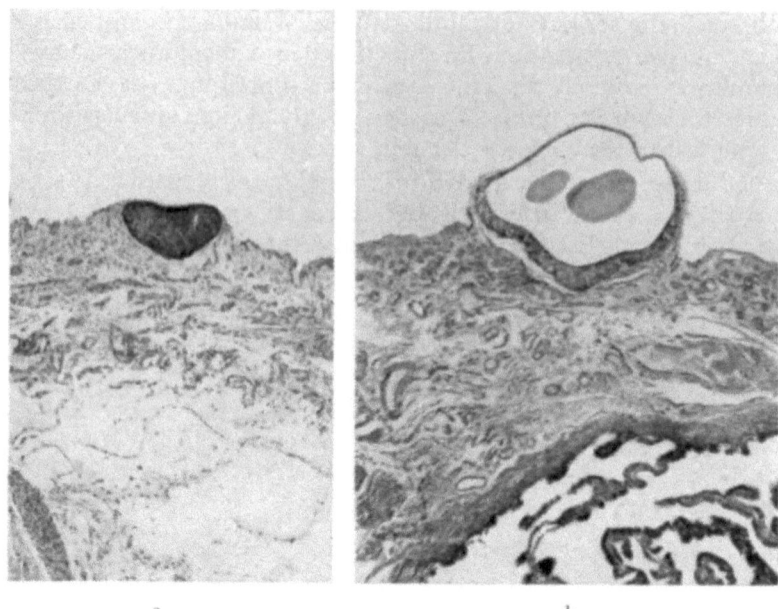

a b
Abb. 145. Solide (links) und zystische (rechts) Epithelknötchen an der Tubenserosa

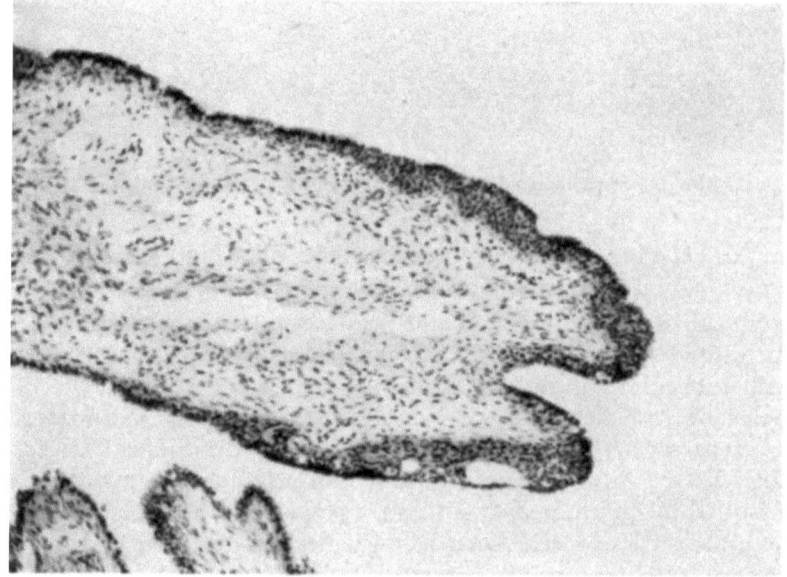

Abb. 146. Plattenepithelartige Umwandlung des Zylinderepithels an den Tubenfimbrien

bilde auch in den Fimbrien des abdominalen Tubenendes. Es handelt sich dabei um durchaus gutartige Veränderungen.

Manchmal begegnet man unter der Tubenserosa drüsenähnlichen Zellsträngen[XXXVI], die ebenfalls gelegentlich zystisch erweitert sein können. Derartige „Serosazysten" sind aber bei weitem seltener als die aus den Epithelknötchen entstandenen.

Die erwähnten Epithelknötchen und drüsenähnlichen Zellstränge entstehen vorwiegend im frühen Fetalleben aus Wucherungen des Peritonealmesothels. Ihre postnatale Entwicklung ist viel seltener (DUBRAUSZKY[121]).

Es wurde schon darauf hingewiesen, daß das Tubepithel bei chronisch-entzündlichen Prozessen — besonders bei Tuberkulose — stark proliferieren kann. Sogar plattenepithelähnliche Umwandlungen des Tubenepithels sind bekannt[VIII,122] (Abb. 146).

Leukämische Infiltrate in der Tube[VIII,86] kommen selten vor. Mikroskopisch ist eine Verwechslung mit malignen Prozessen vorwiegend sarkomatöser Art möglich.

6. GESCHWÜLSTE

a) Gutartige epitheliale Neubildungen

Echte Adenome sind in der Tube[VI,VIII,XXXVI] nicht sicher nachgewiesen. Ihre Abgrenzung gegen hyperplastisch-adenomatöse Wucherungen der Tubenschleimhaut und gegen die Salpingitis isthmica nodosa ist schwer.

Fraglich ist die Existenz der echten Tubenpolypen und Tubenpapillome[VI,VIII,XXXVI,123]. Die von PHILIPP-HUBER[120] beschriebenen endometranen „Polypen" des interstitiellen Tubenteils sind keine echten Neubildungen (s. S. 152). Interessant ist die Beobachtung von ZAMBELLI[123], der ein Papillom des Tubenperitoneums beschrieb.

b) Gutartige Neubildungen der Bindegewebsreihe, der Muskel- und Gefäßsubstanzen

Fibrome der Tube[VI,VIII,XXXVI], ZANDER[123], sind erbsen- bis hühnereigroße Tumoren, scharf abgegrenzt und von fester Konsistenz. Das histologische Bild entspricht den verschiedenen Fibromarten anderer Organe. Die Geschwülste entwickeln sich aus den Bindegewebselementen des Eileiters.

Lipome[VI,VIII,XXXVI] sind nicht häufig. Sie stellen gut umschriebene, bohnen- bis apfelgroße Gebilde dar. Mikroskopisch findet man die typische Lipomstruktur. Histogenetisch sind die Geschwülste auf versprengte embryonale Keime zurückzuführen.

Chondrome und Osteome. Das Auftreten von Knorpel- und Knochensubstanzen in der Tube wurde öfters beschrieben[VI, VIII, XXXVI]. Ob es sich hier um echte Geschwülste handelt, ist fraglich. Vielmehr scheinen diese Veränderungen wohl Gewebsheterotopien zu sein. Knochenbildung kann auch auf metaplastischem Wege entstehen.

Die manchmal gefundenen Myome der Tube[VI, VIII, XXXVI] können unter Umständen sehr groß sein. Auch hier begegnet man subserösen, intra-

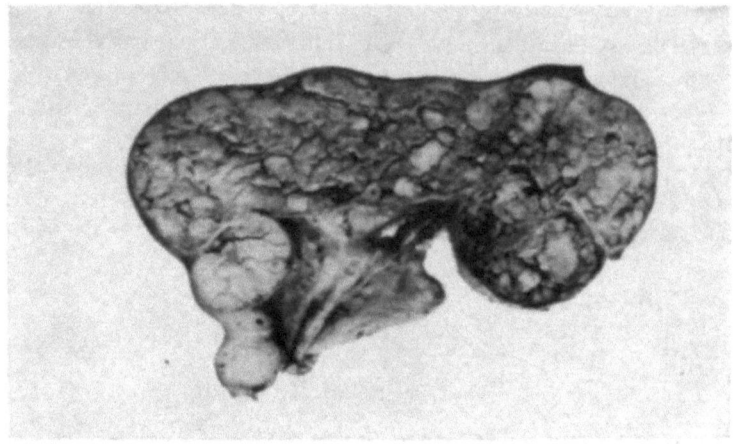

Abb. 147. Primäres Tubenkarzinom

muralen und submukösen Geschwülsten. In ihrer makroskopischen und mikroskopischen Eigenschaft gleichen sie den entsprechenden Uterustumoren.

Während Hämangiome in der Tube u. W. noch nicht beschrieben worden sind, liegen über Lymphangiome mehrere Beobachtungen vor[VI, VIII, XXXVI, 124]. Im Durchschnitt stellen sie linsen- bis walnußgroße Gebilde dar und sitzen meistens intramural.

Mikroskopisch zeigen sie die charakteristische Lymphangiomstruktur (s. S. 49).

c) Bösartige epitheliale Neubildungen

Das primäre Karzinom des Eileiters[VI, VIII, XXXVI, 125] (Abb. 147) kommt nicht allzu selten vor; es entwickelt sich meist einseitig. Seine größte Häufigkeit fällt zwischen das 40. und 50. Lebensjahr. Das makroskopische Bild erinnert vielfach an eine Pyosalpinx. Die Wand der aufgetriebenen Tube ist derb und oft mit ihrer Umgebung verwachsen. Auf der Schnittfläche sieht man, daß die reichlichen Tumormassen in den zentralen Partien fast immer weitgehend zerfallen sind. In fortgeschrittenen Fällen werden die umgebenden Organe ergriffen. Die Ausbreitung kann durch Verschleppung auf dem Blut- und Lymphweg, aber auch per continuitatem erfolgen. Häufig ist das Ovar, der Uterus und das Peritoneum befallen. Die Parametrien beteiligen sich meist nicht am Prozeß. Metastasen können in den verschiedensten Organen beobachtet werden.

Mikroskopisch findet man vorwiegend ein ausgereiftes **papilläres Karzinom** (Abb. 148, Abb. 149). Es besteht aus zarten und vielfach verzweigten Bindegewebszotten, die mit einem mehrschichtigen kubischen oder zylindrischen Epithel bedeckt sind. Man sieht häufig starke Zellatypie. Bei der Tiefenwucherung verliert die Geschwulst oft ihren charakteristischen Aufbau und es treten solide Herde aus vorwiegend polygonalen Zellen auf. Viel seltener sind die rein adenomatösen Krebse mit und ohne solide Zellnester (**Carcinoma partim adenomatosum partim solidum**). Gelegentlich kann man in der Tube auch Krebse beobachten, bei denen die Epithelien eine **schleimbildende Eigenschaft** besitzen. Primäre **Plattenepithelkarzinome** sind im Eileiter ebenfalls bekannt.

Histogenetisch entwickeln sich die primären Tubenkrebse aus epithelialen Elementen der Tubenschleimhaut. Nur ausnahmsweise stellt ein entwicklungsgeschichtlicher Rest den Mutterboden dar.

d) Bösartige Neubildungen der Bindegewebsreihe, der Muskel und Gefäßsubstanzen

Das primäre **Tubensarkom**[VI, VIII, XXXVI, 126] ist eine seltene Geschwulst. Es erscheint makroskopisch entweder in Form eines Polypen oder füllt den ganzen Eileiter mit bröckeligen, teilweise nekrotischen Tumormassen aus. Die Tubensarkome sind im allgemeinen nicht allzu große Gebilde und greifen schon früh auf die Nachbarorgane über. Die Ausbreitung kann auf ähnliche Weise erfolgen wie bei einem Tubenkarzinom, bevorzugt jedoch meist die Blutbahn.

Histologisch können rund-, spindel- und polymorphzellige Formationen beobachtet werden.

Die Tubensarkome gehen vom Bindegewebe der Schleimhaut oder der übrigen Wandschichten aus. Im Eileiter sind die Wandsarkome im Gegensatz zur Gebärmutter häufiger als die Schleimhautsarkome.

Ein **Hämangioendotheliom** der Tube hat Daniel[127] beschrieben. Über ein **Lymphangioendotheliom** des Eileiters berichtete Todoroff[127].

e) Mischgeschwülste und teratoide Tumoren

Die Mischgeschwülste der Tube[VI, VIII, XXXVI, 128] sind vielgestaltig. Zu den einfacheren Formen gehören die **Fibromyome, Angiofibrome** usw.

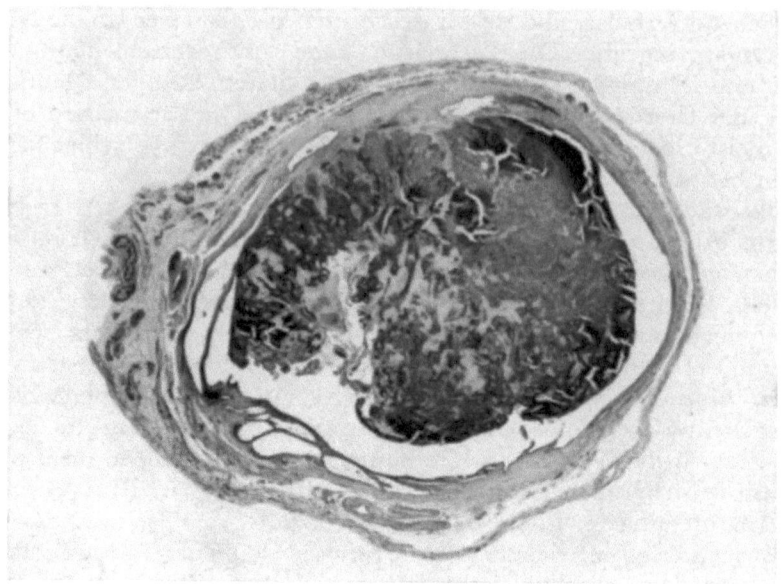

Abb. 148. Primäres Tubenkarzinom

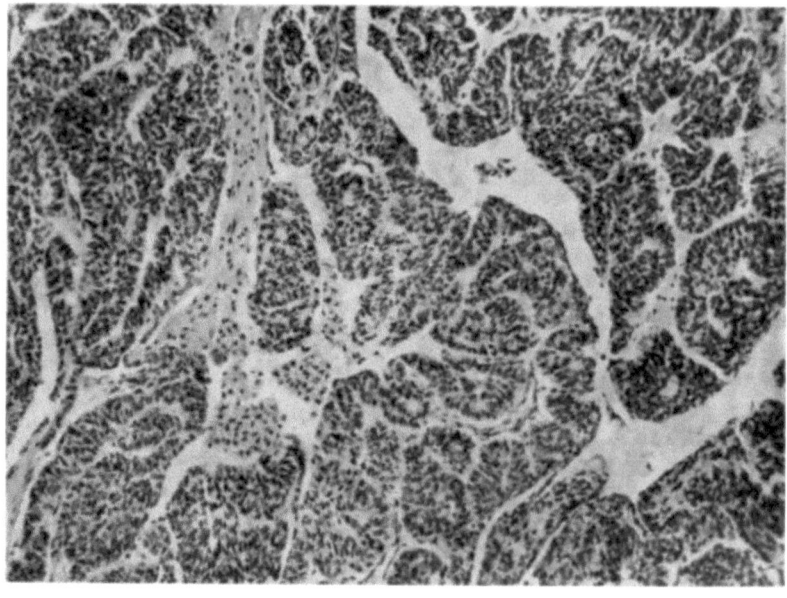

Abb. 149. Papilläres Karzinom der Tube. (Präparat aus dem in Abb. 148 dargestellten Fall)

sowie deren bösartige Variationen. Die kompliziert gebauten Mischgeschwülste des Eileiters enthalten noch mehr Gewebsarten. Häufig sind in ihnen knorpelige-, knöcherne- und angiomatöse Strukturen zu finden. Histogenetisch handelt es sich um Neubildungen aus mesenchymalen Gewebsversprengungen.

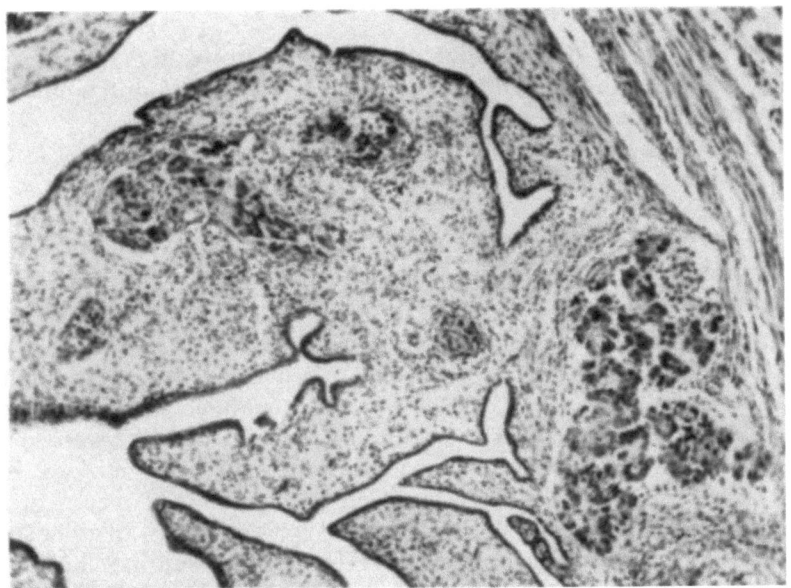

Abb. 150. Metastatisches Karzinom in der Tube

Dermoidzysten wurden in der Tube öfters beobachtet[VI, VIII, XXXVI, 129]. Auch einige Fälle von Teratoblastomen sind bekannt[130].

f) Sekundäre Neubildungen

Sekundäre Tubenkarzinome[VI, VIII, XXXVI] (Abb. 150) entstehen teils per continuitatem, teils lymphogen aus primären Geschwülsten der Nachbarorgane (Uterus, Ovar). Sekundäre Sarkome des Eileiters sind ebenfalls bekannt[VI, VIII, XXXVI]. Es handelt sich hier meist um ein kontinuierliches Fortschreiten von Uterus- oder Eierstocksprozessen. Hypernephroide Tumoren des Ovars befallen die Tube vorwiegend per continuitatem [VI, VIII, XXXVI]. Es sei noch erwähnt, daß gelegentlich auch andersartige Neubildungen des Ovars, wie z. B. hormonbildende Tumoren, Teratoblastome usw., den Eileiter in Mitleidenschaft ziehen können. Über das Chorionepitheliom der Tube s. S. 277.

V. Kapitel

ERKRANKUNGEN DES EIERSTOCKES

1. ANATOMIE UND HISTOLOGIE

Die Eierstöcke sind mandel- bis pflaumengroße, abgeflachte Organe. Sie liegen auf der hinteren Fläche der Plica lata und sind durch eine Bauchfellduplikatur, das Mesovarium, befestigt.

An der Oberfläche des Ovars findet man ein einreihiges, meist kubisches Epithel, das sich vom Peritonealendothel des Mesovars scharf abgrenzt (Farré-Waldeyersche Linie). Unter dem Oberflächenepithel des Eierstocks sitzt eine schmale, kernarme Bindegewebsschicht, die Tunica albuginea. Darunter folgt das Ovarialstroma (Zona parenchymatosa), das zentral in die Marksubstanz (Zona vasculosa) übergeht.

Das Ovarialstroma besteht aus einem dichten Bindegewebe, in dem die Follikel liegen. Die Primordialfollikel, die je eine Eizelle enthalten, sind mit einer einfachen Lage von Granulosazellen umgeben. Bei der weiteren Entwicklung vermehren sich die Granulosaelemente und werden mehrschichtig. In diesem Stadium sieht man nun eine gut abgrenzbare Kapsel. Diese besteht aus einer inneren großzelligen und einer äußeren grobfaserigen Bindegewebszone (Theca interna bzw. externa). In einer späteren Entwicklungsphase tritt zwischen den vermehrten Granulosazellen ein Hohlraum (Cavum folliculi) auf, der mit Follikelflüssigkeit (Liquor folliculi) angefüllt ist. Durch Vermehrung der Flüssigkeit wird die Eizelle allmählich zur Follikelwand gedrückt und bildet mit den umgebenden Granulosaelementen einen Hügel (Cumulus oophorus). Das reife Eibläschen bezeichnet man als Graafschen Follikel. Bei der Ovulation, die meist zwischen dem 13. und 17. Zyklustag eintritt, erfolgt die Ausstoßung der Eizelle mit dem Liquor folliculi. Der freigewordene Raum des Follikels füllt sich nun mit Blut und mit einer gallertigen Masse an (Corpus haemorrhagicum). Die Rupturstelle wird durch einen Fibrinpfropf verschlossen; an Stelle des gesprungenen Follikels bildet sich das Corpus luteum aus. Die zurückgebliebenen bzw. neugebildeten Granulosazellen wandeln sich zu Luteinzellen um (Granulosaluteinzellen). Es sind große, epithelähnliche Elemente, die Lipoide und einen gelben Farbstoff (Karotin) enthalten.

Aber auch die Zellen der Theca interna werden größer und zahlreicher. In ihrem Zelleib erscheinen ebenfalls Lipoidsubstanzen (Thekaluteinzellen). Aus der Theca interna erfolgt bald eine Gefäß-Sprossung und Entwicklung von jungem Bindegewebe (Proliferationsstadium des Corpus luteum). Nach Vollendung der Vaskularisation zeigt die ganze Luteinschicht eine nebennierenrindenähnliche Struktur mit halskrausenartigen Windungen. Der gallertige Kern sowie die Theca externa sind von den Luteinzellen gut abzugrenzen (Blütezeit des Corpus luteum). Wird die Eizelle nicht befruchtet, so bildet sich das Corpus luteum nach etwa zwei Wochen zurück. Diese Rückbildung zeigt sich in einer Degeneration und Resorption der Luteinzellen bzw. in einer Vermehrung des Bindegewebes, das später hyalinisiert wird. Innerhalb von 5—8 Wochen beobachtet man dann an Stelle des Gelbkörpers das sog. Corpus albicans sive fibrosum.

Follikelwachstum, Ovulation und Bildung des Corpus luteum wiederholen sich während der Geschlechtsreife periodisch und dienen der Fortpflanzung. Es sei jedoch darauf hingewiesen, daß auch im Kindesalter ein Follikelwachstum stattfindet. Die Follikel werden aber nie reif, sondern fallen nach einer gewissen Zeit der Atresie (s. S. 169) zum Opfer. Anzunehmen ist, daß dieser Vorgang mit einer ständigen Follikelhormonproduktion verbunden ist, die weitere Impulse zur Ausbildung der sekundären Geschlechtsmerkmale gibt. In der Menopause sistiert jegliche Ovarialfunktion.

Die Marksubstanz des Ovars besteht histologisch aus einem lockeren Bindegewebe mit zahlreichen Gefäßen. Auch Muskelzellen sind hier zu finden.

In der Marksubstanz können verschiedene entwicklungsgeschichtlich bedingte Reste gefunden werden. Unter diesen erwähnen wir zunächst das Rete ovarii (Abb. 151), das in etwa 85% der Fälle nachzuweisen ist. Seine Formationen können über die ganze Längsachse des Eierstocks beobachtet werden, am reichlichsten jedoch in der lateralen Partie der Keimdrüse. Selten ist das Rete ein zusammenhängendes Gebilde.

Histologisch zeigen die Reteformationen mehr oder weniger verzweigte Stränge und Schläuche, die mit einem niedrigen, oft endothelartigen Epithel ausgekleidet sind. In manchen Fällen lassen sich Bildungen erkennen, die an die Glomeruli der Urniere erinnern. Die Retekanälchen sind häufig von einem sehr dichten Bindegewebe umgeben. Erwähnenswert ist noch, daß die Retestränge sich bis zum Ovarialstroma erstrecken oder manchmal mit den Epoophoronkanälchen in Verbindung stehen können. Diese liegen mehr zum Hilus hin und stellen Reste der Urnierengänge dar (s. S. 238).

Des öfteren findet man im Hilus des Ovars kleinere und größere Zellhaufen (Hiluszellen), die morphologisch — ja wahrscheinlich auch funktionell — mit den LEYDIGschen Zwischenzellen des Hodens eine weitgehende Ähnlichkeit aufweisen.

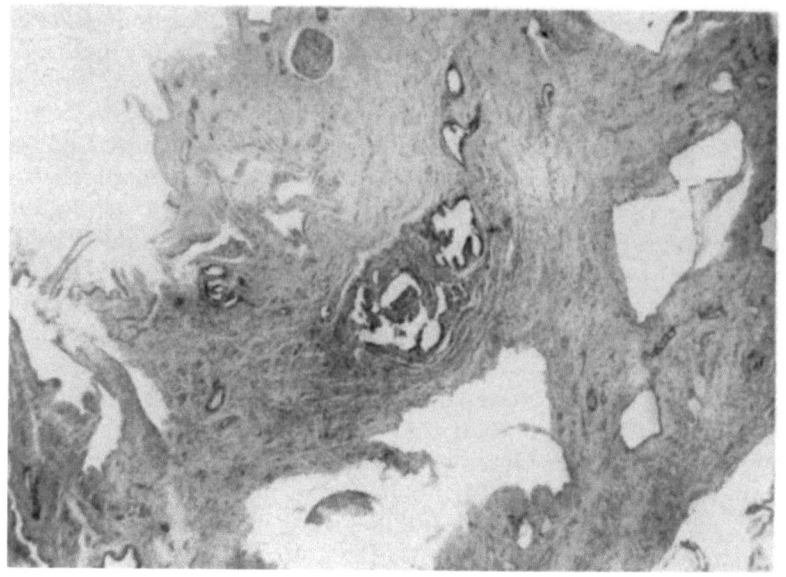

Abb. 151. Rete ovarii

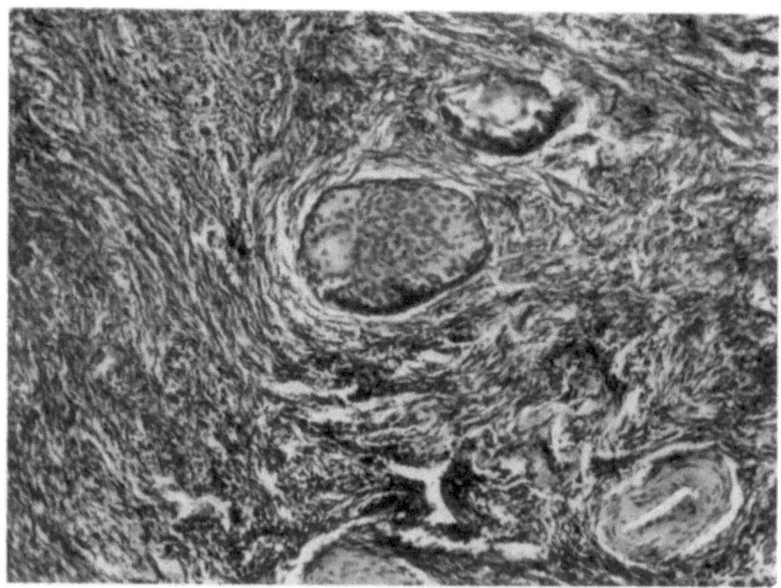

Abb. 152. Solides Plattenepithelknötchen im Ovarialkortex

Es sei noch kurz erwähnt, daß man unter Umständen im Ovarium auch Gewebsversprengungen nachweisen kann. So lassen sich manchmal **Plattenepithelknötchen** (Abb. 152) oder kleine **Nebennierenkeime** erkennen. Letztere sitzen meist im Hilus.

2. ZIRKULATIONSSTÖRUNGEN

Bei **interstitiellen Ovarialblutungen**[XXI,131] hängt das makroskopische Bild von der Stärke und Ausdehnung des Prozesses ab. Sind nur kleine Blutungen vorhanden, so kann das Organ normal aussehen. In schwereren Fällen ist der Eierstock diffus vergrößert und blaurötlich verfärbt. Selten wird dabei das Ovar in einen blutgefüllten Sack (**Haematoma ovarii**) umgewandelt.

Die kleinen Extravasate lokalisieren sich meist perifollikulär. Bei diffusen interstitiellen Hämorrhagien sind oft auch nekrotische Veränderungen vorhanden.

Blutungen in einen nicht geplatzten GRAAFschen Follikel[XXI] kommen öfters vor. In ausgeprägten Fällen findet man auf der Schnittfläche des Ovars erbsen- bis kirschgroße, umschriebene Hämorrhagien.

Nach den Untersuchungen von H. RUNGE[131] entstehen die Blutergüsse meist zwischen der Theca interna und der Granulosamembran. Diese wird abgehoben und wölbt sich in das Cavum folliculi vor (Abb. 153). Bei größeren Blutungen wird die Granulosaschicht an die gegenüberliegende Wandpartie gedrückt, so daß der Eindruck entsteht, als befände sich das Blut im Follikelraum. Echte intrafollikuläre Extravasate können, wenn auch seltener, ebenfalls beobachtet werden.

Noch häufiger als die Follikelhämorrhagien sind die **Corpus luteum-Blutungen**[XXI].

Mikroskopisch findet man das ausgetretene Blut entweder in der Luteinzellenschicht (Abb. 154) oder im Kern des Gelbkörpers.

Nach H. RUNGE[131] treten post menstruationem in etwa 70% der Fälle Blutungen im Kern auf.

Durch Platzen eines frischen Follikel- bzw. eines Corpus luteum-Hämatoms kommt es gelegentlich zu schweren intraabdominalen Blutungen, die einen operativen Eingriff erfordern. Bei kleineren oder zirkumskripten Ovarialblutungen tritt mit der Zeit eine Organisation ein. Der Blutfarbstoff wird von Phagozyten aufgenommen. Das Endresultat ist eine Narbe.

Die Ursachen der ovariellen Blutungen sind sehr verschiedenartig. So kann man u. U. Ovarialhämatome bei Infektionskrankheiten, Vergiftungen, allgemeinen oder lokalen Kreislaufstörungen oder nach traumatischen Einwirkungen (gynäkologische Untersuchung, Operation usw.) beobachten.

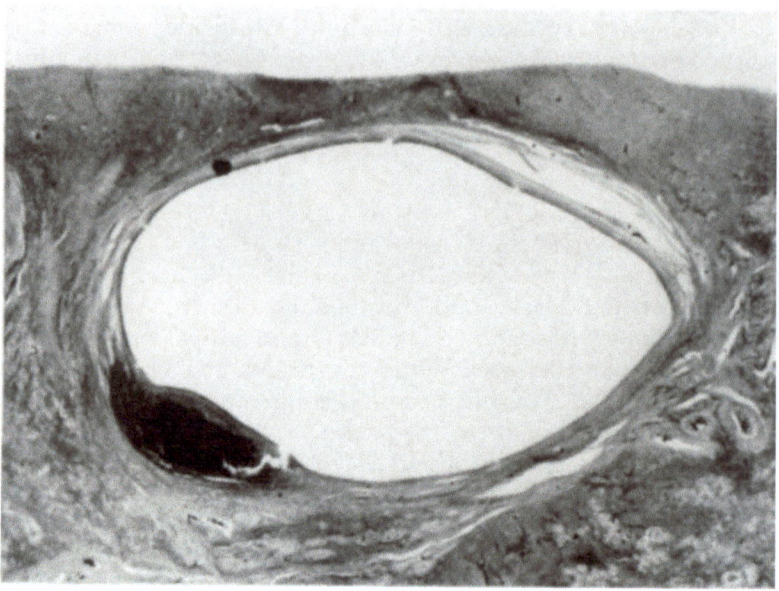

Abb. 153. Follikelblutung, kleiner Bluterguß zwischen der Theca interna und der Granulosamembran

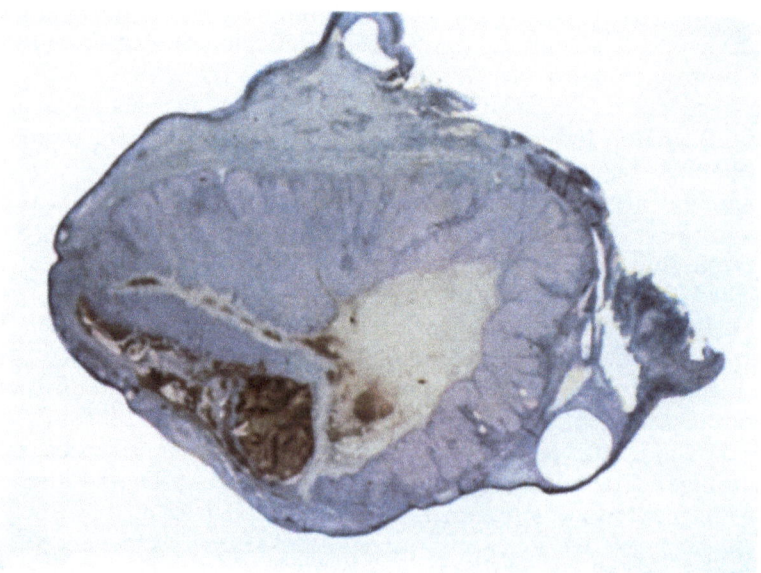

Abb. 154. Blutung im Corpus luteum, das Blut befindet sich hauptsächlich in der Luteinzellschicht

3. ENTZÜNDLICHE VERÄNDERUNGEN

Die Oophoritis serosa[III, XXI] ist häufig nur das erste Stadium einer Entzündung. Das Ovar erscheint größer und ödematös verändert.

Histologisch zeigt sich eine seröse Durchtränkung mit Hyperämie und leukozytärer Infiltration.

Bei einer Oophoritis phlegmonosa[III, XXI] — die häufig in einen Ovarialabszeß übergeht — ist das Organ ebenfalls vergrößert und mit seiner Umgebung verklebt (Perioophoritis).

Feingeweblich steht neben Hyperämie und Ödem eine starke, diffuse leukozytäre Infiltration im Vordergrund. Kleinere Blutextravasate und nekrotische Bezirke können ebenfalls vorhanden sein. Die Oberfläche des Eierstocks ist mit einem fibrinös-eitrigen Belag bedeckt.

Der Ovarialabszeß[III, XXI, XXXIX, 132] zeigt makroskopisch verschiedenartige Bilder. Das grobanatomische Aussehen hängt von Form, Zahl und Größe der Eiterherde ab. Im allgemeinen ist der Eierstock deutlich vergrößert und mit seiner Umgebung verbacken. Die Abszeßhöhlen erscheinen auf der Schnittfläche als kleinere und größere Hohlräume, die mit Eiter gefüllt sind. Gelegentlich kann sich das ganze Ovar in eine einzige Eiterhöhle umwandeln.

Kleinere und frischere Abszesse erscheinen histologisch als mit Leukozyten durchsetzte nekrotische Bezirke, deren Umgebung eine starke leukozytäre Infiltration aufweist. Nicht selten sind mehrere, miteinander zusammenfließende Eiterherde zu sehen.

Mit der Zeit kommt es bei Ovarialabszessen fast immer zur Abkapselung. Nach Entfernung des meist eingedickten Inhalts sieht man dann an der Innenfläche eine rötlich-gelbe Schicht. Organisierte Verwachsungen fehlen in der Umgebung des Organs nie.

Histologisch (Abb. 155) ist die Höhle eines solchen älteren Abszesses von einer pyogenen Membran umgeben. Ihre innerste Schicht stellt ein von Entzündungszellen durchsetztes nekrotisches Gewebe dar. Darauf folgt ein jüngeres Granulationsgewebe, das Leukozyten, Rundzellen und häufig Pseudoxanthomzellen enthält. Die äußere Schicht dieses Granulationsgewebes neigt zur Hyalinisierung und geht ohne scharfe Grenze in die Umgebung über.

Die serös-eitrigen Oophoritiden werden vorwiegend durch Eiterkokken hervorgerufen; aber auch andere Keime, wie Coli-, Typhus-, Paratyphus-Bazillen usw., können hier in Frage kommen. Die Erkrankung des Ovars erfolgt meist durch Keimaszension oder durch kontinuierliches Fortschreiten von den Nachbarorganen. Gelegentlich kann ein frischgeplatzter Follikel als Eintrittspforte dienen. Die Infektion des Ovars auf dem Blut- oder Lymphweg wird selten beobachtet.

Es sei hier kurz erwähnt, daß ein Ovarialabszeß mit einer Pyosalpinx in Verbindung treten kann. Die so entstandene Veränderung bezeichnet man als Tuboovarialabszeß[XXI].

Von der Tuberkulose werden die Ovarien nicht allzu selten betroffen[V, XV, XXI]. Im Anfangsstadium verrät sich die Infektion kaum. Beim Fortschreiten des Prozesses wird das makroskopische Bild davon abhängig sein, ob es sich um eine proliferative oder exsudative Form der Infektion handelt.

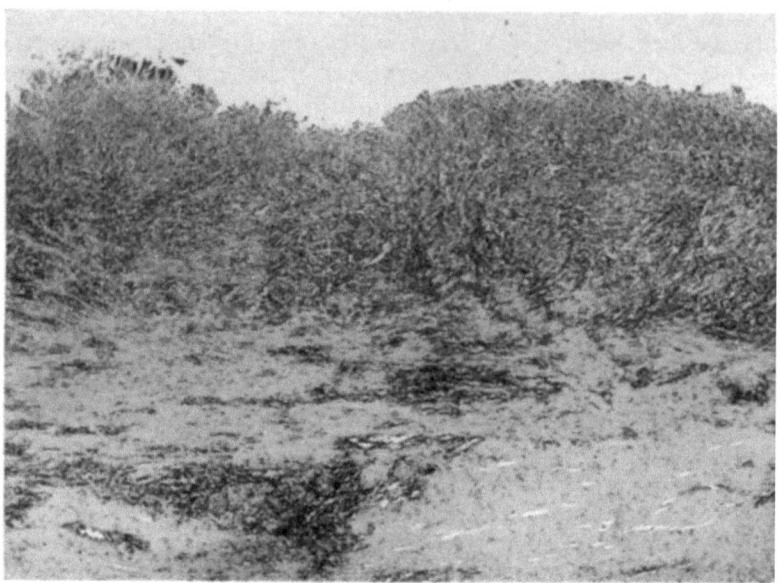

Abb. 155. Wand eines Ovarialabszesses

Im ersten Falle findet man auf der Schnittfläche des vergrößerten Organs kleinere und größere, gelbweiße Knoten. Im zweiten Falle ist die Volumenzunahme des Eierstockes noch deutlicher, man sieht darin mit käsigen Massen ausgefüllte Kavernen. Verwachsungen mit der Umgebung fehlen praktisch nie.

Bei der proliferativen Form der Ovarialtuberkulose sieht man histologisch typische Tuberkel (Abb. 156). Sie sind aus epitheloiden Elementen und LANGHANSschen Riesenzellen aufgebaut. Die spezifische Granulation hat keine Neigung zur Verkäsung, in ihrer Umgebung ist eine deutliche lymphozytäre Infiltration zu sehen. Die exsudative Form der Eierstockstuberkulose, die allerdings häufiger ist als die proliferative, wird, wie erwähnt, durch Kavernen charakterisiert. Diese mit Gewebstrümmern ausgefüllten Hohlräume sind mit einem Granulationsgewebe ausgekleidet, das reichlich

Lymphozyten und Tuberkel verschiedener Größe enthält und zur Verkäsung neigt.

Es sei noch darauf hingewiesen, daß die Ovarien auch gelegentlich an der Miliartuberkulose beteiligt sein können.

Die tuberkulöse Erkrankung des Eierstocks entsteht meist durch direktes Fortschreiten von den Nachbarorganen (Eileiter, Bauchfell). Viel seltener ist hier der hämatogene oder der lymphogene Infektionsweg.

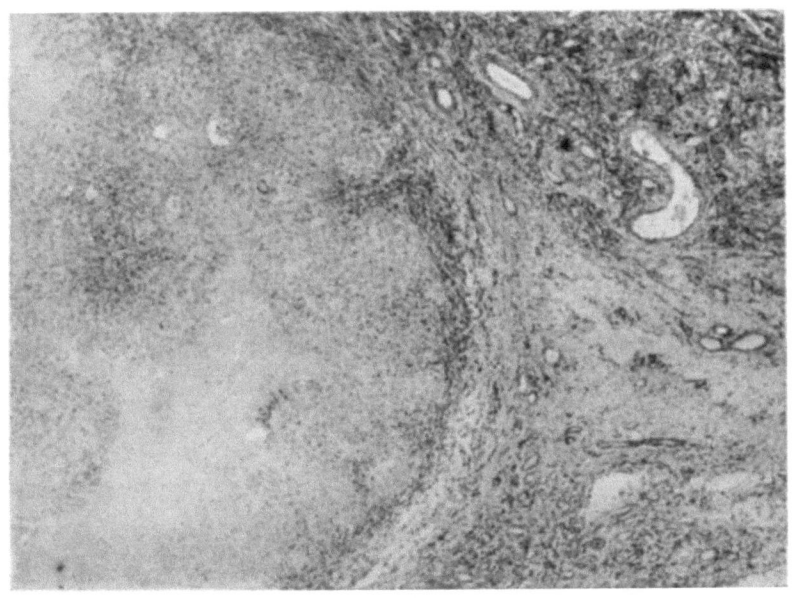

Abb. 156. Konglomerattuberkel im Ovar

Über die Syphilis [III, XXI, 133] des Ovars liegen nur wenige Angaben vor. Es wurden einige Male Syphilome beschrieben. Das vergrößerte Organ zeigte auf der Schnittfläche ein hartes, elastisches Gewebe mit einem gezackten Nekroseherd. Histologisch fand man die typische Struktur des Syphiloms (s. S. 18).

Einen Befall der Ovarien durch Granuloma venereum beobachteten PUND-GOTCHER [134].

Die Aktinomykose des Eierstockes ist selten [III, VII, XXI, 135]. Meist handelt es sich um eine aus der Umgebung übergreifende Erkrankung. Ausnahmsweise wurden jedoch auch isolierte Ovarialaktinomykosen beschrieben, die zu einer starken Vergrößerung des Eierstocks führten. In beiden Fällen ist das Ovarialgewebe vollkommen zerstört; auf der Schnittfläche sieht man das bereits früher (s. S. 32) geschilderte Granulationsgewebe. Auch die mikroskopischen Eigenschaften wurden dort erwähnt.

Ein Fall von Blastomykose der Adnexe (Tuben und Ovarien) wurde von HAMBLEN und seinen Mitarbeitern[136] beschrieben.

Gelegentlich können die Ovarien an einer Lymphogranulomatose beteiligt sein[III, XXI]. Histologisch findet man das typische bunte Granulationsgewebe, hauptsächlich aus Epitheloid- und Rundzellen sowie aus STERNBERGschen Riesenzellen bestehend. Nekrose und Hyalinisierung sind oft vorhanden.

Überzeugende Beobachtungen von Lepra an Ovarien liegen nicht vor [III, XXI].

Von den Makroparasiten wurden im Eierstock Echinokokken, Askariden und Oxyuren beschrieben[III, XXI].

4. REGRESSIVE VORGÄNGE

Bei der senilen Atrophie[XXI, 137] ist der Eierstock klein und hart, an der Oberfläche beobachtet man oft eine Gyrifikation (Abb. 157). Das mikroskopische Bild wird durch Fehlen von Follikeln und durch eine starke Ver-

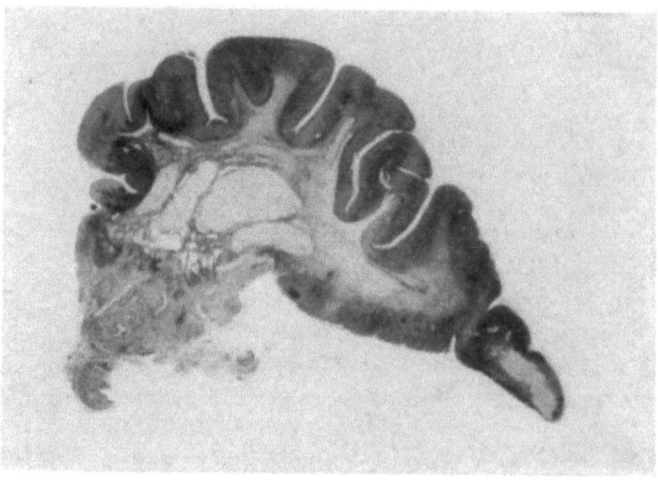

Abb. 157. Ovarium gyratum

mehrung des Bindegewebes charakterisiert. Auch die Zahl der Corpora fibrosa ist gering; sie finden sich vorwiegend in der Nähe der Marksubstanz. Die Gefäße weisen eine Wandverdickung und Hyalinisierung der Intima auf. Nicht selten begegnet man in senil atrophischen Ovarien rindennah drüsenähnlichen oder zystischen Bildungen sowie papillomatösen Wucherungen der oberflächlichen Bindegewebslagen (s. S. 182).

Eine besondere Form der regressiven Ovarialveränderungen ist die Follikelatresie[XLII, XLVI]. Je nach Reife der Follikel gestaltet sich die Verödung verschiedenartig. Bei den Primordialfollikeln kommt es nach Zerfall der Eizelle und der Granulosamembran zur baldigen Resorption. Bei mittel-

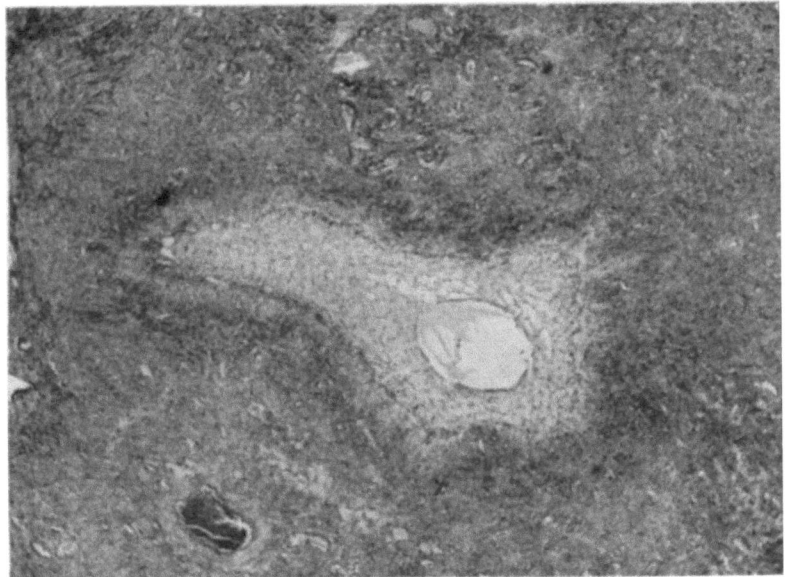

Abb. 158. Follikelatresie

großen Follikeln kann das Granulosaepithel vorübergehend Widerstand leisten, doch fällt es auch bald der Degeneration zum Opfer. Nicht selten findet man dabei an den Theca interna-Elementen regressive Veränderungen. Das von den Thekaresten ausgehende Granulationsgewebe füllt dann die Follikelhöhle rasch aus, so daß nach einer gewissen Zeit nur eine narbenähnliche Stelle zurückbleibt. In anderen Fällen ist die Wachstumsgeschwindigkeit des Granulationsgewebes nicht groß, wodurch die atresierenden Follikel längere Zeit hindurch zystisch bleiben können (Abb. 158).

Die Follikelatresie kommt im Kindesalter, in der Pubertät und im Klimakterium verhältnismäßig häufig vor. Auch während der Schwangerschaft und der Laktation kann sie beobachtet werden (s. S. 161 und 253). Ihr pathologisches Auftreten findet man bei den verschiedenen Zyklusstörungen (s. Kapitel IX).

170   Erkrankungen des Eierstockes

Verkalkungen[XXI, 138] sind in den Eierstöcken nicht selten zu sehen. Sie können in senilen Ovarien im Bereich der Corpora fibrosa (Abb. 159), aber auch in alten Hämatomen oder in der Wand älterer Abszesse beobachtet werden. Gelegentlich schließt sich der Verkalkung eine Verknöcherung[XXI] an.

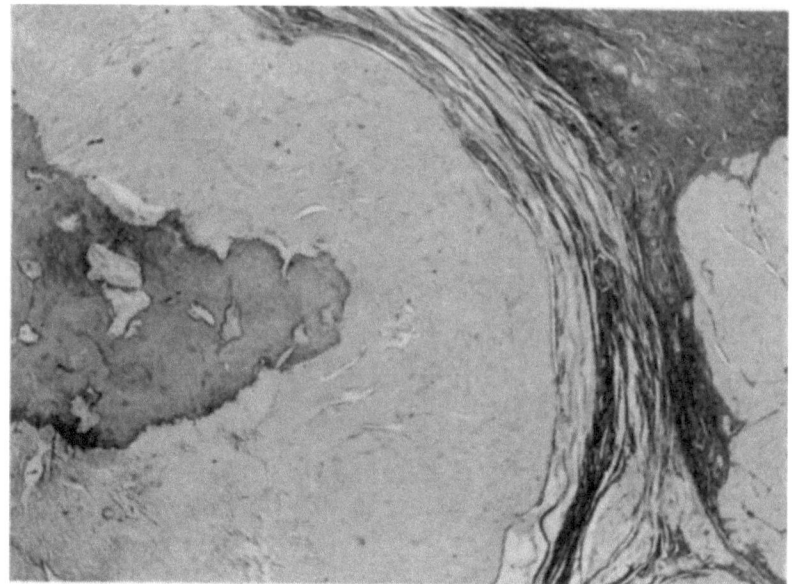

Abb. 159. Verkalkung eines Corpus albicans

Nekrosen[XXI] findet man im Eierstock zuweilen bei Infektionskrankheiten, nach endo- oder exogenen Intoxikationen oder bei lokalen Ernährungsstörungen.

5. PATHOLOGISCHE WACHSTUMSPROZESSE OHNE AUTONOMEN CHARAKTER

Die sog. „polyzystische Degeneration" des Ovars[XI, XLII, XLIV, 139] (Abb. 160) wird durch eine meist höckerige Vergrößerung des Organs gekennzeichnet, wobei auf der Schnittfläche zahlreiche erbsen- bis kirschgroße, mit klarer Flüssigkeit gefüllte Bläschen zu finden sind.

Feingeweblich stellen die kleinen Hohlräume meist auf verschiedenen Reifestufen stehende Follikel dar. Daneben kann man aber auch atretische Follikel (s. oben) beobachten.

Die Ursache der Erkrankung ist nicht endgültig geklärt. Es handelt sich mit aller Wahrscheinlichkeit um einen Hyperpituitarismus. Vielleicht spielen lokale Veränderungen, wie alte Perioophoritiden, in der Ätiologie ebenfalls eine Rolle. Die polyzystische Degeneration des Ovars findet man öfters bei Myomträgerinnen und bei Patientinnen in der Pubertät. Häufig ist die Veränderung mit einer Schleimhauthyperplasie und mit langdauernden Blutungen verbunden.

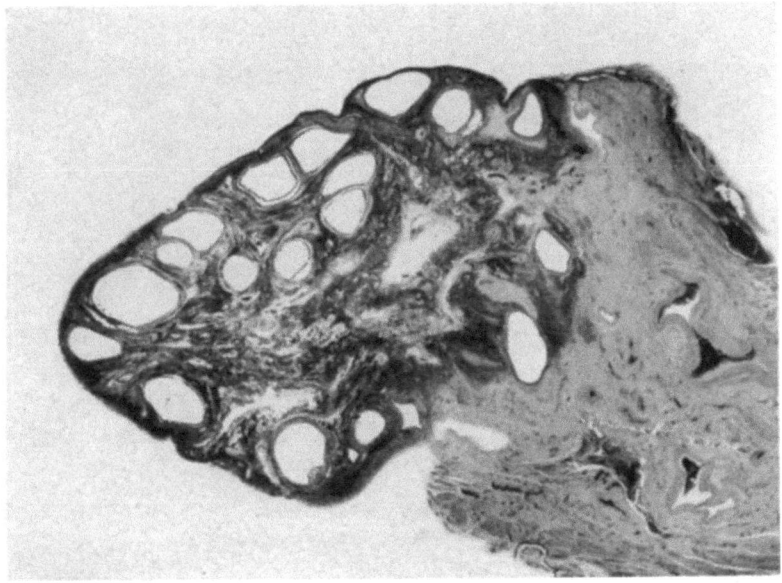

Abb. 160. Polyzystisches Ovar

Neuerdings wurden „polyzystische Ovarien" beschrieben, bei denen unter der stark verdickten Tunica albuginea viele atretische Follikel eine sehr ausgeprägte Hyperplasie und Hypertrophie der Theca interna mit und ohne Luteinisierung aufwiesen [XLIV, 140].

Die erwähnte Form des „polyzystischen Ovars" war klinisch meistens mit einer Raro-Hypomenorrhoe, ja oft mit einer Amenorrhoe und Sterilität verbunden. Daneben fand sich in etwa 50% der Fälle ein Hirsutismus. Die Endometriumbiopsie ergab oft eine Schleimhauthypoplasie bzw. bei länger bestehender Amenorrhoe, vor allem aber bei Hirsutismus, eine funktionslose bzw. atrophische Uterusmukosa.

Es wird im allgemeinen angenommen, daß es sich auch bei dieser Form des „polyzystischen Ovars" um einen Hyperpituitarismus handelt. Schwerer ist die Entstehung des Hirsutismus zu erklären. Mehrere Tatsachen sprechen dafür, daß dieser durch androgene Substanzen bedingt ist, die in der hypertrophisch-hyperplastischen Thekaschicht gebildet werden (Abb. 161).

Bei den zystischen Follikeln[XXI, XLII, 141] handelt es sich um reife, hypertrophische Eibläschen mit normaler Granulosa- und Thekaschicht (Abb. 162). Die Eizelle ist meist nur vorübergehend nachweisbar. Die Veränderung wird am häufigsten bei der Metropathia haemorrhagica (s. S. 296) im Sinne eines persistierenden Follikels gefunden. Seine Rückbildung erfolgt durch Atresie, nur selten kommt es hier zum Follikelsprung.

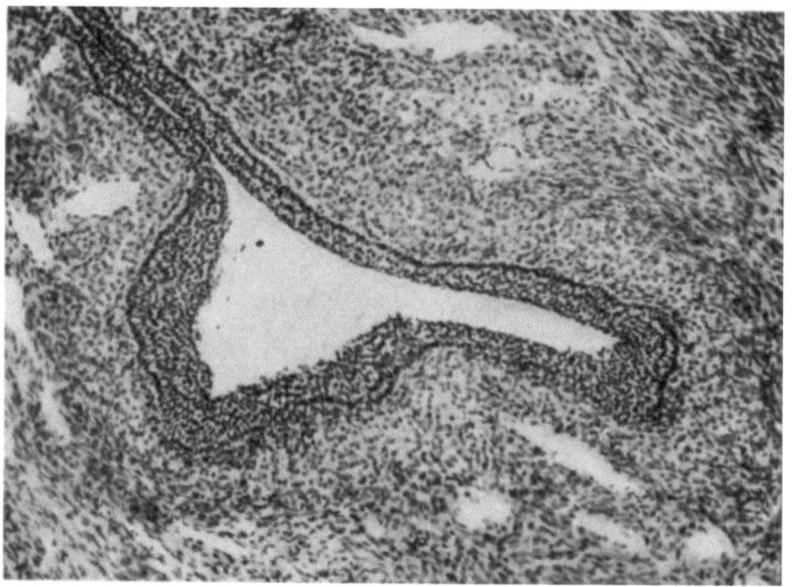

Abb. 161. Starke Thekazellhyperplasie eines atretischen Follikels, Ausschnitt aus einem polyzystischen Ovar mit deutlichem Hirsutismus

Das zystische Corpus luteum[XXI, XLII, 142] entsteht durch eine übermäßige Bildung der sich zentral ansammelnden Flüssigkeit (Abb. 163). Im allgemeinen werden die Gebilde nicht größer als eine Walnuß.

Im mikroskopischen Bild ist es charakteristisch, daß die Auskleidung aus einer vollwertigen Granulosa-Thekaschicht besteht, die die verschiedenen Funktionsphasen, also Proliferation, Vaskularisation und Rückbildung, wie bei einem normalen Corpus luteum durchmacht. Die Bildung eines zystischen Gelbkörpers setzt einen Follikelsprung voraus. Bisweilen entsteht aus einem zystischen Corpus luteum ein zystisches Corpus albicans (Abb. 164).

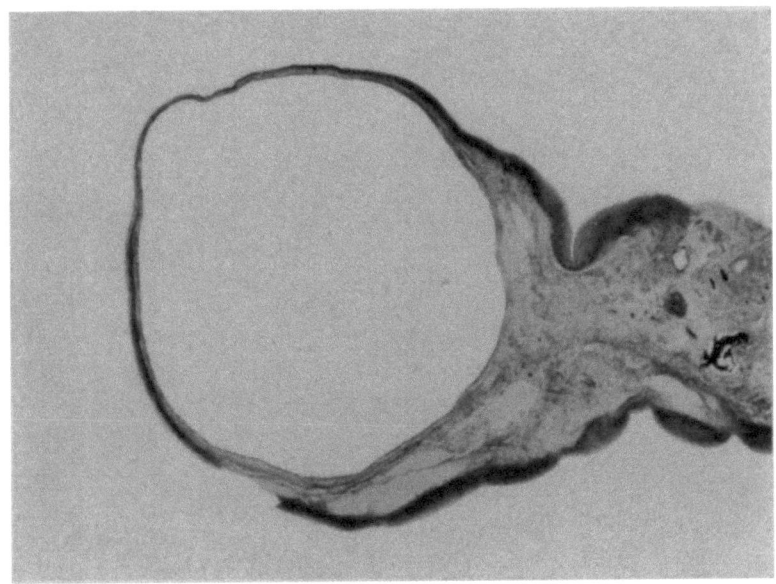

Abb. 162. Zystischer Follikel

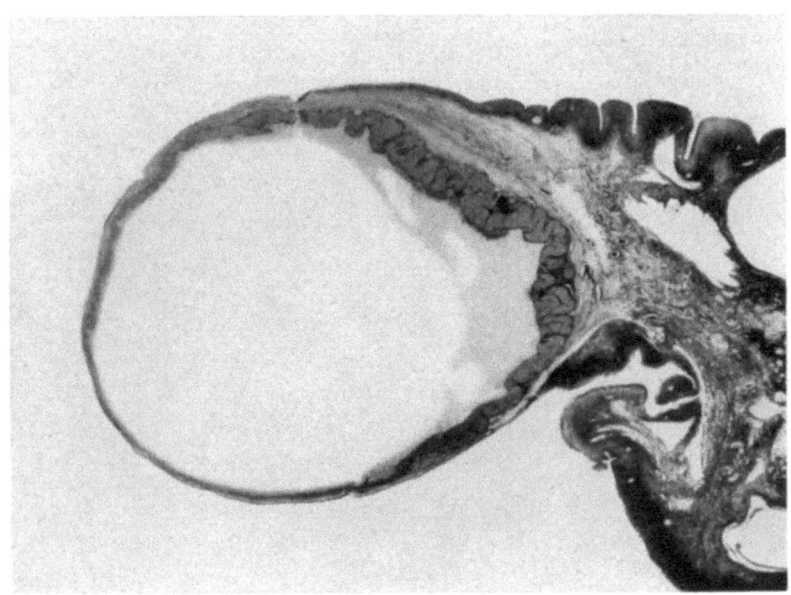

Abb. 163. Zystisches Corpus luteum

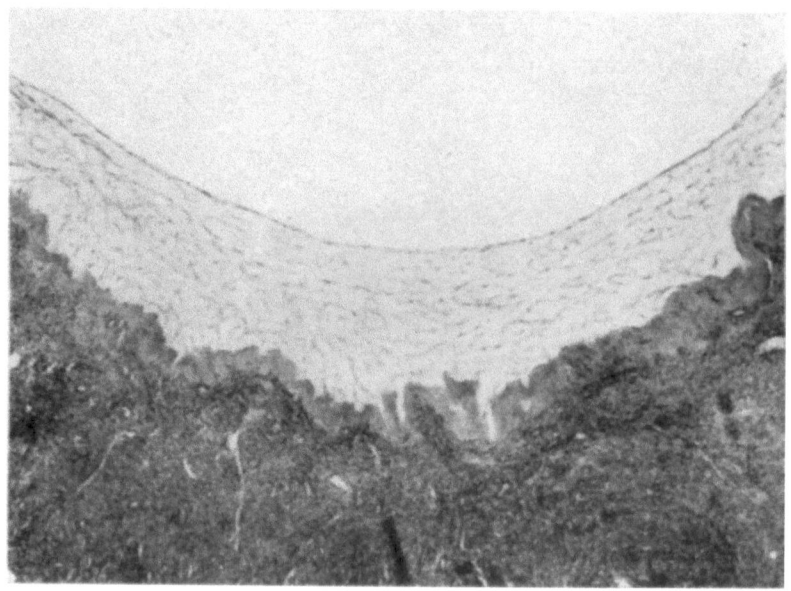

Abb. 164. Zystisches Corpus albicans, Wandausschnitt

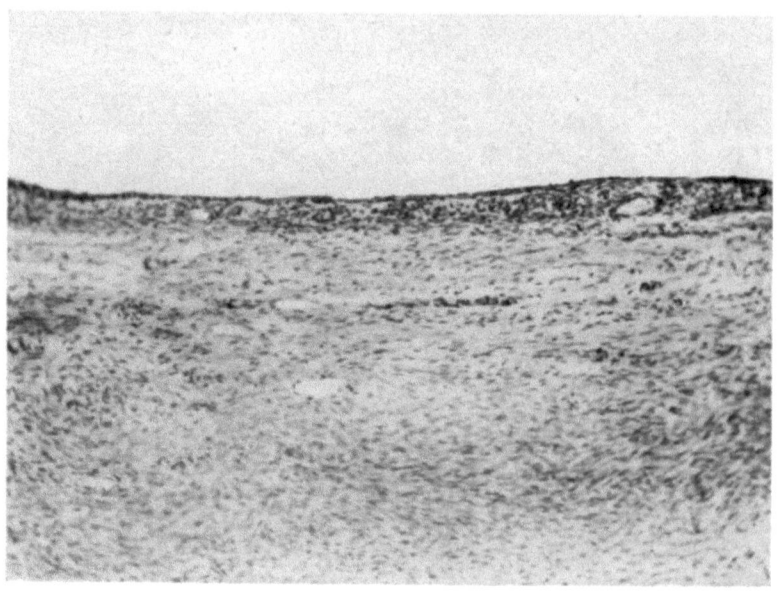

Abb. 165. Follikelzyste, Wandausschnitt

Die eigentlichen Follikelzysten[XI, XXI, XL, XLIV] sind im Durchschnitt walnuß- bis apfelgroße, dünnwandige Gebilde und enthalten klare Flüssigkeit.

Die Zystenwand besteht mikroskopisch aus einer hyalinisierten Bindegewebsmembran, die entweder epithellos oder mit einer dünnen Lage von Granulosazellen bedeckt ist. In Fällen, bei denen die Hyalinisierung der Zystenwand weniger ausgeprägt ist, können gelegentlich kleinere Zellgruppen der Theca interna beobachtet werden (Abb. 165). Eine Eizelle ist niemals zu finden. Die Follikelzysten entstehen aus nicht gesprungenen Follikeln.

Die Luteinzysten[XI, XXI, XL, XLIV, 143] sind von den zystischen Corpora lutea zu trennen. Während die ersteren sich ohne Follikelsprung entwickeln,

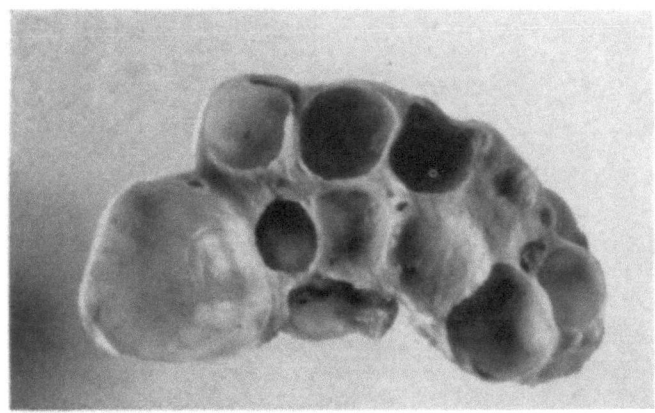

Abb. 166. Multiple Luteinzysten bei einer Mola hydatidosa (auf ½ verkleinert)

setzen die letzteren — wie erwähnt — eine Ovulation voraus. Die Luteinzysten werden im allgemeinen nicht größer als die Follikelzysten und enthalten klare Flüssigkeit. An der Innenfläche des Gebildes findet man eine häufig nur an einer Stelle der Zyste vorhandene, gelbliche Membran. Bei einer Mola hydatidosa oder bei einem Chorionepitheliom können die Luteinzysten gelegentlich multipel auftreten und eine erhebliche Größe erreichen, wodurch tumorartige Bildungen entstehen (s. S. 275 und 281; Abb. 166).

Die histologische Struktur der Luteinzysten ist nicht einheitlich. Die gelbliche Membran besteht aus Luteinzellen und ist ungleichmäßig dick. Die Unterscheidung zwischen Granulosa- und Thekaluteinzellen ist oft nicht möglich. An der Innenfläche der Luteinmembran findet man manchmal eine Schicht von lockerem Bindegewebe. Die Theca externa ist im allgemeinen gut erhalten (Abb. 167).

Die Ursache der Follikel- und Luteinzysten ist noch nicht geklärt. Die sich bei der Blasenmole und dem Chorionepitheliom entwickelnden Luteinzysten sind auf eine erhöhte Produktion von plazentarem gonadotropem Hormon zurückzuführen. Hört die Produktion dieses Hormons auf (z. B. durch Ausstoßung oder Ausräumung der Molenschwangerschaft), so bilden sich die Luteinzysten spontan zurück. Aus diesem Grunde ist ihre Entfernung — falls nicht ein radikales Vorgehen erforderlich wird — fehl am Platze.

BURGER[143] beschrieb Luteinzysten bei Hydrops foetus et placentae. Ähnliche Fälle wurden später von SCHULTHEISS-LINDER[143] sowie von KÄUFFLER[143] mitgeteilt.

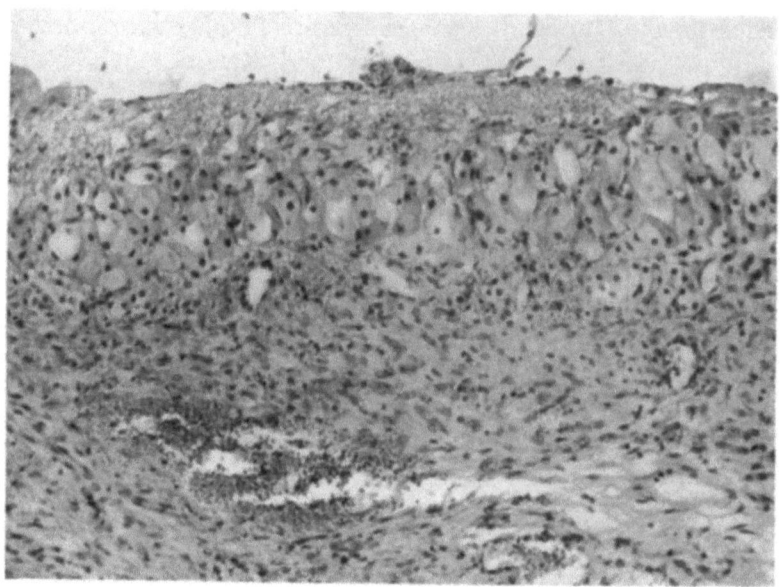

Abb. 167. Wand einer Luteinzyste. (Präparat aus dem in Abb. 166 dargestellten Fall)

Tuboovarialzysten[XXI] (Abb. 168) entstehen dann, wenn eine Hydrosalpinx mit einer Follikel- bzw. Luteinzyste oder mit einem einfachen Zystadenom des Ovars in Verbindung tritt.

Die Ovarien sind die wichtigsten Fundorte der intraperitonealen Endometriosen[I, XXI, XXXII, XLIV, 144]. Im Anfangsstadium sieht man makroskopisch nur kleinere Zysten mit blutigem Inhalt. Im Laufe der Zeit werden jedoch diese Gebilde immer größer und können manchmal eine Ausdehnung von 10—15 cm Durchmesser erreichen. Sie enthalten dann eine teer- oder schokoladenartige Masse (Teer- oder Schokoladenzysten, Abb. 169). Häufig sind die Veränderungen doppelseitig und zeigen oft starke Verwachsungen mit der Umgebung.

Im Beginn des Prozesses findet man im Eierstock mikroskopisch die typischen Endometriuminseln mit oder ohne zytogenem Stroma (Abb. 170). Die Drüsenlichtungen können abgestoßene Epithelien, Leukozyten und Blutpigmente enthalten. In ihrer Umgebung sind gelegentlich auch in diesem Stadium Pseudoxanthomzellen nachzuweisen. Entwickeln sich später größere Teer- oder Schokoladenzysten, so beobachtet man meist die folgende Wandstruktur:

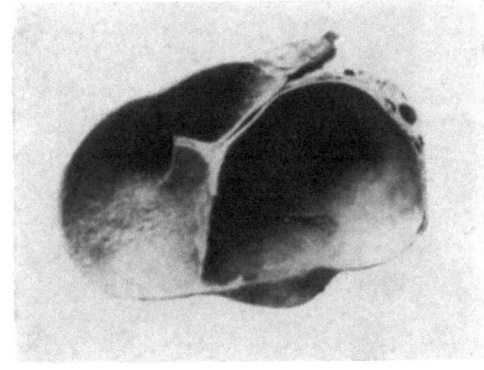

Abb. 168. Tuboovarialzyste, links Tube, rechts Ovar (auf ½ verkleinert)

Die Innenauskleidung wird von einer Zylinderepithelschicht gebildet. Darauf folgt eine Zone aus lockerem, gefäßreichem Granulationsgewebe mit Pseudoxanthomzellen. Außen sieht man eine hyalinisierte Bindegewebsschicht (Abb. 171). Gelegentlich kann jedoch in solchen Fällen an der Innenfläche das Zylinderepithel fehlen. Es gibt aber auch Schoko-

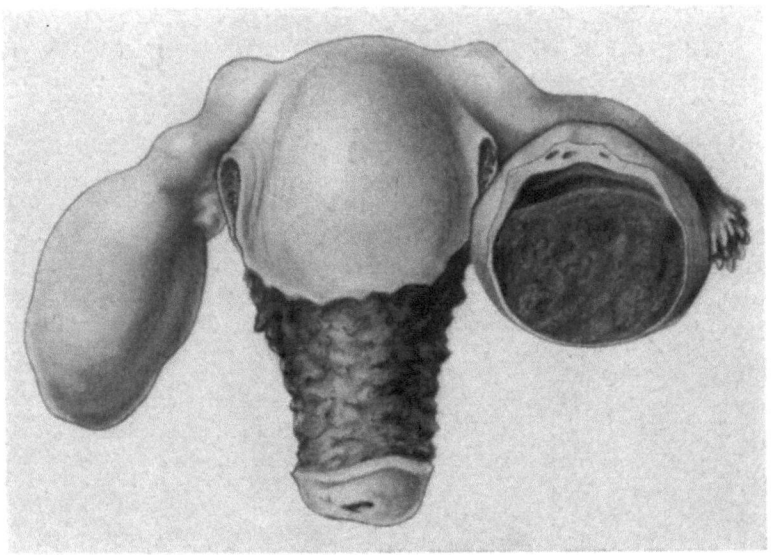

Abb. 169. Erscheinungsformen der Endometriosis tubae et ovarii, links Endometriosis isthmica nodosa tubae mit Haematosalpinx, rechts Endometriosis isthmica nodosa tubae und eine größere Schokoladenzyste des Ovars

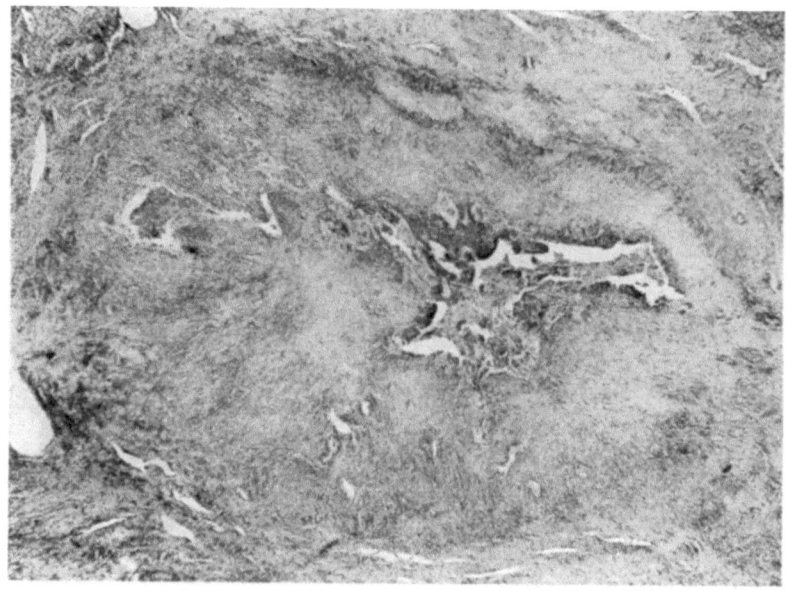

Abb. 170. Kleiner endometroider Herd im Ovar

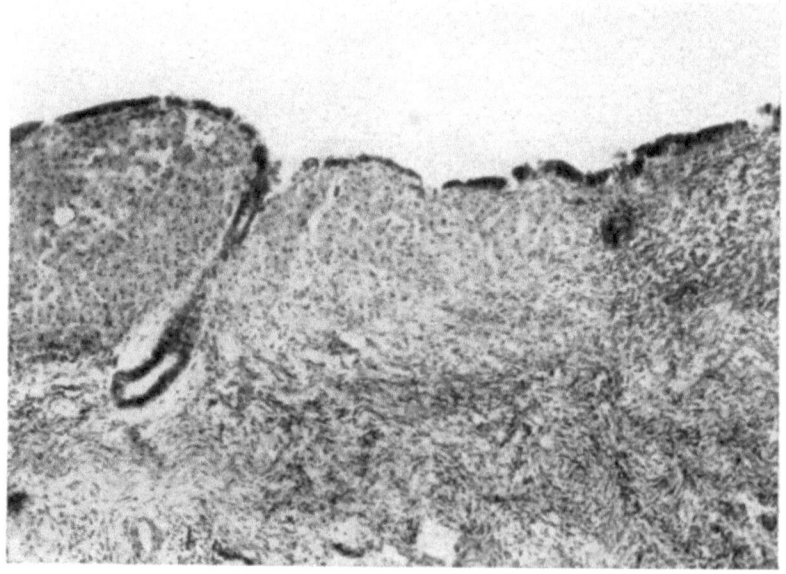

Abb. 171. Wand einer Schokoladenzyste

ladenzysten, bei denen statt des Zylinderepithels stellenweise typisches endometroides Gewebe zu finden ist (Abb. 172). Bei sehr alten Teerzysten besteht die Wand oft nur aus einem derben und zellarmen Bindegewebe (Abb. 173). Die heterotopen Wucherungen können gelegentlich eine zyklusgerechte Sekretions- oder Desquamationsphase aufweisen. Im allgemeinen sind jedoch die zur Zeit der Periode auftretenden Blutungen ins Zystenlumen keine echten „Menstruationsblutungen", sondern sie entstehen vorwiegend per diapedesin.

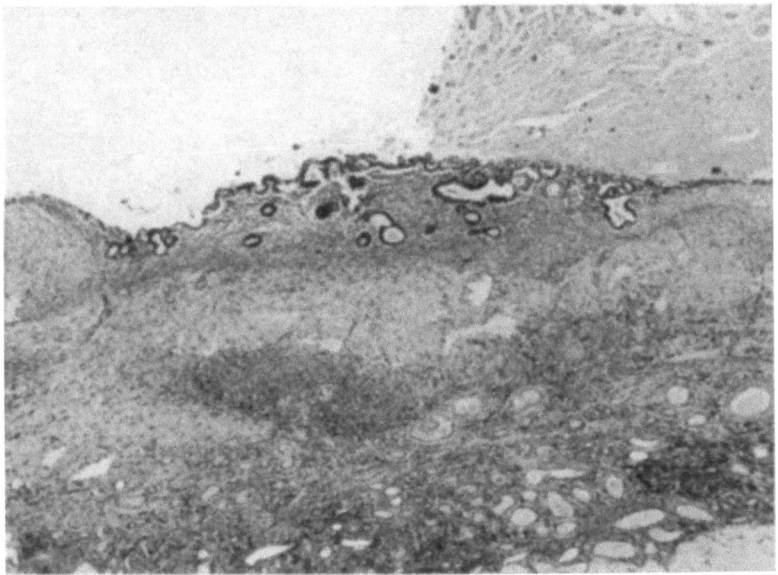

Abb. 172. Wand einer Schokoladenzyste mit endometroidem Polster

In der Deutung der Ätiologie der ovariellen Endometriosen steht die SAMPSONsche Theorie heute an erster Stelle. Nach dieser Auffassung handelt es sich um eine retrograde, durch die Tube erfolgte Verschleppung von Endometriumpartikeln. Die SAMPSONsche Theorie hat neuerdings durch die Untersuchungen von PHILIPP und HUBER[144] eine Stütze erfahren. Diese Verfasser konnten nämlich in einer größeren Zahl ihrer Fälle von Endometriosis externa im interstitiellen Tubenteil Endometriumformationen nachweisen (s. S. 152) und glauben, daß die Endometriosis ovarii im Sinne der SAMPSONschen Theorie durch retrograde, kanalikuläre Verschleppung von dort aus entsteht. Auf Grund anderer Untersuchungen muß man jedoch annehmen, daß in der Genese der endometroiden Eierstocksheterotopien weitere Momente ebenfalls eine Rolle spielen. So kann eine Ovarialendometriose sicherlich infolge Verschleppung von Gewebspartikeln von einer andersartigen Erscheinungsform der Tubenendometriose (z. B. Salpingitis isthmica nodosa) oder durch Tiefenwucherung und Umwandlung des Ovarialdeckepithels erfolgen. Auch die hämatogene und lymphogene Aussaat von normalem oder ortsfremdem Endometrium muß in Betracht gezogen werden.

An dieser Stelle sei noch kurz darauf hingewiesen, daß eine maligne Entartung der ovariellen Endometriose öfters vorkommt als dies im allgemeinen

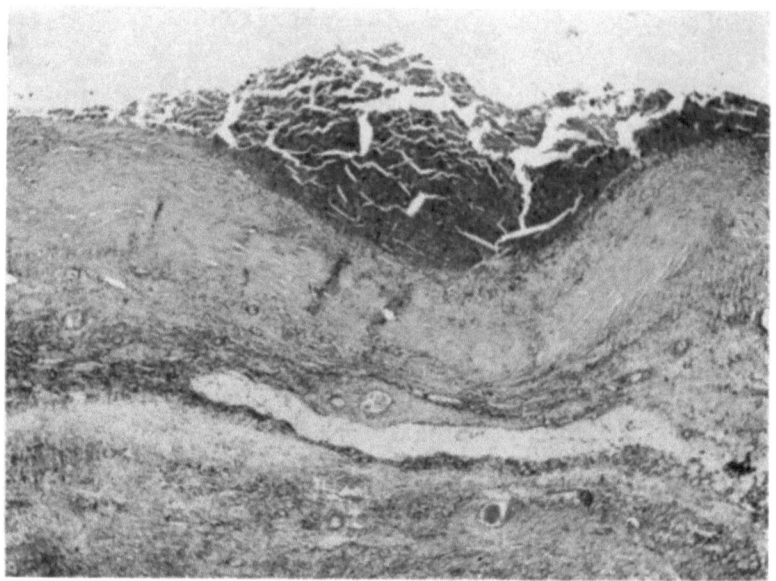

Abb. 173. Wand einer älteren Schokoladenzyste

angenommen wird (kritische Betrachtung der Literatur siehe bei DUBRAUSZKY-NIENDORF[144]).

Nicht allzu selten beobachtet man im Ovarialhilus eine **Wucherung der Hiluszellen**[145] (Abb. 174). Häufig ist diese Veränderung wärend der Schwangerschaft zu finden. STERNBERG[145] glaubt, daß eine stärkere Hyperplasie der Hiluszellen zur heterosexuellen Änderung des Geschlechtscharakters führen kann (s. auch S. 218).

Über den Zusammenhang zwischen der Hiluszellwucherung und der glandulär-zystischen Hyperplasie s. S. 86.

Hypertrophisch-hyperplastische Vorgänge am Rete ovarii kommen gelegentlich vor[XXI, 146]. Sie äußern sich teils in Wucherungen der

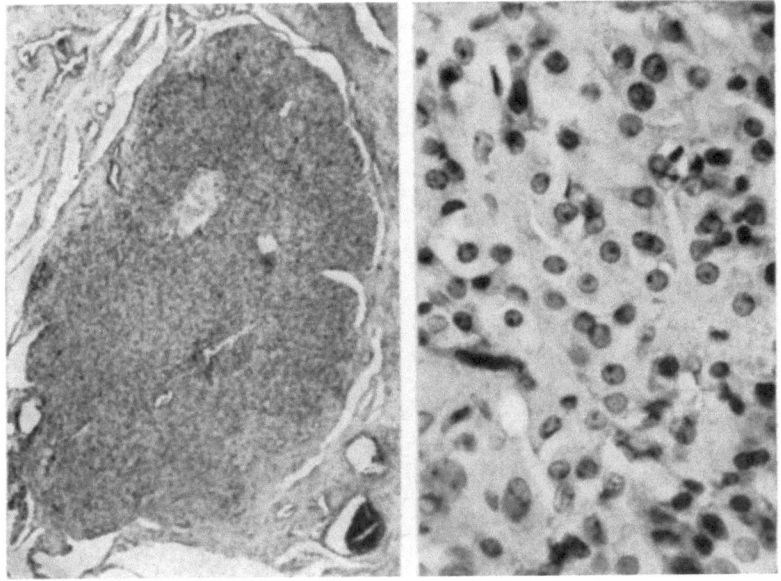

Abb. 174. Hiluszellwucherung, links schwache, rechts starke Vergrößerung

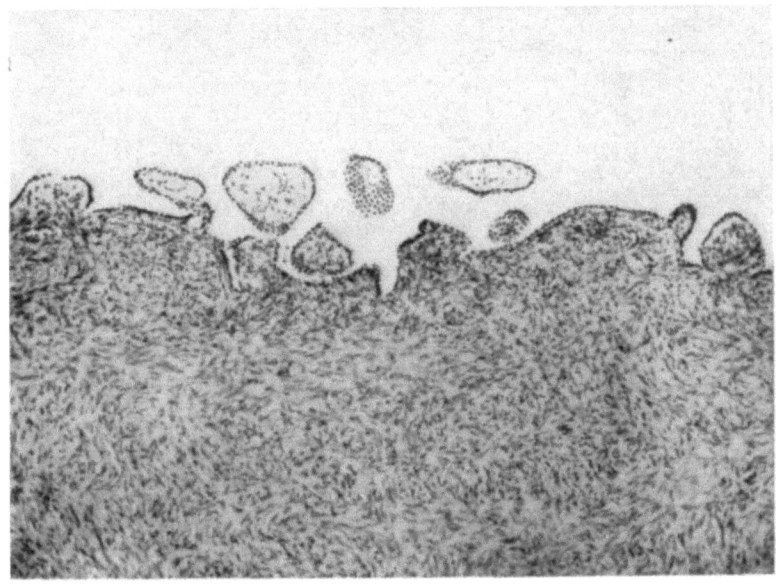

Abb. 175. Papillomatöse Wucherung an der Oberfläche des Eierstockes

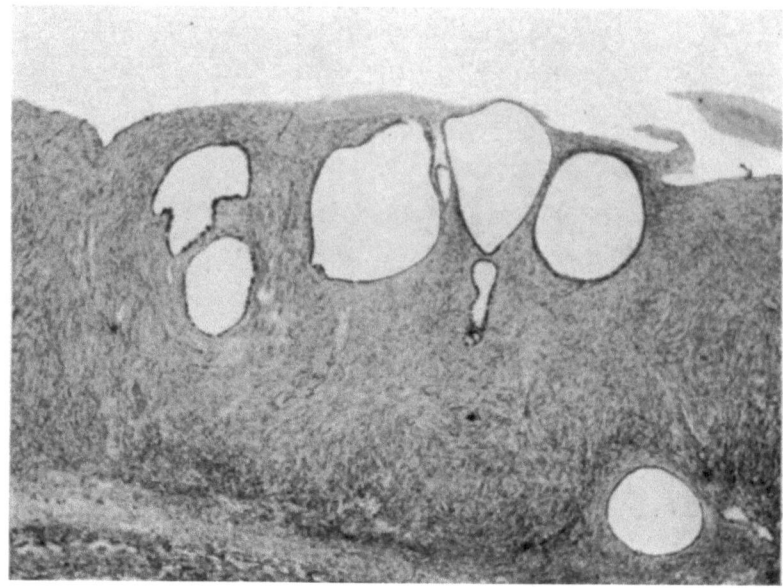
Abb. 176. Kortikale Zysten im Ovar

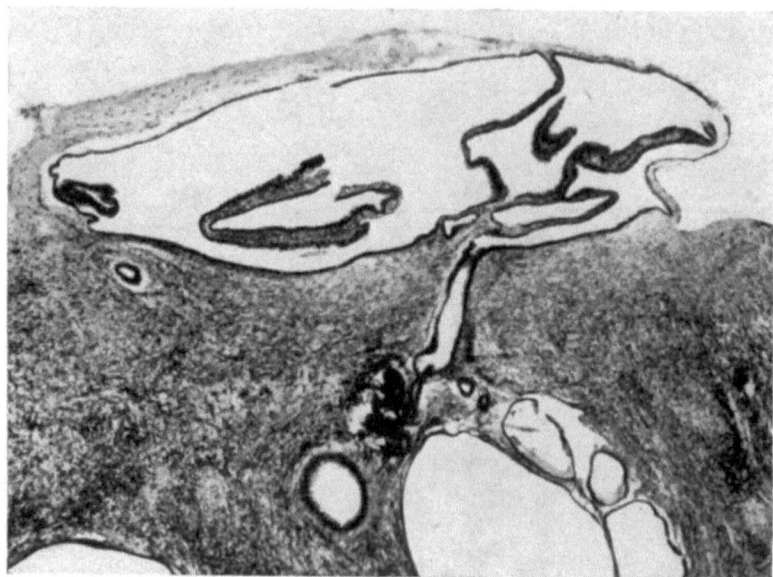
Abb. 177. Einwucherung der mit dem Ovar verwachsenen Fimbrien in den Eierstock, deutliche Zystenbildung im Kortex

Drüsensubstanz bzw. des umgebenden Bindegewebes, teils in zystischen Erweiterungen der Drüsenschläuche.

Papillomatöse Proliferationen an der Ovarialoberfläche[XXI, XXXII, XLIV, 147] (Abb. 175) sieht man vorwiegend an atrophischen Eierstöcken. Mikroskopisch handelt es sich um mit Epithel bekleidete oder epithellose Bindegewebspapillen.

Nicht selten sind besonders in den Eierstöcken älterer Frauen kortikale, mit Zylinderepithel ausgekleidete Zysten und Schläuche zu beobachten[XXI, XXXII, 148] (Abb. 176). Gelegentlich findet man solche Gebilde bei einer Perioophoritis.

Ein Teil dieser Schläuche und Zysten ist wohl auf eine Tiefenwucherung des ovariellen Deckepithels zurückzuführen. Ein anderer Teil scheint jedoch, unseren Untersuchungen entsprechend[148], auf einer Verschleppung oder einer direkten Einwucherung (Abb. 177) des tubaren Epithels in das Ovarialgewebe zu beruhen (Endosalpingiose).

Die verschiedenen Formen der Leukämie[XXI, XXXII, 149] können auch das Ovar befallen. In manchen Fällen führt der Prozeß zu einer geschwulstartigen Vergrößerung des Organs. Histologisch findet man die entsprechende charakteristische Infiltration.

6. GESCHWÜLSTE

Die Geschwülste der Ovarien haben eine große Bedeutung. Sie betragen nämlich im klinischen Material etwa 4—5% aller gynäkologischen Erkrankungen. Die Wichtigkeit der Ovarialneubildungen ergibt sich auch aus der Tatsache, daß jede vierte Ovarialgeschwulst ein maligner Prozeß ist.

a) Gutartige epitheliale Neubildungen

Eine nicht allzu seltene Form der gutartigen epithelialen Ovarialgeschwülste ist der BRENNERtumor[XI, XXXII, XL, XLIV, 150]. Man findet ihn vorwiegend bei älteren Frauen. Die Geschwulst entwickelt sich meist einseitig und wächst selten zu einem größeren Gebilde heran. Makroskopisch zeigt sich in typischen Fällen eine weitgehende Ähnlichkeit mit einem Ovarialfibrom, so daß eine Unterscheidung ohne histologische Untersuchung kaum möglich ist. Gelegentlich kann ein BRENNERtumor zystische Partien aufweisen oder ausnahmsweise in Form eines multilokulären Kystoms erscheinen. In anderen Fällen sitzen die Geschwülste in der Wand größerer Kystadenome von vorwiegend pseudomuzinöser Beschaffenheit.

In den histologischen Präparaten (Abb. 178) sieht man eine fibromartige Grundsubstanz, in die, unregelmäßig verstreut, gut abgegrenzte Epithelnester von verschiedener Größe und Gestalt eingebettet sind. Das Bindegewebe ist oft mantelförmig um die Epithelnester angeordnet. Diese bestehen aus indifferenten Elementen mit deutlicher Zellmembran und mit blassem Kern. Charakteristisch ist die in manchen Epithelien nachweisbare kaffeebohnenartige Kernform.

Von diesem erwähnten Allgemeinbild gibt es manchmal Abweichungen. So beobachtet man gelegentlich eine Hohlraumbildung im Tumorparenchym, wobei die Innenfläche der ausgehöhlten Epithelnester oft mit einer

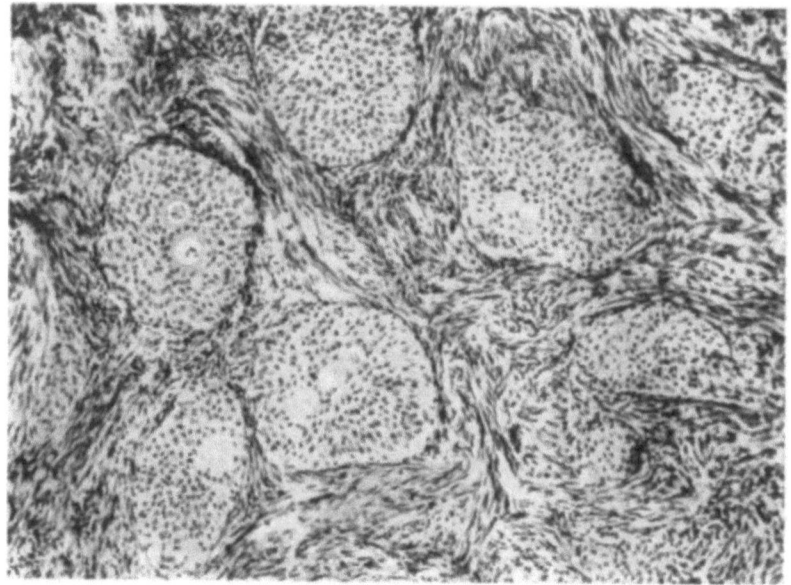

Abb. 178. BRENNERtumor, manche Inseln enthalten mit pseudomuzinösem Epithel ausgekleidete Hohlräume

Lage von zylindrischen Schleimzellen mit basalliegendem Kern ausgekleidet sind. Die Hohlraumbildung in den BRENNERtumoren bleibt im allgemeinen innerhalb der mikroskopischen Grenze, doch können auf diese Weise makroskopisch sichtbare Zysten entstehen (Abb. 179). Bei einer großzystischen Geschwulstform sahen wir einmal eine starke papillomatöse Wucherung des BRENNERepithels[150]. Interessant ist auch der Fall von PLATE[150], der in einem BRENNERtumor zahlreiche Pflasterepithelinseln mit typischen Stachelzellen fand. Das Stroma der BRENNERtumoren zeigt manchmal starke Hyalinisierung und Neigung zu Kalkablagerung. Oft treten diese Veränderungen in der Umgebung der Epithelnester auf und führen zu deren baldigem Untergang.

Nach der heute herrschenden Auffassung stammen die epithelialen Bestandteile eines BRENNERtumors entweder aus liegengebliebenen embryonalen Zölomepithelabschnürungen oder aus dem definitiven ovariellen Deckepithel, während das Stroma aus dem Eierstocksbindegewebe abzuleiten ist. Der Umstand, daß die erwähnten Epithelabschnürungen außerhalb des Ovars lediglich zur Bildung von WALTHARDschen Epithelknötchen (s. S. 153 und 247) führen, weist u. E. darauf hin, daß die Vorbedingungen für die Entwicklung eines BRENNERtumors nur im Eierstock gegeben sind.

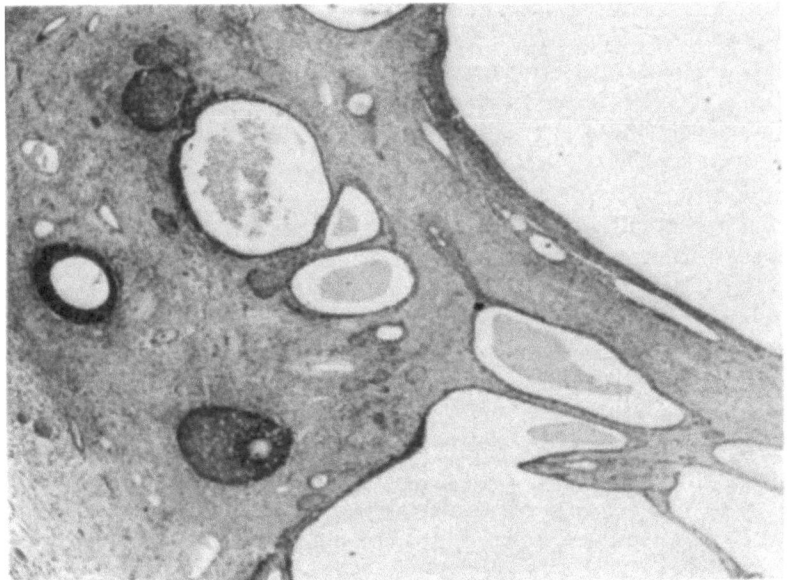

Abb. 179. Zystischer BRENNERtumor

Die grundlegenden Arbeiten über die BRENNERtumoren von R. MEYER[150] haben gezeigt, daß ihre verschiedenen Erscheinungsformen in eine genetische Reihe eingeordnet werden können. Das eine Ende dieser Reihe wird von den noch nicht als Geschwulst geltenden WALTHARDschen Knoten gebildet. Befinden sich solche Epithelnester in einem bindegewebigen Stroma, so spricht man von soliden BRENNERtumoren. Eine weitere Entwicklungsmöglichkeit ist die zystische Umwandlung der Epithelnester. Dann haben wir BRENNERtumoren mit Zystenbildung vor uns. In manchen Fällen geht diese Umwandlung nur in einem Teil der Geschwulst vor sich und führt zu den Kystomen mit wandständigen Knoten von BRENNERtumoren. Es kommt aber auch vor, daß die Differenzierung nur in Richtung der zystischen Umwandlung erfolgt, so daß sich reine Kystome entwickeln, welche meist pseudomuzinös sind. Derartige Kystome bilden dann das andere Ende der erwähnten genetischen Reihe, wobei nicht gesagt werden soll, daß alle multilokulären Kystome einen solchen Ursprung haben.

Die BRENNERgeschwülste stellen hormonal inaktive Neubildungen dar. Im allgemeinen sind es gutartige Gewächse, die nur ausnahmsweise eine maligne Entartung aufweisen können (DUBRAUSZKY, DUBRAUSZKY-MASSENBACH[150]).

Das Adenoma tubulare[XI, XXI, XXXII, XLIV] kommt selten vor und betrifft vorwiegend junge Frauen. Makroskopisch handelt es sich um kirsch- bis eigroße, gut abgrenzbare, massive Tumoren.

Feingeweblich findet man eine ähnliche Struktur wie bei manchen tubulären Hodenadenomen. So lassen sich verhältnismäßig dicht nebeneinander liegende, stellenweise gewundene, engere Kanälchen mit einschichtigem, kubisch-zylindrischem Epithel erkennen. Die Drüsengänge sind häufig zu kleineren und größeren Läppchen angeordnet. Das schmale Bindegewebe ist meist kernreich.

Nach unseren Untersuchungen entwickelt sich das Adenoma tubulare aus dem Rete ovarii und besitzt keine hormonale Tätigkeit[151]. Die Geschwulst ist von der drüsigen Form des Arrhenoblastoms, das seinen Ursprung aus Resten des ovariellen Mesenchyms nimmt (s. S. 221), zu trennen. Die Unterscheidung beider Tumorarten bereitet manchmal Schwierigkeiten. Im allgemeinen zeigen jedoch die aus dem Rete abzuleitenden Adenome einen einheitlich drüsigen Charakter, während in den Arrhenoblastomen mit tubulärem oder hodenparenchymähnlichem Aufbau oft Übergänge zu trabekulären bzw. fibromähnlichen Geschwulstformationen nachzuweisen sind.

Eine weitere Gruppe der gutartigen epithelialen Ovarialneubildungen wird durch eine Epithelart charakterisiert, die man im allgemeinen als serös bezeichnet[XI, XXI, XXXII, XL, XLIV, 152]. Man findet in solchen Geschwülsten eine einschichtige, kubische oder zylindrische Epithelauskleidung, deren Elemente ein dunkles, feinkörniges Protoplasma besitzen. Der verhältnismäßig große und ovale Kern liegt etwa in der Mitte des Zelleibes. Manche Zylinderzellen tragen einen deutlichen Flimmerbesatz (Abb. 180).

Zu dieser Geschwulstgattung gehört das seltene Fibroma serosum adenocysticum. Es tritt meist einseitig auf und bevorzugt das fortgeschrittene Alter. Größere Exemplare sind Ausnahmen.

Makroskopisch lassen sich diese Neubildungen als ovale oder grobhöckerige, massive Gebilde erkennen, die auf der Schnittfläche ein fibromartiges Grundgewebe mit kleineren oder größeren Hohlräumen aufweisen. Das Verhältnis zwischen den soliden und zystischen Tumorbestandteilen ist sehr variabel. Im allgemeinen dominieren jedoch die fibromatösen Gewebspartien. Die Innenfläche der mit wasserklarer Flüssigkeit gefüllten Zysten ist meist glatt, nur gelegentlich beobachtet man grobpapilläre Wucherungen.

Mikroskopisch zeigen die soliden Tumorabschnitte eine typische Fibromstruktur. Die Zysten tragen den charakteristischen einreihigen, serösen Epithelbelag (Abb. 181). Die eventuell vorhandenen groben Papillen sind Vorsprünge des Geschwulststroma und mit dem gleichen Epithel bedeckt, mit dem die Zysten ausgekleidet sind (Abb. 182). Das Papillenstroma zeigt häufig eine ödematöse Durchtränkung.

Einzigartig ist die Beobachtung von KLEINE[152], der in einem Fibroma serosum adenocysticum Plattenepithelknötchen fand.

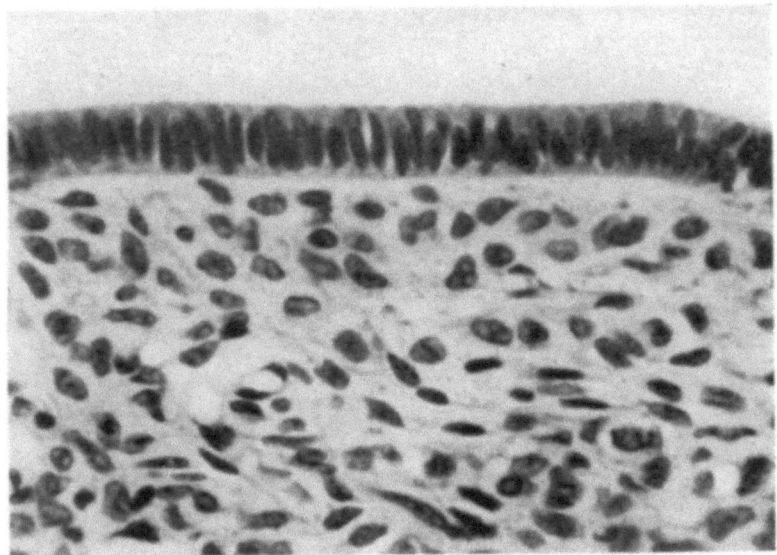

Abb. 180. Epithel der serösen Ovarialgeschwülste

Ganz gering ist die Frequenz der sog. traubenförmigen serösen Ovarialkystome. Sie werden durch glattwandige, kleinere und größere seröse Zysten charakterisiert, die einen zentralen Bindegewebskern haben und breitbasig oder gestielt aufsitzen. Solche Geschwülste werden im allgemeinen nur faust- bis säuglingskopfgroß.

Mikroskopisch zeigt der Tumorkern Fibromstruktur. Die Zystenwände bestehen aus einer nicht allzu dünnen Lage von Bindegewebe und sind mit typischem serösem Epithel ausgekleidet.

Verhältnismäßig häufig begegnet man dem glattwandigen Kystoma serosum. Diese Abart der serösen Ovarialneubildungen kann in jedem Lebensalter auftreten. Meist entwickelt sie sich in der zweiten Hälfte der Geschlechtsreife und zwar oft doppelseitig. Die glattwandigen serösen

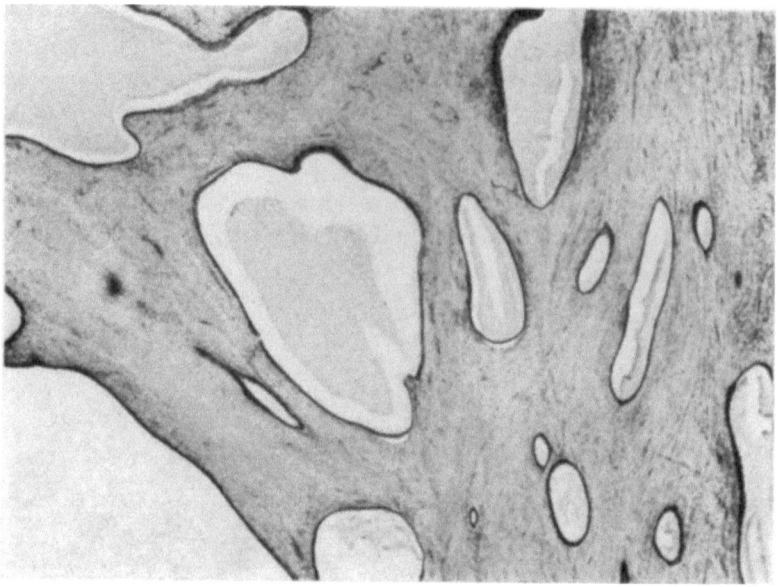

Abb. 181. Fibroma serosum adenocysticum

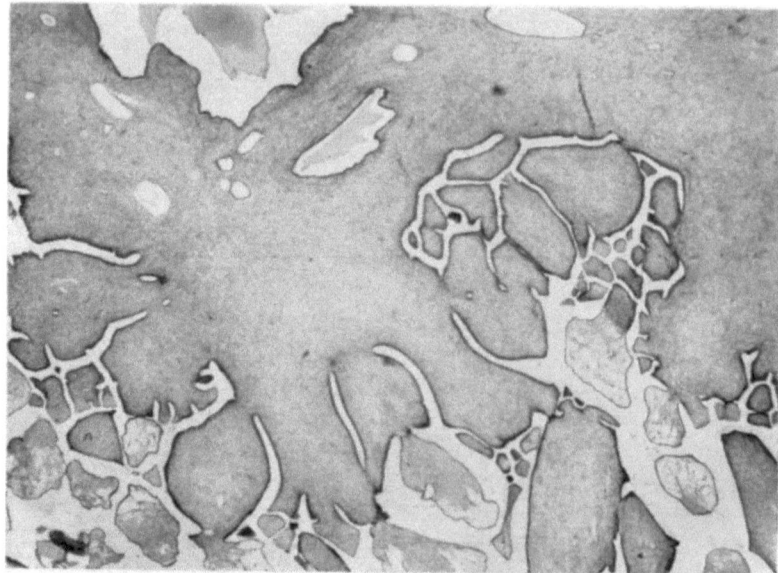

Abb. 182. Fibroma serosum adenocysticum mit grobpapillären Wucherungen

Kystadenome werden selten größer als ein Kindskopf. In der Regel handelt es sich um ovoide Gebilde, die aus einer (Abb. 183) oder mehreren größeren Kammern bestehen und mit klarer, seröser Flüssigkeit ausgefüllt sind. Die Tumorkapsel und die Scheidewände sind dünn und verhältnismäßig derb. Gelegentlich werden in der Geschwulstkapsel, aber auch in den Scheidewänden, kleinere Tochterzysten beobachtet.

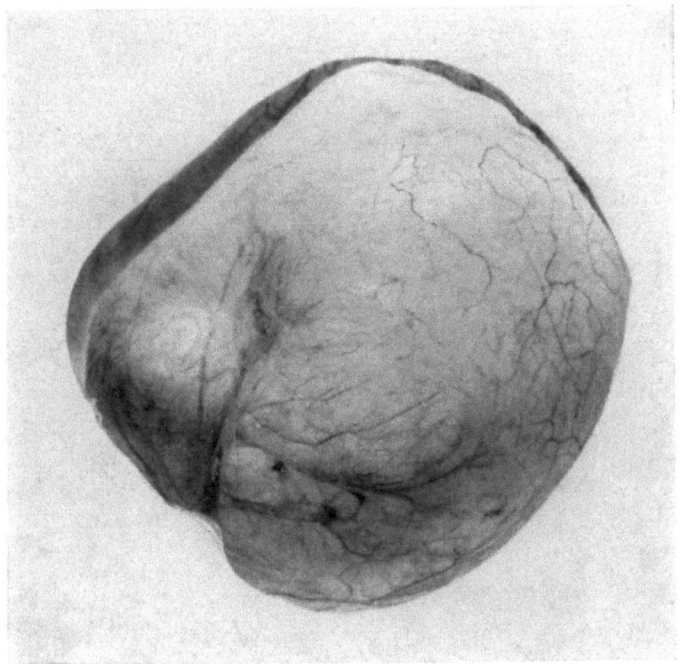

Abb. 183. Glattwandiges Kystoma serosum (auf ¼ verkleinert)

Mikroskopisch besteht die Tumorwand aus einer dünnen Schicht von Bindegewebe, das mit typischem serösem Epithel überzogen ist. Einen ähnlichen Aufbau zeigen auch die Scheidewände. Nicht selten findet man in diesen Geschwülsten kleine Abschnürungen der Epithelauskleidung, worauf auch die Bildung der kleineren Tochterzysten zurückzuführen ist.

Verhältnismäßig häufig findet sich unter den serösen Ovarialneubildungen das Kystoma serosum papillare (Abb. 184). Diese Variation bevorzugt ebenfalls die zweite Hälfte der Geschlechtsreife und entwickelt sich manchmal doppelseitig. Die Geschwulst, die oft grobhöckerig ist, besteht meist aus mehreren mittelgroßen, mit klar-seröser Flüssigkeit gefüllten Hohlräumen mit oder ohne Tochterzysten. Nur selten sind die Gebilde einkammerig. Die Haupteigenschaft dieser Geschwulstform äußert sich in einer starken Papillenbildung, wodurch sie sich von dem glattwandigen Kystoma serosum deutlich unterscheidet. Die meist feineren papillären Wucherungen erscheinen in den größeren Hohlräumen in der Regel nur an umschriebenen Wandstellen als blumenkohlartige Pakete, während die kleineren Zysten von den Papillen oft vollständig ausgefüllt sind.

Histologisch zeigen die papillenlosen Teile eine ähnliche Struktur wie das glattwandige seröse Kystom. Die Geschwulstkapsel und die Scheidewände

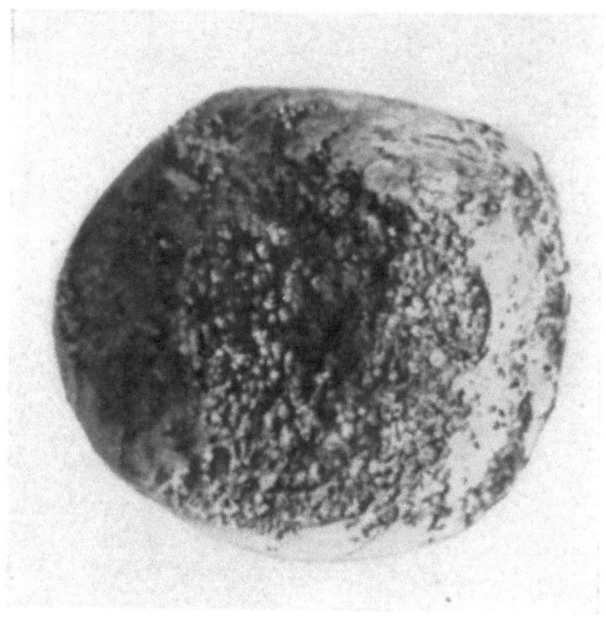

Abb. 184. Kystoma serosum papillare (auf ⅓ verkleinert)

bestehen also aus einer dünnen Lage von Bindegewebe. Die zystischen Hohlräume sind auch hier mit einreihigem, typisch serösem Epithel ausgekleidet. In der Mehrzahl der Fälle zeigen die Papillen ein schmäleres, gefäß- und fibrillenreiches Bindegewebsgerüst mit und ohne Verzweigungen. Sie sind mit einem ähnlichen Epithelbelag überzogen wie die übrige Zystenwand (Abb. 185). Verhältnismäßig selten beobachtet man hier breitbasige und plumpe Papillen, die eine ödematöse Durchtränkung des Stroma aufweisen (Abb. 186). Die Papillenbildung ist bei dieser Tumorart zweifellos der Ausdruck der starken Wucherungstendenz des Epithels, wofür auch die nicht selten vorhandenen Abschnürungen in den Geschwulstwänden und die manchmal nachweisbaren intrapapillären Zysten sprechen.

Beim Kystoma serosum papillare kann die Tumorkapsel von den Wucherungen durchbrochen werden. Geschieht dies bereits in einem frühen Ent-

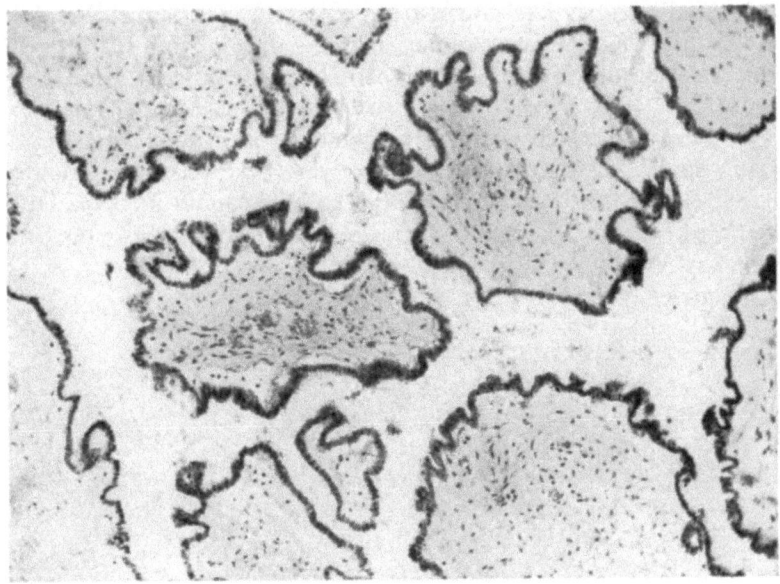

Abb. 185. Kystoma serosum papillare, zarte Papillen

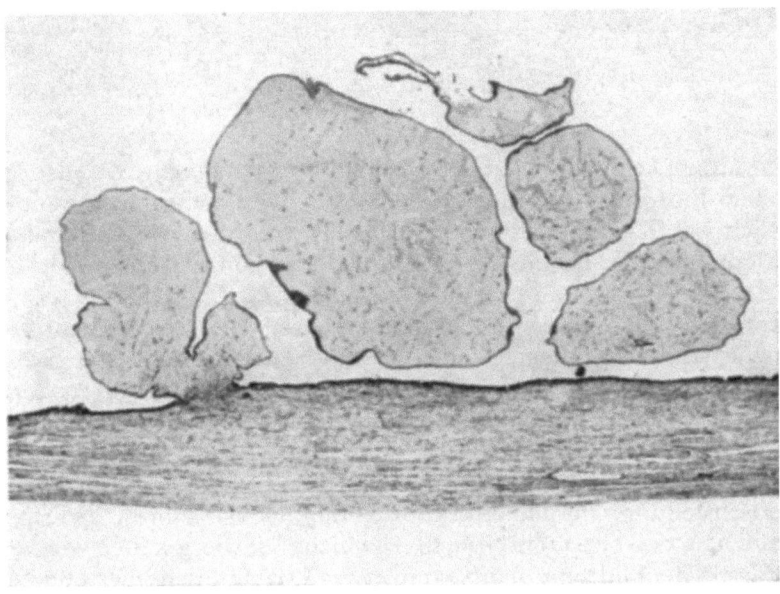

Abb. 186. Kystoma serosum papillare mit plumpen Papillen. (Wandausschnitt des in Abb. 184 dargestellten Falles)

wicklungsstadium der Geschwulst, so entsteht das Papilloma ovarii (Abb. 187). Bei dieser Form können manchmal, ohne daß histologisch eine Malignität vorhanden ist, Implantationsmetastasen auf dem Peritoneum auftreten.

Sekundäre Veränderungen in den serösen Kystomen sind nicht selten. So findet man manchmal Blutungen (besonders bei Stieldrehung, Abb. 188), Nekrosen oder Entzündungen. Gelegentlich beobachtet man eine stärkere Hyalinisierung des Bindegewebes mit Verkalkung oder Ver-

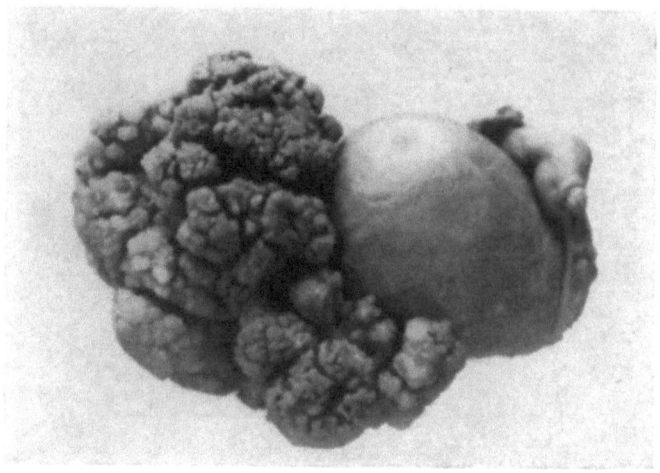

Abb. 187. Papilloma ovarii, histologisch gutartig (Originalgröße)

knöcherung. Die letzterwähnten Vorgänge treten häufig bei den adenozystischen Fibromen auf. In papillomatösen Geschwülsten kommt es gelegentlich zur Kalkablagerung in feiner Körnerform (Psammomkörner). Diese Konkremente liegen teils im Gerüst der Papillen, teils in der Tumorwand.

Unter den sekundären Veränderungen, die in den serösen Ovarialgeschwülsten vorkommen, hat die krebsige Entartung die größte Bedeutung. Diese Umwandlung erfolgt nämlich in etwa 20—25% der Fälle, wobei die papillären Formationen am stärksten vertreten sind. Die maligne Entartung kann an einer Stelle der Geschwulst, aber auch multizentrisch auftreten. Während bei einer fortgeschrittenen krebsigen Umwandlung die Diagnosenstellung schon makroskopisch möglich ist, kann sie bei einem beginnenden Prozeß histologisch noch erhebliche Schwierigkeiten bereiten; das mikroskopische Bild zeigt dann kaum etwas Charakteristisches und die feingeweblichen Merkmale sind manchmal so wenig eindeutig, daß eine große Erfahrung des Histopathologen dazu gehört, die richtige Diagnose zu stellen.

Eine krebsige Entartung des Fibroma adenocysticum serosum muß man dann annehmen (Abb. 189), wenn die bindegewebige Grundsubstanz vorwiegend kleinere Zysten und Schläuche enthält, und diese epithelialen Bildungen eine deutliche Tendenz zu Verzweigungen und Aussprossungen bzw. zur Bildung solider Epithelformationen zeigen. Dabei weisen die Parenchymzellen oft nur eine geringere Unreife auf.

In glattwandigen serösen Kystomen äußert sich die krebsige Entartung (Abb. 190) in erster Linie in der Polymorphie des Epithels. Die Zellen verlieren ihre ursprünglich zylindrische oder kubische Gestalt. Sie werden oft polygonal, man findet Epithelien von verschiedener Größe mit unscharfen Zellgrenzen und vielen Teilungsfiguren. Die hyperchromatischen Kerne zeigen deutliche Größenunterschiede. Gelegentlich kann man auch mehrkernige Zellen beobachten. Infolge der größeren Proliferationstendenz der Parenchymelemente kommt es häufig zur Mehrschichtigkeit des Epithelbelags, seine Oberfläche wird gegen das Lumen hin uneben. Es erscheinen in

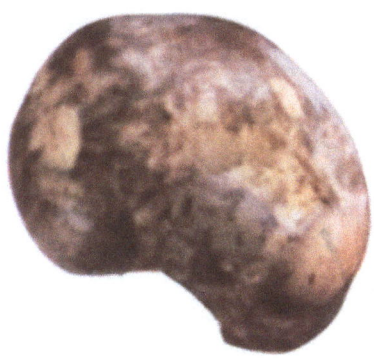

Abb. 188. Stielgedrehte Ovarialzyste (auf ⅓ verkleinert)

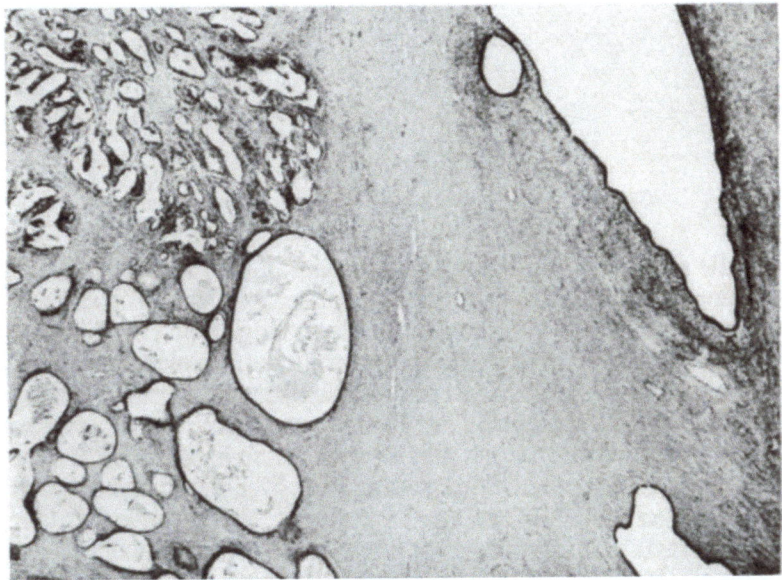

Abb. 189. Verkrebstes Fibroma serosum adenocysticum, die verkrebste Stelle links oben

ihm interzelluläre Lücken, und seine basalen Schichten zeigen oft schon früh Tendenz zur Tiefenwucherung. Nicht selten bemerkt man Neigung zur Papillenbildung.

Bei der Beurteilung der malignen Entartung im Kystoma serosum papillare (Abb. 191, Abb. 192) muß man das Hauptgewicht ebenfalls auf die Beschaffenheit des Epithels legen. Die starke Polymorphie mit lebhaften Teilungsfiguren, die unscharfen Zellgrenzen, die Mehrschichtigkeit des Papillen-

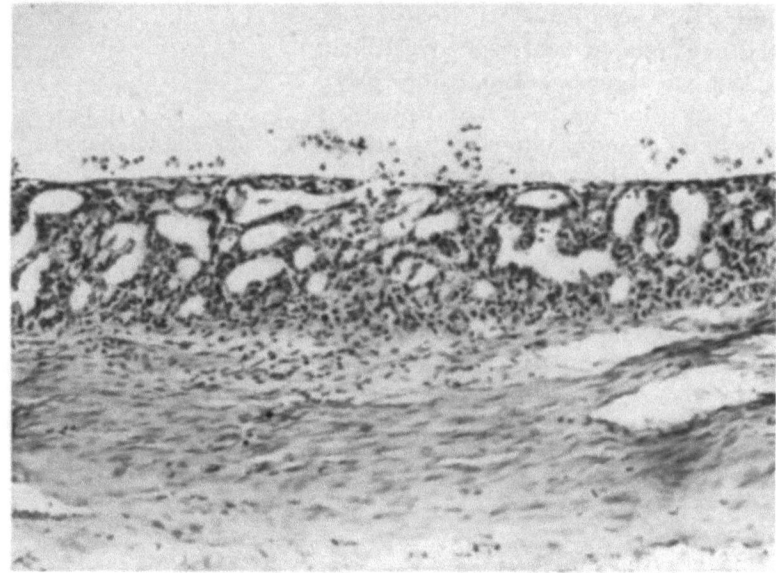

Abb. 190. Verkrebstes glattwandiges Kystoma serosum

epithels mit unregelmäßig liegenden Elementen, die interzellulären Hohlraumbildungen und die Tiefenwucherungstendenz des Epithelbelags sprechen auch hier im Sinne einer malignen Entartung. Doch sind noch andere Zeichen der krebsigen Umwandlung zu erwähnen. So sieht man manchmal einen Durchbruch des Epithels durch die Membrana propria in das Papillenstroma und in das Bindegewebe der Zystenwand. Dadurch entstehen solide Nester und adenomatöse Bildungen, oder es treten an der Zottenoberfläche zahlreiche stift- und zapfenartige Fortsätze auf. Das Papillenbindegewebe ist an den entarteten Stellen oft so stark verringert, daß gelegentlich nur noch ein fast unübersehbares Astwerk von dünnen Zügen zu finden ist.

Unter den sekundären Veränderungen in den serösen Ovarialtumoren sei noch die seltene sarkomatöse Entartung erwähnt. Die Metastasierung

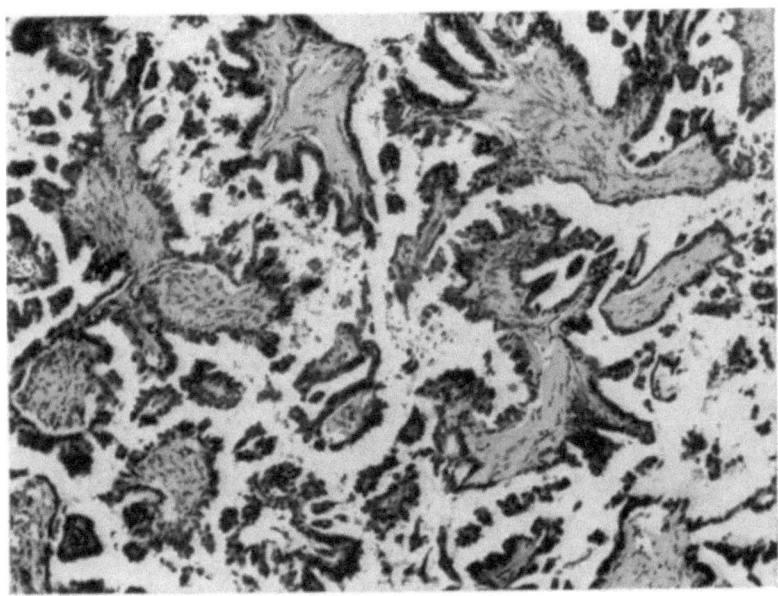

Abb. 191. Verkrebstes Kystoma serosum papillare

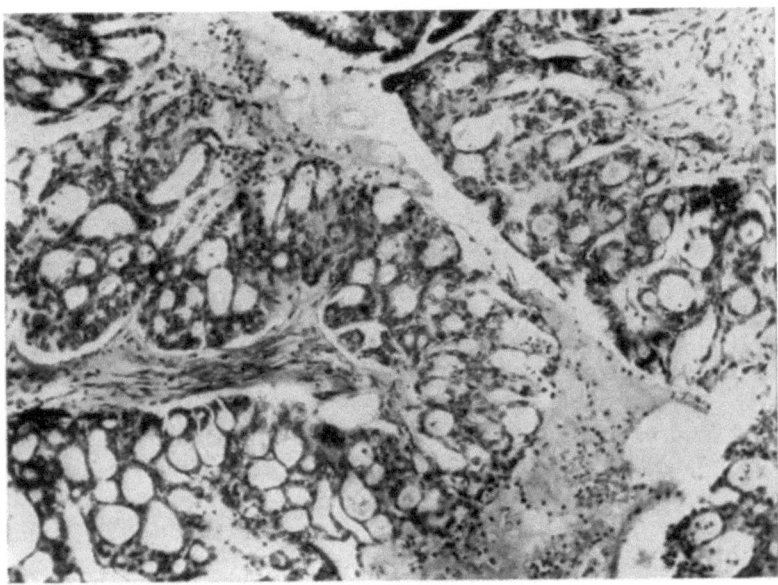

Abb. 192. Verkrebstes Kystoma serosum papillare, intraepitheliale Zystenbildung

eines extragenitalen Karzinoms in ein seröses Ovarialkystom beschrieb LAX[152].

Eine ebenfalls gut abgegrenzte Gattung der gutartigen epithelialen Eierstocksneubildungen stellen die Pseudomuzingewächse dar[XI, XXI, XXXII, XL, XLIV, 153]. Diese Geschwülste werden durch ein schleimbildendes Epithel charakterisiert (Abb. 193). Es handelt sich hier um einen einschichtigen Epithelbelag aus zylindrischen oder seltener aus kubischen Elementen. Die hellen Zellen besitzen einen kleinen Kern, der meist im basalen Teil des Zell-

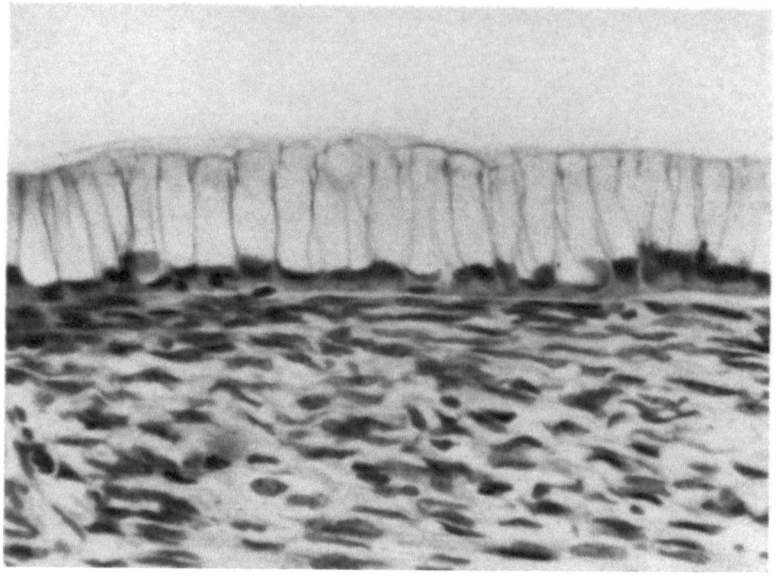

Abb. 193. Epithel der pseudomuzinösen Ovarialgeschwülste

leibs liegt. Mit den verschiedenen feingeweblichen Schleimproben kann man im Zellplasma Schleimsubstanzen nachweisen. Oft ist die Reaktion nur im oberen Teil der Epithelelemente positiv. Die von den Tumorzellen produzierte Schleimsubstanz ist nicht einheitlich. Sie unterscheidet sich außerdem von dem im Körper physiologischerweise gebildeten Muzin und wird deshalb als Pseudomuzin bezeichnet. Diese Substanz gehört in die Gruppe der Glykoproteide. Wie bei den serösen Ovarialtumoren, so kann man auch bei den pseudomuzinösen Neubildungen verschiedene Haupttypen unterscheiden.

Das sehr seltene Fibroadenoma pseudomucinosum kommt in jedem Lebensalter vor. Die meist ovalen oder kugeligen, derben Tumoren zeigen auf dem Schnitt eine fibromartige Beschaffenheit. Bei genauer Prüfung kann man jedoch markige Stellen entdecken, die eventuell transparent erscheinen.

Mikroskopisch findet man manchmal lockeres, manchmal fibrillenreiches Bindegewebe, in das kleinere Drüsengänge mit geringer Neigung zur Zystenbildung eingebettet sind. Die kleinen Lichtungen tragen eine typische Schleimepithelauskleidung. In den Lumina findet sich ein dickeres Sekret, das mit den Schleimreaktionen eine ähnliche Färbung gibt wie das Protoplasma des Epithels.

Wesentlich häufiger als die obige Tumorform sieht man das Kystoma pseudomucinosum. Obwohl diese Geschwülste sich in jedem Alter entwickeln können, fällt ihre größte Häufigkeit zwischen das 20. und 40. Lebensjahr. Die Pseudomuzinkystome treten meist einseitig auf und erreichen nicht

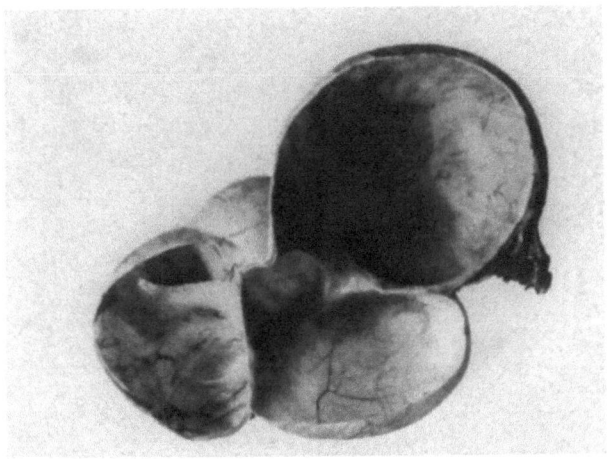

Abb. 194. Kystoma pseudomucinosum, glattwandig (auf ¼ verkleinert)

selten eine erhebliche Größe. Im alten Schrifttum wurden mehrfach Exemplare zwischen 80 und 100 kg beschrieben. Makroskopisch (Abb. 194) zeigen sich die pseudomuzinösen Kystome als vorwiegend kugelige Gebilde. Auf dem Schnitt findet man kleinere und größere, verhältnismäßig dünnwandige Hohlräume, die mit einem glasigen und fadenziehenden Inhalt angefüllt sind. Nicht selten beobachtet man aber auch Fälle, bei denen die einzelnen Zysten sehr klein sind, so daß die Geschwulst eine wabige Struktur bekommt (Kystoma pseudomucinosum glandulare, Abb. 195). Ein anderes Mal ist wieder nur ein einziger großer Hohlraum zu finden, dessen Wand eventuell kleinere Tochterzysten enthält.

Feingeweblich (Abb. 196) besteht das Geschwulststroma aus einem kern- und fibrillenreichen Bindegewebe. Die zystischen Hohlräume sind mit typischem Schleimepithel ausgekleidet. Der Belag zeigt oft drüsenschlauchähnliche Einsenkungen in das Stroma, die wiederum Verzweigungen oder zystische Erweiterungen aufweisen können. Durch die nebeneinander liegenden Einstülpungen des Zystenepithels bzw. durch die sprossenartigen Reste der miteinander vereinigten sekundären Zysten entstehen häufig Bilder, die der Innenfläche einen papillomatösen Charakter verleihen.

Die Wand der pseudomuzinösen Kystome ist, wie erwähnt, im allgemeinen derb, und die Geschwulstkammern enthalten ein verhältnismäßig dünnes Sekret. Manche Exemplare sind jedoch durch die zarten, leicht zerreißlichen Kapseln und Scheidewände sowie durch den besonders dickflüssigen, gallertigen Inhalt ausgezeichnet. Diese Variationen werden als Pseudomyxoma ovarii bezeichnet. Ihr mikroskopisches Bild entspricht im großen und gan-

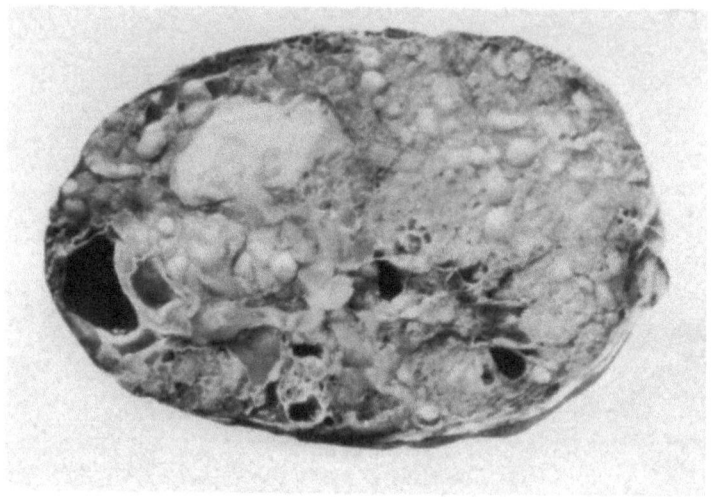

Abb. 195. Kystoma pseudomucinosum, glandulär (auf ⅓ verkleinert)

zen dem eines Pseudomuzinkystoms (Abb. 197), man findet jedoch oft ins Bindegewebe ausgetretene schleimige Massen. Beim Pseudomyxoma ovarii kann es leicht zur Wandruptur kommen, die auf Grund des erwähnten pathologisch-anatomischen Aufbaus leicht zu verstehen ist. Der ausfließende Zysteninhalt ergießt sich in die freie Bauchhöhle; die Folge ist dann der sogenannte Gallertbauch. Das Peritoneum wird mit festhaftenden, gelatinösen, schmutziggrauen Membranen bedeckt. Zuweilen können auch Blutungen beobachtet werden. Mikroskopisch handelt es sich hier um eine Fremdkörperperitonitis (Abb. 198). Das Bauchfellmesothel geht meist verloren. An der Oberfläche des Peritoneums haften gelatinöse Massen, die an den mesothellosen Stellen oft von Bindegewebe durchwachsen sind. Die stark erweiterten Lymphgefäße des Bauchfells enthalten gallertige Substanzen. Gelegentlich kann man in der sulzigen Auflagerung noch verschleppte Epithelverbände beobachten, die jedoch keine Proliferationstendenz aufweisen.

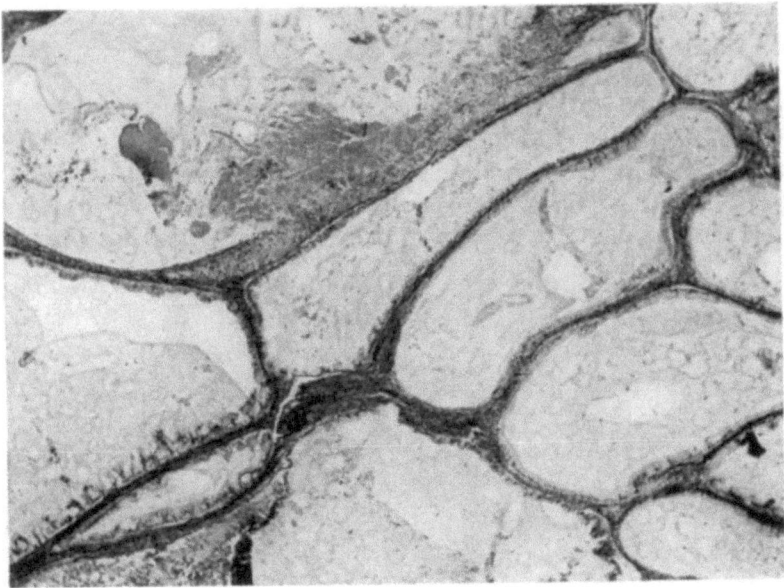

Abb. 196. Kystoma pseudomucinosum glandulare

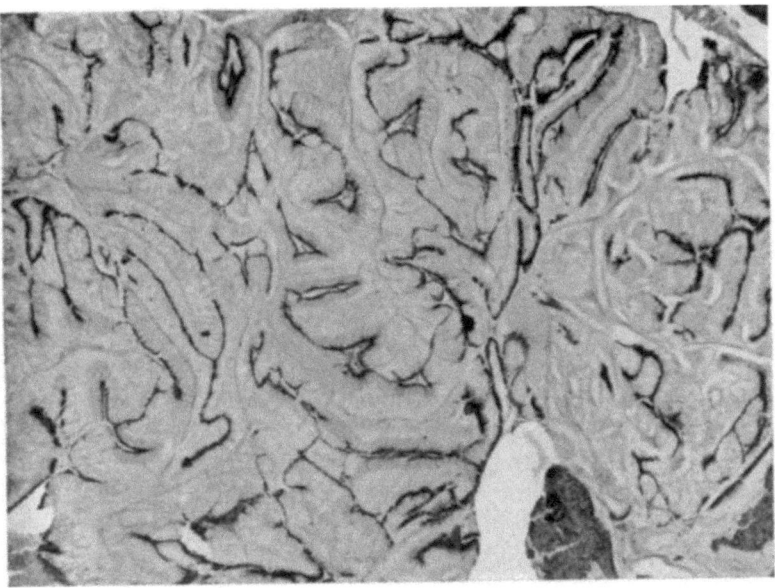

Abb. 197. Pseudomyxoma ovarii

200 Erkrankungen des Eierstockes

Eine sehr seltene Erscheinungsform der pseudomuzinösen Gewächse ist das traubenförmige Pseudomuzinkystom. Die kleineren und größeren, teils gestielten, teils breitbasigen Zysten sitzen auch hier einem soliden Bindegewebskern auf.

Histologisch besteht das Geschwulstzentrum aus Fibromgewebe, während die Zysten die charakteristische Struktur der Pseudomuzintumoren zeigen.

Ebenfalls selten begegnet man dem Kystoma pseudomucinosum papillare, dessen Existenz von manchen Autoren bestritten wird. Diese

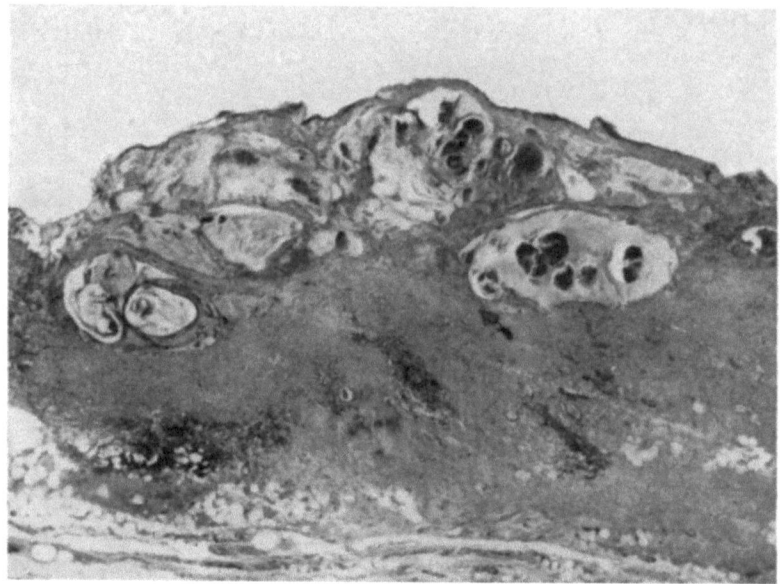

Abb. 198. Peritoneum bei Gallertbauch; fehlendes Peritonealmesothel, mit schleimigen Massen ausgefüllte, erweiterte Lymphgefäße, chronische Entzündung. (s. Ovarialtumor in Abb. 197 von dem gleichen Fall)

Variation, die sich vorwiegend im höheren Lebensalter entwickelt, erreicht gelegentlich eine erhebliche Größe. Die papillären Pseudomuzinkystome sind makroskopisch meist multizystische Gebilde.

Histologisch (Abb. 199) findet man kleinere und größere Zysten, die unter Umständen mit den feinpapillären Wucherungen vollständig ausgefüllt sind. Ihr Epithelbelag ist einreihig und zeigt die typischen Schleimzellen. Bei günstiger Schnittführung bekommt man oft Bilder, die weitgehend an die Struktur der Darmwand erinnern.

Die sekundären Veränderungen der pseudomuzinösen Tumoren sind im allgemeinen die gleichen wie bei den serösen ovariellen Neubildungen.

Geschwülste 201

So kommt auch hier Stieldrehung, Nekrose, Entzündung bzw. Sklerose und Kalkablagerung im Bindegewebe vor. Auch eine sekundäre Verknöcherung kann gelegentlich beobachtet werden. Psammomkörperbildung ist in den reinen Pseudomuzingewächsen nicht bekannt. Öfters findet man aber Verfettung der Epithelzellen und schleimige Durchtränkung des Bindegewebes. Letztere ist besonders für das Pseudomyxoma ovarii charakteristisch.

Wie die serösen ovariellen Neubildungen, so können auch die pseudomuzinösen eine krebsige Umwandlung erfahren (Abb. 200, Abb. 201).

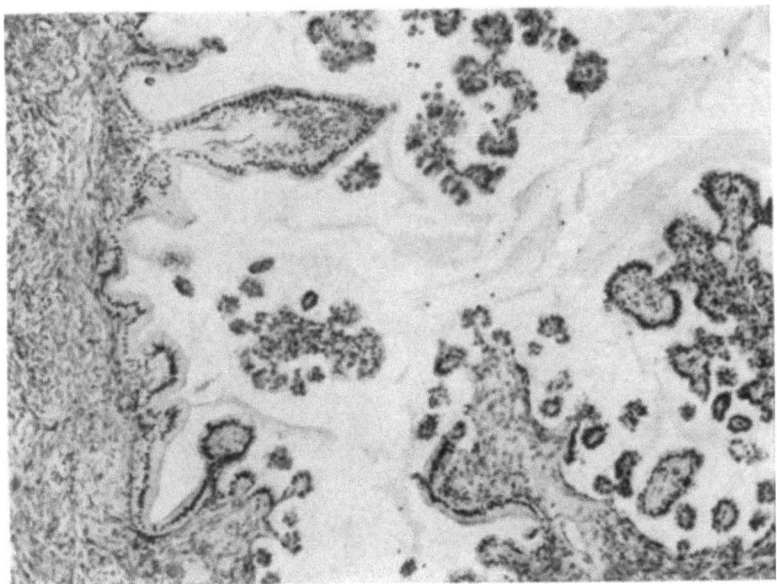

Abb. 199. Kystoma pseudomucinosum papillare

Man beobachtet diese Komplikation bei den letzteren jedoch viel seltener. Die histologischen Merkmale der karzinomatösen Umwandlung sind im wesentlichen die gleichen wie bei den serösen Eierstocksgeschwülsten (s. S. 192). Man muß lediglich darauf hinweisen, daß die Geschwulst mit Fortschreiten der malignen Entartung ihre schleimbildende Eigenschaft allmählich einbüßt und eher zur Bildung adenokarzinomähnlicher Formationen als zu papillomatösen Wucherungen neigt.

In Verbindung mit den serösen bzw. pseudomuzinösen Ovarialgeschwülsten muß man noch auf eine wichtige Tatsache hinweisen. Nicht selten begegnet man Neubildungen, deren Epithel einen gemischten Charakter hat, also seröse und pseudomuzinöse Zellen gemeinsam aufweist

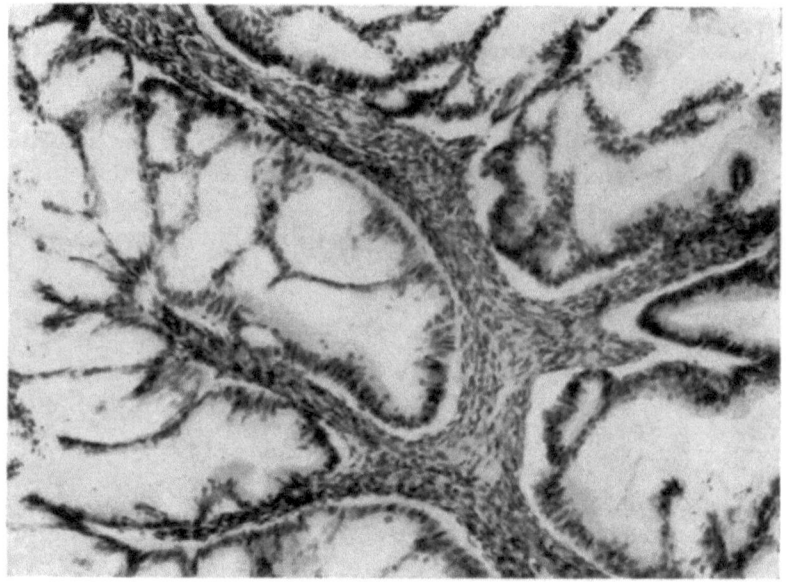

Abb. 200. Verkrebstes Kystoma pseudomucinosum glandulare

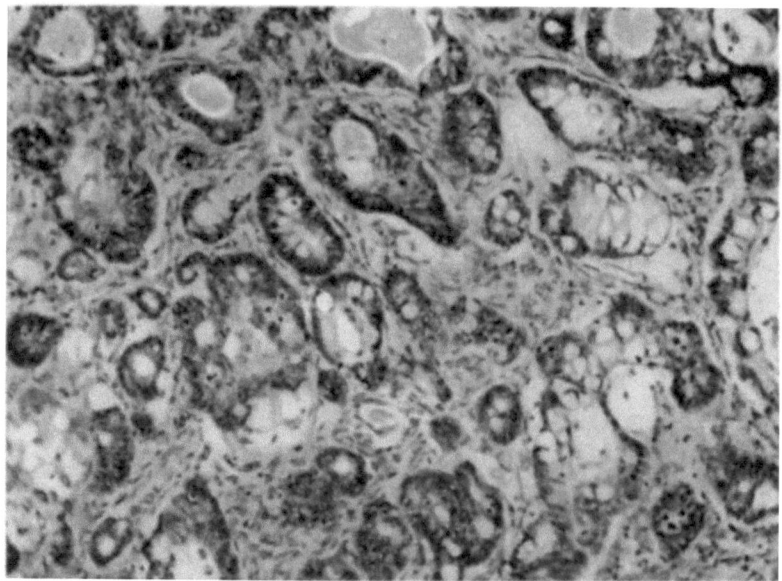

Abb. 201. Adenomatöse Strukturen in einem verkrebsten Kystoma pseudomucinosum glandulare

(Abb. 202). Besonders unter den papillomatösen Eierstocksneubildungen kommen solche Tumorformen vor. Infolge der reichlich vorhandenen Schleimepithelien findet man dann in solchen gemischtzelligen Tumoren einen dünnflüssigen, sero-muzinösen Inhalt.

Die Erforschung der Histogenese der serösen und pseudomuzinösen Ovarialtumoren hat im Laufe der Zeit viele Theorien hervorgebracht. Es ist nicht die Aufgabe dieses Buches, alle diese Auffassungen ausführlich zu be-

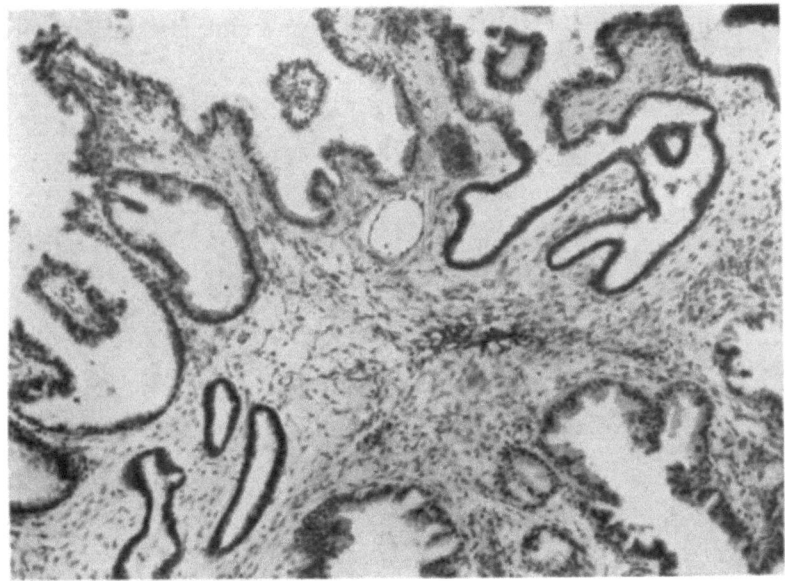

Abb. 202. Kystoma papillare, teils mit serösem, teils mit pseudomuzinösem Epithel

sprechen bzw. dazu Stellung zu nehmen. Wir möchten hier lediglich kurz auf die heute meist angenommene Entstehungsmöglichkeit hinweisen. Als Ausgangsorte gelten für die serösen Neubildungen das Oberflächenepithel des Ovars und die Reteformationen. Als sehr wahrscheinliche Matrices können sowohl für die serösen als auch für die pseudomuzinösen Gewächse frühembryonale Versprengungen des MÜLLERschen Ganges bzw. postnatale Epithelheterotopien durch retrograde Verschleppung von Tuben- und Uterusmukosa in Frage kommen. Besonders die tubare Genese (Endosalpingiose) der erwähnten Geschwülste rückt in der neuesten Literatur immer mehr in den Vordergrund (DUBRAUSZKY[152], GLASUNOW[152] u.a.). Es wird ferner angenommen, daß ein Teil der pseudomuzinösen Tumoren teratogenen Ursprungs ist.

b) Gutartige Neubildungen der Bindegewebsreihe, der Muskel- und Gefäßsubstanzen

Die Fibrome[XI, XXI, XXXII, XL, XLIV, 154] sind nicht allzu seltene Geschwülste. Sie können in jedem Lebensalter auftreten. Ihre größte Häufigkeit fällt jedoch in die zweite Hälfte der Geschlechtsreife. Die Fibrome entwickeln sich meist einseitig. Makroskopisch (Abb. 203) sind es ovoide oder kugelige Gebilde, meist von härterer Konsistenz. Ihre Größe ist sehr verschieden; gelegentlich kann man auch Riesentumoren beobachten. Die Schnittfläche zeigt eine rötlich- bis weißlichgraue Farbe und eine faserige Struktur. Be-

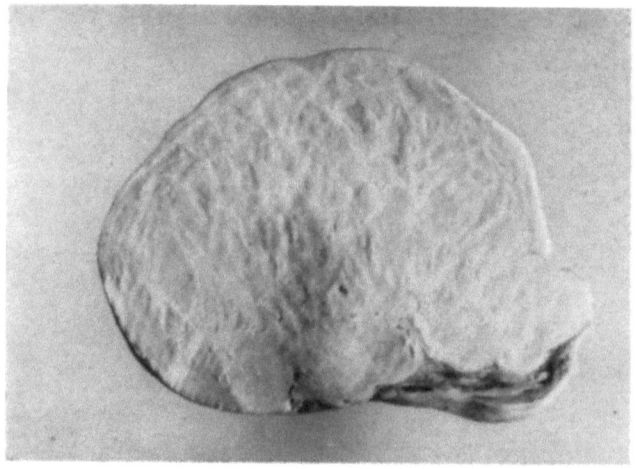

Abb. 203. Fibroma ovarii
(auf ½ verkleinert)

merkenswert ist, daß in etwa 20—25% der Fälle von Ovarialfibromen ein Aszites vorhanden ist. Wahrscheinlich stammt diese Flüssigkeit aus dem Tumor selbst. Gelegentlich kann man neben dem Aszites auch einen Hydrothorax (MEIGS-Syndrom) beobachten (CLEMENTSEN[154], KEHIDAI[154], MEIGS[154], MEIGS-CASS[154], NIESERT[154] u.a.). Es sei nebenbei erwähnt, daß das MEIGS-Syndrom, wenn auch seltener, bei andersartigen Genitaltumoren, wie bei Myomen (BURGER[91]), Thekazellgeschwülsten (HUANG CHEN[165]) oder bei Pseudomuzinkystomen (ROSENFELD[153]) usw., vorkommen kann.

Der Haupttypus der Ovarialfibrome ist spindelzellig und verhältnismäßig kernreich (Abb. 204). Die Bindegewebszellen bilden kleinere und größere Bündel, die in verschiedener Richtung verlaufen. Die Zwischensubstanz ist gut entwickelt, gelegentlich sind auch elastische Fasern nachzuweisen. Die Gefäßversorgung ist wechselnd, im allgemeinen nicht sehr reichlich. Von diesem Grundtyp der Ovarialfibrome findet man nicht selten Abweichungen.

So sind manche Exemplare besonders kernarm und faserreich (Fibroma durum), während sich andere durch Kernreichtum und Faserarmut auszeichnen (Fibroma molle).

Bei der Unterscheidung zwischen einem kernreichen Fibrom und einem Sarkom können gelegentlich Schwierigkeiten auftreten. Das Hauptgewicht bei der histologischen Beurteilung muß man in solchen Fällen auf die Prüfung der Zellatypien und auf den Nachweis von Kernteilungen legen.

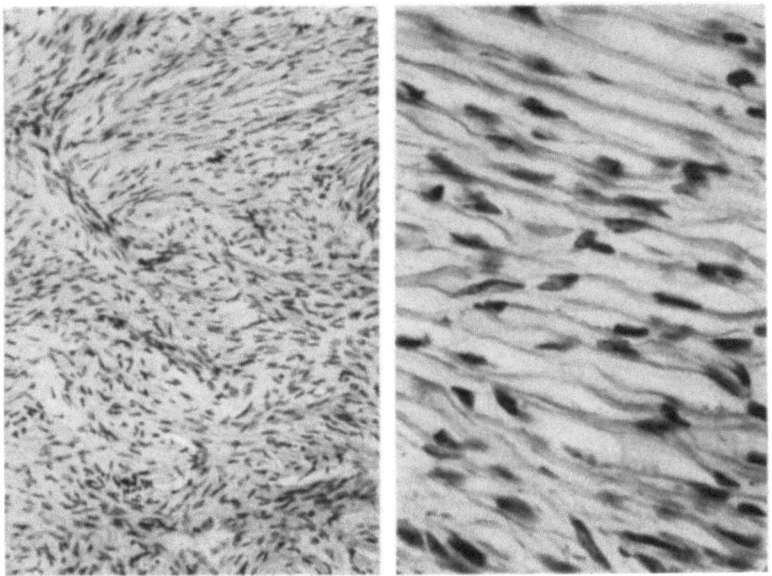

Abb. 204. Fibroma ovarii, links schwache, rechts starke Vergrößerung

Sekundäre Veränderungen in den Ovarialfibromen sind nicht selten. Es kommen ödematöse Durchtränkung, hyaline Degeneration, Blutungen, Nekrosen, Verkalkung und sekundäre Verknöcherung vor. Die Ovarialfibrome nehmen ihren Ursprung aller Wahrscheinlichkeit nach aus dem Eierstockstroma.

Leiomyome des Ovars sind Raritäten[XI, XXI, XXXII, XLIV]. Ihre makroskopischen Eigenschaften decken sich weitgehend mit denen der Fibrome. Sie bleiben aber kleiner, und ihre Schnittfläche besitzt eher eine rötliche Farbe.

Mikroskopisch sind die Eierstocksmyome im allgemeinen kernreicher als die Fibrome. Die glatten Muskelzellen mit ihrem stäbchenförmigen Kern formen sich auch hier zu Bündeln, die jedoch wesentlich schmäler sind als die der Fibrome. Die Gefäßversorgung dieser Geschwülste ist nicht besonders stark.

Die Myome stammen hauptsächlich aus den im Hilus ovarii vorhandenen glatten Muskelelementen. Es ist aber möglich, daß auch die Gefäßmuskulatur als Matrix in Frage kommt.

Rhabdomyome im Ovar wurden selten beschrieben[XXXII, XLIV, 155].

Die Existenz von Lipomen[XI, XXXII, XLIV, 156] im Ovar ist sehr fraglich. Ein Fall wurde von HERMANN[156] publiziert. Eine mit dem Eierstock verwachsene und später vom Darm abgelöste Appendix epiploica kann gelegentlich ein Ovariallipom vortäuschen (FAHR[156]).

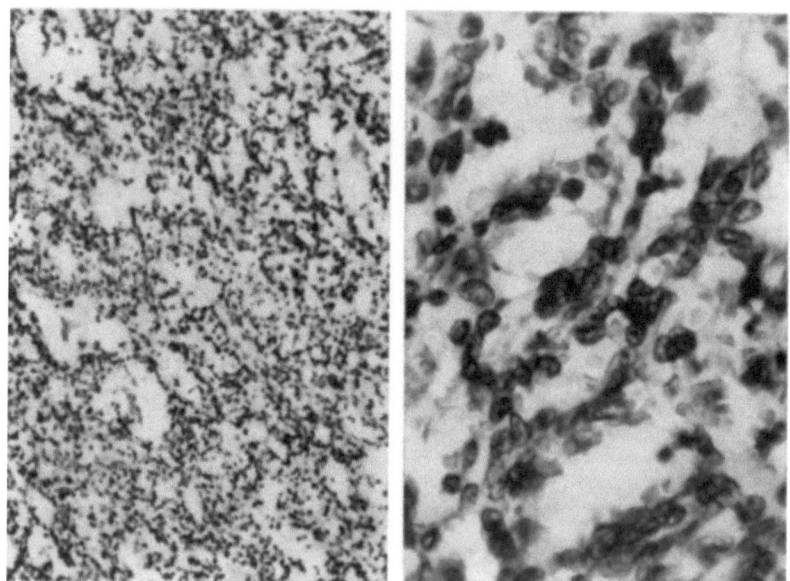

Abb. 205. Haemangioma ovarii, links schwache, rechts starke Vergrößerung

Echte Chondrome und Osteome sind im Eierstock unbekannt.

Die seltenen Hämangiome[XI, XLIV, 157] (Abb. 205) und Lymphangiome[XI, XLIV, 158] sind meist kleine Geschwülste, die vorwiegend im Hilus sitzen.

c) Bösartige epitheliale Neubildungen

Die Karzinome des Eierstocks[XI, XXI, XXXII, XL, XLIV, 159] kommen verhältnismäßig häufig vor. Sie treten in etwa 50% der Fälle doppelseitig auf. Ihre größte Frequenz findet man zwischen dem 40. und 60. Lebensjahr.

Makroskopisch zeigen die Ovarialkarzinome sehr verschiedene Formen und Größen. In einem Teil der Fälle beobachtet man solide Bildungen (Abb. 206). Diese sind nicht sehr große, kugelige oder höckerige, massive

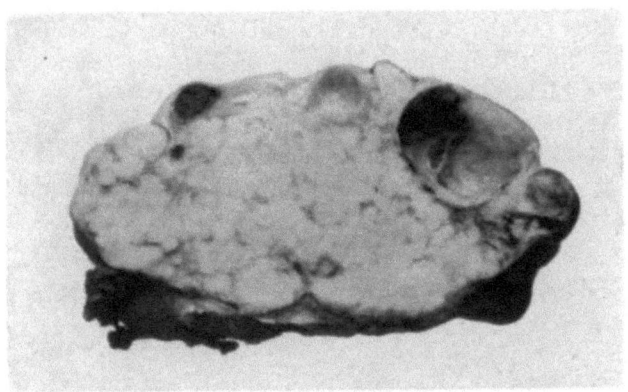

Abb. 206. Solides Ovarialkarzinom (auf ½ verkleinert)

Geschwülste, die auf dem Schnitt meist eine graugelbliche Farbe und eine markige Konsistenz aufweisen. In anderen Fällen ist das Karzinom von zystischer Beschaffenheit und zeigt den Grundcharakter der gutartigen serösen oder pseudomuzinösen Neubildungen (Abb. 207). Bei den zystischen Formen ist die Malignität makroskopisch manchmal kaum festzustellen, oft sprechen jedoch die schwammig-markigen Stellen oder die voluminösen, blumenkohlartigen, weichen Wucherungen, schon mit bloßem Auge betrachtet, für ein Karzinom. Endlich gibt es Formen, bei denen die erwähnten soliden und zystischen Strukturen nebeneinander vorkommen.

Die Ausbreitung der Ovarialkrebse erfolgt meist per continuitatem, wodurch die Nachbarorgane allmählich befallen werden. Häufig kommt es

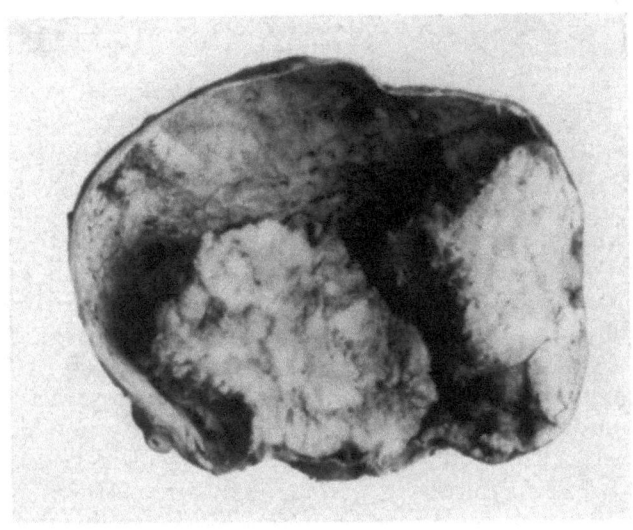

Abb. 207. Zystisches Ovarialkarzinom (auf ½ verkleinert)

infolge Durchbruchs der Tumorkapsel zu einer Aussaat im Bereiche der Peritonealhöhle. Wesentlich seltener beobachtet man lymphogene oder hämatogene Metastasenbildung.

So verschiedenartig das makroskopische Bild bei einem Ovarialkarzinom auch sein kann, noch mehr ist dies der Fall bezüglich seiner mikroskopischen Eigenschaften. Unter den zahlreichen Variationen möchten wir rein morphologisch folgende Haupttypen unterscheiden:

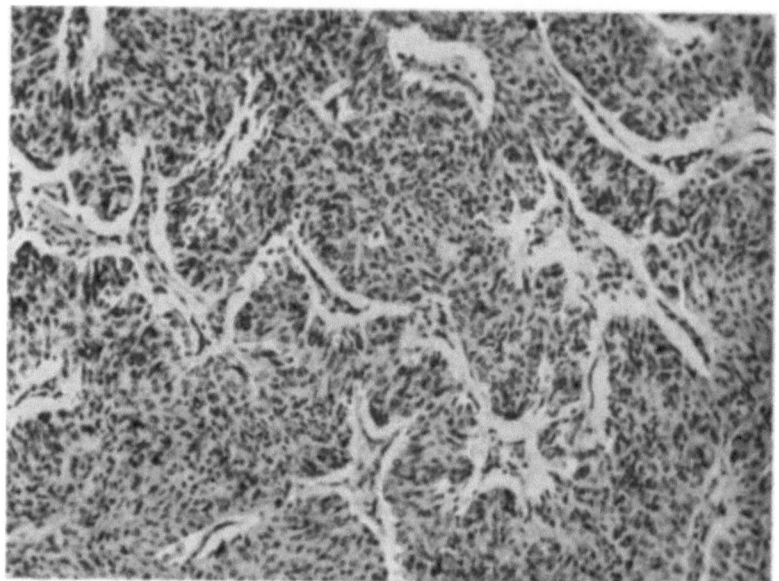

Abb. 208. Carcinoma medullare ovarii

Solide Formationen. Zu dieser Gruppe rechnen wir diejenigen Bilder, bei denen die Geschwulstelemente solide Stränge und Nester bilden. Je nach dem Verhältnis zwischen Parenchym und Stroma kann man hier von Carcinoma medullare (Abb. 208), Carcinoma solidum simplex (vgl. Abb. 40) und von Carcinoma scirrhosum (vgl. Abb. 112) sprechen. Die Parenchymzellen zeigen bei diesem Geschwulstaufbau meist indifferenten Charakter, und die Zellatypie ist häufig stark ausgeprägt.

Drüsige Formationen. Bei dieser Erscheinungsform findet man hauptlich die typische Struktur eines tubulären Karzinoms. Man sieht also in planloser Anordnung Drüsenschläuche, die mit einem ein- oder mehrschichtigen atypischen Epithel von wechselnder Höhe ausgekleidet sind. Das Geschwulststroma ist verhältnismäßig gering (Adenocarcinoma tubulare, vgl. Abb. 99). In anderen Fällen wird der drüsige Grundcharakter durch eine starke Papillenbildung verwischt, wobei die Papillen oft ohne Bindegewebsgerüst sind (Adenocarcinoma papillare, Abb. 209). In weiteren Fällen wieder bleibt der tubuläre Charakter des Krebses mehr oder minder noch erhalten; stellenweise sieht man aber das Auftreten solider Zellnester (Carcinoma partim adenomatosum, partim solidum, vgl. Abb. 103). In seltenen Fällen kann auch im Ovar das Adenokankroid oder Adenoakanthom (vgl. Abb. 104) beobachtet werden (GERNET-CRANE[159], HESS[159] u. a.).

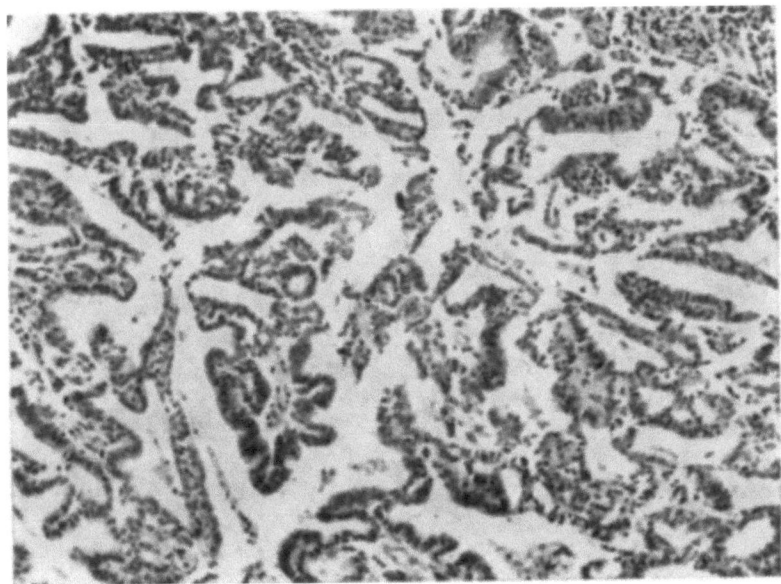

Abb. 209. Adenocarcinoma papillare ovarii

Kleinzystische Formationen. Für diese Wucherungsart ist die auch mit bloßem Auge sichtbare Bildung von kleinen Zysten kennzeichnend. Je nach der Beschaffenheit des Epithelbelags können hier verschiedene Abarten unterschieden werden. So findet man manchmal Zysten, ausgekleidet mit ein- oder mehrschichtigem Epithel (Carcinoma mikrocysticum simplex). In anderen Fällen enthalten die kleinen Hohlräume einen mehrschichtigen Belag mit interzellulären Lücken (Carcinoma mikrocysticum adenoides). Schließlich kommen Exemplare vor, bei denen in den Tumorzysten eine starke papilläre Wucherung nachzuweisen ist (Carcinoma mikrocysticum papillare, vgl. Abb. 191) oder solche, bei denen die mit mehrschichtigem Epithelbelag überzogenen Papillen ebenfalls interzelluläre Höhlenbildungen zeigen (Carcinoma mikrocysticum adenopapillare, vgl. Abb. 192).

Makrozystische Formationen. Bei dieser Form der Ovarialkarzinome bleibt der großzystische Charakter der Geschwulst erhalten und die krebsige Wucherung geht sozusagen an den Wandabschnitten vor sich. Die karzinomatöse Zystenauskleidung kann ein- oder mehrschichtig sein (Carcinoma makrocysticum simplex). In letzterem Falle findet man gelegentlich interzelluläre Lücken (Carcinoma makrocysticum adenoides). Ist das Hauptmerkmal der großzystischen Geschwulst die starke Papillenbildung, so spricht man von einem Carcinoma makrocysticum papillare (vgl. Abb. 191), wobei der Epithelüberzug sowohl ein- als auch mehrschichtig sein kann. Enthält das mehrreihige Papillenepithel interzelluläre Hohlräume, so haben wir das Carcinoma makrocysticum adenopapillare (vgl. Abb. 192) vor uns.

Die histologischen Zeichen der Malignität bei den zystischen Ovarialkarzinomen wurden auf Seite 192 und 201 ausführlich erörtert.

Wir müssen noch besonders darauf hinweisen, daß es selten Ovarialkarzinome gibt, bei denen die eine oder die andere histologische Struktur für die ganze Geschwulst charakteristisch ist. Am ehesten begegnet man den rein soliden bzw. rein drüsigen Formen bei den primären Gewächsen, während die zystischen Ovarialkrebse oft das bunteste Durcheinander der erwähnten mikroskopischen Erscheinungsbilder aufweisen. Die Auffassung mancher Autoren, die die zystischen Ovarialkrebse ohne Ausnahme als sekundär verkrebste Neubildungen betrachten, scheint nach unseren Beobachtungen nicht berechtigt zu sein. Wir haben öfters Gelegenheit gehabt, primär bösartige zystische Ovarialkarzinome zu sehen.

Die sekundären Veränderungen der Ovarialkrebse sind vielgestaltig. Als wichtigste seien Blutungen, Nekrosen, Bildung von Erweichungszysten, Verfettungen, Verkalkungen mit und ohne nachfolgender Verknöcherung und die sarkomatöse Umwandlung des Stroma erwähnt.

Die Histogenese der Ovarialkarzinome ist wie ihre morphologische Erscheinungsform sehr vielfältig. Als Matrix kommen hier frühembryonale Versprengungen des MÜLLERschen Ganges, postnatale Epithelheterotopien des ausgebildeten MÜLLERschen Kanals (Endometriose und Endosalpingiose), das Oberflächenepithel des Ovars, das Rete ovarii sowie die epithelialen Bestandteile der an sich gutartigen Eierstocksgewächse in Frage.

1939 beschrieb SCHILLER eine besondere Art von Eierstockskrebs unter dem Namen Mesonephroma [XL, 160]. Dies sind makroskopisch nicht sehr große, solide oder solid-zystische Gewächse, die meist eine starke Malignität aufweisen.

Histologisch findet man in den Mesonephromen glomerulusähnliche Strukturen (Abb. 210), die durch kleine Hohlräume mit endothelartiger Aus-

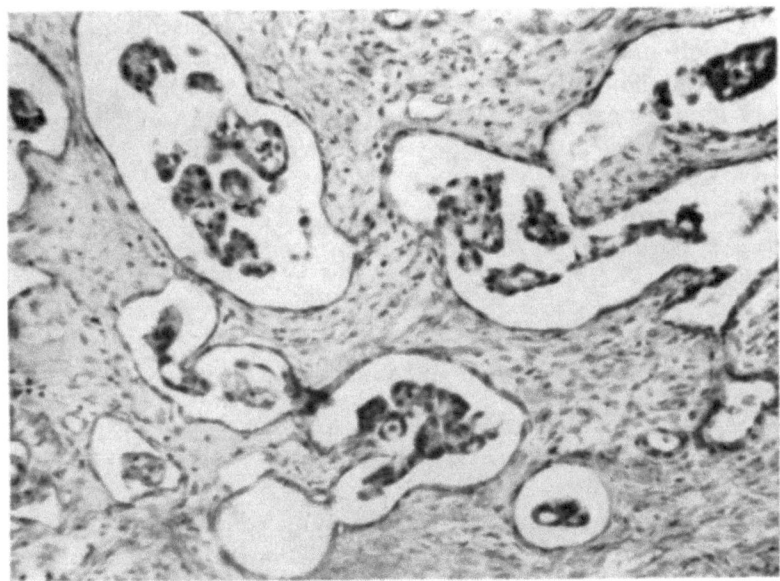

Abb. 210. Mesonephrom, glomerulusähnliche Bildungen

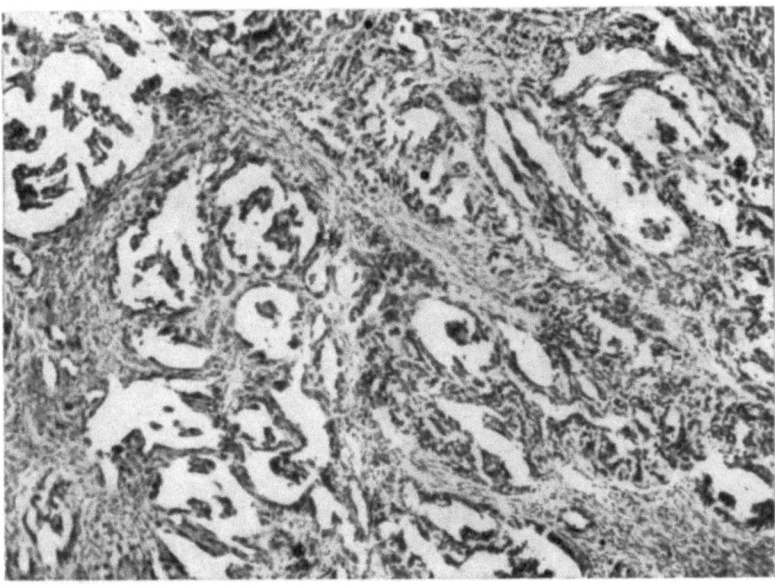

Abb. 211. Mesonephrom, ein an ein papilläres Adenokarzinom erinnerndes Bild mit angedeuteten, glomerulusähnlichen Formationen

kleidung und durch schuhnagelartige Papillen mit kubischer Zellbedeckung charakterisiert sind. Diese Papillen enthalten oft eine Kapillarschlinge. Ist die Gewebsunreife in einem Mesonephrom stark ausgeprägt, so sind die erwähnten glomerulusartigen Formationen meistens nur angedeutet. In solchen Fällen kann das histologische Bild an ein feinpapilläres Adenokarzinom erinnern (Abb. 211).

Das Mesonephroma soll nach SCHILLER aus Resten des Mesonephron entstehen. Die Forschungen über diese Tumorart sind heute noch nicht abgeschlossen.

d) Bösartige Neubildungen der Bindegewebsreihe, der Muskel- und Gefäßsubstanzen

Die Sarkome des Eierstocks sind selten [XI, XXI, XXXII, XL, XLIV, 161]. In der neuesten Literatur findet man z.B. kaum eine Publikation von primärem Ovarialsarkom.

Die Eierstocksarkome bevorzugen das jüngere Frauenalter; häufig sind sie doppelseitig. Im allgemeinen (Abb. 212) stellen die Ovarialsarkome kuge-

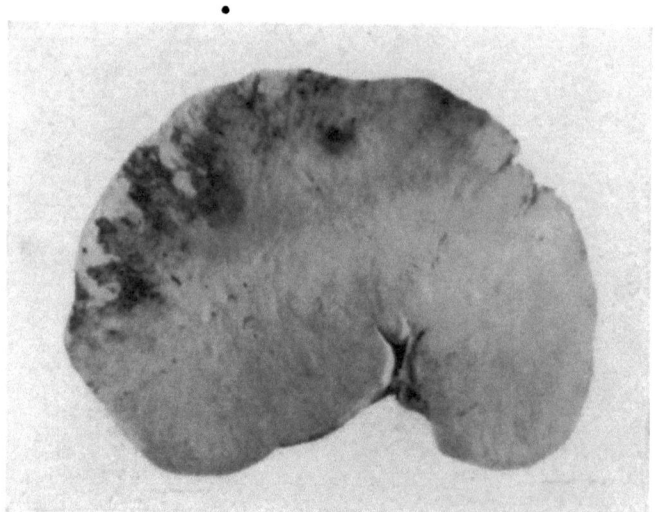

Abb. 212. Sarcoma ovarii mit Blutungen und Nekrosen (auf ⅓ verkleinert)

lige oder ovoide, nicht allzu große Gewächse dar. Ihre Schnittfläche ist weißgrau oder gelblichgrau, oft markig und enthält häufig nekrotische Bezirke. Die Ausbreitung des Eierstocksarkoms erfolgt im Grunde genommen auf ähnliche Weise wie bei einem Karzinom. Doch kommt hier häufiger die hämatogene Metastasenbildung vor.

Histologisch kann man alle typischen Sarkomformen finden. So sind hier sowohl die spindelzelligen als auch die rund-und polymorphzelligen Formationen (Abb. 213) vertreten. Am häufigsten beobachtet man jedoch das Sarcoma fusocellulare.

Von den Sarkomen mit höherer Differenzierung seien das Fibro-, Leiomyo- und Rhabdomyosarkom erwähnt.

Die Existenz des Hämangio- und Lymphangioendothelioms im Ovar wird von manchen bestritten.

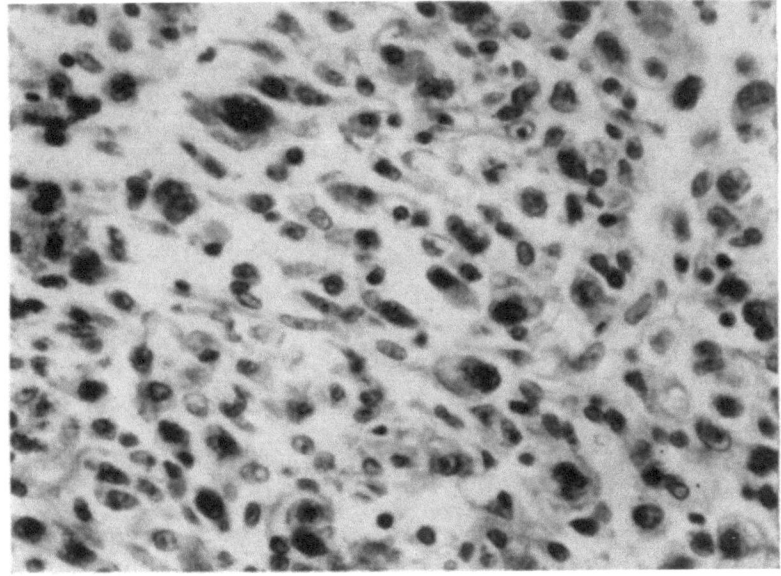

Abb. 213. Polymorphzelliges Sarkom des Ovars

Die in der älteren Literatur oft beschriebenen Peritheliome und Angiosarkome werden heute als Geschwülste der Blutgefäße nicht mehr anerkannt; man betrachtet solche Formationen lediglich als sekundäre Erscheinungen in Karzinomen und Sarkomen. Es ist nämlich bekannt, daß bösartige Neubildungen um die Gefäße herum oft eine lebhaftere Wucherungstendenz besitzen, oder daß nach ausgedehnterem Zerfall des Tumors die Geschwulstzellen in der Umgebung der Gefäßlichtungen längere Zeit erhalten bleiben können. Auf diese Weise entstehen dann Bilder, die primäre Gefäßgeschwülste vortäuschen können (Abb. 214).

Die verschiedenen Formen der Ovarialsarkome nehmen ihren Ursprung aus den entsprechenden Elementen des Eierstockes bzw. sind sie auf Gewebsversprengungen zurückzuführen.

In die Gruppe der Ovarialsarkome reihen wir das Seminom oder Disgerminom XI, XXII, XL, XLIV, 162 ein. Diese Geschwulst findet man vorwiegend bei jüngeren Frauen. Die Patientinnen zeigen manchmal die allgemeinen Zeichen einer Intersexualität. Die Neubildung ist solid und tritt fast immer einseitig auf. Die Schnittfläche ist von einer markigen Beschaffenheit. Die Seminome wachsen sehr schnell und setzen frühzeitig Metastasen. Ihre Strahlenempfindlichkeit ist sehr groß.

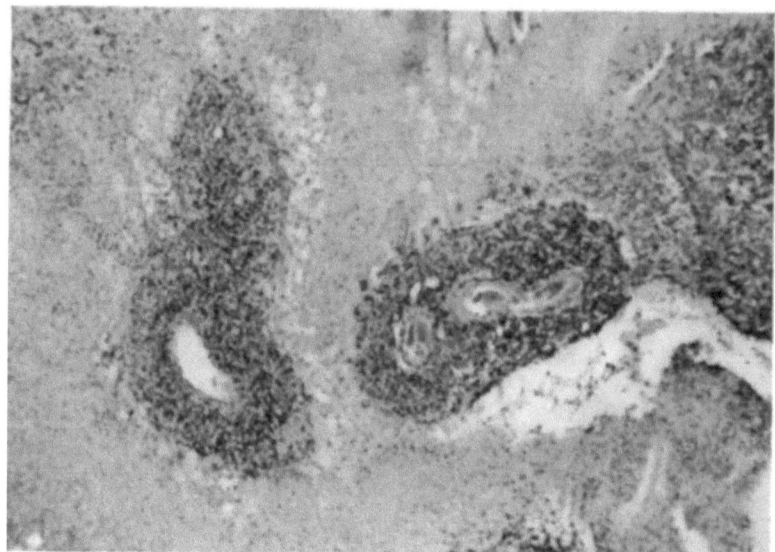

Abb. 214. „Angiosarkom" des Eierstocks

Histologisch (Abb. 215) besteht das Gewächs aus größeren, meist kugeligen Zellen, die sich zu Alveolen oder Strängen ordnen. Sie zeigen verhältnismäßig große, helle Kerne, die von einem kaum färbbaren, unscharfen Protoplasmasaum umgeben sind. Die Geschwulstelemente werden infolge schlechter oder spät erfolgter Fixierung leicht geschädigt, meist schrumpfen sie. Dadurch können sich dann die einzelnen Alveolen vom Stroma lösen. Die Tumorzellen enthalten häufig Fett-Tröpfchen und wenig Glykogen. Eine Gitterfaserstruktur zwischen den Parenchymelementen ist nicht charakteristisch. Das Geschwulststroma tritt im Verhältnis zum Parenchym in den Hintergrund und ist ziemlich locker gebaut. Fast immer beobachtet man im Bindegewebe eine rundzellige Infiltration. Gelegentlich kann man hier auch Riesenzellen, ähnlich den LANGHANSschen, finden.

Nach den herrschenden Auffassungen entwickeln sich die Seminome aus sexuell indifferenten ovariellen Mesenchymzellen. Sie stehen also in gewisser Verwandtschaft zu den Arrheno- bzw. Östroblastomen. Die Seminome besitzen jedoch keine hormonproduzierende Eigenschaft.

Von den sekundären Veränderungen in Sarkomen (auch in den Seminomen) muß man hauptsächlich Blutungen und Nekrosen erwähnen. Letztere können zystische Zerfallsherde hervorrufen.

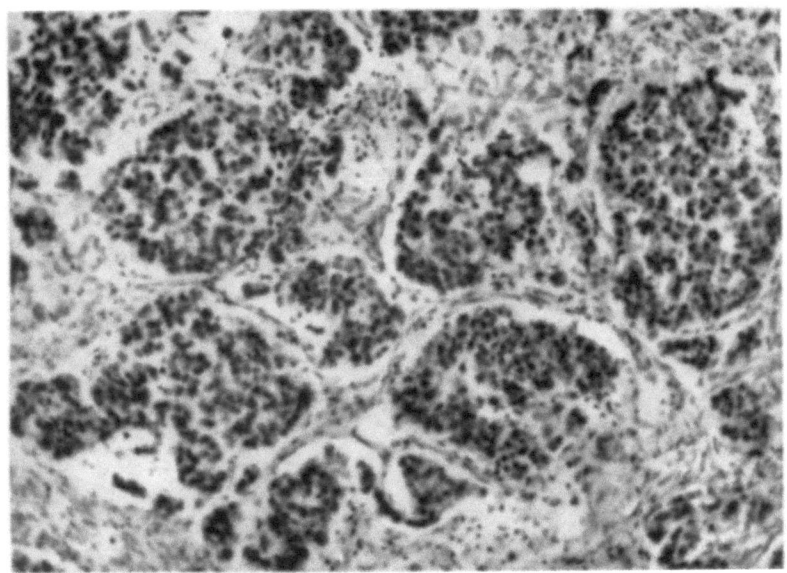

Abb. 215. Disgerminoma ovarii

e) Die hormonbildenden Ovarialtumoren

Diese Gruppe der Eierstocksneubildungen, die durch ihre Hormonproduktion charakterisiert ist, umfaßt verschiedene Geschwulstformen.

Das Arrhenoblastom[XI, XXXII, XL, XLIV, 163] ist eine selten vorkommende Ovarialgeschwulst, welche in jeder Altersstufe entstehen kann; man findet sie aber zumeist zwischen dem 20. und 35. Lebensjahr. Die Arrhenoblastome treten fast ausschließlich einseitig auf. Ihre Größe ist sehr unterschiedlich, im allgemeinen stellen sie nicht allzu große Gebilde dar. Makroskopisch erscheinen sie als ovoide Tumoren mit glatter oder grobhöckeriger Oberfläche. Sie sind entweder solide gebaut oder aus soliden und zystischen Bestandteilen zusammengesetzt. Die soliden Teile zeigen fast immer eine buttergelbe Farbe.

216 Erkrankungen des Eierstockes

Die mikroskopische Struktur der Arrhenoblastome ist nicht einheitlich. Man kann die verschiedenen histologischen Bilder in folgende Haupttypen einteilen: Der erste Typ (Abb. 216) der Geschwulst zeigt einen bindegewebigen Aufbau. Die Geschwulstelemente bestehen meist aus kurzspindeligen Zellen, die gelegentlich bündelförmig angeordnet sind. Bei dem zweiten Typ kann man schon bindegewebige und epitheliale Bestandteile unterscheiden (Abb. 217). Die letzteren bestehen aus Strängen

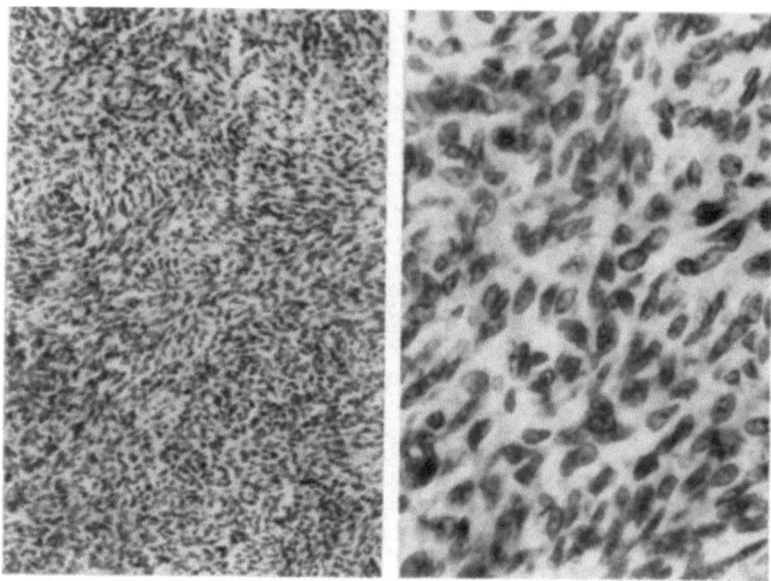

Abb. 216. Arrhenoblastom mit bindegewebiger Struktur, links schwache, rechts starke Vergrößerung

oder Balken, welche eine weitgehende Ähnlichkeit mit den primären Keimsträngen der fetalen Gonaden aufweisen. Bei dem dritten Typ findet man ebenfalls Stroma und Parenchym (Abb. 218). Die Differenzierung des Parenchyms ist jedoch weiter fortgeschritten, indem es schon tubuläre Bildungen zeigt. Der verhältnismäßig seltene vierte Typ des Arrhenoblastoms ist durch einen hodenparenchymähnlichen Aufbau gekennzeichnet (Abb. 219). Endlich gibt es Formen, bei denen die erwähnten Haupttypen entweder nebeneinander vorkommen oder ineinander übergehen. Man muß sogar bemerken, daß diese Mischformen häufiger beobachtet werden als die reinen Formen. Weiter sei noch darauf hingewiesen, daß die Arrhenoblastome auch zwischenzellähnliche Elemente enthalten können (Abb. 220), deren Zahl von Fall zu Fall sehr verschieden ist.

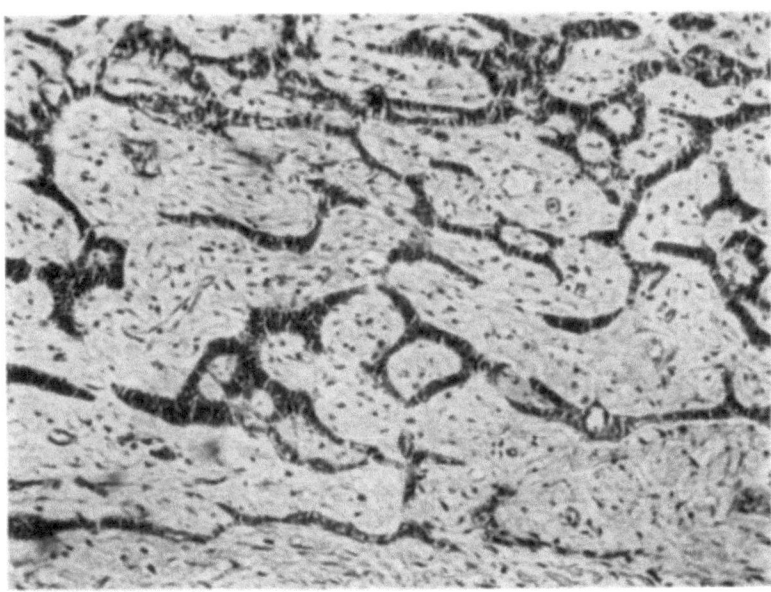

Abb. 217. Arrhenoblastom mit trabekulärer Struktur. (Aus der Sammlung von Dr. K. W. Schultze, Bremerhaven-Lehe)

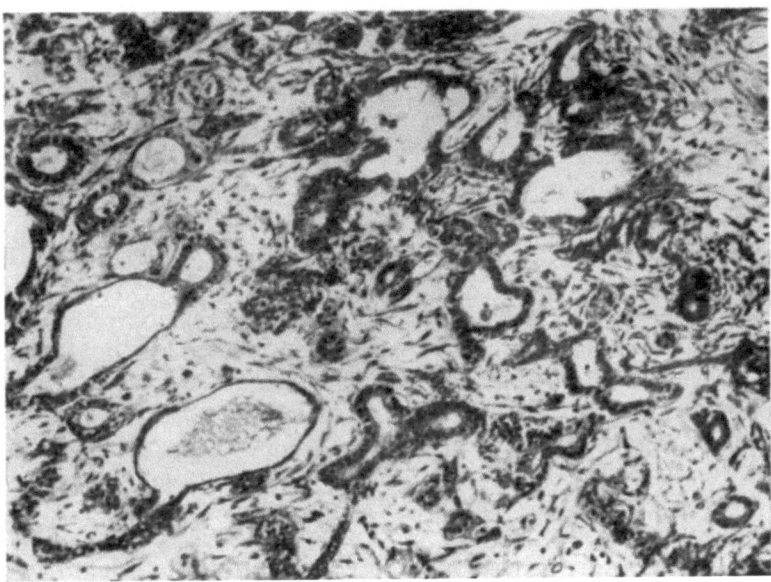

Abb. 218. Arrhenoblastom mit tubulärer Struktur. (Aus der Sammlung von Dr. K. W. Schultze, Bremerhaven-Lehe)

Neuerdings beschrieben STERNBERG[163] sowie SACHS-SPIRO[163] virilisierende Geschwülste im Ovarialhilus, die ausschließlich aus solchen „Zwischenzellen" bestanden. Wie weit diese Tumoren in die eigentliche Gruppe der Arrhenoblastome gehören, ist heute noch nicht zu übersehen. Diesbezüglich benötigen wir noch weitere Forschungen (s. auch S. 180).

In den Tumorzellen des Arrhenoblastoms, vorwiegend aber in den bindegewebigen und zwischenzellähnlichen Geschwulstelementen, sind Lipoid-

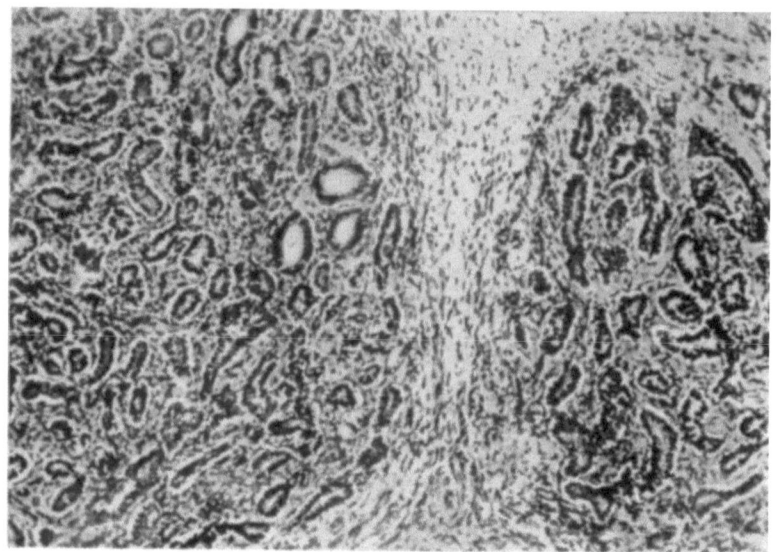

Abb. 219. Arrhenoblastom, glandulärer Typ (nach H. O. NEUMANN)

substanzen nachzuweisen, welche größtenteils eine doppelbrechende Eigenschaft besitzen.

In Verbindung mit den feingeweblichen Eigenschaften des Arrhenoblastoms muß man noch erwähnen, daß die histologische Malignität von der erwähnten Gruppierung unabhängig ist. Die einzelnen Gruppen können sowohl gutartigen als auch bösartigen Charakter zeigen.

Erwähnenswert ist noch, daß in Arrhenoblastomen gelegentlich auch teratoide Strukturen, wie Knorpelinseln, Schleimzysten, glatte Muskelfasern usw., beobachtet werden können (KANTER-KLAVANS[163], KROCK-WOLFERMAN[163], McLESTER[163] u. a.).

Die Histogenese der Arrhenoblastome ist noch nicht endgültig geklärt. Die meisten Autoren sind der Auffassung, daß diese Neubildungen aus männlich determiniertem ovariellem Mesenchym stammen. Auf Grund dieser Theorie kann man in der Tat die verschiedenartigen morphologischen und klinischen Eigenschaften des Arrhenoblastoms am leichtesten erklären. Diese Annahme der Arrhenoblastomgenese beruht auf der Auffassung FISCHELS, nach der die Zwischenzellen und die Hodenkanälchen aus einer gemeinsamen Matrix, und zwar aus dem Mesenchym der Gonadenanlage, stammen. Im Sinne dieser Anschauung sind die verschiedenen Tumorstrukturen nichts anderes als verschiedene Differenzierungsrichtungen bzw.

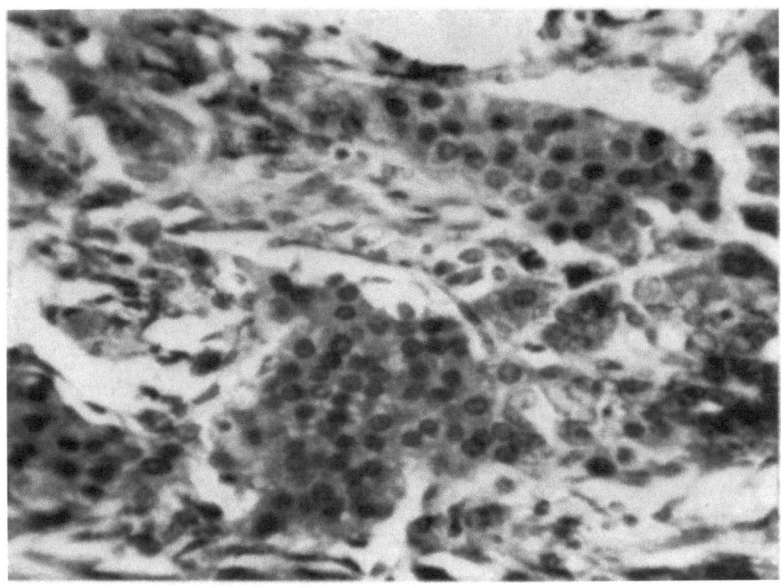

Abb. 220. „Zwischenzellen" in einem Arrhenoblastom.
(Aus der Sammlung von Dr. K. W. SCHULTZE, Bremerhaven-Lehe)

verschiedene Reifestufen des in Frage kommenden Mesenchyms. Läuft nämlich die Differenzierung in Richtung der Zwischenzellen, so entstehen die bindegewebs- oder zwischenzellartigen Formationen; geht die Differenzierung in Richtung der Hodenkanälchen, so entwickeln sich die trabekulären, tubulären und endlich die glandulären Bilder, wobei die trabekulären die niedrigste und die glandulären die höchste Reifestufe darstellen.

Durch die Anerkennung der mesenchymalen Abstammung der Arrhenoblastome ergibt sich — wie wir später sehen werden — zwischen dieser Tumorgruppe und dem Östroblastom (Theka- und Granulosazellgeschwülste) ein gewisser Zusammenhang. Auf dieses Problem möchten wir aber erst bei der Besprechung der follikelhormonbildenden Ovarialtumoren eingehen.

Daß die Arrhenoblastome männliche Prägungsstoffe produzieren können, darf man heute als erwiesen betrachten. Entwickelt sich infolge eines Arrhenoblastoms eine Vermännlichung, so findet man charakteristische Symptome: es tritt ein regelwidriger Haarwuchs auf, von dem besonders das Gesicht, der Leib und das Genitale betroffen werden. Die Stimme wir rauher und bekommt eine tiefere Klangfarbe. Die Brüste und die Gebärmutter schrumpfen, die Klitoris wird bedeutend größer. Die Menstruationsblutungen verlieren an Stärke, werden seltener und bleiben endlich ganz aus. Tritt ein Arrhenoblastom vor der Pubertät auf, so kann man bei der Tumorträgerin eine sexuelle Frühreife beobachten mit Erscheinungen, die an einen Pseudohermaphroditismus femininus erinnern. Die virile Umwandlung bildet sich nach Entfernung des Tumors allerdings nicht immer vollständig zurück. So kann z. B. die männliche Stimme der Patientin und die stark vergrößerte Klitoris nach der Tumorexstirpation weiter bestehen bleiben.

Hormonuntersuchungen, die bei Arrhenoblastomträgerinnen im Urin bzw. im Tumorgewebe männliche Prägungsstoffe nachweisen konnten, liegen mehrfach vor (FORGEAU-KERNEIS-COUTANT[163], JONES-EVERETT[163], KANTER-KLAVANS[163], PEDERSEN[163], PLATE[163], SEEGAR-EVERETT[163], SZATHMÁRY[163], WIJSENBECK-PLATE[163] usw.). Daß diese Hormone tatsächlich vom Tumorgewebe gebildet wurden, zeigten die Kontrollbestimmungen nach der Operation. Die erwähnten innersekretorischen Wirkstoffe werden durch den Nachweis der 17-Ketosteroide erfaßt.

Es ist bekannt, daß nicht alle Arrhenoblastome männliche Prägungsstoffe zu bilden vermögen. Ferner wurde beobachtet, daß Tumoren mit bindegewebigen bzw. zwischenzellähnlichen Formationen meist eine starke funktionelle Tätigkeit aufweisen, während die hodenparenchymähnlichen, besonders wenn diese keine bindegewebigen und zwischenzellähnlichen Strukturen enthalten, oft nur eine geringe oder gar keine hormonale Funktion ausüben. Diese Erfahrungstatsache könnte dadurch eine Erklärung finden, daß man die Produktion des männlichen Sexualhormons den Zwischenzellen zuschreibt. Denn wenn die Differenzierung der in Frage kommenden embryonalen Keime in Richtung der Zwischenzellen geschieht, so sind hiermit die Vorbedingungen für eine Hormonproduktion gegeben. Erfolgt aber die Differenzierung der Geschwulstkeime in Richtung der Hodenkanälchen, so ist eine hormonale Funktion nur dann zu erwarten, wenn der Tumor daneben auch Zwischenzellstrukturen aufweist. Bei dieser Auffassung ist also ein anscheinend „unreifes" Arrhenoblastom mit starker hormonaler Tätigkeit gar nicht unreif, sondern stellt nur eine Differenzierung in Richtung der Zwischenzellen dar.

Es sei nur bemerkt, daß ein Teil der „Arrhenoblastome" deshalb keine hormonale Tätigkeit aufweist, weil er aus einer anderen Matrix, aus dem

Geschwülste   221

sexuell nicht determinierten Rete ovarii, stammt. Diese Tumoren sollten u. E. von der Gruppe der Arrhenoblastome getrennt werden (s. S. 186).

Die Prognose der Arrhenoblastome ist im allgemeinen gut, denn in einer größeren Zahl der Fälle sind die Neubildungen klinisch gutartig. Es gibt jedoch Exemplare, die eine ausgesprochene Malignität zeigen. Schließlich sei noch darauf hingewiesen, daß in manchen Fällen zwischen der histologischen und klinischen Bösartigkeit keine Parallelität besteht.

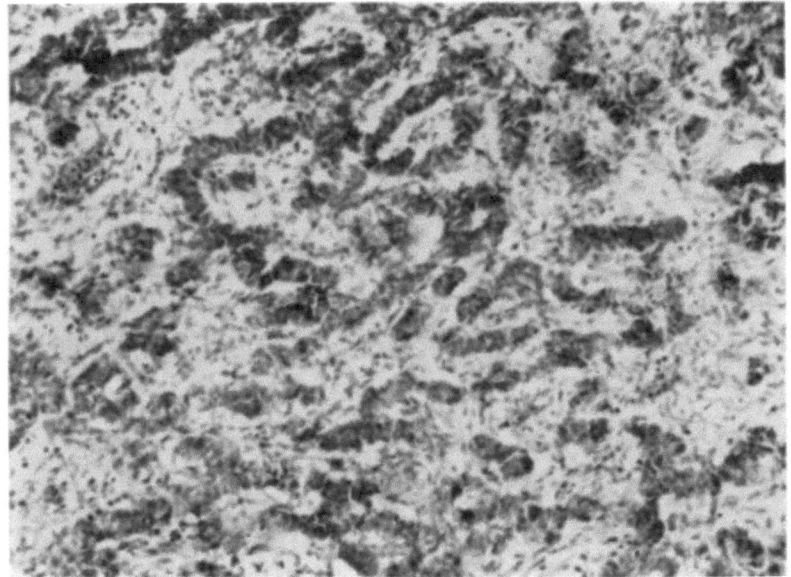

Abb. 221. Granulosazelltumor mit trabekulärer Struktur

Eine zweite Art der hormonbildenden Ovarialtumoren ist die Granulosazellgeschwulst[XI, XXI, XXXII, XL, XLIV, 164]. Diese Neubildung kommt häufiger vor als das Arrhenoblastom. Sie kann ebenfalls in jeder Altersstufe beobachtet werden. Man findet sie jedoch am häufigsten zwischen dem 40. und 60. Lebensjahr. Die Granulosazelltumoren sind Gebilde, die zumeist einseitig auftreten. Sie können oft eine erhebliche Größe erreichen. Fast durchweg finden wir bei derartigen Neubildungen eine ovoide Form mit glatter oder grobhöckeriger Oberfläche. Die Granulosazelltumoren sind solid oder aus soliden und zystischen Teilen zusammengesetzt. In den soliden Partien zeigt die Schnittfläche größtenteils eine gelbe Farbe.

Interessant ist die Tatsache, daß sich die Granulosazelltumoren, obwohl sie eigentlich Geschwülste der Eierstöcke sind, gelegentlich auch extraovariell (intraligamentär oder im retroperitonealen Gewebe) entwickeln können (BERNHART[164], KLAFTEN[164], RAGINS-FRANKEL[164], VOIGT[164] u. a.).

Bei mikroskopischer Untersuchung der Granulosazelltumoren erkennen wir verschiedene Strukturen. Man unterscheidet folgende Hauptgruppen: In der ersten Gruppe sieht man einen trabekulären Aufbau (Abb. 221). In einem gut ausgebildeten Stroma liegen Stränge und Balken, die aus granulosazellähnlichen Elementen bestehen. Im histologischen Bild zeigt

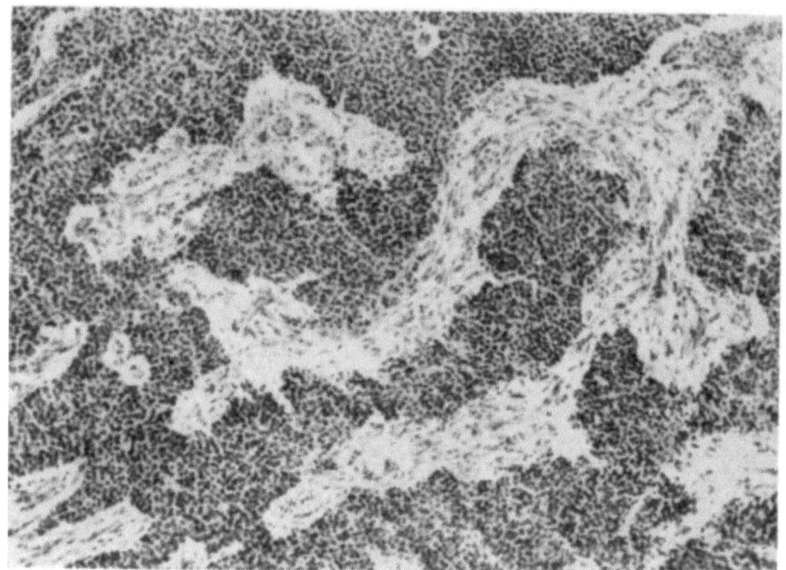

Abb. 222. Granulosazelltumor mit alveolärer Struktur

sich auch hier eine weitgehende Ähnlichkeit mit der ersten Entwicklungsstufe der weiblichen Gonaden. Die zweite Gruppe wird durch eine alveoläre Struktur des Parenchyms charakterisiert (Abb. 222). Auch hier kann man eine Parallele mit der Entwicklung der Keimdrüse finden, da das Bild an das Eiballenstadium erinnert. Bei der dritten Gruppe der Granulosazellgeschwülste fällt eine follikelähnliche Anordnung des Parenchyms auf. Diese ist entweder nur in den sog. Rosettenbildungen angedeutet (Abb. 223), oder man findet ein an einen GRAAFschen Follikel erinnerndes Gebilde, das hin und wieder einen zystischen Aufbau hat (Abb. 224). Selbstverständlich enthalten solche „Follikel" keine Geschlechtszellen. In die vierte Gruppe können wir endlich diejenigen Bilder einreihen, bei denen die erwähnten Haupttypen nebeneinander vorkommen bzw. ineinander übergehen. Diese Mischformen beobachtet man sogar bei weitem häufiger als die reinen Typen.

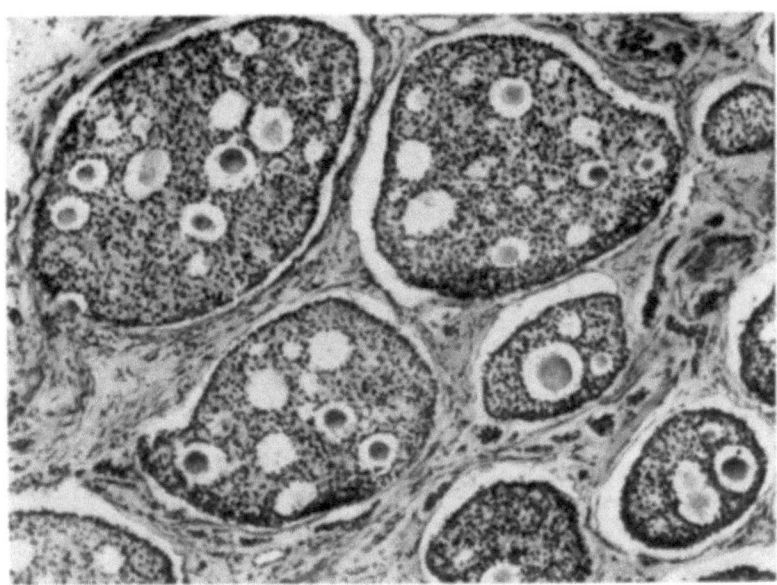

Abb. 223. Granulosazelltumor mit follikuloider Struktur, kleinzystisch

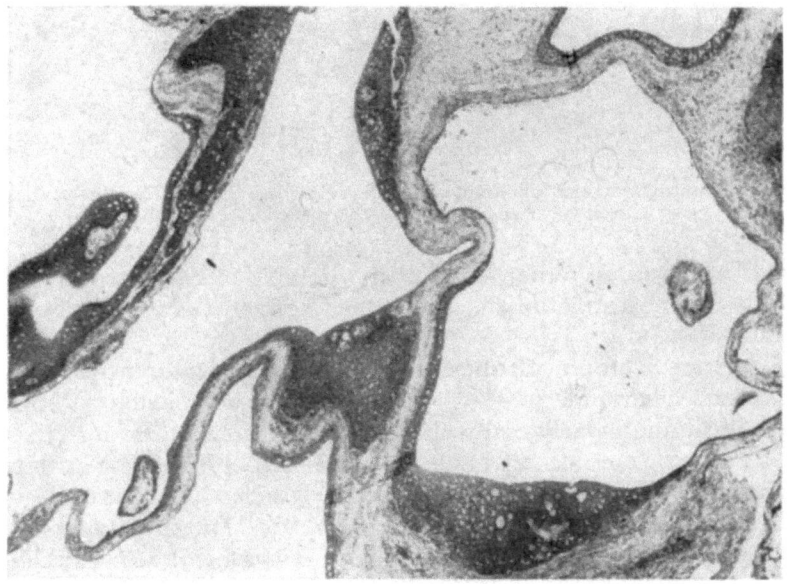

Abb. 224. Granulosazelltumor mit follikuloider Struktur, großzystisch

224   Erkrankungen des Eierstockes

Die Stromazellen eines Granulosazelltumors besitzen oft einen thekazellartigen Charakter (Abb. 225). In den Parenchymzellen, vorwiegend aber in den thekazellähnlichen Stromaelementen, sind reichlich Lipoidsubstanzen mit Doppelbrechung nachzuweisen.

Bei den Granulosazelltumoren müssen wir ebenfalls darauf hinweisen, daß die Malignität von den einzelnen histologischen Typen unabhängig ist. In sämtlichen Gruppen können gut- und bösartige Formen beobachtet werden.

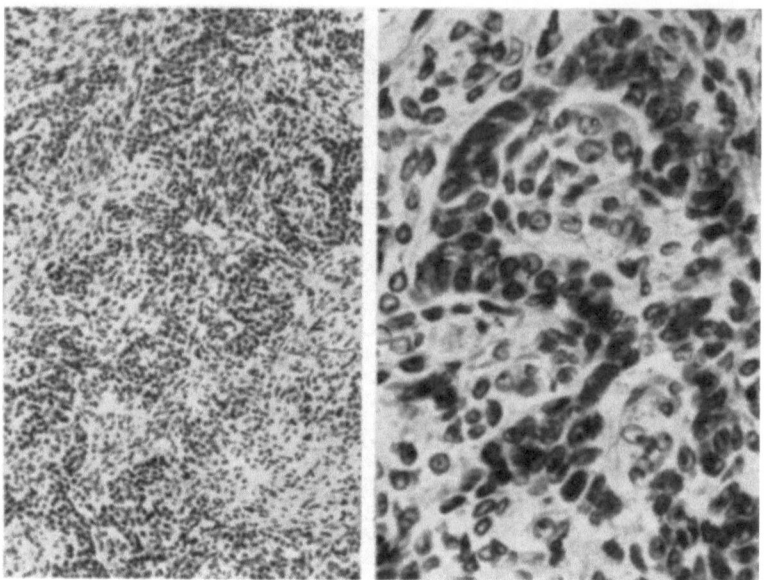

Abb. 225. Granulosazelltumor mit trabekulärer Struktur, das Stroma zeigt thekazellähnlichen Charakter, links schwache, rechts starke Vergrößerung

Erwähnenswert ist ferner, daß in den Granulosazelltumoren gelegentlich teratoide Gewebsformationen vorkommen können (FRANKL[164], SOLOMONS-DOCKERAY[164] u. a.).

Die meisten Autoren glauben, die Granulosazelltumoren histogenetisch aus weiblich determiniertem ovariellem Mesenchym ableiten zu können.

Daß die Granulosazellgeschwülste Follikelhormon zu produzieren in der Lage sind, ist heute als erwiesen zu betrachten. Infolgedessen treten bestimmte Fernsymptome, wie die glandulärzystische Hyperplasie der Uterusschleimhaut, die Vergrößerung der Gebärmutter, Dauerblutungen usw., bei den Trägerinnen auf. Entfernt man die Ovarialgeschwulst, so verschwinden jene Fernerscheinungen. Entwickelt sich ein Granulosazelltumor vor der Pubertät, so findet man eine gleichgeschlechtliche Frühreife.

Chemische Untersuchungen über die Follikelhormonproduktion der Granulosazellgeschwülste wurden mehrfach durchgeführt (Dworzak-Podleschka[164], Gospe[164], Habbe[164], Harms[164], Palmer[164], Schuschania[164] u. a.).

Die Prognose der Granulosazelltumoren ist meist gut. Es gibt jedoch Fälle, die eine ausgesprochene Malignität aufweisen. Auch finden wir hier manchmal zwischen der klinischen und histologischen Bösartigkeit keine Parallele.

Im allgemeinen nimmt man an, daß die Granulosazellgeschwülste ohne Ausnahme Follikelhormon produzieren. Dies ist jedoch nicht immer der Fall. Abgesehen davon, daß die hormonale Tätigkeit eines Granulosazelltumors schwach oder stark sein kann, gibt es Fälle, bei denen eine hormonale Funktion überhaupt nicht nachweisbar ist. Über dieses Problem möchten wir jedoch erst später in Verbindung mit den Thekazelltumoren sprechen (s. S. 226).

Der dritte Typ der hormonbildenden Ovarialgeschwülste ist der Thekazelltumor[XI, XXXII, XL, XLIV, 165]. Er wurde früher als Fibroma thecocellulare xanthomatodes beschrieben. Diese Neubildungen können ebenfalls während des ganzen Lebens beobachtet werden, ein gehäuftes Auftreten fällt aber in das 5. und 6. Dezennium. Die Thekazelltumoren kommen fast ohne Ausnahme einseitig vor. Meist sind sie klein, können aber mitunter eine erhebliche Größe erreichen. Makroskopisch erinnern sie an ein Ovarialfibrom oder an ein Sarkom. Die Schnittfläche zeigt im allgemeinen eine gelbe Farbe.

Das mikroskopische Bild der Thekazelltumoren ist fibrom- oder sarkomähnlich (Abb. 226). Diese Tumorart hat eine Neigung zur Hyalinisierung, und man kann in allen Fällen in den Tumorzellen doppelbrechende Lipoidsubstanzen nachweisen.

Die Thekazelltumoren werden wie die Granulosazelltumoren auf das weiblich determinierte ovarielle Mesenchym zurückgeführt. Daß die Thekazellgeschwülste Follikelhormon produzieren, wird heute ebenfalls anerkannt. Diesbezügliche Hormonbestimmungen wurden von Batizfalvy-Dubrauszky[165], Geist-Spielman[165], Jaroschka[165], Knight[165] u. a. bekanntgegeben. Infolge der Follikelhormonbildung treten bei diesen Geschwülsten ähnliche Fernsymptome wie bei den Granulosazelltumoren auf.

Die Prognose der Thekazellgeschwülste ist die gleiche wie bei den Granulosazelltumoren.

Bei der Besprechung der Granulosa- und Thekazelltumoren wurde darauf hingewiesen, daß beide aus einer gemeinsamen Matrix, und zwar aus dem ovariellen Mesenchym, das bereits eine weibliche Determination besitzt, abzuleiten sind. Diese Auffassung basiert auf der Fischelschen Theorie, nach der die Granulosa- und Thekazellen aus einem einheitlichen Mutterboden, nämlich dem Mesenchym der Gonadenanlage, stammen.

Im Sinne dieser Auffassung sind die Granulosa- und Thekazelltumoren als verschiedene Differenzierungsrichtungen bzw. Reifestufen des in Frage kommenden Mesenchyms aufzufassen. Geht die Differenzierung dieses Muttergewebes in Richtung der Thekazellen, so entstehen die Thekazelltumoren. Geht sie jedoch in Richtung des Granulosaepithels, so finden wir die trabekulären, alveolären und follikuloiden Formationen eines Granulosazelltumors wobei die trabekulären die niedrigere und die follikuloiden die höhere Reifestufe darstellen.

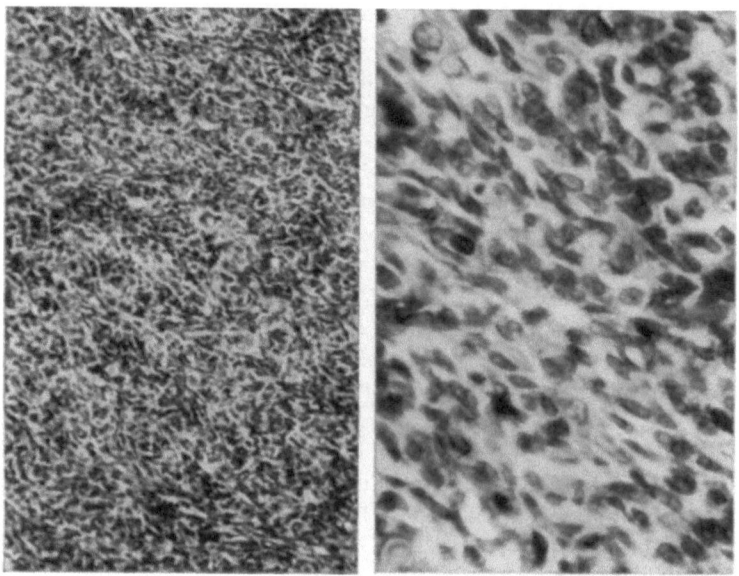

Abb. 226. Thekazelltumor, links schwache, rechts starke Vergrößerung

Wir haben gesehen, daß die Granulosa- und Thekazelltumoren eine follikelhormonproduzierende Eigenschaft besitzen. Die Hormonbildung ist jedoch verschieden stark; es gibt aber auch Fälle, bei denen sie überhaupt fehlt. So sind zuweilen unter den follikuloiden Formen der Granulosazelltumoren Neubildungen ohne hormonale Tätigkeit zu finden. Demgegenüber zeigen die Thekazelltumoren eine starke hormonale Funktion. Diese Beobachtung war früher nicht zu deuten; heute ist eine Erklärung dadurch gegeben, daß wir die Thekazellelemente als Stätte der Follikelhormonbildung ansehen (Zondek[XLIV], Westmann[165]). Aus diesem Grunde finden wir eine hormonale Tätigkeit bei den Thekazelltumoren, bei den Granulosazellgeschwülsten hingegen nur dann, wenn in ihnen Thekaformationen vorhanden sind.

Aus dieser Tatsache möchten wir den Schluß ableiten, daß die follikelhormonproduzierenden Tumoren entweder als reine Thekazellgeschwülste oder als Mischtumoren vom Typ eines Thekagranulosazelltumors zu betrachten sind. Wir haben deswegen für beide Tumorgruppen die gemeinsame Bezeichnung Östroblastom in Vorschlag gebracht (DUBRAUSZKY[164,165]).

Es wurde schon darauf hingewiesen, daß die Arrhenoblastome und Östroblastome am leichtesten aus dem ovariellen Mensenchym abzuleiten sind. Hinsichtlich der Östroblastome ist ohne weiteres anzunehmen, daß im Ovar weiblich determinierte Mesenchymkeime vorhanden sein können. Schwieriger ist diese Frage bei den Arrhenoblastomen. Hier müßte man nämlich die männlich determinierten Tumorkeime auf eine lokale Fehlbildung zurückführen. Nun sprechen aber neuere Forschungen dafür, daß in den Thekazellen nicht nur Follikelhormone, sondern auch Androgene gebildet werden (s. S. 172 und 293). Nach dieser Feststellung dürfte bei der Genese der besprochenen Tumorformen (Arrhenoblastom und Östroblastom) weniger der hypothetische, weiblich bzw. männlich determinierte Mesenchymrest eine Rolle spielen als die definitiven Elemente des Ovars (Theka- und Granulosazellen). Dann wären die Parenchymstrukturen beider Tumortypen lediglich Induktionsprodukte der in männlicher oder weiblicher Richtung weitergewucherten „Thekazellen". Durch diese Vermutung fänden die Kombinationsgeschwülste von Arrhenoblastomen und Östroblastomen (HAUKOHL[166], HOBBS[166], PLATE[166] u. a.), die oft vorhandene weitgehende Ähnlichkeit zwischen beiden Tumorarten (s. z. B. Abb. 217 und 221 oder Abb. 216 und 226) und manche „Östroblastome mit virilisierenden Eigenschaften" (HOLMER[164], MATOLAY[165] u. a.) bzw. „Arrhenoblastome mit Follikelhormonproduktion" (SERTOLIzelltumoren; TEILUM[163], NUMERS-GYLLING[163]) eine leichte Erklärung.

In der letzten Zeit wurden Ovarialtumoren beobachtet, welche entweder an einen Granulosa- oder an einen Thekazelltumor erinnern und eine starke Luteinisierung aufwiesen[167] (Abb. 227). In einigen solchen Fällen konnte in der Uterusschleimhaut eine sekretorische oder eine deziduale Umwandlung nachgewiesen werden (LECÉNE[167], PLATE[167], SZATHMÁRY[167], THOMSON-STABLER[167], TRAUT-KUDER-KADEN[167] u. a.). Solche Geschwülste wurden unter verschiedenen Namen publiziert (Folliculome lipidique, Luteoma, luteinisierte Granulosazelltumoren usw.). Wir sind der Meinung, daß es sich hier nur um eine besondere Form der Granulosa- und Thekazelltumoren handelt, welche neben dem Follikelhormon noch Progesteron zu produzieren vermögen. Der Prozeß ist im Grunde genommen den physiologischen Verhältnissen ähnlich, wobei sich ein Follikel in ein Corpus luteum umbildet.

Unter den Östroblastomen (Granulosa- und Thekazellgeschwülsten) existiert also eine besondere Tumorform, die im Sinne des oben Gesagten als luteinisiertes Östroblastom zu bezeichnen ist. Über diese Geschwulstart benötigen wir jedoch weitere, mit Hormonuntersuchungen verbundene Forschungen.

Die ovariellen hypernephroiden Tumoren[XI, XXI, XXXII, XL, XLIV, 168] kommen selten vor. Sie können zwar in jedem Lebensalter auftreten, werden aber meist erst nach der Menopause beobachtet. Durchschnittlich sind es nicht allzu große, eiförmige, glatte oder höckerige Gebilde. Die Geschwülste sind vorwiegend solid gebaut. Auf dem Schnitt sieht man eine gelbliche, häufig mit Blutungen und Nekrosen durchsetzte Fläche.

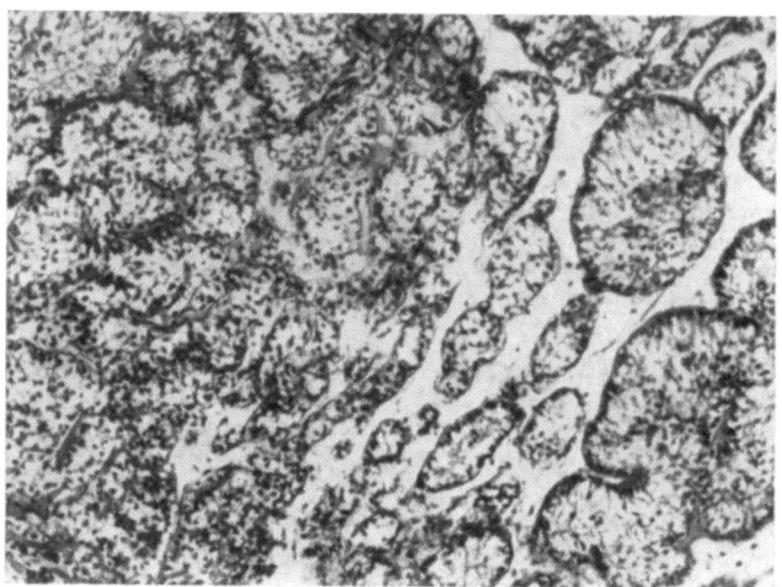

Abb. 227. Stark luteinisierter Granulosazelltumor von alveolärem Charakter; das Endometrium zeigte eine deutliche sekretorische Umwandlung

Im histologischen Bild (Abb. 228) weist die Tumorstruktur eine große Ähnlichkeit mit der Nebennierenrinde auf. Man findet kleinere oder größere Säulen aus hellen, wabigen Zellen mit rundlichem Kern. Zwischen den Zellsäulen sieht man feine Gefäße. In manchen Fällen sind jedoch atypische Bilder zu beobachten; so kann man auch drüsige, zystische, medulläre, ja sogar sarkomähnliche Geschwulstformen finden. Neben Glykogen enthalten die Tumorzellen vorwiegend doppelbrechende Fettsubstanzen. Auch fuchsinophile Granula sind für diese Tumorart charakteristisch.

Entwicklungsgeschichtlich leitet man die ovariellen hypernephroiden Tumoren von in der Embryonalzeit abgeschnürten und versprengten Nebennierenrindenkeimen ab, die in manchen Fällen im Ovarialhilus oder zwischen den Blättern der Plica lata zu finden sind.

Die ovariellen hypernephroiden Tumoren verursachen bei den Trägerinnen oft eine Vermännlichung (klinische Symptome der Vermännlichung s. S. 220). Daß diese Erscheinung mit einer Hormonbildung des Tumorparenchyms zusammenhängt (AHUMADA-SARDI-AHUMADA[168], BAUER[168], ESCOBAR-PIRES-ANTUNES-RIBEIRO MACEDO[168], KEPLER-DOCKERTY-PRIESTLEY[168], SEARLE-HAINES-BAKER[168], WINDSHAUER-MANNING[168] u. a.), dürfte heute nicht mehr angezweifelt werden. Die Beweise dafür sind die gleichen wie bei

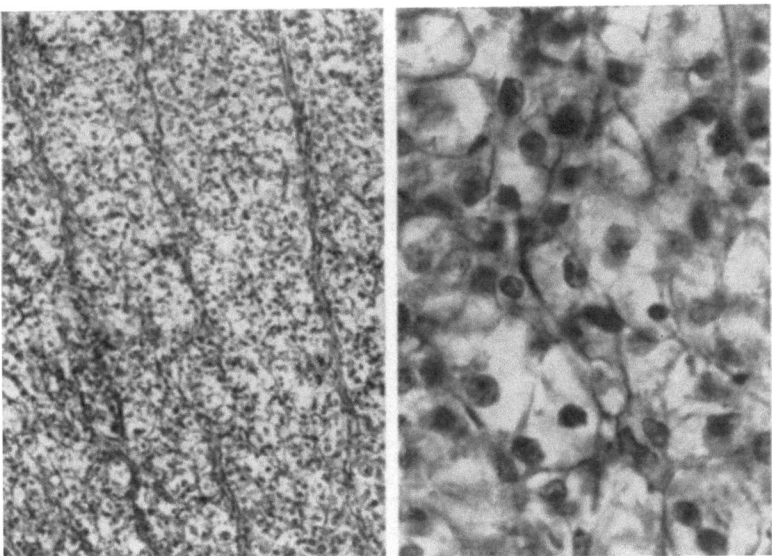

Abb. 228. Ovarieller hypernephroider Tumor, links schwache, rechts starke Vergrößerung

den Arrhenoblastomen. Allerdings ist die Ursache noch ungeklärt, warum in einigen Fällen eine funktionelle Tätigkeit vorhanden ist, in anderen nicht. Die Tatsache selbst, daß Geschwülste aus versprengten Nebennierenrindenkeimen männliche Prägungsstoffe erzeugen können, ist nicht verwunderlich, da die Nebennierenrinde auch unter normalen Verhältnissen männliche und weibliche Prägungsstoffe produzieren kann.

Die Hormonsubstanzen bei Trägerinnen von hypernephroiden Tumoren werden — wie bei den Arrhenoblastomen — durch die Bestimmung der 17-Ketosteroide erfaßt. Nach den Untersuchungen von BAUER[168] kann die Diagnose eines hypernephroiden Tumors durch den Nachweis eines erhöhten Kortikoid-Spiegels und einer starken Vermehrung der β-Fraktion der 17-Ketosteroide schon klinisch gestellt werden.

230 Erkrankungen des Eierstockes

Die Geschwülste sind bösartig.

Eine weitere Gruppe der hormonbildenden Ovarialtumoren stellen die ovariellen Chorionepitheliome dar[XXI, XXXII, XL, XLIV, 169]. Diese Tumoren können folgenden Ursprung haben.
1. Entwicklung aus einer ovariellen Schwangerschaft,
2. Entwicklung auf dem Boden einer teratoiden Ovarialgeschwulst,
3. Entwicklung infolge Metastasenbildung eines intra- oder extrauterinen Chorionepithelioms,
4. Entwicklung infolge Verschleppung von Chorionepithelien einer normalen Plazenta oder einer Blasenmole.

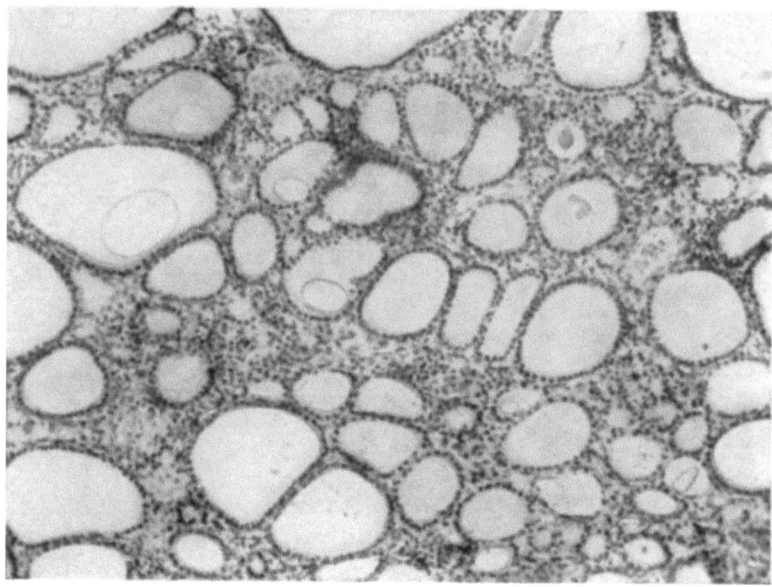

Abb. 229. Struma ovarii mit thyreotoxischen Symptomen

Das ovarielle Chorionepitheliom kann in jedem Lebensalter auftreten, doch ist das Vorkommen im 3. Dezennium am häufigsten. Mit einer Schwangerschaft verbundene ovarielle Chorionepitheliome treten verständlicherweise nur während der Geschlechtsreife auf.

Das makroskopische Bild eines ovariellen Chorionepithelioms zeigt einen rundlichen, grobhöckerigen Tumor von rötlich-blauer Farbe, der eine bindegewebige Kapsel besitzt.

In den mikroskopischen Präparaten finden wir — wie bei Chorionepitheliomen anderer Herkunft — LANGHANSzellen und synzytiale Geschwulstelemente (s. S. 277). Wenn das ovarielle Chorionepitheliom einen teratogenen Ursprung hat, findet man im Tumor meist noch andere Gewebsarten vertreten.

Die Geschwulst erzeugt meistens Chorionprolan (s. S. 281). Dieses Hormon kann mit Hilfe der biologischen Schwangerschaftsreaktion nachgewiesen werden. Wenn sich die Tumorträgerin im Kindesalter befindet, beobachten wir bei ihr eine gleichgeschlechtliche Frühreife. In einigen Fällen von ovariellem Chorionepitheliom trifft man infolge der Hormonproduktion in dem anderen Ovar Luteinzysten (s. S. 175).

Die ovariellen Chorionepitheliome sind bösartige Neubildungen. Sie verursachen oft Metastasen, vor allem in der Lunge.

In teratoiden Ovarialgeschwülsten kann man manchmal auch Schilddrüsengewebe finden. Es kommen sogar Tumoren vor, die nur aus Schilddrüsengewebe bestehen. In diesen Fällen spricht man von einer Struma ovarii[XI, XXI, XXXII, XL, XLIV, 170] (Abb. 229).

Diese Tumoren können in jedem Lebensalter auftreten und sie verursachen meist nur Lokalerscheinungen. Zwar sind einige Fälle bekannt, bei denen die Patientinnen thyreotoxische Erscheinungen zeigten; diese Symptome verschwanden jedoch nach Entfernung des Tumors (CEELEN[170], EMGE[170], FOX-CLEMENT[170], GARRITY[170], TRAUGOTT[170], VIKING[170] usw.). Derartige Fälle haben uns veranlaßt, die Struma ovarii in die Gruppe der hormonbildenden Ovarialtumoren einzureihen.

Die Struma ovarii ist meist gutartig.

f) Neubildungen des Nervensystems, Mischgeschwülste und teratoide Tumoren

Nervengeschwülste[XLIV, 171] sind im Eierstock Seltenheiten. Über die Beteiligung des Ovars an der RECKLINGHAUSENSchen Erkrankung berichteten R. MEYER[171] und SMITH[171]. Ein Ganglioneurom wurde von R. MEYER[171] und von JOACHIMOVITS[171] beschrieben. DOVER[171] fand neuerdings ein Neurofibrosarkom im Ovar.

Einfachere Kombinationsgeschwülste der Bindegewebsreihe[172], wie z. B. Fibro-Leiomyome sowie deren maligne Abarten, kommen im Ovar nur gelegentlich vor. Auch die komplizierteren Formen sind Raritäten.

Ein Adenomyom im Ovar sah KATZENSTEIN[173].

Öfters wurden im Eierstock Karzinosarkome beschrieben. Wenn auch die Existenz dieser Geschwulstart nicht zu bestreiten ist, so muß man doch im Auge behalten, daß in vielen Fällen bei soliden und drüsigen Ovarialkrebsen ein besonders zellreiches Stroma oft Anlaß zu Irrtümern geben kann (z. B. KRUKENBERG-Geschwülste).

Viel wichtiger als die oben erwähnten Geschwulsttypen sind im Eierstock die teratoiden Gewächse. Ihre häufigste und im Prinzip gutartige Erscheinungsform ist die Dermoidzyste[XI, XXI, XXXII, XL, XLIV, 174] (Abb. 230).

Diese Neubildung kann in jedem Lebensalter auftreten. Am häufigsten findet man sie jedoch zwischen dem 20. und 30. Lebensjahr. Im allgemeinen wird sie apfel- bis kindskopfgroß. Die meist dünnwandige Zyste enthält eine talgartige, dickflüssige Masse, in der in der Regel Haare zu finden sind. Die ölige Substanz erstarrt bei Abkühlung unter Körpertemperatur bald; in seltenen Fällen enthält die Zyste auch Fettkugeln. An einer Stelle der Zysten-

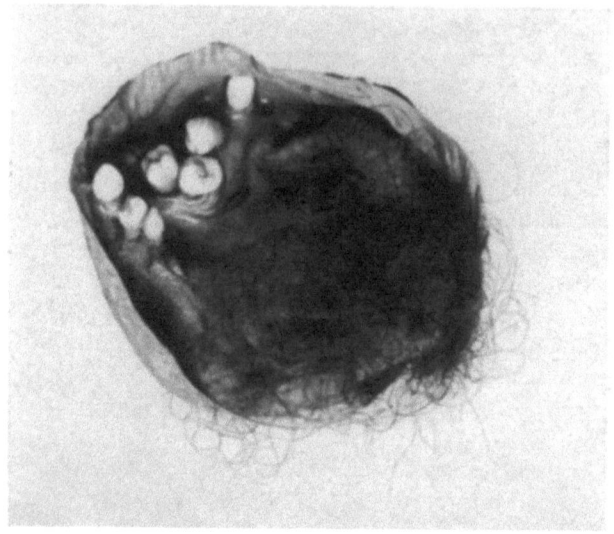

Abb. 230. Dermoidzyste des Ovars mit mehreren Zähnen (auf ²/₃ verkleinert)

wand befindet sich eine unregelmäßige Vorwölbung, der sogenannte Dermoidzapfen. In diesem kann man oft Knochensubstanz und Zähne nachweisen. In einem Fall von RÉPIN[174] stellte der Dermoidzapfen einen rudimentären Embryo mit Gliedmassen dar. Die Dermoidzysten entwickeln sich meist einseitig. Gelegentlich beobachtet man zwei oder drei Geschwülste im gleichen Eierstock.

Mikroskopisch (Abb. 231, Abb. 232) zeigt die Dermoidzyste ein buntes Bild. Der Zapfen ist fast ohne Ausnahme mit einer „Haut" überzogen, während die übrige Innenfläche des Tumors eine flache, mehrschichtige Plattenepithelauskleidung besitzt. Im Bereiche des Dermoidzapfens sieht man Abkömmlinge der drei Keimblätter. Als ektodermale Gewebsarten beobachtet man außer dem Oberflächenepithel Haarbälge und Haare, Talg- und Schweißdrüsen, Zähne, seltener Groß- und Kleinhirnsubstanz, Ependym, Spinalganglien, Augenanlagen usw. Von den Mesodermabkömmlingen seien

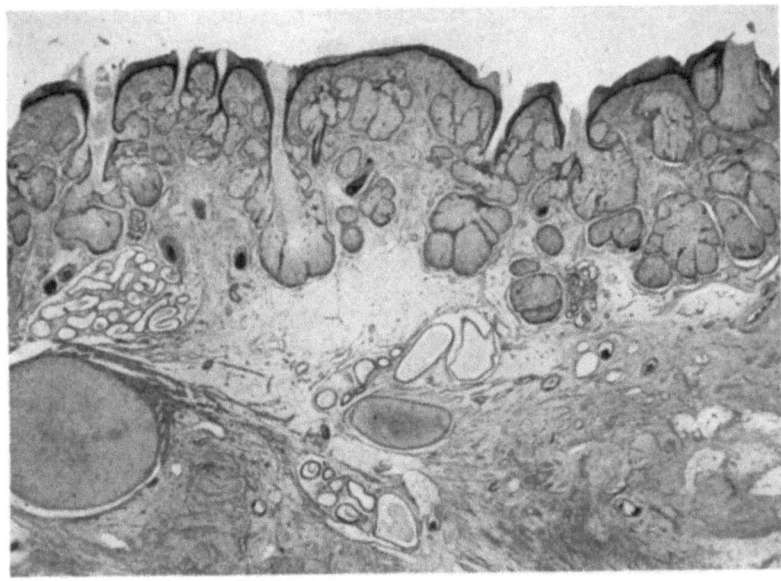

Abb. 231. Dermoidzyste des Ovars, Schnitt aus dem Dermoidzapfen

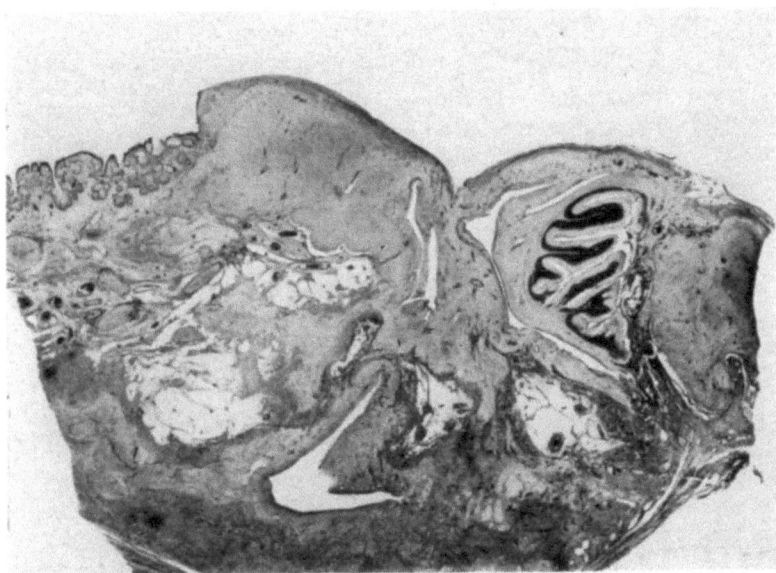

Abb. 232. Dermoidzyste des Ovars, Schnitt aus dem Dermoidzapfen; Groß- und Kleinhirnstrukturen, Haut, Gewebsarten der Bindegewebsreihe usw.

Fett- und Bindegewebe, Knochen- und Knorpelsubstanz und Muskulatur erwähnt. Als Entodermformationen kommen am häufigsten darmschleimhautähnliche Bildungen und Speicheldrüsen vor. Über Schilddrüsenstrukturen s. S. 231. Unter den verschiedenartigen Gewebsformationen dominieren meist die Ektodermabkömmlinge. Interessant ist ferner, daß Keimdrüsen in den Dermoidzysten bisher noch nicht gefunden wurden.

Unter den verschiedenartigen sekundären Veränderungen in den Dermoidzysten weisen wir auf die Bildung von riesen- und pseudoxanthomzel-

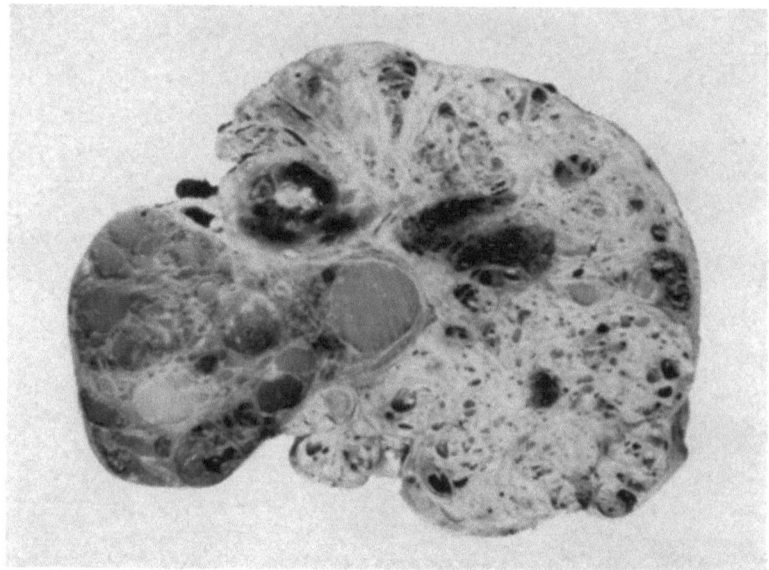

Abb. 233. Teratoblastom des Ovars (auf ¼ verkleinert)

ligem Granulationsgewebe, auf die Nekrosen, Verkalkungen und Verknöcherungen hin. Auch gutartige, geschwulstähnliche Wucherungen der einzelnen Keimblätterabkömmlinge kommen gelegentlich vor. So wurden lipom-, myxom-, lymphangiom- und papillomartige Gewebsproliferationen beobachtet. Von besonderer Wichtigkeit ist jedoch die karzinomatöse Entartung (Ackley-Stromberg[174], Breipohl[174], Brody[174], Klees-Müller[174], Petrowa-Karaewa[174], Szathmáry[174] usw.), die bei diesen Geschwülsten gar nicht so selten zu finden ist. Die sekundären Krebse der Dermoidzysten pflegen hauptsächlich Plattenepithelkarzinome zu sein. Auch eine sarkomatöse Entartung ist bekannt (Haffner[174], Petrowa-Karaewa[174] u. a.).

Die zweite, meist bösartige Erscheinungsform der teratoiden Ovarialtumoren ist das Teratoblastom[XI, XXI, XXXII, XL, XLIV, 175] (Abb. 233).

Es kommt seltener als die Dermoidzyste vor. Die Teratoblastome stellen säuglings- bis gut kindskopfgroße, grobhöckerige, schnell wachsende, fast ohne Ausnahme einseitige Tumoren dar, die das jugendliche Alter bevorzugen. Auf der bunten Schnittfläche dieser Neubildungen erkennt man solide Partien von verschiedener Farbe und Konsistenz sowie kleinere und größere Hohlräume mit unterschiedlichem Inhalt. Handelt es sich um ein malignes Teratoblastom, so erfolgt die Metastasierung oft zu einem frühen Zeitpunkt.

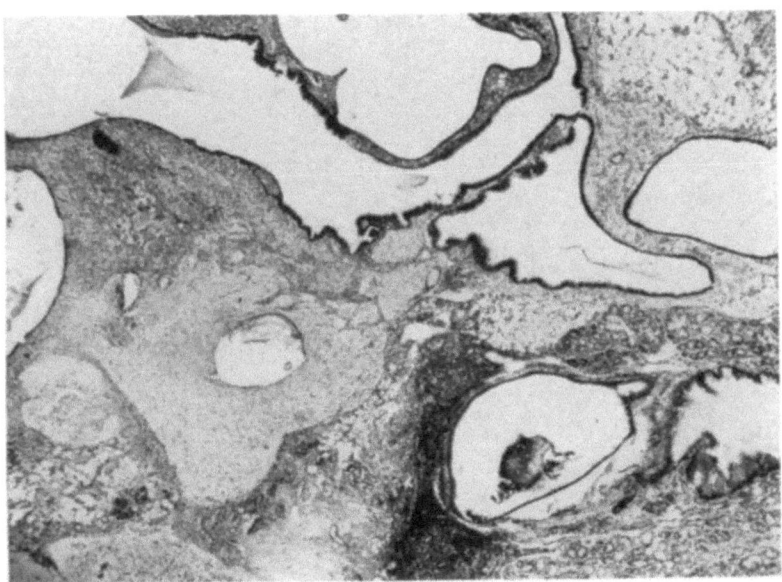

Abb. 234. Teratoblastom des Ovars, verschiedene Abkömmlinge der drei Keimblätter in einer embryonalen Stufe, keine histologische Malignität

Histologisch (Abb. 234, Abb. 235) sieht man, wie bei den Dermoidzysten, auch hier die verschiedenartigen Abkömmlinge der drei Keimblätter. Diese befinden sich jedoch auf einer undifferenzierten embryonalen Stufe, so daß die Trennung zwischen den einzelnen ekto-, meso- und entodermalen Gewebselementen — besonders bei den bösartigen Formen — oft erschwert ist. Kommt es zur Metastasenbildung, so bestehen die Tochterherde manchmal nur aus der einen oder anderen Gewebsformation der Muttergeschwulst.

Die Histogenese der teratoiden Ovarialtumoren ist noch nicht endgültig geklärt. Im allgemeinen herrschen heute zwei Auffassungen; die eine leitet die Gewächse von den Geschlechtszellen ab (ovulogene Theorie), während die andere ihre Entstehung auf versprengte somatische Blastomeren zurückführt (Blastomertheorie).

g) Sekundäre Neubildungen

Sekundäre Krebse[XI, XXI, XXXII, XL, XLIV, 176] kommen im Ovar nicht allzu selten vor. Sie erscheinen als runde oder ovoide, oft grobhöckerige, solide Gebilde. In der Mehrzahl der Fälle entwickeln sie sich doppelseitig. Oft beobachtet man bei den sekundären Ovarialkarzinomen, daß sie wesentlich größer sind als der Primärtumor selbst. Als Muttergeschwülste kommen Krebse der Nachbarorgane, aber auch anderer Körperstellen in Betracht.

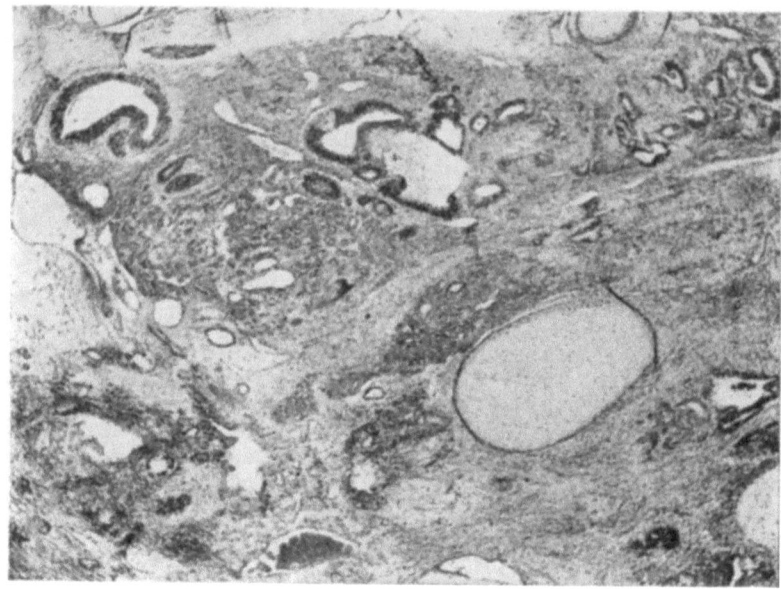

Abb. 235. Teratoblastom des Ovars, die verschiedenartigen Abkömmlinge der drei Keimblätter mit Zeichen der histologischen Malignität

Die sekundären Krebse des Eierstocks können die Struktur des Primärtumors bewahren. Bei einer Karzinomansiedlung im Eierstock kann das Stroma mit einer sarkomähnlichen Wucherung reagieren, so daß die eigentlichen Krebszellen dann manchmal sogar in den Hintergrund treten.

Die ovariellen Krebsansiedlungen erfolgen teils per continuitatem, teils auf dem Lymph- oder Blutweg. Eine Implantation von den Bauchorganen her ist ebenfalls möglich.

Eine besondere Form der doppelseitigen sekundären Eierstockskarzinome stellt der KRUKENBERG-TUMOR dar[XI, XXI, XXXII, XL, XLIV, 177]. Histologisch (Abb. 236) ist die Geschwulst charakterisiert durch große, siegelringähnliche Zellen sowie durch eine fibrom- oder sarkomähnliche Wucherung des

Stroma. Die KRUKENBERG-TUMOREN sind wohl Metastasen, hauptsächlich aus den schleimbildenden Geschwülsten des Magen-Darmkanals. Von manchen Verfassern wird vermutet, daß diese Ovarialgeschwülste auch primär auftreten können. Auch an unserem Material läßt sich erkennen, daß diese Annahme zu Recht besteht.

Sekundäre Sarkome[XI, XXI, XXXII, XL, XLIV] sind im Eierstock im Verhältnis zu Karzinomen selten. Sie stellen meist kugelige oder ovoide Gebilde dar.

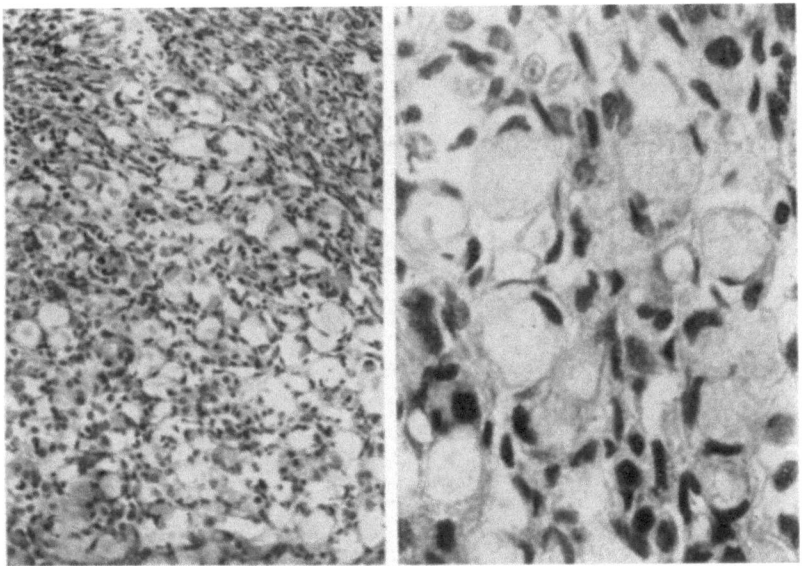

Abb. 236. KRUKENBERG-Tumor mit den typischen Siegelringzellen, links schwache, rechts starke Vergrößerung

Die histologische Struktur der Tochtergeschwülste zeigt größtenteils den Charakter der Primärgeschwulst.

Die sekundären Eierstocksarkome entwickeln sich vorwiegend per continuitatem, seltener auf dem Blutweg. Besonders die Gebärmutter ist oft Sitz des Primärtumors.

Unter den sekundären sarkomatösen Eierstockswucherungen seien auch die als Raritäten geltenden Lympho- und Melanosarkome erwähnt.

Über Metastasenbildung von hypernephroiden Tumoren im Ovar berichteten MARTZLOFF-MANLOVE[178].

VI. Kapitel

ERKRANKUNGEN DES PELVEOPERITONEUMS UND DES PARAMETRIUMS

1. ANATOMIE UND HISTOLOGIE

Der Uterus wird vom Peritoneum nur teilweise überzogen. An der Vorderseite schlägt sich das Bauchfell in Höhe der Isthmusgegend auf die Blase um, während es hinten bis zum Scheidengewölbe reicht. Die tiefste Stelle der hinteren Umschlagsfalte wird DOUGLASscher Raum genannt. Von den seitlichen Uterusteilen ziehen Peritonealduplikaturen bis zur Beckenwand (Plica lata). An ihrem oberen, freien Rand geht das vordere Peritonealblatt in das hintere über und umfaßt die Tube. Von beiden Fundusecken nehmen die Chordae utero-inguinales ihren Ursprung, die zwischen den Blättern der Plica lata in sanftem Bogen nach vorne verlaufend in den Leistenkanal eintreten und sich dann im Unterhautgewebe der großen Schamlippen verlieren. Das Ovarium wird einerseits durch die Chorda utero-ovarica, andererseits durch die Plica suspensoria ovarii fixiert. Die erstere zieht vom Tubenwinkel zum Eierstock, die letztere von hier bis zur Beckenwand. Der zwischen der Chorda utero-ovarica, der Plica suspensoria ovarii und der Tube befindliche Teil der Plica lata wird als Mesosalpinx bezeichnet. Eine kleinere Bauchfellduplikatur des hinteren Blattes der Plica lata stellt das Mesovarium dar; es umfaßt den intraligamentären Teil des Ovars.

Das Peritoneum besteht histologisch aus faserigem, zellarmem, mit einem flachen Mesothel überzogenen Bindegewebe. Eine ähnliche Struktur zeigt auch die Plica lata, die, wie erwähnt, als eine Peritonealduplikatur aufzufassen ist. Die Chordae utero-inguinales, utero-ovaricae und die Plicae suspensoriae ovariorum enthalten reichlich glatte Muskelfasern sowie Blut- und Lymphgefäße. Zwischen den Blättern der Plica lata liegt der Nebeneierstock (Epoophoron) eingebettet. Es ist ein kammartiges Gebilde zwischen Ovarium und Tube. Das Epoophoron wird von mehreren querverlaufenden (Ductuli transversi) und von einem horizontalen Kanal (Ductus longitudinalis) gebildet. Diese Kanälchen sind mit kubischem

Epithel ausgekleidet, dem nach außen eine teils aus Bindegewebe, teils aus glattem Muskelgewebe bestehende Wand folgt. Die Epoophorongänge haben stellenweise Flimmerepithel. Entwicklungsgeschichtlich stellt das Organ einen Rest des oberen Urnierenabschnittes bzw. des WOLFFschen Ganges dar. Der letztere kann gelegentlich mehr oder minder vollständig erhalten bleiben (GARTNERscher Gang). In solchen Fällen tritt er dann in der Isthmusgegend in die Uteruswand ein und reicht eventuell von hier in der Scheidenwand bis zum Hymenalring hinunter. Der GARTNERsche Gang zeigt im Bereich des Collum uteri oft Erweiterungen. Sein Epithel ist meist kubisch und einschichtig. Darunter beobachtet man eine aus Bindegewebs- und Muskelelementen bestehende Schicht, in der die Muskelzellen abwärts von der Isthmusgegend allmählich auf Kosten des Bindegewebes seltener werden. Die Erweiterungen des GARTNERschen Ganges zeigen oft intrakanalikuläre Papillenbildungen. Unter Umständen begegnet man in der Plica lata im Bereich der Verzweigung der Arteria ovarica dem Paroophoron, einem Rest des distalen Urnierenabschnittes. Es besteht aus engen Kanälchen mit dünner bindegewebiger Wand. Ihr Epithel ist kubisch und flimmerlos. Sehr selten findet man in der Plica lata versprengte Nebennierenrindenkeime[179], dem Nebennierenmark entsprechendes chromaffines Gewebe oder Plattenepithelkugeln.

Das den Uterus umgebende Bindegewebe (Parametrium) steht mit der subperitonealen Bindegewebsschicht der Bauchhöhle überall in Verbindung. Es ist in Höhe der Cervix uteri besonders kräftig und zeigt bandartige Verstärkungen, die glatte Muskelfasern enthalten (Ligamenta cardinalia, Ligamenta sacro-uterina, Ligamenta utero-pubica usw.). In den seitlichen Parametrien verlaufen die Ureteren und die Aa. uterinae, hier findet man auch eine reichliche Lymphgefäß- und Nervenversorgung mit zahlreichen Ganglien.

2. ZIRKULATIONSSTÖRUNGEN

Das stark entwickelte Venensystem der Parametrien neigt zu Thrombenbildungen[X, XXXIV]. Infolge Organisation und Verkalkung der Blutgerinnsel können Phlebolithen entstehen.

Im Gebiete des Pelveoperitoneums sacken leicht Blutmassen ab[X, XXXIV], wofür besonders der DOUGLASsche Raum geeignet ist (Haematocele retrouterina). Geronnenes Blut wird bald abgekapselt und organisiert. Seltener begegnet man Hämatomen an anderen Orten des Beckens (Haematocele anteuterina, peritubares Hämatom). Die Organisation eines Hämatoms erfolgt durch zentripetales Einwachsen von frischem Bindegewebe mit späterer Hyalinisierung.

3. ENTZÜNDLICHE VERÄNDERUNGEN

Das Pelveoperitoneum wird häufig von entzündlichen Erkrankungen betroffen. Bei der Pelveoperitonitis acuta [II, III, IV, XXXIV] ist das Bauchfell stark injiziert und mit einem serösen oder eitrig-fibrinösen Exsudat belegt.

Die rein serösen Entzündungen sind feingeweblich durch Hyperämie, Ödem und lockere entzündliche Infiltration des Peritonealüberzuges charakterisiert. Bei eitrig-fibrinösen Prozessen findet man an der Oberfläche einen entsprechenden Belag und die entzündliche Reaktion des Bindegewebes ist ausgeprägter. Die Mesothelelemente zeigen — besonders im letzten Fall — stärkere degenerative Veränderungen.

In der Folge einer akuten Pelveoperitonitis kommt es nicht selten zu Verklebungen zwischen den mit Bauchfell überzogenen Organen des Beckens. Ist das Exsudat hauptsächlich serös, so können durch diese Adhäsionen abgekapselte Flüssigkeitsansammlungen entstehen (Pseudozysten). Bei vorwiegend eitrig-fibrinösen Pelveoperitonitiden führt der gleiche Vorgang zur Bildung von Pseudoabszessen [II, III, IV], die häufig im DOUGLASschen Raum sitzen.

Rein seröse Entzündungen des Beckenperitoneums heilen fast immer spurlos ab. Sind hier Verklebungen vorhanden, so werden sie meist allmählich organisiert. Umschriebene Verwachsungen können mit der Zeit zu Strängen ausgezogen werden. Pseudoabszesse brechen gelegentlich, wenn man sie nicht operativ beseitigt, in die Umgebung durch. Der spontane Durchbruch kann in die Scheide, in die Blase, in den Mastdarm oder in die freie Peritonealhöhle erfolgen. Bei älteren Pseudoabszessen findet man an der Innenfläche eine pyogene Membran.

Akute Pelveoperitonitiden entstehen hauptsächlich durch Aszension oder durch kontinuierliches Fortschreiten der Infektion aus den umgebenden Organen. Seltener findet man die lymphogene oder hämatogene Ausbreitung.

Die Parametritis [III, X, XXXIV] ist eine mit starker Schwellung einhergehende Entzündung des Beckenbindegewebes. Je nach der Lokalisation des Prozesses unterscheidet man nach SCHRÖDER [XLIII] das parametrane, paravaginale, parazystische, paraproktitische und das in der Plica lata hochsitzende Exsudat (Abb. 237). Frische, vorwiegend seröse Parametritiden können resorbiert werden. Bei eitrigen Entzündungen kommt es oft zu Einschmelzungen und zur Bildung von Abszessen, die in verschiedene Richtungen durchbrechen können (Blase, Mastdarm, Foramen ischiadicum majus et minus, Cavum RETZII, Peritonealhöhle usw.). In anderen Fällen sieht man wieder eine Abkapselung. Die Heilung der parametranen Abszesse geht mit starker Narbenbildung einher.

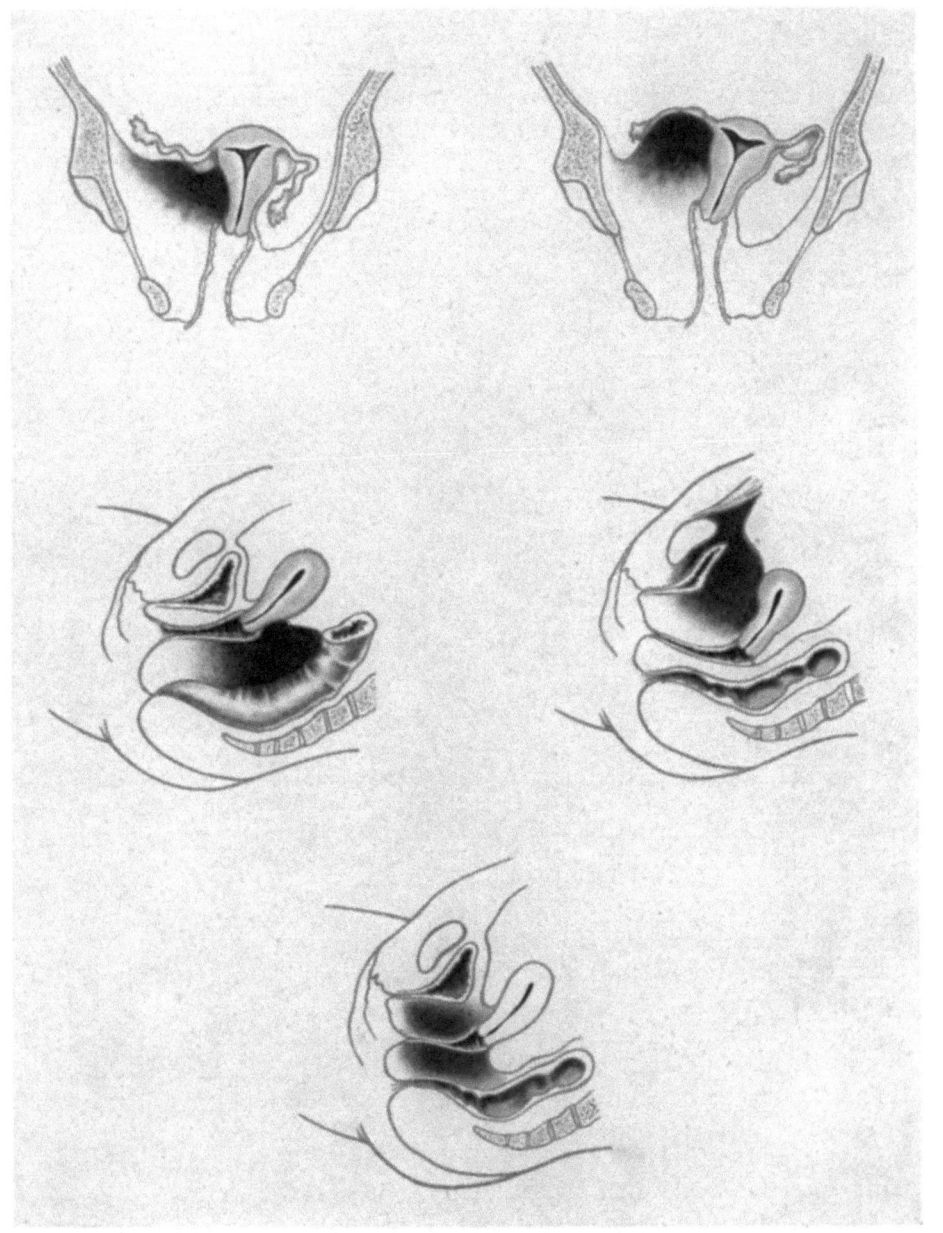

Abb. 237. Verschiedene Formen der Parametritis; *a* parametranes-, *b* hochsitzendes-, *c* paraproktitisches-, *d* parazystisches- und *e* paravaginales Exsudat

Je nach dem Charakter der Entzündung findet man histologisch verschiedenartige Bilder. Bei rein serösen Parametritiden sieht man neben Hyperämie und Ödem eine leichtere leukozytäre Infiltration des Gewebes. Bei eitrigen Vorgängen beobachtet man das typische Bild einer Phlegmone oder eines Abszesses.

Die häufigste Ursache der Beckenbindegewebsentzündung ist eine meist lymphogen fortgeleitete Infektion vom Uterus und von den oberen Scheiden-

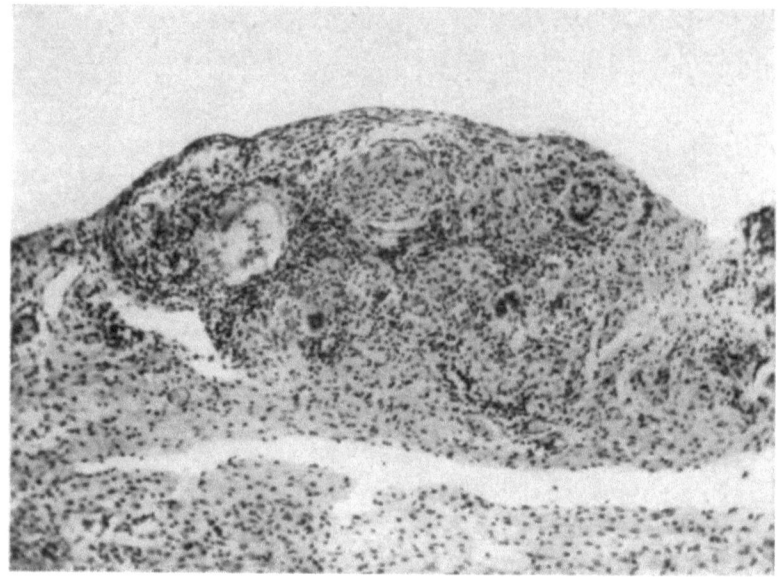

Abb. 238. Tuberculosis peritonei

teilen her. Seltener entsteht sie infolge Erkrankung des Rektums, der Harnblase, der Beckenknochen usw.

Die sogenannte Parametropathia spastica[X,XXXIV,180] ist keine entzündliche Erkrankung. Es handelt sich dabei meist um eine neurogen bedingte spastische Verkürzung des parametranen Gewebes.

Die Pelveoperitonitis tuberculosa[V,XV] wird durch Auftreten von kleineren und größeren Knötchen auf dem Bauchfellüberzug charakterisiert. Mikroskopisch findet man die typische Tuberkelstruktur (Abb. 238).

Die Erkrankung ist entweder eine Teilerscheinung eines diffusen Peritonealprozesses oder sie entsteht infolge einer Genitaltuberkulose, bei der besonders die Endosalpingitis tuberculosa den wichtigsten genetischen Faktor darstellt.

Die Tuberkulose des Beckenbindegewebes[V, X, XV] ist äußerst selten. Sie tritt fast ausnahmslos als sekundärer Prozeß bei schweren Erkrankungen der umgebenden Organe auf. Oft handelt es sich nur um tuberkulöse Lymphadenitiden, die gelegentlich größere Pakete bilden.

Lymphogranulomatose mit Lokalisation im Beckenzellgewebe ist bekannt[III, 181]. Sie erscheint meistens in Form eines parametranen Tumors.

Aktinomykose des Beckenbindegewebes (Abb. 239) bzw. des Beckenperitoneums wurde mehrfach beobachtet[III, VII, X, XXXIV, 182]. Charakteristisch

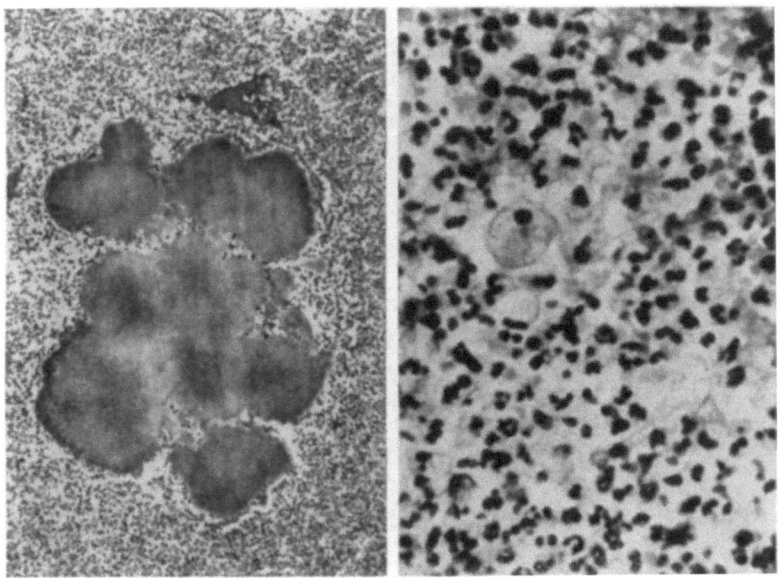

Abb. 239. Aktinomykose des Beckenbindegewebes, links Aktinomycesdruse, rechts Ausschnitt aus dem Granulationsgewebe bei starker Vergrößerung. (Aus der Sammlung von Dr. STANGE, Kiel)

ist für die Erkrankung das brettharte, zu Abszessen und zu Fistelbildungen neigende Infiltrat (Histologie s. S. 32).

In Verbindung mit den entzündlichen Veränderungen des Beckenbindegewebes und Beckenperitoneums sei noch kurz auf die gelegentlich vorkommenden parasitären Erkrankungen, wie die Pelveoperitonitis oder Parametritis oxyurica[XXXIV, 183], auf den relativ oft im Parametrium sitzenden Echinococcus[X, XXXIV, 184] sowie auf die hauptsächlich in Ägypten verbreitete Bilharziosis[III], hingewiesen. Interessant ist die Beobachtung von SABADNI[185], der in einer parametranen Phlegmone einen Ascaris fand.

4. PATHOLOGISCHE WACHSTUMSPROZESSE OHNE AUTONOMEN CHARAKTER

Ein wichtiger Vertreter dieser Gruppe ist die in der Mesosalpinxgegend häufig vorkommende Parovarialzyste[XXII, XXIII, XXXIV, XLIV] (Abb. 240). Sie ist fast ohne Ausnahme ein dünnwandiges, einkammeriges, durchschnittlich faustgroßes Gebilde mit einem klaren, serösen Inhalt. Ihre Innen-

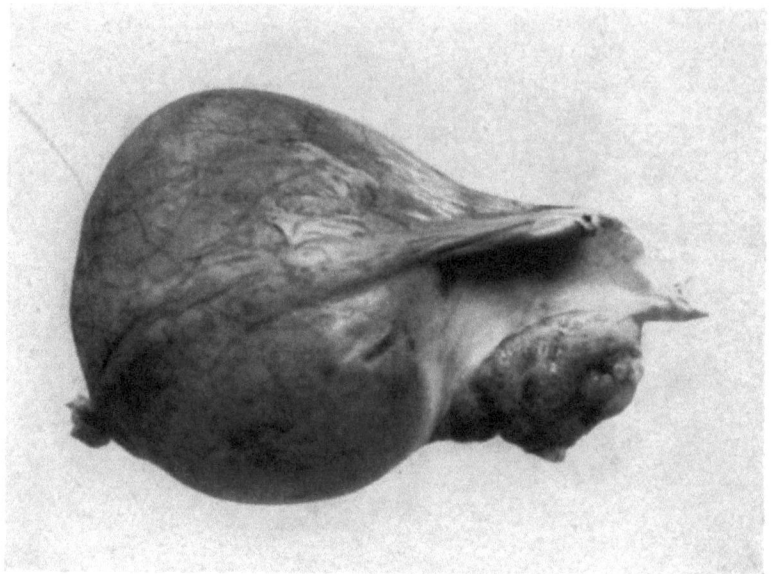

Abb. 240. Parovarialzyste (Originalgröße)

fläche ist meist glatt, nur gelegentlich kann man an umschriebenen Stellen eine Papillenbildung beobachten. Die Parovarialzysten liegen immer intraligamentär und lassen sich leicht ausschälen. Die Tube wird durch den zystischen Tumor meist stark ausgezogen, während das Ovarium fast immer unverändert bleibt.

Die Parovarialzysten bestehen mikroskopisch (Abb. 241) aus einer dünnen Schicht von faserreichem Bindegewebe, dem nach manchen Autoren auch Muskelelemente beigemischt sind. Die Innenfläche ist mit einer Reihe kubischer oder zylindrischer Epithelzellen ausgekleidet, oft findet sich ein Flimmerepithelbesatz. Zwischen den Flimmerepithelien sieht man vereinzelt sekretorische Elemente. Die gelegentlich vorhandenen Papillen sind meistens plump (Abb. 242).

Die Genese der Parovarialzysten wird im allgemeinen auf Erweiterungen der Epoophoronkanälchen zurückgeführt. Sie stammen jedoch nach unseren Untersuchungen[186] aus frühembryonalen Abschnürungen des MÜLLERschen Epithels, die ihre Verbindung mit der Oberfläche verloren haben und sich später zystisch erweiterten.

Parovarialzysten können gelegentlich maligne entarten.

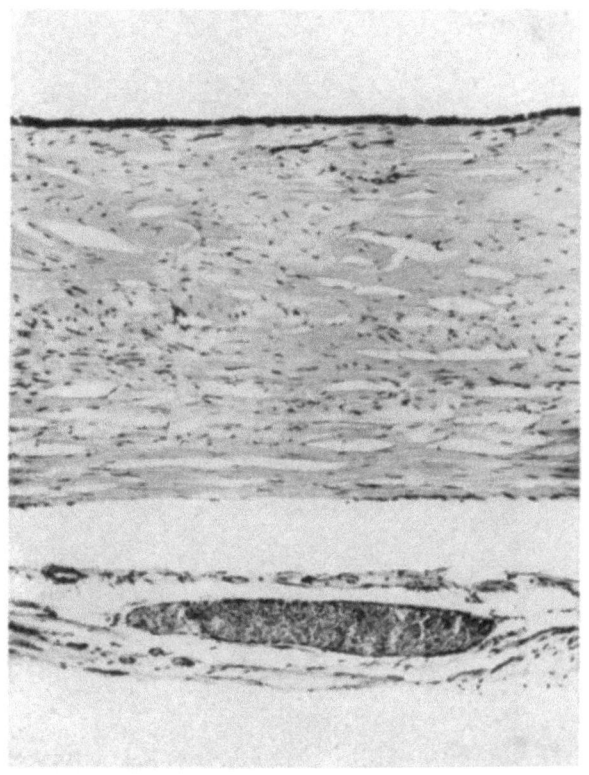

Abb. 241. Wand einer Parovarialzyste

Die Endometriose des Beckenperitoneums und des Beckenbindegewebes ist nicht selten [I, XXVIII, XXX, XXXIV, 187].

Bei der Endometriosis retrocervicalis findet man im DOUGLASschen Raum, angrenzend ans hintere Scheidengewölbe, eine geschwulstähnliche, schwielige Gewebswucherung. Der manchmal pflaumen- bis apfelgroße Knoten hängt sowohl mit dem Collum uteri als auch mit dem Rektum und der Scheidenwand fest zusammen. Bevorzugte Lokalisationsstellen sind ferner die Ligamenta utero-ovarica und die Ligamenta utero-ingui-

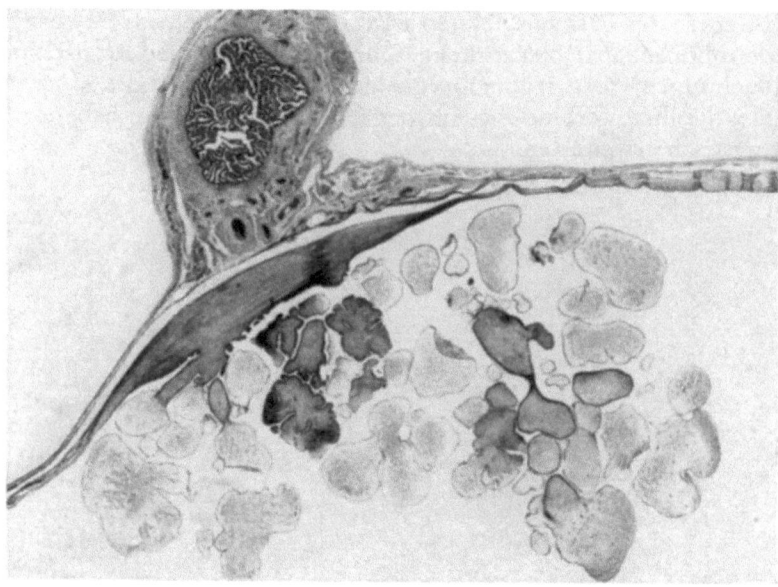

Abb. 242. Parovarialzyste mit grobpapillären Wucherungen

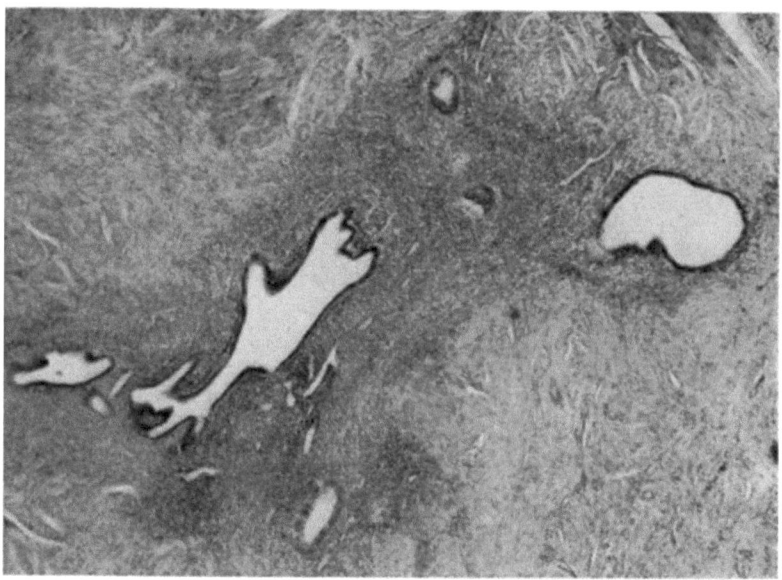

Abb. 243. Endometriosis des Lig. utero- inguinale

nalia (Abb. 243). Die übrigen Gebiete des Beckenperitoneums bzw. des Beckenbindegewebes beteiligen sich an der Endometriose seltener.

Histologisch findet man die typische Struktur der heterotopen Korpusschleimhautwucherungen (s. z. B. S. 44).

Die Endometriose des Pelveoperitoneums bzw. des Beckenbindegewebes entsteht hauptsächlich durch retrograde Verschleppung im Sinne der SAMPSONschen Theorie (s. S. 179). Die lymphogene und hämatogene Ausbreitung spielt hier keine bedeutende Rolle. Ebenfalls selten kommt als Ursache eine Ovarialendometriose (z. B. geplatzte Teerzyste) in Betracht.

Karzinomatöse und sarkomatöse Entartungen von retrozervikalen Endometriosen sind beschrieben (Lit. s. bei DUBRAUSZKY-NIENDORF[83]).

Gelegentlich kann man an zirkumskripten Stellen des Beckenperitoneums einen mehrschichtigen indifferenten Epithelbelag beobachten. Auch kleinere Epithelknötchen und Zysten sowie drüsenähnliche Bildungen kommen vor[121] (s. auch S. 153 und 154). Am häufigsten sind diese Veränderungen in der Umgebung des abdominalen Tubenendes anzutreffen. Die erwähnten Gebilde entstehen nach unseren Beobachtungen aus Wucherungen bzw. Abschnürungen des Peritonealmesothels vorwiegend im frühen Fetalleben.

Kleinere zystische Dilatationen der Epoophoronkanälchen sind keine seltenen Befunde.

Die GARTNERgangzysten wurden auf Seite 96 bereits besprochen.

Erwähnenswert ist noch in diesem Abschnitt die Mitbeteiligung der Beckenlymphknoten und des Beckenbindegewebes an leukämischen Prozessen[XXXIV].

5. GESCHWÜLSTE

a) Gutartige Neubildungen

Über das Adenom des Gartnerschen Ganges s. S. 64 und 98.

Daß aus dem Epoophoron gelegentlich zystische Tumoren entstehen können, wird durch die Beobachtung MÜLLERS[188] wahrscheinlich gemacht. Fibrome, Leio- und Rhabdomyome der Ligamenta sacro-uterina, utero-inguinalia und utero-ovarica sind bekannt[X,XXXIV,189]. Sie zeigen mikroskopisch ein ähnliches Bild wie die gleichen Geschwülste an anderen Körperstellen. Auch Lipome, Hämangiome und Lymphangiome können gelegentlich im Bereiche des Beckenbindegewebes beobachtet werden[X,XXXIV,190]. Über ein Neurofibrom bzw. Rankenneurom berichteten HAIN[191] und BESSERER[191].

Die früher oft beschriebenen und aus der Urniere abgeleiteten Adenomyome des Beckenbindegewebes bzw. der Mutterbänder[XXVIII,XXX] gehören der heutigen Auffassung nach in die Gruppe der Endometriose. Daß jedoch echte Adenomyome ausnahmsweise auch hier vorkommen können, ist nicht abzulehnen.

Dermoidzysten[X, XXXIV] kommen im Beckenbindegewebe sehr selten zur Beobachtung. Ihre histologische Struktur deckt sich mit dem typischen Bild derartiger Neubildungen an anderen Körperstellen. Die sogenannten

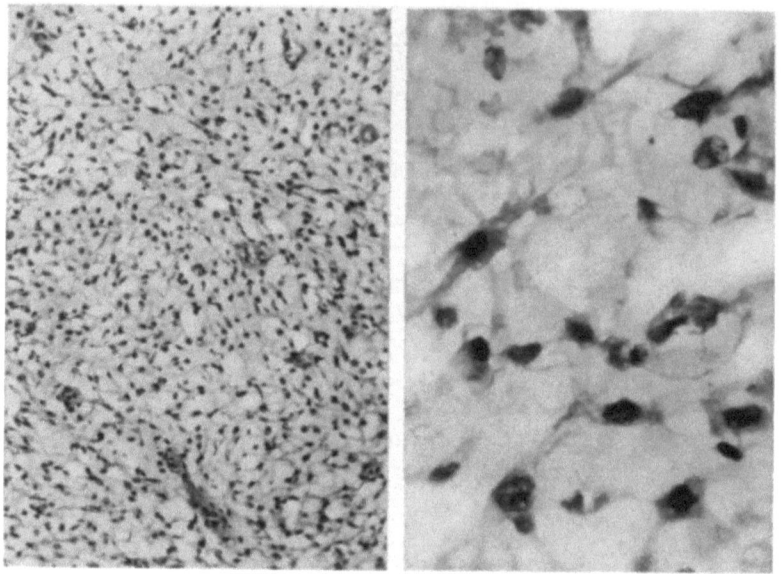

Abb. 244. Myxosarkom des Beckenbindegewebes, Zellatypien und Kernteilungen im rechten Bildausschnitt gut erkennbar, links schwache, rechts starke Vergrößerung

Epidermoidzysten[X, XXXIV] haben mit den Dermoidzysten nichts zu tun; sie entwickeln sich wahrscheinlich aus den Resten des Mesonephron.

Von den extraovariellen, sich primär im retroperitonealen Bindegewebe oder intraligamentär entwickelnden Granulosazelltumoren war schon die Rede (s. S. 222).

b) Bösartige Neubildungen

Die primären bösartigen Geschwülste des Beckenbindegewebes kommen nicht häufig vor[X, XXXIV, 192]. Es handelt sich hier hauptsächlich um Sarkome, die sich meist in Form eines Fibro- oder Myosarkoms zeigen. Ein seltenes Myxosarkom des Beckenbindegewebes (positive Muzikarminreaktion) stellt Abb. 244 dar. Vom Karzinom des Gartnerschen Ganges war schon die Rede (s. S. 66). Die hypernephroiden Tumoren können in der Plica lata aus versprengten Nebennierenkeimen entstehen (ihr histologisches Bild s. S. 229). Im Bereich des Pelveoperitoneums bzw. des Parametriums sind Ganglioneurome mehrfach beschrieben. Sie sitzen hauptsächlich präsakral. Zwischen den Dermoidzysten und Teratoblastomen, die im Beckenzellgewebe auftreten, ist oft schwer eine scharfe Grenze zu ziehen.

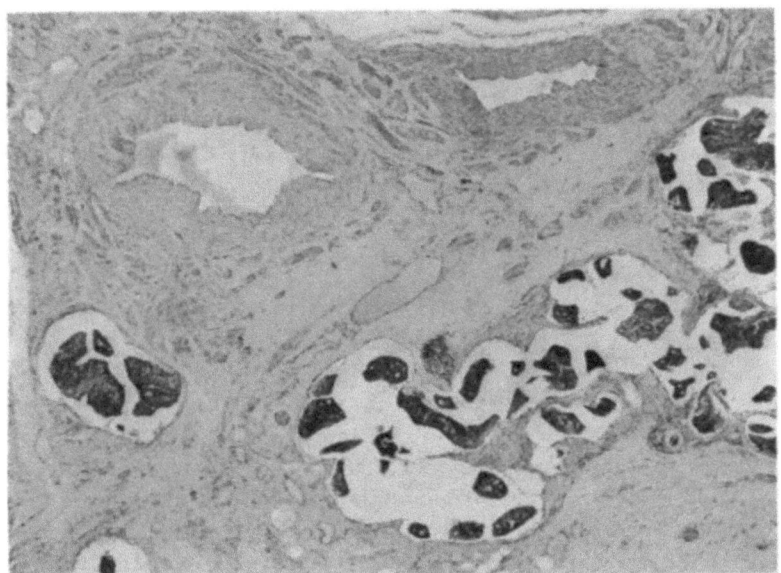

Abb. 245. Karzinommetastasen im seitlichen Parametrium bei einem Kollumprozeß

Die sekundären bösartigen Geschwülste des Beckenbindegewebes x, xxxiv, 193 (Karzinom, Abb. 245, Sarkom, Chorionepitheliom, hypernephroider Tumor, Melanosarkom usw.) sind teils Metastasenbildungen, teils fortgeleitete Prozesse.

VII. Kapitel

DIE GENITALORGANE WÄHREND DER GESTATION UND DAS EI

1. ANATOMIE UND HISTOLOGIE

a) Die Genitalorgane während der Schwangerschaft

Eine wichtige Veränderung während der Gravidität ist die deziduale Umwandlung der Uterusmukosa, woran sich nicht nur das Korpus- sondern auch das Isthmus-Endometrium beteiligt. Die ausgebildete Dezidua stellt eine 12—15 mm dicke Schicht dar, in der man histologisch drei Zonen unterscheiden kann, und zwar das obere Stratum compactum, das mittlere Stratum spongiosum und das untere Stratum basale. Im Stratum compactum findet man in einem fibrillären Maschenwerk dicht nebeneinander größere, polygonale, helle Zellen mit relativ kleinen, rundlichen Kernen (Deziduazellen). Zwischen den dezidualen Elementen des Stratum compactum liegen nur spärliche und enge Drüsen, die trichterförmig an der Oberfläche münden. Im Stratum spongiosum ist die deziduale Umwandlung der Stromazellen weniger ausgeprägt. Demgegenüber beobachtet man hier reichlich stark gewundene und erweiterte Drüsengänge mit Papillenbildung. Die Drüsenepithelien zeigen im allgemeinen eine ähnliche Beschaffenheit wie in der prämenstrualen Uterusmukosa. Die Spiralarterien, Venen und Lymphspalten sind deutlich ausgebildet. Das an das Myometrium angrenzende Stratum basale nimmt an der eigentlichen dezidualen Umwandlung kaum teil.

Nach der Einnistung des Eies kann man an der Siebhaut drei Abschnitte unterscheiden. Die über das Ei gewölbte Partie wird als Decidua capsularis bezeichnet. Die an der Einnistungsstelle des Eies selbst liegenden Siebhautbezirke stellen die Decidua basalis dar. Die übrigen Teile bezeichnet man als Decidua vera. Etwa vom 3. Schwangerschaftsmonat an verwächst die Decidua capsularis mit der Decidua vera, so daß von dieser Zeit ab kein Uteruskavum mehr existiert. In der Decidua capsularis, besonders aber in der Decidua vera, treten mit fortschreitender Gravidität allmählich regressive Veränderungen auf, die hauptsächlich mechanisch bedingt sind. Das Stratum compactum und spongiosum wird hier immer dünner, die Drüsen werden spaltförmig, das Epithel zeigt eine starke Abflachung. Am Ende der Schwangerschaft stellen Decidua vera und capsularis zusammen kaum eine 1 mm dicke Schicht dar.

Es sei hier erwähnt, daß während der Gravidität nicht nur in der Uterusmukosa sondern auch an anderen Stellen der Genitalorgane eine deziduale Umwandlung auftreten kann [XXX,XLI,194]. Die Fundorte dieser ektopischen

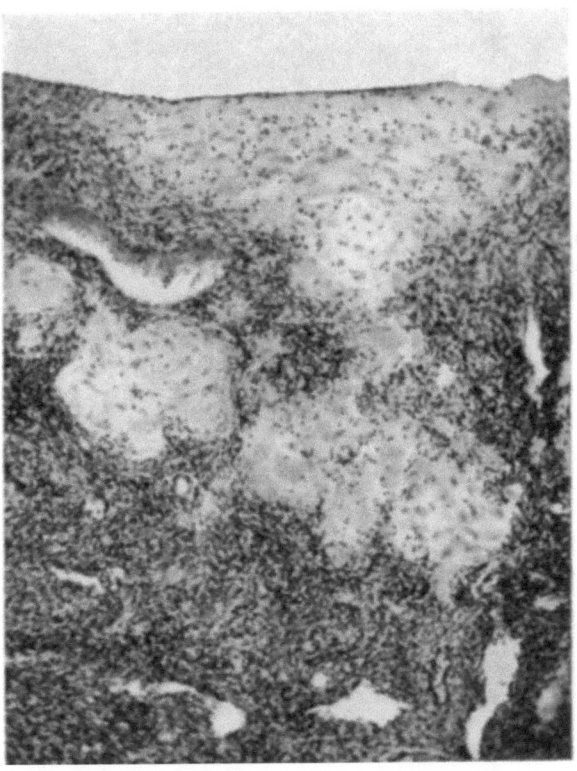

Abb. 246. Ektopische Dezidua im Ovarialkortex

Deziduaherde sind besonders der Ovarialkortex (Abb. 246), die Tuben- (Abb. 247) und Zervixschleimhaut, das Peritoneum, die Scheidenhaut und die Beckenlymphknoten. Nicht selten beobachtet man eine deziduale Reaktion an Zervikalpolypen, Portioerosionen oder endometroiden Wucherungen (Abb. 248).

Die Schwangerschaftsveränderungen der Zervixmukosa sind ebenfalls charakteristisch. Man findet hier eine zunehmende Verdickung mit Tiefenwucherung und Dilatation der Schleimhautdrüsen. Die Drüsenepithelien zeigen dabei eine erhöhte Schleimproduktion. Nicht selten beobachtet man

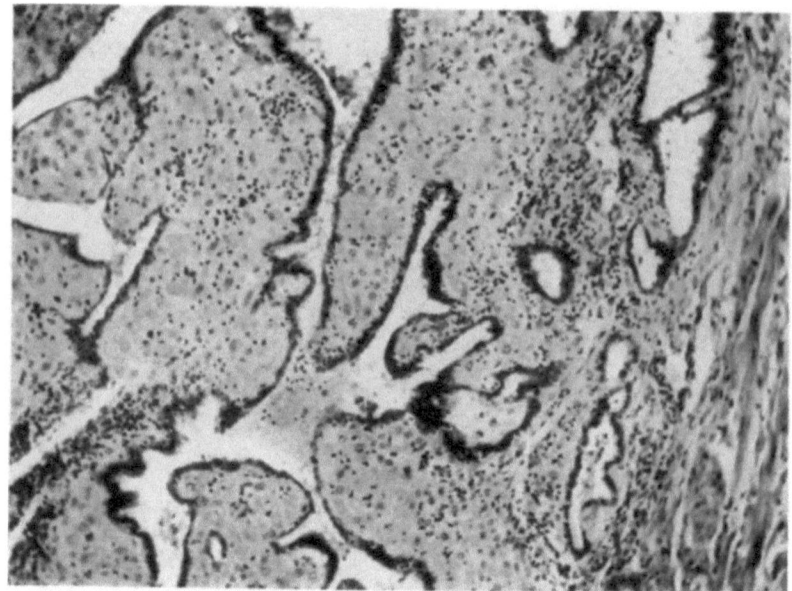

Abb. 247. Deziduale Umwandlung der Tubenschleimhaut bei intrauteriner Gravidität

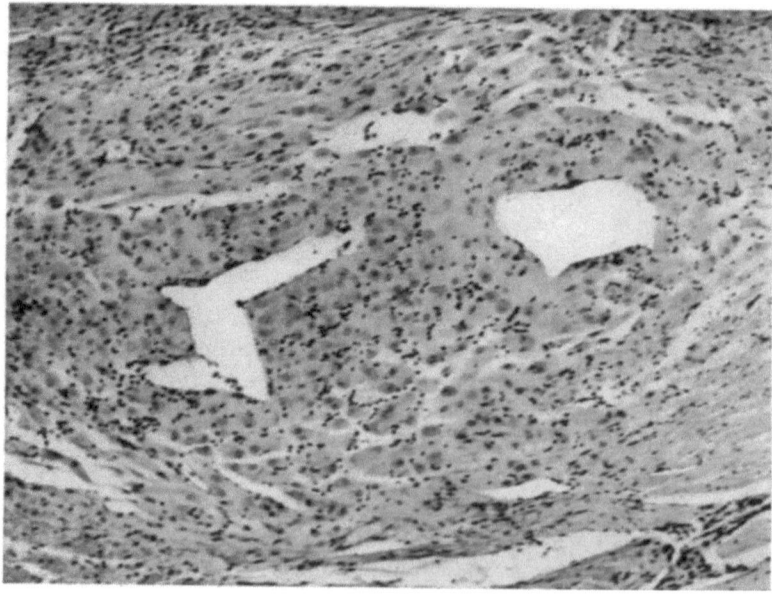

Abb. 248. Deziduale Umwandlung eines endometroiden Herdes bei Endometriosis uteri interna

bei fortgeschrittener Schwangerschaft eine Epidermisation der Zervixmukosa (s. S. 88).

Im Myometrium kommt es während der Gravidität hauptsächlich in den lumenwärts liegenden Schichten zu einer starken Hypertrophie und Hyperplasie der Muskelelemente. Die vergrößerten und vermehrten Muskelzellen geben ihre Selbständigkeit allmählich auf. Sie sind durch feine Plasmabrücken zu einem Muskelsynzytium geworden. Die Bindegewebszellen zeigen — wenn auch in geringerem Maße als die Muskelelemente — eine Hyperplasie. Man beobachtet ferner Auflockerung der kollagenen und Schwund der elastischen Fasern, besonders vom 3. Schwangerschaftsmonat ab. Auch die Gefäße des Myometriums nehmen an den Graviditätsveränderungen teil. Die anfangs spiralförmig verlaufenden Arterien strecken sich, man sieht besonders in der Media eine deutliche Auflockerung mit Verdickung der kollagenen Elemente und mit Degeneration des elastischen Fasersystems. Am Ende der Gravidität kann man sogar eine Hyalinisierung der Arterienwände beobachten. Die Venen werden dicker, es entwickelt sich eine starke Adventitia. Die Gefäßlichtungen, hauptsächlich die der Venen, zeigen eine fortschreitende Dilatation. Die Weiterstellung des Venengeflechts ist besonders im Bereich der Zervix ausgeprägt, wodurch ein schwellkörperartiges Gebilde entsteht.

Die Eileiter zeigen während der Schwangerschaft nur eine geringe Größenzunahme. Diese wird vorwiegend durch Hypertrophie und Hyperplasie ihrer Muskelelemente bedingt. Die Tubenwand ist besser durchblutet und die Gefäße sind auch hier erweitert. Das Schleimhautepithel wird mit fortschreitender Gravidität immer flacher, es verliert seine Flimmerhaare und büßt seine sekretorische Funktion ein.

Die Eierstöcke vergrößern sich in der Gravidität ebenfalls nur geringfügig. Im Ovarialgewebe sieht man überall eine starke Blutfülle. Das Corpus luteum graviditatis erreicht eine Größe von etwa 20 mm Durchmesser, wobei zu bemerken ist, daß zwischen einem Corpus luteum menstruationis und einem frischen Corpus luteum graviditatis, abgesehen von der Größendifferenz, kein wesentlicher feingeweblicher Unterschied besteht. Die Rückbildung des Schwangerschaftsgelbkörpers beginnt etwa im 3. bis 5. Graviditätsmonat. Der Vorgang wird durch ein allmähliches Verschwinden der zentralen Höhle und durch Degeneration der Luteinzellen, in denen brombeerartige Kalkkörnchen bzw. Kolloidtröpfchen erscheinen, charakterisiert. Erwähnenswert ist, daß das Corpus luteum graviditatis erst nach der Geburt eine deutliche Fettreaktion gibt. Während der Schwangerschaft findet man meist in den Eierstöcken eine abortive Follikelreifung und Follikelatresie. Letztere ist oft mit einer Luteinisierung der Theca interna-Zellen verbunden. Es ist wohl möglich, daß die während der Schwangerschaft gelegentlich zu beobachtenden zyklischen Blutungen durch periodische Follikelreifungen und Follikelatresien bedingt sind. Unter die Graviditätsveränderungen im Ovar fallen noch die Lymphgefäßerweiterungen, die Hiluszellwucherungen (s. S. 180) und die Retehyperplasie (s. S. 180).

Die Scheide weist während der Schwangerschaft eine besondere Dehnbarkeit mit stärkerer Durchblutung und Sekretbildung auf. Die Epithelschicht ist verdickt und enthält viel Glykogen. Die Epithelien liegen lockerer nebeneinander, nicht selten findet man unter diesen größere, rundliche Elemente. Die Muskulatur zeigt hier ebenfalls hypertrophische und hyperplastische Vorgänge. Die kollagenen Fasern des Bindegewebes lockern sich auf, an den elastischen Fasern beobachtet man degenerative Erscheinungen.

Die Schwangerschaftsveränderungen der äußeren Geschlechtsteile decken sich im wesentlichen mit denen der Scheide.

Die bindegewebigen und muskulären Elemente des Aufhänge- und Befestigungsapparats zeigen auch hypertrophische und hyperplastische Veränderungen. Kennzeichnend ist ferner die starke Vergrößerung der Paraganglien.

b) Das Ei

Die Entwicklung des Eies soll insoweit besprochen werden, als sie zum Verständnis der Ausbildung und Struktur der Einebenteile und des Feten notwendig ist.

Die Befruchtung der Eizelle (Imprägnation) erfolgt unter normalen Umständen in der Tube. Die Entwicklung des Eies beginnt mit der Furchung (Segmentation). Es entstehen zunächst zwei, dann vier und später immer mehr Blastomeren, so daß das Ei bald ein brombeerartiges Gebilde (Morula) darstellt. Im weiteren Verlauf wandelt sich die Morula in eine Blastozyste um, die aus einem Zellkomplex (Embryoblast) und einer einschichtigen, den Hohlraum der Blastozyste umschließenden Zellschale (Trophoblast) besteht. Während dieser Entwicklungszeit wird das Ei zum Uteruskavum hin transportiert. Diese Wanderung dauert etwa 4 bis 8 Tage. Die Eieinnistung (Implantation) erfolgt nach HERTIG und ROCK[195] im Blastozystenstadium. Dabei senkt sich das Ei allmählich in die Decidua compacta ein. Die Zellen des Embryoblasten differenzieren sich weiter und es erscheinen ektodermale Zellen, zwischen denen sich durch Spaltbildung die Amnionhöhle entwickelt, ferner eine Zellreihe, die spätere Embryonalanlage, sowie entodermale Elemente, in deren Bereich sich der Dottersack bildet. Die zunächst einreihige Trophoblastschale wird immer breiter, ihre Zellen trennen sich zu einer äußeren (Implantationssynzytium) und einer inneren Schicht (Zytotrophoblast). An der Innenfläche der Blastozystenwand erscheint das extraembryonale Mesoderm. Im Laufe der weiteren Entwicklung bildet sich die Embryonalanlage zum Embryonalschild um. Er ist nach oben von der räumlicher gewordenen Amnionhöhle überdacht und steht nach unten mit dem schon vorhandenen Dottersack in Verbindung. Das anfänglich einheitliche Morulamesoderm verdichtet sich, kleidet die Trophoblastschale aus (Randmesoderm), umhüllt die freie Fläche des Amnions und Dottersacks (Hüllmesoderm) bzw. verbindet das Amniondach mit dem Trophoblasten (Haftmesoderm). Das Implantationssynzytium verliert allmählich seine Bedeutung. Es setzt eine ungleichmäßige Wucherung der Zytotrophoblastzellen ein, wodurch die Primärzotten entstehen. In der Folgezeit schnürt sich der Keimling von der Eiwand immer mehr ab und das Haftmesoderm entwickelt sich zum Bauchstiel. In diesen wächst nun eine Ausstülpung des Dottersacks, die Allantois, ein. Neben ihr erscheinen die Allantoisgefäße, die sich mit den im Randmesoderm auftretenden ähnlichen Gebilden bald zu einem geschlossenen Kreislaufsystem verbinden. Die Entwicklung des Embryonalschilds schreitet inzwischen fort, man kann an ihm bald ein Kopf- und Schwanzende sowie die Medullarrinne erkennen. Infolge der Abschnürung des Keimlings vom Dottersack findet man nun zwischen beiden nur eine schmale Verbindung (Ductus omphaloentericus). Die Primärzotten werden stärker, der Zytotrophoblast differenziert sich in eine äußere synzytiale und eine innere LANGHANSsche Zellschicht, und das Randmesoderm wächst allmählich in die Primärzotten ein. Dadurch bilden sich die Sekundärzotten aus. Nach Einwucherung der Randmesodermgefäße in diese letzteren entstehen endlich die Tertiärzotten. Im weiteren Verlauf vergrößert sich der Embryo. Die Amnionhöhle dehnt sich weiter aus, während der Dottersack sich langsam zurückbildet und sich zuletzt an den Haftstiel anlegt. Der Amnionsack füllt schließlich das ganze extraembryonale Zölom aus, umhüllt den Haftstiel bzw. den zurückgebildeten Dottersack mit dem Allantoisrest. Auf diese Weise entsteht die Nabelschnur. Der Embryo führt inzwischen eine Wendung durch und stellt sich rechtwinkelig zur Nabelschnur ein. Der Dotterkreislauf hat nun seine Bedeutung verloren und die Ernährung des Eies wird durch das choriale Gefäßsystem übernommen. Die anfangs überall gleichmäßig ausgebildeten Tertiärzotten sind schon im Bereich der Decidua basalis in starker Wucherung begriffen (Chorion frondosum), während die übrigen Zotten allmählich einer Degeneration anheimfallen (Chorion laeve). Das Chorion frondosum bildet dann die Hauptmasse der späteren Plazenta.

Der ausgebildete Mutterkuchen stellt ein diskusförmiges Gebilde von 16—20 cm im Durchmesser und von etwa 500 g Gewicht dar. Seine fetale Seite wird vom Amnion überzogen. Darunter befindet sich die Chorionplatte, bestehend aus einem lockeren, die Plazentagefäße enthaltenden Bindegewebe. Aus der Chorionplatte entspringen die stark verzweigten Zottenstämme. Die einzelnen Zotten besitzen ein lockeres Stroma, in dem die Zottengefäße zu finden sind. Die Zottenoberfläche wird von dem Zottenepithel überzogen. Es besteht aus zwei Schichten, aus einer inneren LANG-HANSschen und aus einer äußeren synzytialen Zellreihe. Während im Anfang der Gravidität beide Schichten deutlich ausgebildet sind, verschwinden die LANGHANSschen Elemente in den späteren Monaten allmählich, so daß sie am Ende der Schwangerschaft nur vereinzelt aufzufinden sind. Zwischen den Chorionzotten liegen die intervillösen Räume, die mit den uteroplazentaren Gefäßen in offener Verbindung stehen. Darüber, ob sich die Chorionzotten baumartig verästeln (SPANNER) und größtenteils in den intervillösen Räumen frei schweben oder ob sie ein Maschenwerk bilden (STIEVE), gehen die Meinungen auseinander. Auf die Zottenschicht folgt die Decidua basalis, die an der Grenze der einzelnen Kotyledonen in das Plazentagewebe eindringt. Die Verbindung zwischen der Decidua basalis und dem Choriongewebe wird durch einige stärker entwickelte Zottenstämme, die Haftzotten, hergestellt. An den Stellen, an denen das Chorionepithel mit der Decidua basalis in Berührung steht, findet man homogene Streifen (NITABUCHSCHE Fibrinoidstreifen). In ihrer Umgebung kann man oft, besonders aber im Beginn der Gravidität, abgeschnürte Trophoblastzellen beobachten, die mit den dezidualen Elementen große Ähnlichkeit haben. Es sei noch erwähnt, daß am Ende der Schwangerschaft das Zottenepithel an manchen Stellen zugrunde geht. Das freie Zottenstroma wird dann mit einer Fibrinschicht bedeckt.

An dieser Stelle sei noch auf die innersekretorische Tätigkeit der Plazenta hingewiesen. So wird im Zottenepithel neben Follikel- und Gelbkörperhormon ein gonadotroper Wirkstoff, das Chorionprolan, gebildet. Auf dem Nachweis des letzteren im Urin beruhen die verschiedenen biologischen Schwangerschaftsreaktionen (ASCHHEIM-ZONDEK, FRIEDMAN-LAPHAM, KRÖTENTEST u.a.).

Besonders in der ersten Hälfte der Gravidität findet man in der Decidua basalis, aber nicht selten auch in den oberflächlichen Schichten des Myometriums ein- oder mehrkernige Elemente von verschiedener Größe und Gestalt mit stark gefärbter Chromatinsubstanz. Es handelt sich hier um losgelöste Abkömmlinge der Trophoblastzellen (Abb. 249). Ist eine solche choriale Invasion stark ausgeprägt, so kann sie leicht ein chorionepitheliomartiges Bild vortäuschen. Wichtig ist ferner zu wissen, daß unter Umständen nicht nur einzelne Trophoblastzellen und Balken, sondern auch ganze Zotten losgelöst und sogar durch den Blutstrom verschleppt werden können (Chorion- bzw. Zottendeportation).

In manchen Fällen kann es vorkommen, daß die Decidua basalis äußerst dünn ist und die Haftzotten fast auf der Muskularis sitzen. Man spricht dann von einer Placenta adhaerens. Erreichen die Haftzotten die Muskulatur, so ist eine Placenta accreta vorhanden. Bei einer Placenta increta dringt das Zottengewebe in das Myometrium ein, und bei einer Placenta percreta (Orsós) findet sogar eine Durchwucherung der Muskularis statt [XVII].

Das Chorion laeve besteht am Ende der Schwangerschaft lediglich aus einem dünnen, gefäßlosen Bindegewebe. Nur selten kann man hier kleine atrophische Zotten erkennen.

Das Amnion, das die Innenfläche des Chorion laeve und die Plazenta überzieht, stellt histologisch eine schmale fibrilläre Bindegewebsschicht dar. An der Oberfläche des Amnions befindet sich ein einschichtiges, protoplasma-

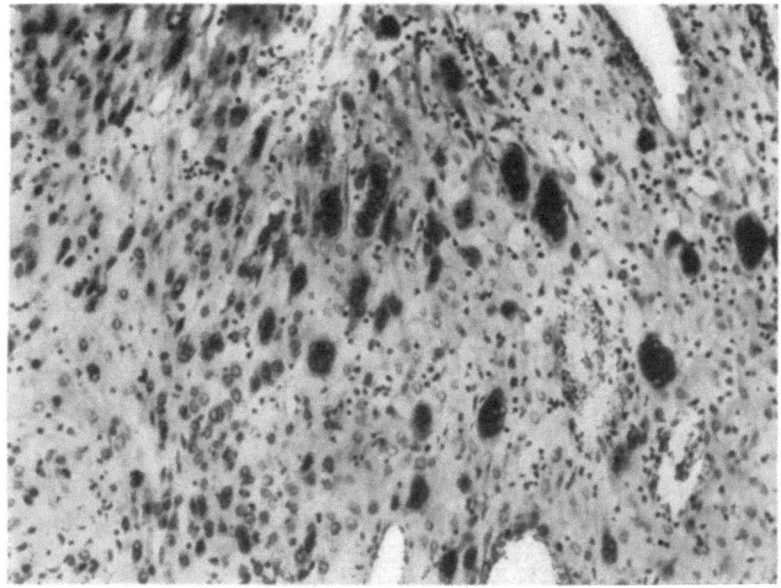

Abb. 249. Choriale Invasion in der Dezidua basalis bei einer jungen Schwangerschaft

reiches, abgeflachtes Epithel, das im Plazentabereich häufig mehrschichtig und zylindrisch ist. Zwischen den Amnionepithelien sind hellere und größere Elemente eingeschaltet (Kelchzellen); diesen wird eine sekretorische Tätigkeit zugeschrieben (Fruchtwasserbildung).

Die Nabelschnur besteht aus sulzigem, embryonalem Bindegewebe und ist mit Amnion überzogen. In ihrem Querschnitt sieht man die Vena umbilicalis und die Arteriae umbilicales, in Nabelnähe die Reste der Allantois bzw. des Ductus omphaloentericus. Die Venenwand ist dünn, während die zwei Arterien eine stärkere innere Längs- und eine schwächere äußere Ringmuskulatur besitzen.

c) Die Genitalorgane im Wochenbett

Die Lösung der Plazenta erfolgt in der Decidua spongiosa, während sich das Amnion und das Chorion laeve von der Uteruswand in der dünnen Deciduaschicht, die aus der miteinander verwachsenen Kapsularis und Vera besteht, trennt. Im allgemeinen werden die zurückgebliebenen Deziduateile nekrotisch und demarkiert. Infolge dieser Abgrenzung werden die abgestorbenen Deziduapartikel bald abgestoßen und es beginnt die Regeneration aus den erhaltengebliebenen Drüsenepithelien des Stratum basale. Die in Neubildung befindlichen Epithelelemente zeigen oft Unterschiede in Größe, Gestalt und färberischen Eigenschaften. Auch amitotische Zellteilungen sind hier zu beobachten. Im wesentlichen ist die Regeneration an der Plazentastelle ähnlich. Da aber hier viel mehr Material (Reste der Haftzotten, dickere Deziduateile, uteroplazentare Gefäßstümpfe) vorhanden ist, geht der Prozeß selbstverständlich langsamer vor sich. Besonders wird die Rückbildung durch die stärkere Hyalinisierung der utero-plazentaren Gefäßreste verlangsamt, da die hyalinisierten Gefäßwände zur Organisation der Thromben wenig geeignet sind. So ist es zu verstehen, daß die Regeneration der Uterusmukosa an der Plazentastelle sechs Wochen in Anspruch nimmt, während sie am übrigen Kavumbereich nach 6—10 Tagen abgeschlossen ist.

Die Neubildung der während der Geburt abgeschürften Zervixschleimhaut erfolgt aus den zurückgebliebenen Drüsenschläuchen. Das venöse Geflecht bildet sich bald zurück. Öfters wird die Portiooberfläche bei der Entbindung erodiert, diese Wunde heilt aber meist während des Wochenbettes bald ab.

Die Rückbildungsvorgänge am Myometrium sind in erster Linie durch fettige Degeneration bzw. durch vollständige Auflösung mancher Muskelzellen charakterisiert. Diese betreffen vorwiegend die erst in der Schwangerschaft neugebildeten Muskelelemente. Auch am Bindegewebe des Uterus kann man ähnliche Veränderungen beobachten. Die uteroplazentaren Gefäße zeigen eine starke Hyalinisierung und die Thromben werden allmählich organisiert. Die puerperale Involution des Myometriums dauert etwa sechs Wochen.

Die vermehrten und vergrößerten Muskelelemente des Eileiters weisen im Prinzip die gleichen regressiven Veränderungen auf wie die Uteruswand. Das Schleimhautepithel gewinnt bald seine typische Struktur wieder.

Die Rückbildung des Corpus luteum graviditatis (s. S. 253), die am Ende der Schwangerschaft noch nicht vollständig ist, kommt schnell zum Abschluß und die atretischen Follikel verschwinden allmählich. Von der neueinsetzenden Funktion des Ovars wird auf Seite 303 noch die Rede sein.

Das während der Geburt meist abgeschürfte Scheidenepithel regeneriert sich im Wochenbett bald. Auch in der Scheidenwand findet man auf seiten der muskulären und bindegewebigen Anteile die besprochenen regressiven Vorgänge.

Die für die Schwangerschaft charakteristischen Strukturänderungen des äußeren Genitale und des Beckenbindegewebes bilden sich ebenfalls bald zurück. Es sei noch kurz darauf hingewiesen, daß die verschiedenen Plazentahormone (Follikelhormon, Gelbkörperhormon und Chorionprolan) spätestens am 3.—5. Wochenbetttag schon ausgeschieden sind.

2. ZIRKULATIONSSTÖRUNGEN

Ein Ödem der Plazenta[XVII] kann sowohl bei Hydrops foetus et placentae (s. S. 270) als auch bei Hydrops gravidarum beobachtet werden.

Feingeweblich findet man aufgetriebene Zotten mit deutlichem Stromaödem. Die intervillösen Räume sind schmal. Eine besondere Form der Ödembildung findet man bei der Mola hydatidosa (s. S. 271).

Varizen an der fetalen Oberfläche der Plazenta, aber auch an der Nabelschnur sind nicht selten[XLI].

Histologisch sieht man eine starke Verdünnung der Media mit Schwund ihrer muskulären und elastischen Elemente. Oft kommt es in den Varizen zur Thrombenbildung.

Mikroskopische Hämorrhagien in der Dezidua können gelegentlich beobachtet werden[XLI]. Größere Extravasate führen in der Frühschwangerschaft zur Ablösung des Eies. In der Spätgravidität findet man ausgedehnte Deziduablutungen im Bereich der Plazenta bei einer vorzeitigen Lösung des Mutterkuchens. Die Siebhautblutungen entstehen vorwiegend infolge mechanischer oder toxischer Schädigungen.

Blutungen in der Plazenta[XVII] beobachtet man nicht allzu häufig. Sie erscheinen als kleinere und größere, verhältnismäßig gut abgegrenzte, dunkelblaurote Bezirke. Auf der Schnittfläche erkennt man oft eine dünne, weißgelbliche Kapsel.

Mikroskopisch handelt es sich um ein Auseinanderdrängen der Zotten durch geronnenes mütterliches Blut. Der Bluterguß befindet sich also eigentlich in den intervillösen Räumen. Aus diesem Grunde sind die zentralen Partien des Hämatoms zottenfrei und nur in seinem Randgebiet sieht man zusammengepreßte Chorionzotten mit und ohne degenerative Erscheinungen. Die Ursache der Plazentablutungen ist verschiedenartig. Es kommen hier hauptsächlich mechanische und toxische Auslösemomente in Frage.

Nicht selten treten Blutungen gleichzeitig in der Dezidua und im Choriongewebe auf. Dies ist der Fall bei einer Blut- oder Thrombenmole[XXXVII,196], die sowohl bei Frühaborten als auch bei einem Abortus tubaris beobachtet werden kann.

17*

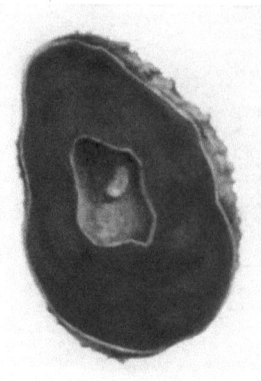

Abb. 250. Hämatommole

Makroskopisch (Abb. 250) findet man ein kugel- oder eiförmiges Gebilde, das an ein Blutkoagulum erinnert. Erst auf der Schnittfläche erkennt man die verhältnismäßig kleine, mit glänzendem Amnion ausgekleidete Eihöhle. Diese kann manchmal den oft mazerierten Embryo enthalten.

Mikroskopisch bestehen die Wandabschnitte aus geronnenen Blutmassen mit degenerierten Chorionzotten. An den Randpartien des Gebildes sind häufig Deziduareste zu finden. Die Struktur des Amnions ist meistens gut erhalten. Werden die roten Blutkörperchen mit der Zeit zersetzt, so bekommt die Blutmole eine graurote oder graugelbe Farbe (Fleischmole). Erfolgt in ihr Kalkablagerung, so entsteht die Steinmole.

Eine besondere Form der Blut- oder Thrombenmole ist die BREUSsche Hämatommole [XXXVII, XLI, 197]. Makroskopisch (Abb. 251) ist das Gebilde äußerlich den einfachen Blutmolen ähnlich. Auch auf der Schnittfläche der geronnenen Massen erkennt man die Eihöhle, sie ist jedoch durch kleinere und größere Vorwölbungen vollständig deformiert. Der Embryo fehlt oder er ist sehr klein und mazeriert.

Mikroskopisch handelt es sich um umschriebene Blutgerinnsel in den intervillösen Räumen, die das Zottengewebe verdrängen. Degenerative Erscheinungen an den Chorionzotten sind häufig. Das Amnion bleibt oft längere Zeit hindurch gut erhalten. In den äußeren Schichten der Hämatommole beobachtet man gelegentlich Deziduareste. Die Entstehung der BREUSschen Hämatommole ist noch nicht endgültig geklärt. Die meisten Autoren sind der Ansicht, daß es sich hier um eine Folge von Zirkulationsstörungen handelt, die im Bereich der Dezidua den Abfluß des Blutes aus den intervillösen Räumen erschwert bzw. verhindert.

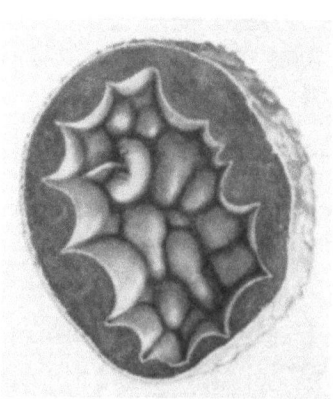

Abb. 251. BREUSsche Hämatommole

Als weiße Knoten der Plazenta [XVII, 198] (weiße Infarkte, Plazentaverödungen, Fibrinoidknoten usw., Abb. 252) bezeichnet man kleinere oder größere, oft multipel auftretende und scharf abgegrenzte Veränderungen im Plazentagewebe von rötlich-grauer oder gelblich-grauer Farbe; oft liegen sie oberflächlich.

Histologisch (Abb. 253) sieht man zwischen den Chorionzotten eine fibrinöse Masse, die homogen oder feinfädig sein kann. Nicht selten enthalten die weißen Knoten stellenweise rote und weiße Blutkörperchen sowie kleinere Haufen von gequollenen Zellen, wahrscheinlich fetaler Herkunft. Die im Bereich der weißen Knoten befindlichen Zotten zeigen degenerative Veränderungen. Gelegentlich kommen in den Fibrinmassen Erweichungsherde vor. Diese

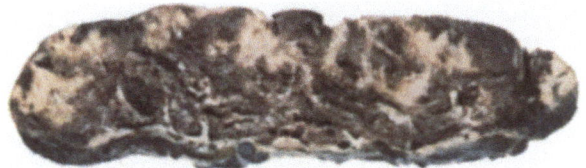

Abb. 252. Weiße Knoten in der Plazenta

haben mit den sog. Plazentakavernen[XVII,199], welche infolge Erweiterungen der intervillösen Räume entstehen, nichts zu tun.

Weiße Knoten in der Plazenta sind bei Spätschwangerschaftstoxikosen, bei chronischer Nephritis, bei Herzfehlern, bei Lues, aber unter Umständen auch bei einer normalen Schwangerschaft zu beobachten. Früher wurde die Veränderung als primär regressiver Prozeß aufgefaßt. Nach der heutigen

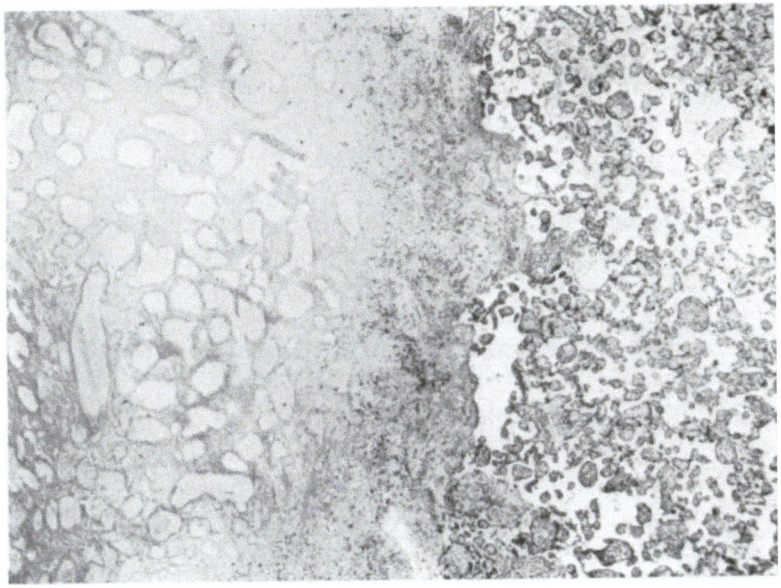

Abb. 253. Mikroskopisches Bild eines weißen Knotens in der Plazenta

Meinung handelt es sich jedoch um eine Kreislaufstörung, und zwar um eine Verlangsamung des Blutstromes in den intervillösen Räumen mit sekundärer Fibrinausscheidung, die möglicherweise durch eine primäre Schädigung des Zottenepithels begünstigt wird.

Bei den Plazentapolypen [XXXVII, 200] handelt es sich um durchschnittlich walnuß- bis eigroße, meist dunkelrot gefärbte, polypöse Gebilde im Cavum uteri. Mikroskopisch (Abb. 254) besteht ein Plazentapolyp vorwiegend aus

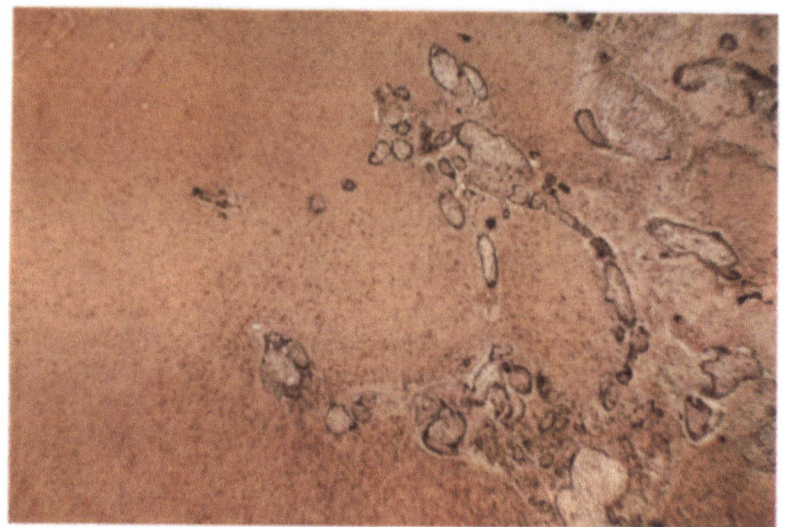

Abb. 254. Plazentapolyp

geronnenem, manchmal konzentrisch geschichtetem Blut. An der Basis des Polypen findet man Chorionzotten und Dezidua. Beide Gewebsarten können eventuell noch gut erhalten sein, häufig zeigen sie jedoch regressive Veränderungen. Die Gefäße der Dezidua sind oft thrombosiert oder stark hyalinisiert (Abb. 255). Die Dezidua und das Myometrium enthalten im Bereich der Polypenwurzel häufig choriale Wanderzellen.

Die seltenen Deziduapolypen [XXXVII, 200] sind makroskopisch von den Plazentapolypen kaum zu unterscheiden. Auch mikroskopisch zeigen sie im wesentlichen die gleiche Struktur, es fehlen lediglich die Chorionzotten im Kern.

Die Entstehung der Plazenta- bzw. Deziduapolypen erklärt man durch periodisch auftretende Blutungen aus den mit lockeren Thromben verschlossenen uteroplazentaren Gefäßen der retinierten Decidua basalis. Diese Gefäße sind infolge ihrer hyalinisierten Wand zu einer Organisation kaum fähig. Als Auslösemomente für die Blutungen kommen hauptsächlich Blutdruckschwankungen im Bereich des kleinen Beckens in Frage.

Eine sehr schwere Form der Zirkulationsstörungen während der Gestation ist die sogenannte Apoplexia uteroplacentaris[XIV, 201]. Die Erkrankung geht mit einer vorzeitigen Lösung der normalsitzenden Plazenta einher. Makroskopisch findet man neben dem retroplazentaren Hämatom und den eventuellen Plazentahämorrhagien ausgedehnte Blutungen im Myometrium,

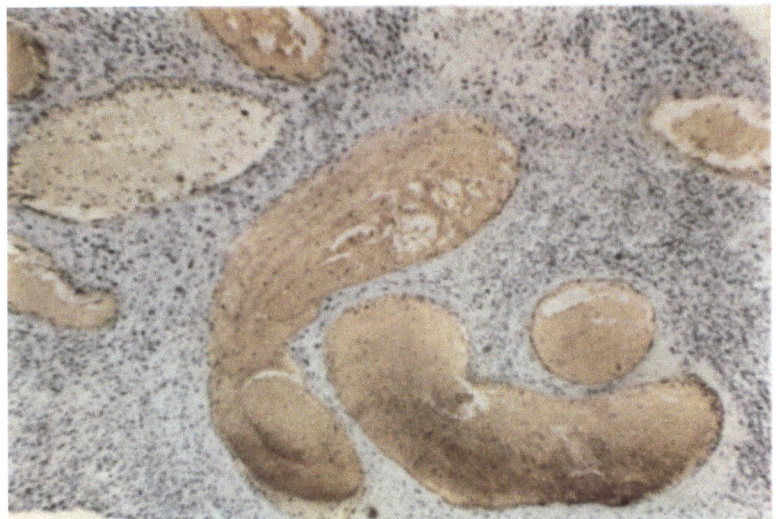

Abb. 255. Mit lockeren Thromben verschlossene Gefäße der retinierten Dezidua

ja sogar im Beckenbindegewebe. Die intramuralen Blutextravasate bevorzugen besonders die unter der Serosa liegenden Schichten des aktiven Uterinsegmentes.

Histologisch (Abb. 256) findet man in der Uterusmuskulatur charakteristische Veränderungen. Die Muskelbündel sind durch größere Blutungsherde sowie durch fibrinhaltiges Ödem auseinandergedrängt. Die Muskel- und Bindegewebselemente der Uteruswand zeigen oft eine Vakuolisierung des Zellplasmas und Aufsplitterung ihres Fasersystems. Die Gefäßveränderungen sind nicht einheitlich. So werden besonders an den kleineren Gefäßen regressive Vorgänge mit Thrombenbildungen beschrieben. Die Blutungsbezirke im Beckenbindegewebe zeigen histologisch im Grunde genommen ein ähnliches Bild wie in der Gebärmuttermuskulatur. Bei einer uteroplazentaren Apoplexie kommen — wie erwähnt — gelegentlich auch in der Plazenta Hämorrhagien vor. Im Ovar sind die interstitiellen und die perifollikulären Blutextravasate charakteristisch.

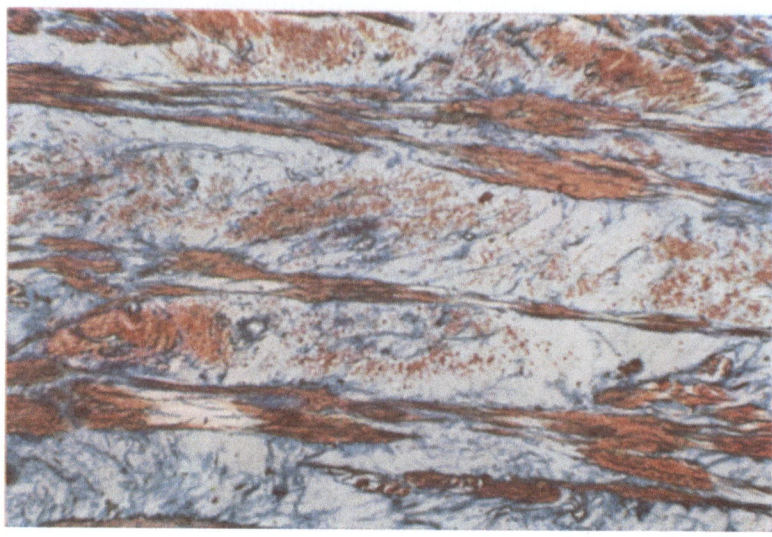

Abb. 256. Apoplexia uteroplacentaris, Ausschnitt aus der Gebärmutterwand, MALLORY-Färbung

Die Ursache der Erkrankung ist noch nicht geklärt. Wahrscheinlich handelt es sich um eine besonders schwere Form der Spätschwangerschaftstoxikosen.

3. ENTZÜNDLICHE VERÄNDERUNGEN

Nicht spezifische Entzündungsvorgänge infolge verschiedener Krankheitserreger können während der Gestationsperiode sowohl an den Eiteilen als auch an den Genitalorganen beobachtet werden.

Eine entzündliche Veränderung der Dezidua, die sogenannte Endometritis decidualis[XLI] ist sehr selten. Histologisch findet man dabei eine starke Hyperämie mit seröser oder serofibrinöser Durchtränkung des Grundgewebes sowie eine leukozytäre Infiltration. Oft lassen sich auch kleine Blutextravasate erkennen.

Die entzündliche Erkrankung der Plazenta (Placentitis)[XVII, 202] kommt ebenfalls selten vor. Mikroskopisch (Abb. 257) findet man die typischen Gewebsveränderungen, von denen besonders die Deckplatte und die äußeren Schichten des Mutterkuchens betroffen werden. Es kommt meist zu einer sekundären Gerinnung in den intervillösen Räumen, in deren Bereich die

Zotten degenerative Erscheinungen aufweisen können. Als Rarität ist die eitrige Einschmelzung der Entzündungsherde (PETRONIO[202]) zu erwähnen.

Entzündungen des Chorion laeve und des Amnions[XLI] sind öfters zu sehen. Histologisch zeigen die Membranen eine ödematöse Durch-

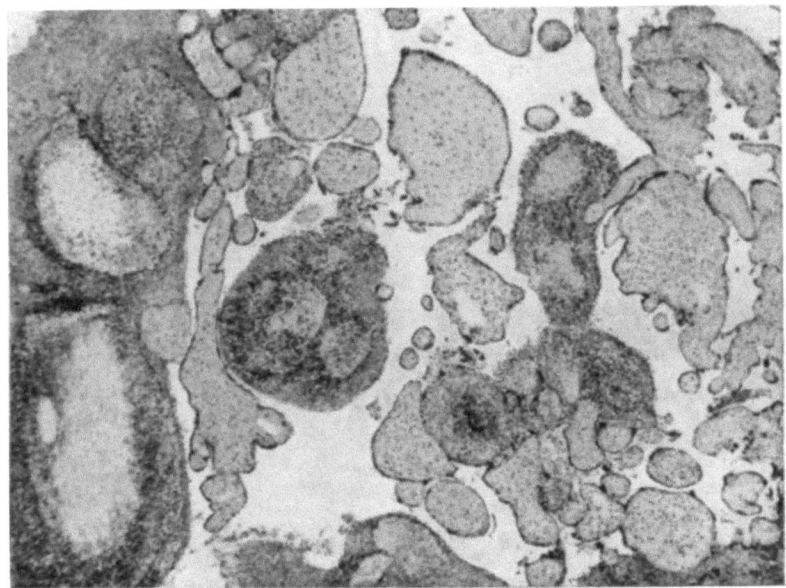

Abb. 257. Placentitis purulenta

tränkung und leukozytäre Infiltration. Das Chorion laeve pflegt im allgemeinen mit entzündlichen Elementen stärker durchsetzt zu sein als das Amnion. Zwischen Chorion laeve und Amnion bilden sich gelegentlich Exsudatansammlungen, auch können die Eihäute nekrotisch werden.

Die erwähnten entzündlichen Veränderungen der Dezidua, des Chorions und des Amnions kommen selten als isolierte Erkrankungen vor, meist sind sie miteinander kombiniert.

Betrifft die Entzündung die Innenfläche eines puerperalen Uterus, so spricht man im allgemeinen von einer Endometritis puerperalis[XLV]. Man unterscheidet hier zwei Formen.

Bei der Endometritis putrida ist die Innenfläche der Gebärmutter mit grauweißen oder graugelblichen Fetzen bzw. mit kleineren und größeren zerfallenen Blutkoagula bedeckt. Handelt es sich um eine fortgeschrittene Schwangerschaft, so sind die Veränderungen besonders an der Plazentastelle ausgeprägt.

Mikroskopisch zeigen die zurückgebliebenen Teile der Dezidua die verschiedenen Stadien des Zerfalls. An ihrer Oberfläche sind nicht selten kleine und größere Exsudatmassen mit reichlich Bakterien zu sehen. Die Umgebung der nekrotischen Gewebsteile ist durch eine gut ausgebildete, hauptsächlich aus Leukozyten bestehende Demarkationszone gekennzeichnet. Das Myometrium wird von der Veränderung nur selten betroffen.

Eine schwere Form der puerperalen Endometritis stellt die Endometritis pseudomembranacea dar. Das Cavum uteri ist hier mit schmutziggelblichen Gewebsfetzen ausgekleidet, die oft trocken und morsch sind.

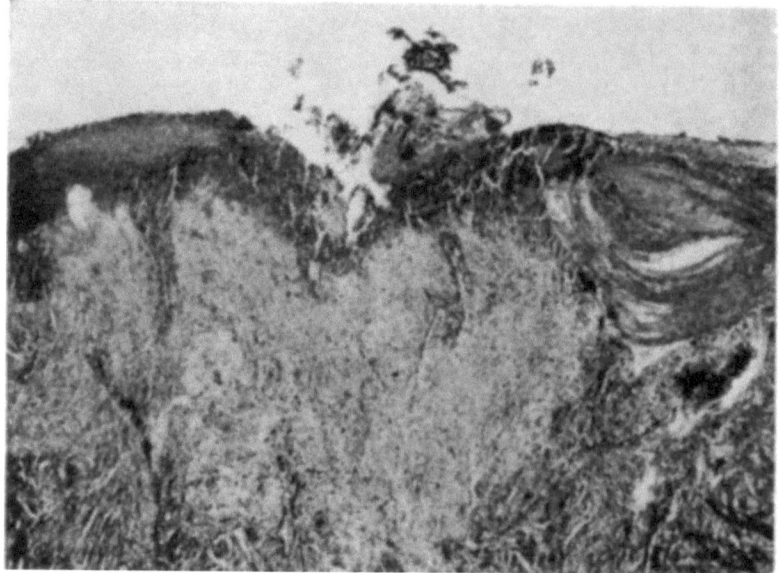

Abb. 258. Endometritis pseudomembranacea

Mikroskopisch (Abb. 258) findet man das typische Bild einer pseudomembranösen Entzündung. Die zurückgebliebenen Deziduareste, aber auch die obersten Schichten des Myometriums sind nekrotisch und mit Fibrin, Exsudatzellen und Bakterien durchsetzt. Der Prozeß ist gegen die gesunde Muskulatur nur unscharf durch einen breiten Leukozytenwall abgegrenzt.

Bei den erwähnten zwei Formen der puerperalen Endometritis können in der Gebärmutterhöhle neben Deziduaresten auch Chorionzotten vorhanden sein. Auch in diesen Fällen ist das mikroskopische Bild im übrigen das gleiche.

Die puerperalen Entzündungen des Myometriums[XLV] können verschiedene Bilder zeigen.

Bei der Metrophlebitis puerperalis handelt es sich um ein Fortschreiten der Infektion durch das Venensystem. Man kann auf der Schnittfläche der Gebärmutter, besonders in der Umgebung der Plazentahaftstelle, die erweiterten und thrombosierten Venen schon makroskopisch erkennen.

Mikroskopisch findet man bakterienhaltige Venenthromben, die locker sitzen und oft erweicht oder verjaucht sind. Die Gefäßwände und ihre Umgebung sind stark mit Eiterzellen durchsetzt.

Bei der Metrolymphangitis puerperalis erfolgt die Ausbreitung der Infektion auf dem Lymphwege. Makroskopisch sieht man meist nichts Auffallendes.

Feingeweblich sind die Lymphgefäße der Uteruswand erweitert und mit Eiterzellen und reichlich Bakterien angefüllt. Die Umgebung zeigt ödematöse Durchtränkung mit stärkerer leukozytärer Infiltration. Oft ist eine sekundäre Thrombophlebitis zu beobachten.

Die Metritis phlegmonosa wird makroskopisch durch eine sulzige, graugelbliche Auflockerung der Uteruswand charakterisiert.

In den histologischen Schnitten (Abb. 259) sieht man das typische Bild einer phlegmonösen Entzündung, die manchmal die Saftspalten, manchmal den Verlauf der Lymphgefäße bevorzugt. Nicht selten begegnet man nekrotischen Bezirken und sekundären Thrombophlebitiden.

Sowohl bei einer Metrolymphangitis puerperalis als auch bei einer Metritis phlegmonosa können infolge Einschmelzungen Wandabszesse entstehen.

Steht bei einer Metritis phlegmonosa die Gewebszerstörung besonders im Vordergrund und werden größere Stücke der Uteruswand ausgestoßen, so spricht man von einer Metritis phlegmonosa gangraenosa (Metritis dissecans).

Die entzündlichen Erkrankungen anderer Genitalabschnitte (Ovarium, Tube, Vagina und Vulva) sowie die des Peritoneums und des Beckenbindegewebes verlaufen während der Gestation unter ähnlichen Bildern wie außerhalb derselben. Diese Formen wurden an den entsprechenden Stellen bereits besprochen.

Bei den oben angeführten Entzündungsformen der Eiteile bzw. der Genitalorgane während der Gestationsperiode handelt es sich um eine bakterielle Infektion mit verschiedenen Erregern. In erster Linie kommen hier die pyogenen Kokken (Strepto-, Staphylo- und Gonococcus) in Frage, andere Bakterien spielen eine geringere Rolle. Die Ausbildung der einzelnen Erkrankungsformen hängt besonders von der Virulenz der Keime, der Abwehrfähigkeit des mütterlichen Organismus und von dem Ausbreitungsweg der Infektion ab. Letztere kann teils per continuitatem, teils durch die Blut- oder Lymphbahn erfolgen.

Die Tuberkulose der Genitalorgane bzw. die der Eiteile während der Gestationsperiode ist sehr selten[V, XVII, 203]. Unter Umständen können bei einer hämatogenen Aussaat miliare Tuberkel in der Dezidua beobachtet werden. Die Erkrankung der Siebhaut bleibt jedoch meist nicht isoliert, es folgt bald die Infektion des Choriongewebes. Relativ häufig wird der Mutterkuchen direkt befallen. Histologisch erkennt man bei einer Plazentatuberkulose die typischen Tuberkel. Man findet sie hauptsächlich an der Oberfläche der Zotten, viel seltener im Zottenstroma oder unter dem Amnionüberzug. Die Tuberkulose der Nabelschnur ist eine Rarität. Die Verschleppung der Tuberkelbazillen erfolgt meist auf dem Blutweg.

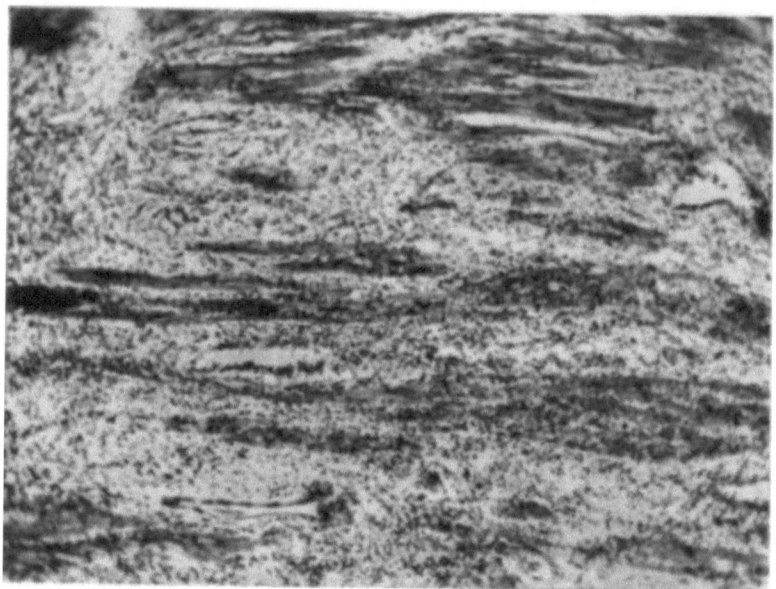

Abb. 259. Metritis phlegmonosa

Betrifft die luische Erkrankung[XVII, 204] der Mutter auch die Plazenta, so findet man oft einen schwereren und größeren Mutterkuchen. Seine Konsistenz ist derb und die Kotyledonen zeigen eine blaßrosa Farbe.

Die histologischen Veränderungen sind nicht einheitlich und nach manchen Forschern (Montgomery[204]) nicht spezifisch. Am häufigsten beobachtet man eine Volumenzunahme der Zotten, die durch Hyperplasie und Hypertrophie des Zottenbindegewebes bzw. durch Stromaödem hervorgerufen wird, sowie eine Einengung der intervillösen Räume. Daneben können noch im Zottenstroma Leukozyten und mononukleäre Zellen, miliare Abszesse, ferner endo- und periarteriitische bzw. endo- und periphlebitische Prozesse gefunden werden. Auch das Vorhandensein fetaler Erythroblasten ist nach manchem Verfasser (z.B. Hörmann[204]) ein ständiger Befund in der luischen Plazenta. Erwähnenswert sind noch gewisse reparatorisch-regenerative Vorgänge, wie z.B. Zottenneubildungen auf jugendlicher, ja sogar embryonaler Stufe oder atypisch kapillarisierte Zotten von hämangiomartigem Charakter. Die Spirochäteninvasion in die Dezidua verursacht meist keine anatomische Veränderung; nur gelegentlich wurden kleine Nekrosen beschrieben. Die herdförmige leukozytäre Infiltration der WHARTONschen Sulze und der Gefäßwände der Nabelschnur sind für die Syphilis nicht charakteristisch. Die luische Erkrankung der Eiteile kann u. E. nur durch den Spirochätennachweis bewiesen werden. Die Infektion der Plazenta und der Dezidua erfolgt bei der Syphilis durch die Blutbahn.

4. REGRESSIVE VORGÄNGE

Die regressiven Veränderungen der Genitalorgane während der Gestation sind hauptsächlich physiologische Vorgänge (Rückbildung im Puerperium). Demgegenüber handelt es sich bei den regressiven Veränderungen an den Eiteilen meist nur um Neben- oder Folgeerscheinungen andersartiger primärer Prozesse (Zirkulationsstörungen, Entzündungen, Eitod usw.). Aus den erwähnten Gründen behandeln wir die rückläufigen Vorgänge an den entsprechenden Stellen. Hier sei nur kurz auf die Verkalkung der Plazenta hingewiesen, die besonders in Verödungsbezirken auftreten kann.

5. PATHOLOGISCHE WACHSTUMSPROZESSE OHNE AUTONOMEN CHARAKTER

Epithelwucherungen des Amnions[XLI] mit und ohne Verhornung sind längst bekannt. Man findet sie in erster Linie im Plazentabereich. Im Falle einer Verhornung erinnert der amnionale Epithelüberzug an das mehrschichtige Epithel der Haut. Infolge dieser Umwandlungsfähigkeit kann das Amnion zum Decken größerer Wundflächen (z. B. bei der künstlichen Scheidenbildung) mit gutem Erfolg verwendet werden (BURGER[205]).

Gelegentlich findet man auf dem plazentaren Amnionüberzug kleinere, weißliche Auflagerungen[XLI]. Histologisch bestehen sie aus Gewebstrümmern, die Lanugohärchen enthalten. In den seitlichen Partien der Veränderung ist oft eine Wucherung des Amnionepithels zu beobachten. Es handelt sich hier um ein mechanisches Einpressen von kindlichen Hautteilen in das Amniongewebe.

Seltener findet man am Amnion kleine, weißliche Knötchen, die aus Wucherungen des Amnionbindegewebes[XLI] bestehen. Sie entwickeln sich infolge mechanischer Irritation von seiten des Feten.

Die Hyperplasia deciduae tuberosa sive polyposa[XLI, 206] wird durch knollige, polsterförmige oder polypenartige Wucherungen der Siebhaut charakterisiert. Die einzelnen Vorwölbungen können gelegentlich zystisch erweitert sein.

Histologisch ist die Zweischichtung der Siebhaut (Stratum compactum und spongiosum) gut erhalten. Meist handelt es sich um eine stärkere Wucherung des Drüsengewebes, wodurch adenomartige Strukturen entstehen können. Die Zysten entsprechen erweiterten Drüsenschläuchen. In anderen Fällen steht jedoch die Verbreiterung und ödematöse Durchtränkung der Decidua compacta im Vordergrund. Bei der Deziduahyperplasie findet man fast immer stark erweiterte Blutgefäße und Lymphspalten. Unter Umständen können auch kleine nekrotische Bezirke gefunden werden. Eine Zellinfiltration ist nicht immer vorhanden.

Die Ursache der Erkrankung ist noch nicht geklärt. Vielleicht handelt es sich dabei um eine erhöhte Hormonwirkung des Schwangerschaftsgelbkörpers.

Deutliche hypertrophisch-hyperplastische Vorgänge sind am Mutterkuchen bei Hydrops foetus et placentae[XVII, 207] zu beobachten. In solchen Fällen ist die Plazenta stark vergrößert, schwerer und zeigt eine graugelbe Farbe. Ihre Konsistenz ist brüchig.

Mikroskopisch findet man große, plumpe Zotten mit schmalen intervillösen Räumen. Die Vergrößerung der Chorionzotten beruht vor allem auf einer starken Hyperplasie und einem Ödem des Zottenstroma. Die Bindegewebszellen zeigen eine ausgesprochene Faserbildung, die LANGHANS-schen und HOFBAUER-CHALETZKY-Zellen bleiben oft erhalten. In den an Zahl relativ geringen Choriongefäßen findet man eine Vermehrung der kernhaltigen Erythrozyten, ja sogar eine intrakapilläre Erythropoese kann beobachtet werden.

Was die pathologischen Veränderungen des Kindes bei Hydrops foetus et placentae betrifft, so weisen wir auf die entsprechenden Lehrbücher der Pathologie hin.

Die Erkrankung stellt eine Erscheinungsform der fetalen Erythroblastose dar, die auf einer partiellen Unverträglichkeit des kindlichen und mütterlichen Blutes beruht.

Manche Forscher (BICKENBACH-KIVEL[207], CZYZAK[207], KLINE[207], REPETTI[207] usw.) glauben, daß die Sensibilisierung der Mutter durch Übertritt fetaler roter Blutkörperchen in den mütterlichen Blutkreislauf erfolgt. Die pathologisch-anatomische Grundlage dieser Auffassung wird von obigen Autoren in den zahlreichen „Bruchstellen" an der Plazentabarriere gesehen.

Erwähnenswert ist noch, daß bei Hydrops foetus et placentae oft eine vermehrte Gonadotrophormon- und Follikulinbildung der Plazenta nachzuweisen ist[208]. Von bei dieser Erkrankung vorkommenden Luteinzysten (BURGER) war schon die Rede (s. S. 176).

Die Plazentazysten[XVII,209] (Abb. 260) sind meist dünnwandige, eine klare Flüssigkeit enthaltende, erbsen- bis kirschgroße Gebilde. Sie sitzen meist in der Chorionplatte (subchoriale Zysten), können aber auch im Zottengewebe auftreten (intervillöse Zysten).

An der Zysteninnenfläche sieht man mikroskopisch einen ein- oder mehrschichtigen Epithelbelag, bestehend aus größeren, polygonalen Elementen, die oft regressive Veränderungen aufweisen. Außerhalb dieser Epithel-

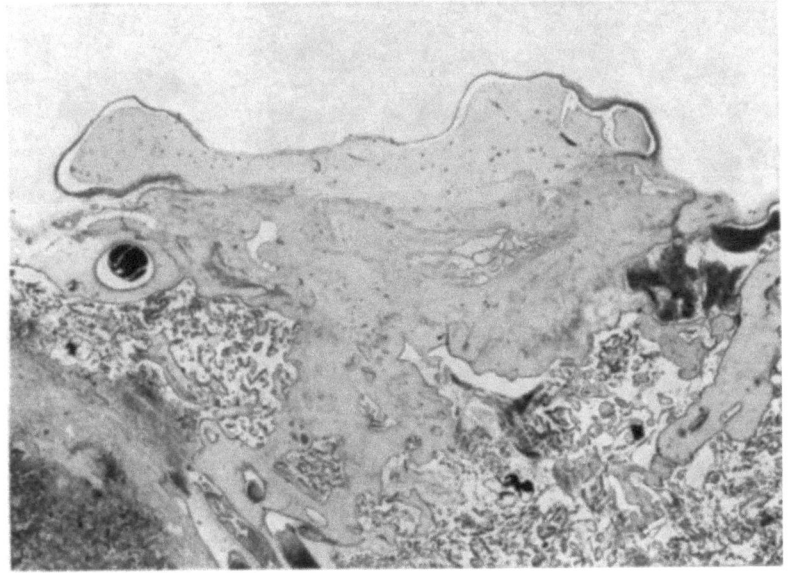

Abb. 260. Plazentazyste

schicht ist ein fibrinoider Mantel zu erkennen, in dem häufig degenerierte Zotten zu finden sind. Liegt eine Plazentazyste subchorial, so ist die epitheliale Auskleidung und der fibrinoide Mantel meist nur am Zystenboden vorhanden.

Die Histogenese der Plazentazysten ist noch nicht endgültig geklärt. Vieles spricht dafür, daß sie aus Trophoblastresten entstehen.

Von den erwähnten Plazentazysten sind die sogenannten Pseudozysten zu trennen, die meist infolge sekundärer Höhlenbildung in einer Verödungsstelle der Plazenta entstehen.

Nabelschnurzysten[XLI] kommen sehr selten vor.

Einen wichtigen pathologischen Wachstumsprozeß stellt die Blasenmole (Mola hydatidosa) dar[XII,XXIX,XXXI,210]. Das makroskopische Bild der Erkrankung ist so charakteristisch, daß man es kaum verkennen kann

(Abb. 261). Man findet hier in den Zotten stecknadelkopf- bis bohnengroße, bläschenförmige Auftreibungen, die an kürzerem oder längerem Stiel — wie die Beeren an der Weintraube — hängen. Oft beobachtet man an einem Stiel rosenkranzartig mehrere Bläschen hintereinander. Taucht man einen Teil des Molengewebes in Wasser, so ist deutlich zu sehen, daß er aus kleineren

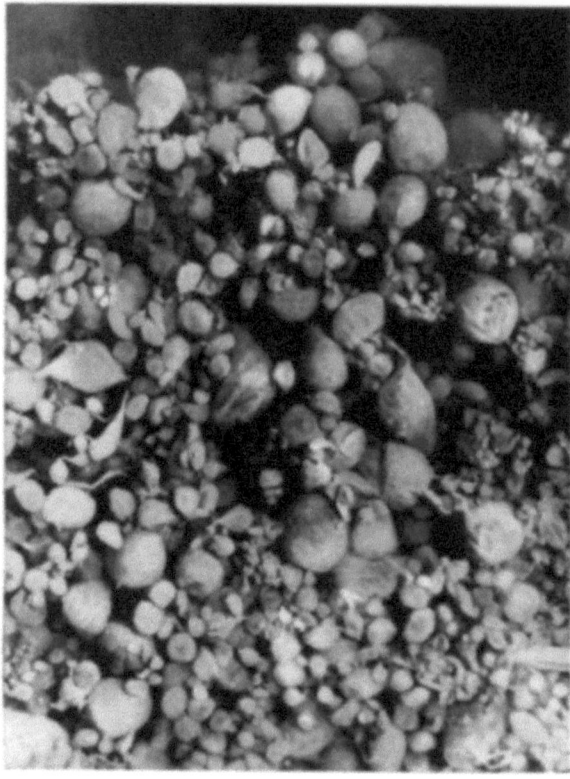

Abb. 261. Mola hydatidosa

und größeren Doldenhaufen zusammengesetzt ist. Das gesamte Molengewebe wird an der mütterlichen Fläche in gut erhaltenen Fällen mit einer Deziduaschicht zusammengehalten, die meist von Blutungen durchsetzt ist. Entwickelt sich eine Blasenmole in der Frühschwangerschaft, so entartet das ganze Chorion (totale Blasenmole). In der Spätgravidität findet man meist nur eine partielle Blasenmole. Diese Form tritt im Verhältnis zur ersten wesentlich seltener auf. Raritäten sind die Zwillingsschwangerschaften mit hydatidöser Entartung des einen Eies. Das Molengewebe kann in manchen Fällen ein Gewicht von 2—3 kg erreichen. Bei einer totalen Blasenmole ist kein Fet vorhanden. Es sei noch kurz darauf hingewiesen, daß eine

Blasenmole nicht nur auf dem Boden einer intrauterinen, sondern — allerdings seltener — auch bei einer extrauterinen Gravidität auftreten kann.

Die histologischen Merkmale der Erkrankung sind eindeutig (Abb. 262). Die bläschenförmigen Auftreibungen der Zotten kommen durch schrittweise vor sich gehende Verflüssigung des Stroma zustande. Der Vorgang beginnt meist in den zentralen Partien der Zotten und schreitet allmählich in Richtung der Peripherie fort. Im Zottenbindegewebe sind keine Gefäße

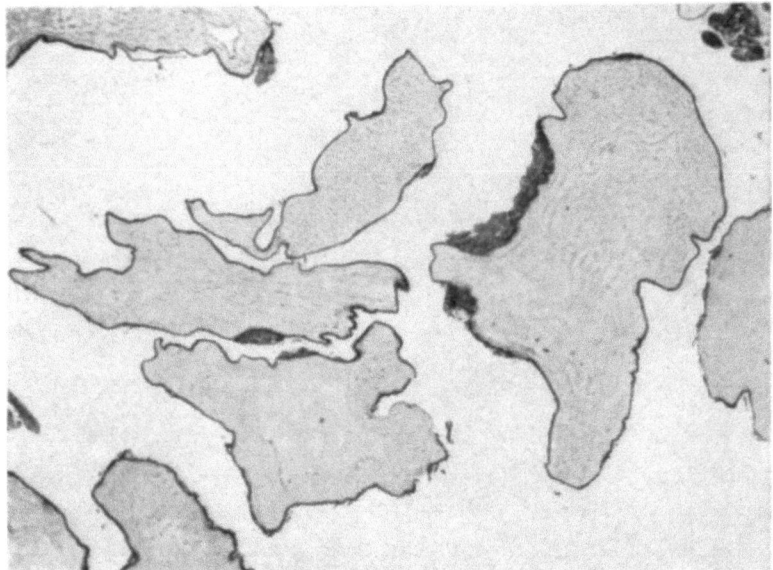

Abb. 262. Histologisches Bild der Mola hydatidosa

oder lediglich Bruchstücke von ihnen zu finden. Nicht selten begegnet man zwischen den noch erhaltenen Bindegewebselementen gequollenen, polygonalen Zellen mit großen Kernen (E. CHALETZKY), die heute als HOFBAUERsche Zellen bekannt sind. Das Epithel der Molenzotten zeigt meist eine mehr oder minder ausgeprägte Wucherung (Abb. 263). An der Epithelproliferation ist in erster Linie die LANGHANSsche Schicht beteiligt. Mit der stärkeren Wucherungstendenz des fetalen Ektoderms sind meist regressive Veränderungen verbunden. So kann man an ihren Elementen hydropische und vakuoläre Degeneration sowie Kernzerfallserscheinungen beobachten. Im Synzytium läßt sich Fett, in den LANGHANSschen Zellen Glykogen nachweisen. Mitosen werden vermißt.

Von dem geschilderten Allgemeinbild der Blasenmole gibt es manchmal Abweichungen. So tritt in einigen Fällen die Epithelproliferation stark in den Hintergrund. Ein anderes Mal findet man an Stelle der gleichmäßig aufgetriebenen Zotten papillenartig verzweigte Gebilde. Eine besondere Form ist das Fibroma villosum chorii hydatiformis (R. MEYER)XXIX, XXXI. Es handelt sich hier um eine starke Wucherung des Zottenbindegewebes mit Bildung eigenartiger Knötchen in der Gefäßumgebung, die sich dann in die Gefäßlumina papillenartig vorwölben. Das entstandene Bild erinnert sehr an ein Fibroadenoma intracanaliculare mammae.

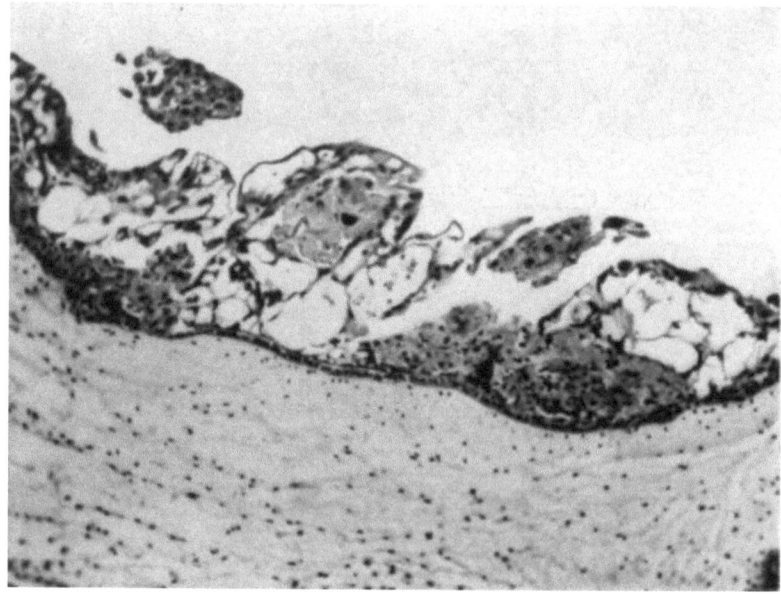

Abb. 263. Stärkere Wucherung des Chorionepithels bei Blasenmole mit regressiven Veränderungen

In Verbindung mit der Histologie der Blasenmole muß man noch auf einige Umstände hinweisen. So beobachtet man in Fällen, bei denen der Uterus in toto entfernt wurde, daß die Fibrinoidzone der Decidua basalis manchmal durchbrochen ist. Es kann sogar vorkommen, daß die Molenzotten mit ihrem stark wuchernden Epithel direkt an der Muskularis sitzen oder in diese eindringen. In solchen Fällen ist die choriale Invasion meist sehr stark ausgeprägt. Gelegentlich kann ein Durchbruch der Molenzotten in die Gefäßlumina erfolgen, ohne daß die histologischen Kriterien für eine Malignität sprechen würden. Bei dieser Gelegenheit können die Molenzotten bis zur Serosa vordringen, ja sogar bis in die Parametrien gelangen (penetrierende Blasenmole, Abb. 264). Wichtig ist, daß sich bei einer Blasenmole im Ovarium nicht selten Luteinzysten (s. S. 175) entwickeln, die sich nach der Ausräumung des Molengewebes spontan zurückbilden. Die Entfernung der Luteinzysten bei einer Blasenmole ist also fehl am Platz.

Die Molenschwangerschaft geht mit einer erhöhten Chorionprolanproduktion einher. So wird die ASCHHEIM-ZONDEK-Reaktion auch in stärkerer Verdünnung positiv ausfallen. Während bei einer normalen Schwangerschaft der Chorionprolangehalt des Urins im Durchschnitt 5000—30000 ME. pro Liter beträgt, findet man bei einer Blasenmole nicht selten mehrere Hun-

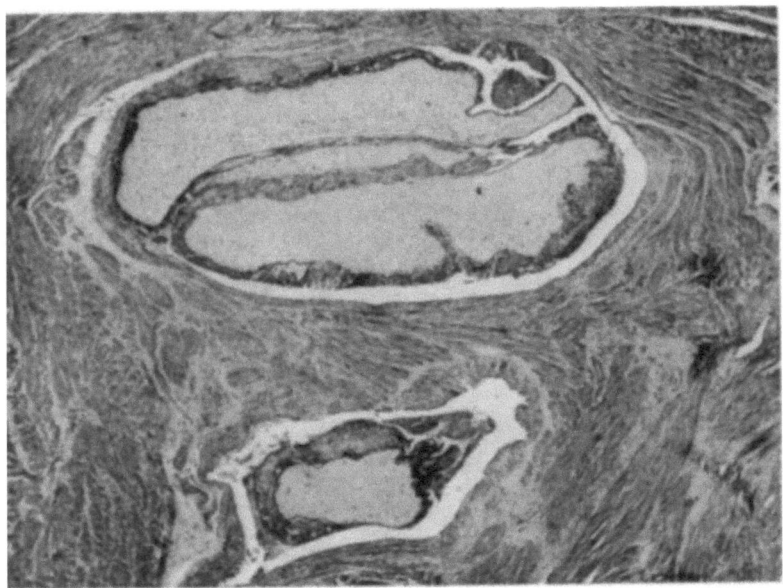

Abb. 264. Intravasale Zotten im Myometrium bei einer penetrierenden Blasenmole. (Aus der Sammlung von Dr. CRAMER, Frankfurt)

derttausend ME. Chorionprolan pro Liter Urin. Nach Ausstoßung oder Ausräumung der Blasenmole bleibt die Reaktion im Durchschnitt noch zwei Wochen lang positiv.

Die differentialdiagnostischen Fragen werden beim Chorionepitheliom besprochen.

Zu den hyperplastisch-hypertrophischen Vorgängen zählen wir noch die Epidermisation der Zervixschleimhaut während der Gravidität[211]. Wahrscheinlich handelt es sich hier um eine Follikelhormonwirkung (s. auch S. 88 und 253).

6. GESCHWÜLSTE

Angiome der Plazenta[XVII, 212] sind selten. Sie kommen einzeln oder multipel vor, sind meist nicht sehr groß, gut abgekapselt und gut ausschälbar. Hauptsächlich sitzen diese Neubildungen an der fetalen Oberfläche der Plazenta, können aber auch zwischen den Zotten beobachtet werden. Die oberflächlichen Angiome sind gelegentlich gestielt. Auf dem Schnitt zeigen sie eine dunkel- oder braunrote Farbe und oft kleine Nekrosen.

Histologisch findet man dicht beieinander liegende, kleinere und größere Blutgefäße, eingebettet in verschieden dichtes Bindegewebe; die größeren Gefäße sind zuweilen weit. Das bindegewebige Stroma kann stellenweise dominieren. Die Kapsel besteht aus konzentrisch gelagerten Bindegewebsfibrillen. Es gibt Angiome mit ausgesprochen lappigem Bau. Erwähnenswert ist noch, daß das Zwischengewebe gelegentlich einen myxomatösen Charakter aufweisen kann.

Die Angiome der Plazenta entstehen aus den embryonalen Gefäßen.

Über Plazentafibrome berichteten SCIRÉ[213] bzw. MATTEACE[212].

Geschwülste der Nabelschnur[XLI, 214] sind ebenfalls bekannt. So berichteten E. KAUFMANN[214] und WINCKEL[214] über ein teleangiektatisches Myxosarkom, R. MEYER[214], HAENDLY[214] und SCHÄFER[214] über ein Teratoblastom.

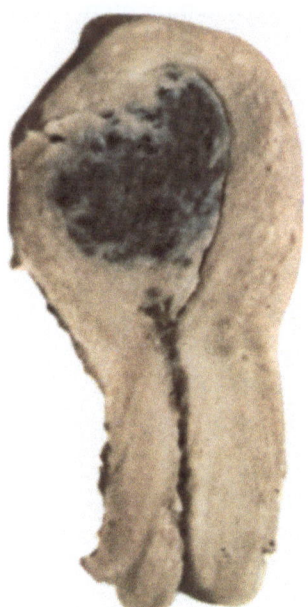

Abb. 265. Chorionepitheliom des Uterus

Unter den echten Neubildungen, die mit den Gestationsvorgängen zusammenhängen, hat das Chorionepitheliom die größte Bedeutung[XII, XXIX, XXXI, 215]. Die Geschwulst nimmt ihren Ausgang vom Chorionepithel und wird am häufigsten nach einer Blasenmole (etwa 40—50%) beobachtet. Viel seltener findet man sie nach Fehlgeburten und regulären Geburten, nur ganz ausnahmsweise im Anschluß an eine Extrauteringravidität.

Das Chorionepitheliom der Gebärmutter ist hauptsächlich im Corpus uteri lokalisiert (Abb. 265). Man kann zwei morphologische Erscheinungsformen unterscheiden. Die erste und häufigste ist ein polypenartiges Gebilde, das mehr oder minder in die Gebärmutterhöhle hineinragt. Die zweite Form stellt einen tiefsitzenden Knoten in der Uteruswand dar. Die Geschwulstkonsistenz ist in beiden Fällen meist morsch, die Schnittfläche der Wucherung zeigt eine dunkelrote oder rötlich-braune Farbe. Im Tumorgewebe sind oft nekrotische Bezirke zu sehen. Die Geschwulst ist gegen die Uterusmuskulatur nicht scharf abgegrenzt. In fortgeschrittenen Fällen können die Tumormassen die ganze Uteruswand durchsetzen. Metastasen treten manchmal schon frühzeitig auf. Sie entstehen hauptsächlich hämatogen. Dementsprechend findet man die Tochtergeschwülste oft in der Lunge oder — bei einer retrograden Verschleppung — in der Scheide, Urethra oder Vulva. Eine parametrane Ausbreitung kommt beim Chorionepithelioma uteri selten vor. Die metastatischen Knoten sind charakteristisch, sie erscheinen als dunkelrote bis dunkelblaue, weiche, an ein altes Hämatom erinnernde Gebilde.

Tritt ein Chorionepitheliom im Anschluß an eine extrauterine Gravidität auf, so ist sein morphologischer Charakter im Prinzip der gleiche wie in der Gebärmutter.

Es ist noch kurz zu erwähnen, daß ein Chorionepitheliom ausnahmsweise auch auf dem Boden einer teratoiden Geschwulst auftreten kann. In solchen Fällen lassen sich makroskopisch neben dem typischen Tumorgewebe des öfteren noch andersartige teratoide Strukturen erkennen (s. S. 231).

Histologisch bestehen die Chorionepitheliome aus zwei Zellarten, und zwar aus Synzytien und aus LANGHANSschen Elementen (Abb. 266). Man findet hier eine gewisse Ähnlichkeit mit der Wucherung der fetalen Trophoblastschale zur Zeit der frühen Eientwicklung. Beim Chorionepitheliom geht aber der planmäßige Aufbau verloren. In den typischen Fällen beobachtet man verschieden große Haufen von LANGHANSschen Zellen, zwischen denen mehr oder minder balkenförmig geordnete synzytiale Elemente zu sehen sind. Das Mengenverhältnis der beiden Zellarten kann von Fall zu Fall, aber auch in ein und derselben Geschwulst verschieden sein. Bei atypischen Formen überwiegen entweder die LANGHANSschen oder die synzytialen Elemente. Es gibt jedenfalls kein Chorionepitheliom, bei dem lediglich die eine Zellart wuchert. Während die LANGHANSschen und synzytialen Zellen der Trophoblastschale bei der Frühentwicklung des Eies keine besonderen Zell- und Kernvariationen zeigen, findet man bei einem Chorionepitheliom diesbezüglich oft Abweichungen. Die LANGHANSschen Zellen können hier Unterschiede in Größe, Gestalt und färberischen Eigenschaften aufweisen. Man begegnet öfters Kernteilungsfiguren oder größeren vielkernigen Zellen. Die synzytialen Balken sind oft untereinander verschieden geformt. Ihre Kerne sind im Plasma unregelmäßig verteilt und zeigen bizarre Formen. Man kann in manchen Fällen sogar zwischen den LANGHANSschen und synzytialen Elementen Übergänge nachweisen. In solchen Fällen löst sich die Geschwulst mehr oder minder in Einzelzellen auf (Abb. 267). An den Berührungsstellen des Chorionepithelioms mit dem mütterlichen Gewebe findet sich gelegentlich — wie bei der normalen Plazentation — eine fibrinoide Gerinnungszone,

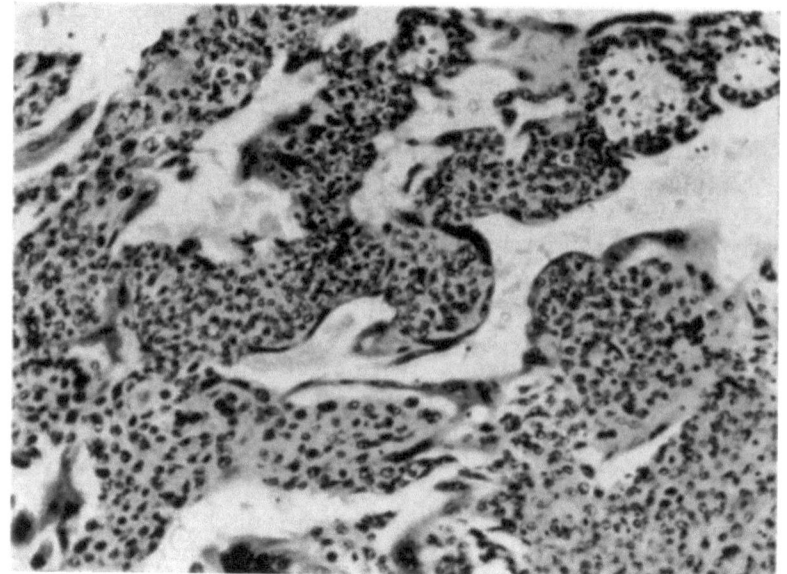

Abb. 266. Typisches Bild des Chorionepithelioms

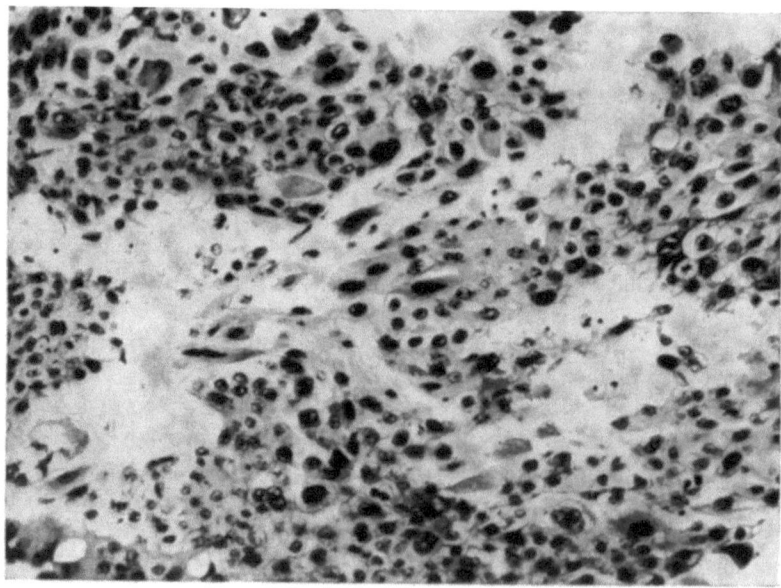

Abb. 267. Atypisches Chorionepitheliom, Auflösen der Geschwulst in Einzelzellen

die aber von den Geschwulstzellen durchbrochen wird. Das mütterliche Gewebe wird stufenweise zerstört.

Handelt es sich um ein Chorionepitheliom auf dem Boden einer teratoiden Geschwulst, so sind — wie schon gesagt — auch noch andere Gewebsarten vorhanden.

Die histologische Diagnose des Chorionepithelioms aus einem Geschabsel bereitet oft erhebliche Schwierigkeiten. Auf diese Frage näher einzugehen, scheint also aus praktischen Gründen angezeigt. Die Zeichen, die für oder gegen ein Chorionepitheliom sprechen, möchten wir im folgenden zusammenfassen.

Findet man in einem Abrasionsmaterial größere Massen von Chorionepithelien ohne Zottenstroma, weisen die LANGHANSschen Elemente in ihrer Größe, Gestalt und in ihren färberischen Eigenschaften starke Differenzen auf, sind Kernteilungsfiguren vorhanden, beobachtet man im Synzytium eine besonders unregelmäßige Kernverteilung und bizarre Kernformen, sieht man eine Neigung der Zellmassen, sich in Einzelzellen aufzulösen, und läßt sich eventuell an der Grenze der Geschwulst eine Zerstörung des mütterlichen Gewebes deutlich erkennen, so handelt es sich sicherlich um ein Chorionepitheliom.

Schwieriger ist die Aufgabe des Histologen, wenn im Geschabsel noch Zotten, besonders aber noch Molenzotten vorhanden sind. Eine stärkere Wucherung des Chorionepithels in den frühen Schwangerschaftsmonaten oder eine ausgeprägte Wucherungstendenz der Zottenepithelien bei Molenresten kann nämlich leicht ein Chorionepitheliom vortäuschen. Handelt es sich um eine junge Schwangerschaft und findet man eine für die entsprechende Graviditätszeit charakteristische Zottenstruktur, sitzen die wuchernden chorialen Elemente hauptsächlich an den Zottenspitzen (Haftzotten) und vermißt man die Zellatypie, so ist das histologische Bild nicht verdächtig; es liegt lediglich ein Frühstadium der Plazentation vor. Bei retiniertem Molengewebe werden die regressiven Veränderungen an den wuchernden chorialen Elementen, wie Vakuolisation, Kernzerfall, Bildung von schwammig-wabigen Strukturen und Zerfallserscheinungen, für die Gutartigkeit des Prozesses sprechen (Abb. 263).

Die größten diagnostischen Schwierigkeiten verursachen diejenigen Fälle, bei denen eine diffuse Invasion der chorialen Elemente in das mütterliche Gewebe zu finden ist. Die Atypie der Zellen ist hier nicht maßgebend. Es ist nämlich bekannt, daß die Chorionepithelien auch bei einer sonst normalen Schwangerschaft gelegentlich in die Dezidua bzw. in das Myometrium einbrechen und hier ein geschwulstähnliches Bild hervorrufen können (choriale Invasion, Abb. 249). Beobachtet man jedoch bei einem solchen Prozeß das massenhafte Vordringen der Chorionepithelien in breiten Zügen, zeigen die Invasionszellen eine starke Vitalität mit reichlich Kernteilungsfiguren und läßt sich eine Zerstörung des mütterlichen Gewebes durch die chorialen Elemente erkennen, so sprechen diese Tatsachen für Malignität. Besonders verdächtig sind diejenigen Fälle, bei denen die Ausstoßung oder die Ausräumung einer normalen bzw. einer Molenschwangerschaft schon drei bis vier Wochen vorher erfolgte und die Zotten vermißt werden.

Obwohl die Ausschabung für die Erkennung chorionepitheliomatöser Wucherungen der Gebärmutter von großer Bedeutung ist, müssen wir uns darüber im klaren sein, daß die histologische Untersuchung von Geschabsel über den Zustand der Uteruswand nur selten genügenden Aufschluß gibt. So kann das Myometrium bei einem negativen Befund noch chorionepitheliomatöse Herde enthalten.

Bei den bisher besprochenen Formen des Chorionepithelioms entsteht die Wucherung im Anschluß an eine normale oder an eine pathologische Schwangerschaft (orthotopisches Chorionepitheliom). In manchen Fällen begegnet man jedoch der Bildung chorionepitheliomatöser Strukturen in Organen bzw. Organteilen, in denen weder eine normale noch eine pathologische Eientwicklung möglich ist (ektopisches Chorionepitheliom). Derartige ortsfremde Knoten entwickeln sich hauptsächlich an Körperstellen, die von den Metastasen eines orthotopischen Chorionepithelioms bevorzugt werden. Die Entstehung eines ektopischen Herdes wird verschieden gedeutet. Manche Autoren glauben, daß es sich hier um echte Metastasen handelt, bei denen sich die Primärgeschwulst zurückgebildet hat. Andere vertreten die Meinung, daß ein ektopischer Knoten auf verschleppte und liegengebliebene Zottenepithelien zurückzuführen ist, die sowohl aus einer normalen als auch aus einer Molenschwangerschaft stammen können. Auf ähnliche Weise müssen wir auch die Entwicklung der seltenen Chorionepitheliome in der Menopause auffassen.

Das Chorionepitheliom gilt im allgemeinen als eine besonders bösartige Geschwulst. Es sind jedoch Fälle bekannt, bei denen sich ein histologisch gesichertes Chorionepitheliom spontan zurückbildete oder Tochtergeschwülste nach Entfernung des Primärtumors allmählich verschwanden, Tatsachen, die bei anderen malignen Neubildungen praktisch nie beobachtet werden. Für die Ursache dieser spontanen Heilung hat man noch keine befriedigende Erklärung gefunden. Manche Autoren versuchen derartige rückbildungsfähige chorionepitheliomatöse Wucherungen als Chorionepitheliosis zu bezeichnen und der bösartigen Geschwulstform, dem Chorionepithelioma malignum, gegenüberzustellen (HUBER-HÖRMANN[215], SCHOPPER-PLIESS[215]). Wenn auch dieser Versuch vieles für sich hat, so ist doch eine rein morphologische Differenzierung zwischen den klinisch „gutartigen" und „bösartigen" Chorionepitheliomformen heute noch nicht möglich.

Aus den bisherigen Erörterungen geht klar hervor, daß bei einem Chorionepitheliom die histologische Malignität nicht immer gleichbedeutend ist mit der klinischen Bösartigkeit. Es wurde ferner darauf hingewiesen, daß die feingewebliche Beschaffenheit des untersuchten Materials (Geschabsel, Exzision) über die wahre Natur des Prozesses oft keinen bindenden Schluß erlaubt. Für die zuverlässige Wertung des histologischen Bildes ist also die Mitberücksichtigung der klinischen Symptome, des Befundes sowie der Laboratoriumsuntersuchungen unerläßlich. Nur auf dieser Grundlage ist es in vielen Fällen von chorionepitheliomatöser Wucherung möglich, den wahren Sachverhalt zu erkennen und die einzuschlagende Behandlung zu veranlassen.

Beim Chorionepitheliom hat die biologische Schwangerschaftsreaktion als Vervollständigung der histologischen Untersuchung eine besondere Bedeutung. Die Aktivität der Geschwulstzellen geht nämlich mit einer Gonadotrophormonproduktion bzw. -ausscheidung einher, und der Hormontiter kann unter Umständen — wie bei einer Mola hydatidosa — erhebliche Werte erreichen (mehrere 100000 ME pro Liter Urin). Untersuchungen haben jedoch gezeigt, daß bei diesem Hilfsmittel weniger einer einmaligen Hormonbestimmung als einer systematischen Untersuchung des Hormonspiegels eine Bedeutung zukommt, wobei eine länger anhaltende, sogar ansteigende Hormonausscheidung oder der erneut positive Ausfall der vorher negativen Probe besonders ernst zu beurteilen ist.

Es sei noch kurz darauf hingewiesen, daß — wie bei einer Mola hydatidosa — auch bei einem Chorionepitheliom im Ovar Luteinzysten auftreten können (s. S. 175).

Die kausale Genese des Chorionepithelioms ist noch ungeklärt. Um so interessanter ist die Beobachtung von BURGER[215], der bei einer mit großen Gonadotrophormon-Dosen behandelten trächtigen Hündin chorionepitheliomähnliche Wucherungen des Zottengewebes fand.

Zum Abschluß des Kapitels sei noch kurz auf die Metastasenbildung in der Plazenta bei bösartigen Tumoren[XVII, 216] hingewiesen.

VIII. Kapitel

STÖRUNGEN IN DER FRÜHENTWICKLUNG DES EIES

1. WINDEI

Unter Windei[XXXVII,217] versteht man ein pathologisches Schwangerschaftsprodukt, das als hervorstechendes Merkmal keinen Embryo, aber auch mikroskopisch keine erkennbare Embryonalanlage besitzt.

Makroskopisch findet man in der Wand des Windeies keine Blutungen, die Zotten sind sehr lang und zeigen oft Kahlstellen (Zottenglatze). Das Kavum des Eies ist mit flüssigem Magma gefüllt, das Amnion fehlt oft.

Mikroskopisch (Abb. 268) sind die Zotten im allgemeinen gefäßlos vom Typ der Sekundärzotten. In manchen Fällen kann man eventuell im Zottenstroma hie und da Gefäßanlagen finden, sie enthalten jedoch nie Blutelemente. Ödematöse Quellung bzw. hydropische Degeneration des Zottenbindegewebes kommt gelegentlich auch vor.

2. EMBRYONALMOLE

Für die Embryonalmolen[XXXVII,217] ist eine mißgebildete Embryonalanlage kennzeichnend. Bei einer Embryonalmole besteht immer ein Mißverhältnis zwischen Fruchtgröße, Eigröße und Schwangerschaftsdauer. Dottersack und Dotterstiel fehlen. Das sonst gallertige Magma ist hier dünnflüssig und fädig.

Mikroskopisch findet man hauptsächlich Sekundärzotten (Abb. 269). Ganz selten ist ein Versuch zur Bildung von Tertiärzotten zu beobachten. In den Gefäßanlagen finden sich Megaloblasten und Normoblasten. Auch hier kann man ödematöse Degeneration bzw. hydropische Quellung des Zottenstroma beobachten. Gelegentlich ist das Zottenbindegewebe fibrillär verdichtet.

Sowohl bei den Windeiern, als auch bei den Embryonalmolen handelt es sich um einen primären Eitod. Die Dezidua selbst zeigt keine Veränderung.

Es ist noch zu erwähnen, daß gelegentlich auch bei Blut- und Hämatommolen (s. S. 259 und 260) der Embryo wie bei Windeiern fehlen oder ein Mißverhältnis innerhalb der Eianlage wie bei Embryonalmolen bestehen kann. In solchen Fällen ist dann schwer zu entscheiden, ob der Eitod primär oder sekundär erfolgt war.

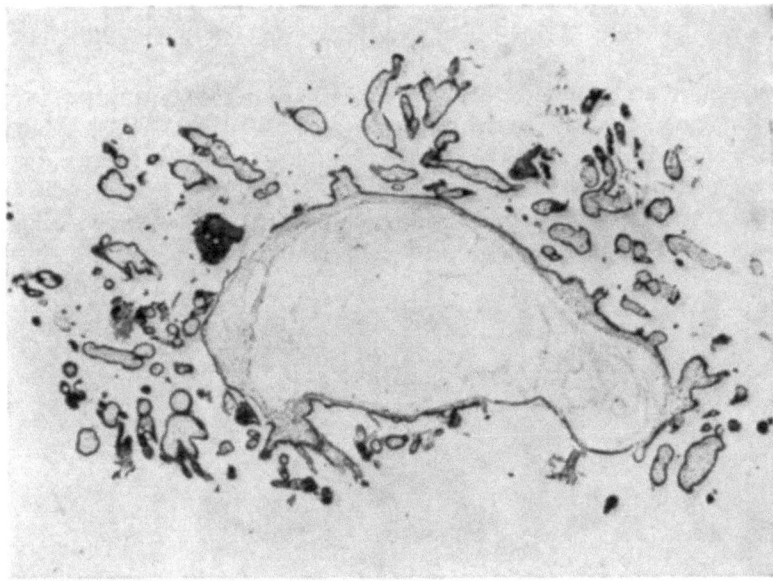

Abb. 268. Übersichtsbild eines Windeies, keine nachweisbare Embryonalanlage

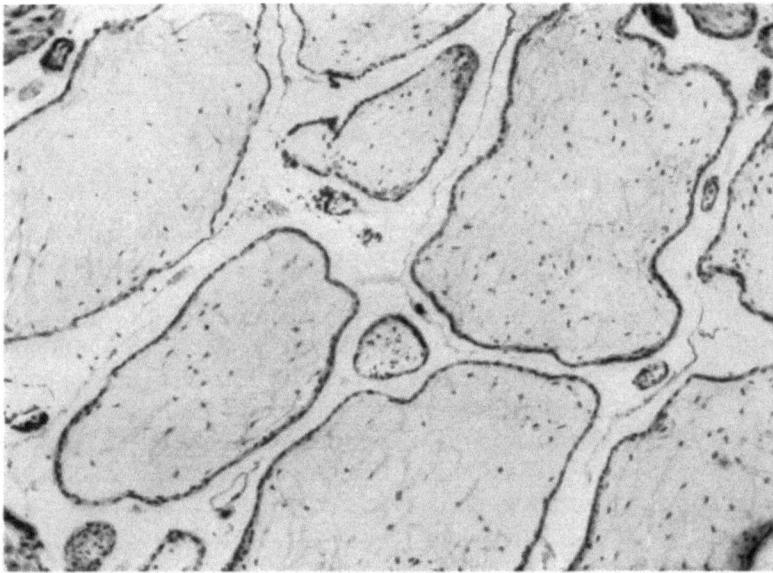

Abb. 269. Zottenstruktur einer Embryonalmole, ödematös gequollenes Stroma mit geringer Zahl von Gefäßanlagen

3. EXTRAUTERINSCHWANGERSCHAFT

Geschieht die Einnistung des Eies außerhalb der Gebärmutter, so spricht man von einer extrauterinen Gravidität[XIII, XVIII, 218-221]. Man unterscheidet eine tubare (Grav. tubaria), eine ovarielle (Grav. ovarica) und eine abdominale Schwangerschaft (Grav. abdominalis). Eine Eientwicklung bei Uterusmißbildungen in den rudimentären Anlagen gehört nicht zum Begriff der ektopischen Gravidität.

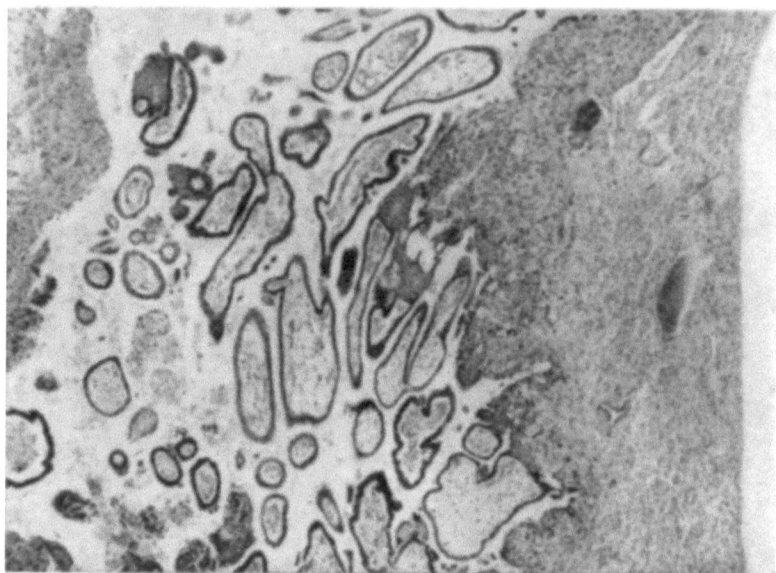

Abb. 270. Graviditas tubaria, mangelhafte Ausbildung der Dezidua basalis, starke choriale Invasion der Tubenwand

Die häufigste Lokalisationsstelle einer extrauterinen Schwangerschaft ist die Tube[VIII, XIII, XVIII, 218]. Die Implantation des Eies kann im interstitiellen, isthmischen oder ampullären Teil des Eileiters stattfinden.

Die Nidation erfolgt im Grunde genommen auf ähnliche Weise wie bei einer intrauterinen Eieinnistung. Da aber die Ausbildung der Dezidua in der Tube sehr mangelhaft ist, bestehen im Gegensatz zu einer intrauterinen Gravidität gewisse Unterschiede. So stellt die „Decidua capsularis" nur eine sehr dünne Schicht dar, die aus Tubenschleimhaut bzw. aus der Muskularis gebildet wird (Decidua pseudocapsularis). Oft fehlt eine Decidua basalis und die Haftzotten bzw. die stark proliferierenden Chorionepithelien dringen meist tief in die Tubenwand ein, wobei ihre arrosive und fibrinoidbildende Eigenschaft deutlich wird (Abb. 270). Es sei nur bemerkt, daß bei Tubargravidität eine ausgeprägte choriale Invasion leicht deziduale Reaktion vortäuschen kann.

Die erwähnten pathologisch-anatomischen Verhältnisse vermögen die Komplikationen, die bei einer Tubenschwangerschaft auftreten können, gut zu erklären.

Bei der Ruptura tubae handelt es sich um einen Durchbruch der verdünnten Tubenwand (Abb. 271). Die Läsion kann entweder durch mechanische Momente ausgelöst werden (eigentliche Tubarruptur) oder infolge der Arrosionsfähigkeit des Zottengewebes entstehen (Tubarusur).

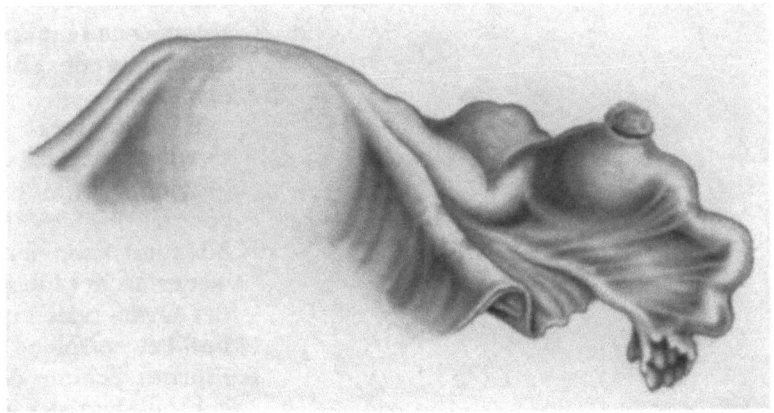

Abb. 271. Ruptura tubae (auf ½ verkleinert)

Die Ruptura tubae kommt erfahrungsgemäß vorwiegend in den wenig dehnbaren interstitiellen und isthmischen Abschnitten vor und geht, besonders im ersten Falle, mit einer akuten intraabdominalen Blutung einher.

Der Tubarabort ist durch eine mit einer Blutung verbundene Ablösung des Eies charakterisiert. Die Wand des Eileiters bleibt dabei intakt (Abb. 272). Die Eiablösung kann entweder mit sämtlichen Deziduahüllen oder ohne diese nach Durchbruch der dünnen Pseudokapsularis erfolgen. Das abgelöste Ei bleibt entweder im Tubenlumen (tubare Blutmole, Abb. 273) oder wird durch das abdominale Ende des Eileiters allmählich in die Bauchhöhle ausgestoßen. Bei einem Abortus tubaris findet man selten akute Blutungen. Infolge der langsam vor sich gehenden Hämorrhagien entstehen meist größere Gerinnungsherde im Bereich der inneren Genitalorgane (Haematocele ante- und retrouterina, peritubares Hämatom).

Als seltene Form der Eileiterschwangerschaft sei die intraligamentäre Gravidität erwähnt. Bei dieser Variation wächst das Ei zwischen die

Blätter der Plica lata uteri hinein. Eine Eieinnistung in die Schleimhaut des Infundibulum tubae oder in eine Nebentube ist ein seltenes Ereignis.

Erwähnenswert ist noch die extrauterine Zwillingsschwangerschaft, bei der beide Eier in derselben Tube sitzen oder je eines in beiden Tuben. Eine andere Möglichkeit wäre, daß ein Ei intrauterin, das andere in der Tube oder an irgendeiner Stelle sitzt, die bei Extrauteringravidität in Frage kommt.

Die Ursachen der tubaren Schwangerschaft sind sehr verschiedenartig. Als wichtigste Momente seien Fehlbildungen, chronische unspezifische und spezifische Entzündungen, endometroide Heterotopien und funktionelle Störungen des Eileiters erwähnt.

Eine weitere Lokalisation der Extrauteringravidität ist der Eierstock[XIII, XVIII, 219]. Die Nidation kann hier entweder an der Oberfläche des Ovars oder in einem Follikel erfolgen. Die Frühentwicklung des Eies geht bei Ovarialgravidität im wesentlichen auf ähnliche Weise vor sich wie bei einer intrauterinen Schwangerschaft. Charakteristisch ist jedoch die sehr mangelhafte Deziduabildung, die oft vollständig ausbleiben kann. Bei einer intrafollikulären Eientwicklung lassen sich gelegentlich noch Reste des Corpus luteum erkennen. Das Ovarialgewebe ist bei einer Eierstockschwangerschaft meist unbeteiligt.

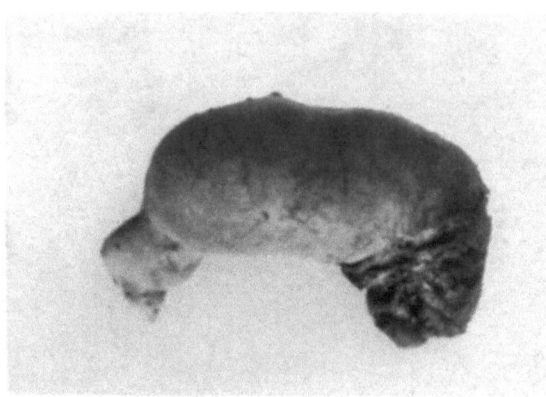

Abb. 272. Abortus tubaris (auf $^2/_3$ verkleinert)

Die häufigste Komplikation einer Ovarialgravidität ist die Ruptur. Selten kommt es hier zur Bildung einer Blutmole.

Die Ursachen der Ovarialschwangerschaft sind ebenfalls nicht einheitlich. Bei der oberflächlichen Eieinpflanzung spielen neben chronischen Perioophoritiden sicherlich die heterotopen Korpusschleimhautwucherungen die wichtigste Rolle. Die intrafollikuläre Form kommt wahrscheinlich durch eine ausbleibende Lösung der Eizelle nach dem Follikelsprung zustande.

Die dritte und noch seltenere Erscheinungsart der extrauterinen Schwangerschaft stellt die Bauchfellgravidität[XIII, XVIII, 220] dar. Diese kann primär oder aus einer tubaren oder ovariellen Schwangerschaft sekundär entstehen.

Für die Einnistung des Eies kommen hier in erster Linie die Umgebung der Tube und des Ovars in Frage. Andere Ansiedlungsstellen, wie der Douglassche Raum, die Oberfläche des Omentum majus oder parenchymatöser Organe, sind Seltenheiten.

Im Frühstadium der abdominalen Eientwicklung sind oft nur die Randpartien der Kapsularis vorhanden und die oberflächlichen Zotten liegen frei. Bei älteren Eiern kann sich infolge Verwachsungen eine bindegewebige Kapsel um das Ei ausbilden. Nicht selten findet man, daß die Plazenta tief in das Grundgewebe eindringt.

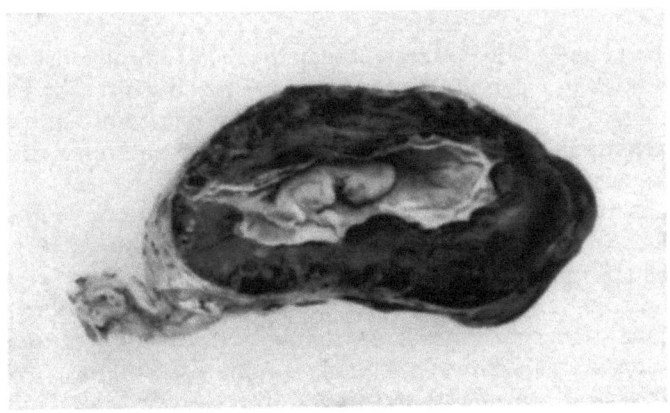

Abb. 273. Tubare Hämatommole mit Embryo

Die wichtigsten Folgen einer extrauterinen Gravidität wurden bereits besprochen. Es sei noch kurz auf die spontane Heilung (Absterben und Resorption des Eies, Verkalkung, Verknöcherung, Mumifikation usw.) und auf das sehr selten vorkommende Austragen einer extrauterinen Schwangerschaft hingewiesen. Im letzten Fall weist die Frucht fast immer schwere Entwicklungsstörungen auf.

Die Gebärmutterschleimhaut[221] zeigt bei einer Extrauteringravidität in der Regel eine deziduale Umwandlung, die desto stärker ausgebildet ist, in je größerer Gebärmutternähe die Eieinnistung stattgefunden hat. Auch die Uterusmuskulatur reagiert im Sinne einer Hypertrophie oder Hyperplasie. Stirbt das Ei bei einer Extrauteringravidität ab, so stößt sich die dezidual umgewandelte Korpusmukosa oft als ein dreieckiger Sack aus. Nicht selten beobachtet man dann eine bald einsetzende Regeneration bzw. Proliferation des Endometriums. Bei unvollständiger Abstoßung der Dezidua kann auch eine Rückbildung der im Kavum verbliebenen Teile erfolgen. Hyperplastische Schleimhautbilder bei Extrauteringravidität beschrieben Kief-Muth[221].

Die Korpusmukosa kann — wie gesagt — bei einer Extrauteringravidität verschiedenartige Bilder zeigen. Ferner ist bekannt, daß eine deziduale Umwandlung der Uterusschleimhaut auch ohne Gravidität, wie z. B. bei einem persistierenden Corpus luteum (s. S. 294) oder bei einem luteinisierten Oetroblastom (s. S. 227), erfolgen kann. **Aus diesen Gründen darf man also bei der Diagnose einer extrauterinen Schwangerschaft dem Geschabsel keinen allzu großen Wert zuschreiben.**

4. FEHLGEBURT

Unter Abortus[XXXVII,222] versteht man die Ausstoßung eines Schwangerschaftsproduktes vor der 28. Woche. Dieser Prozeß kann sehr verschiedenartig verlaufen. Im allgemeinen unterscheidet man ein- und zweizeitige Aborte, je nachdem, ob das Ei auf einmal oder in mehreren Zeitabschnitten ausgestoßen wird.

Untersucht man nach erfolgtem Abort das Cavum uteri, so finden sich in ihm lediglich Reste der spongiösen Schicht der Dezidua (Abortus completus). Die Regeneration der Uterusschleimhaut erfolgt in etwa zwei Wochen. Die zurückgebliebenen Siebhautteile, besonders ihre oberflächlichen Partien, werden nekrotisch und demarkiert. In den tieferen Spongiosaschichten kann wahrscheinlich auch eine direkte Rückbildung der Deziduazellen in Bindegewebselemente stattfinden. Infolge der Demarkation stoßen sich die abgestorbenen Deziduateile schnell ab, und es beginnt bald eine Epithelisierung, die aus den Drüsenresten des Stratum basale erfolgt. Die regenerierenden Epithelzellen zeigen häufig Unterschiede in Größe, Gestalt und färberischen Eigenschaften; man findet oft amitotische Kernteilungsfiguren.

Bleiben nach einer Fehlgeburt nicht nur Reste der Decidua spongiosa, sondern auch größere Teile der Decidua compacta zurück, so wird die Regeneration wesentlich erschwert. Teile der Dezidua fallen auch hier der Nekrose anheim, werden demarkiert und abgestoßen, andere jedoch längere Zeit hindurch retiniert. Diese Kompaktateile können dann verschiedenartige Veränderungen aufweisen. So sieht man gelegentlich ihre fibrinoide Durchtränkung, wodurch histologisch ein knorpelähnliches Gewebe entsteht (Abb. 274). In anderen Fällen wieder zeigen die Kompaktapartikel eine hyaline Degeneration. Stammen die zurückgebliebenen Reste aus der Decidua basalis, so enthalten sie oft stark erweiterte, teils mit flüssigem, teils mit geronnenem Blut gefüllte Gefäße mit hyalinisierter Wand. Auch choriale Wanderzellinfiltration und Blutungen können hier beobachtet werden. Die Neubildung der Uterusmukosa beginnt inzwischen an mehreren, schon gereinigten Stellen. Nach erfolgter Regeneration sieht man manchmal sogar

Fehlgeburt

die Teilnahme des neugebildeten Endometriums an den zyklischen Vorgängen. Untersucht man nun zu einem solchen Zeitpunkt die Uterusschleimhaut, so wird man neben den geschilderten Zustandsbildern der zurückgebliebenen Dezidua auch vollständig ausgebildete Korpusmukosa in der Proliferations- oder in der Sekretionsphase finden (R. SCHRÖDER[XLII], DUBRAUSZKY[222]). Meist lassen sich jedoch nur kleinere hyalinisierte Deziduareste in der funktionierenden Uterusschleimhaut erkennen (Abb. 275).

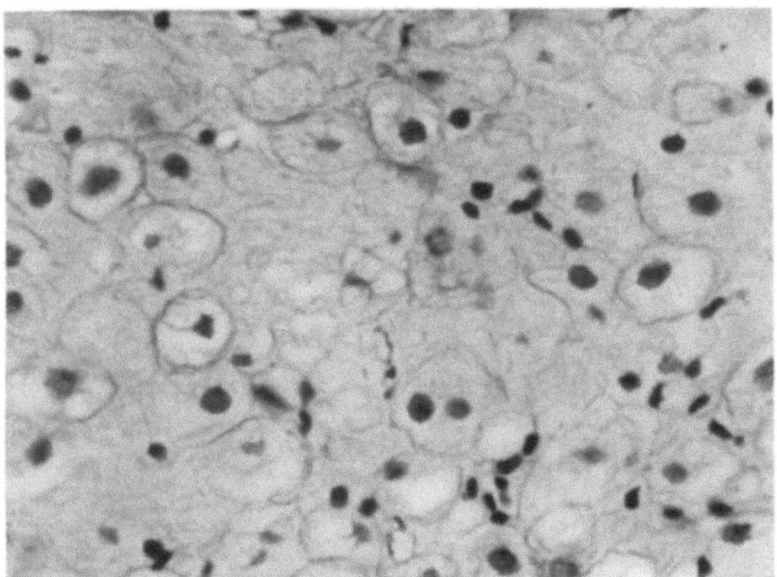

Abb. 274. Knorpelähnliche Dezidua

Häufig begegnet man Fällen, bei denen nicht nur größere Teile der Dezidua, sondern auch Chorionzotten zurückgehalten werden (Abortus incompletus). Die Rückbildungsvorgänge hängen hier in erster Linie von der Menge des retinierten Choriongewebes ab.

Sind neben viel Deziduagewebe nur wenig Chorionzotten vorhanden, so findet man im allgemeinen den gleichen Vorgang wie bei Zurückhaltung größerer Siebhautpartikel. Man beobachtet also Gebiete, in denen die Dezidua nekrotisch und dann durch Demarkation abgestoßen wird. Die Siebhautteile können ferner eine fibrinoide Durchtränkung oder Hyalinisierung aufweisen; ihre aus den Uteroplazentarabschnitten stammenden Partien zeigen oft größere, teils mit flüssigem, teils mit geronnenem Blut gefüllte Gefäße. Die Chorionzotten sind in frischen Fällen meist nicht wesentlich verändert. Im Laufe der Zeit lassen sich aber auch hier degenerative Vorgänge nachweisen (Abb. 276). Die Zottenepithelien gehen allmählich zugrunde, wobei meist zuerst die LANGHANSschen und später die synzytialen Elemente verschwinden. Das Zottenstroma hat im Anfang noch normales Aussehen, büßt aber seine lockere, netzförmige Struktur bald ein, die Zottengefäße sind nun nicht mehr zu erkennen. Hydropische Degeneration und scheinbarer Zellreichtum des Zottenstroma sind zu Beginn der Veränderung gelegentlich zu beobachten. Schließlich bleiben nur rundliche oder ovale, homogen aussehende Gebilde an Stelle der einzelnen Zotten übrig.

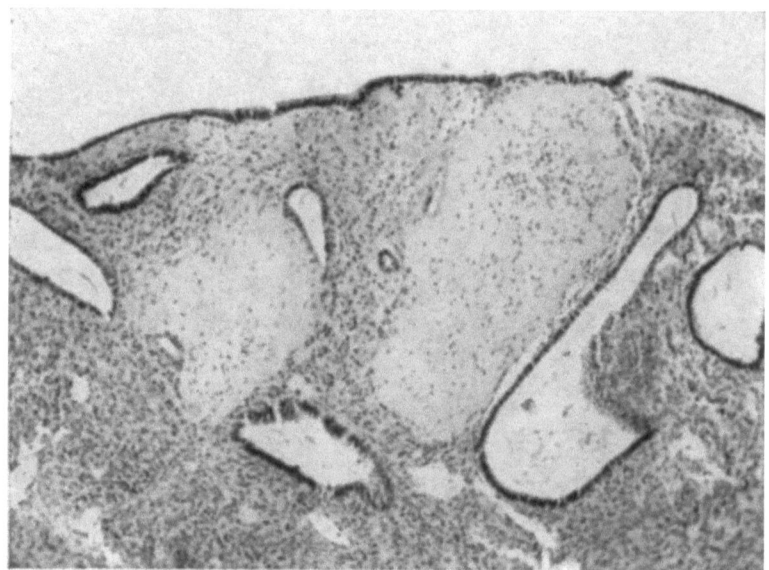

Abb. 275. Hyalin-degenerierte Deziduareste in der regenerierenden Korpusmukosa

Wie bei einem vollständigen, so kann auch bei einem unvollständigen Abort eine partielle Neubildung der Uterusmukosa mit oder ohne Teilnahme an den Zyklusvorgängen stattfinden.

Bleiben nach Abortus incompletus größere Mengen von Dezidua und Zotten zurück, so dauert die Rückbildung sehr lange bzw. kann überhaupt nicht zu Ende geführt werden. Oft entwickeln sich in solchen Fällen die sogenannten Dezidua- und Plazentapolypen (s. S. 262).

Gelegentlich wird das ganze Ei im Uterus zurückgehalten. Die Retention ist aber meist nur auf eine kürzere Zeit beschränkt (protrahierter Abort). In solchen Fällen findet man oft eine Blutmole (s. S. 259). Bleibt das abgestorbene Schwangerschaftsprodukt jedoch wochen- oder sogar monatelang im Uterus, so spricht man von einer missed abortion[XXXVII].

Die makroskopische Beschaffenheit des Eies bei einem protrahierten Abort bzw. bei einer missed abortion hängt von der Zeit der Verhaltung ab. Bei einem längeren Verbleiben des Eies im Cavum uteri ist meist nur die Amnionhöhle zu erkennen, die Frucht ist in der Mehrzahl der Fälle mazeriert oder nicht mehr nachweisbar; das Choriongewebe hat seine zottige Beschaffenheit verloren, und die Eiteile sind meist graubräunlich verfärbt.

In den mikroskopischen Präparaten sieht man je nach Dauer der Eiretention die schon besprochenen verschiedenen Stufen degenerativer Veränderung.

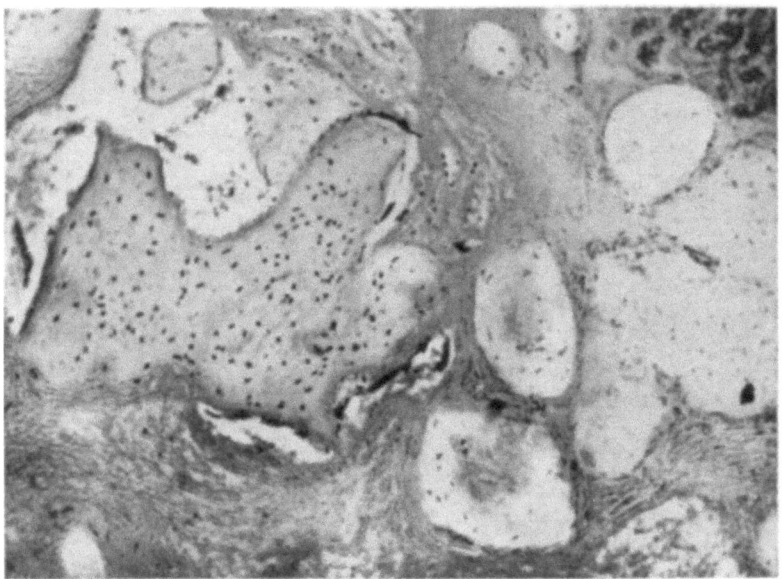

Abb. 276. Abrasionsmaterial bei Abortus incompletus

Die Untersuchungen von STIEVE-FUGE[223] haben uns gezeigt, daß bei einer missed abortion das retinierte Ei sich vollständig von der Uteruswand ablösen kann, ohne daß die Ausstoßung erfolgen muß; am Endometrium können dann trotz der Anwesenheit des Eies die zyklischen Veränderungen wieder eintreten.

Unser Wissen über die mikroskopische Struktur des Myometriums nach Aborten ist noch ziemlich lückenhaft. Es ist wohl möglich, daß sich hier mehr oder minder ähnliche Vorgänge abspielen wie im Wochenbett nach einer ausgetragenen Gravidität. Die Muskelpartien, die gelegentlich bei Abrasionen post abortum zutage gefördert werden, zeigen manchmal hyalinisierte Gefäße mit und ohne Thrombenbildungen, ferner eine choriale Invasion oder eine leichte Degeneration an den Muskel- und Bindegewebszellen.

Die Embryonen, die im geschlossenen Eisack gefunden werden können, weisen oft eine Mazeration auf. Bei größeren Früchten kommt es gelegentlich zur Mumifikation, Skelettierung oder Verkalkung.

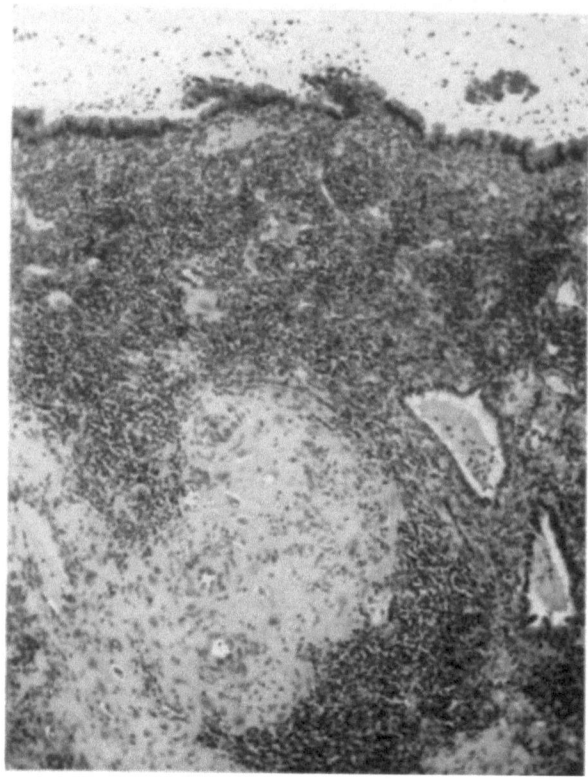

Abb. 277. Starke Entzündung der proliferierenden Korpusmukosa mit Deziduaresten

Es sei noch darauf hingewiesen, daß die erwähnten histologischen Bilder bei den verschiedenen Formen eines Aborts oft gleichzeitig mit Entzündungserscheinungen verbunden sind. In solchen Fällen handelt es sich meistens um eine zusätzliche Infektion (Abb. 277).

IX. Kapitel

DIE HORMONALEN ZYKLUSSTÖRUNGEN

1. PHYSIOLOGIE

Der normale Genitalzyklus der Frau stellt einen sehr komplizierten Vorgang dar, der noch keineswegs in allen Einzelheiten geklärt ist. Es würde zu weit führen, an dieser Stelle alle diesbezüglichen Feststellungen und Forschungen ausführlich besprechen zu wollen. Hier sollen lediglich die wichtigsten Grundlagen der Zyklusvorgänge zusammenfassend dargelegt werden.

Der Genitalzyklus der Frau wird teils durch hormonale, teils durch nervöse Stimulierung aufrecht erhalten.

Das hormonale Zentralorgan ist der Vorderlappen der Hypophyse. Durch die hier produzierten gonadotropen Wirkstoffe wird die periodische Tätigkeit der Eierstöcke reguliert.

Die Wirkung des ersten gonadotropen Faktors, des Follikelreifungshormons, besteht aus einer Stimulierung jener Follikel, die bereits das Primordialstadium überschritten haben. Die weitere Entwicklung des Follikelapparates, die Ovulation und Gelbkörperbildung, wird durch den zusätzlichen synergetischen Einfluß des zweiten Faktors, des Luteinisierungshormons, hervorgerufen. Es ist sehr wahrscheinlich, daß das Corpus luteum für das Aufrechterhalten seiner Funktion noch einen dritten gonadotropen Faktor, das luteotrope Hormon, benötigt.

Die durch die erwähnten gonadotropen Wirkstoffe der Adenohypophyse gesteuerte Ovarialtätigkeit, also die Follikelreifung und Gelbkörperbildung, ist mit der Produktion des Follikel- und Gelbkörperhormons verbunden. Die Bildung des Follikelhormons erfolgt in den Thekazellen der reifenden Follikel infolge gleichzeitiger Wirkung des follikelstimulierenden und luteinisierenden Vorderlappenfaktors. Die Bildungsstätte des Gelbkörperhormons ist das Corpus luteum, wobei die Hormonabsonderung — wie erwähnt — wahrscheinlich erst durch die Einwirkung des luteotropen Vorderlappenfaktors ermöglicht wird. Es ist bekannt, daß während des ovariellen Zyklus — wahrscheinlich ebenfalls in den Thekazellen — auch eine Androgen-Hormonbildung stattfindet (vgl. S. 172 und 227). Die Rolle dieses Wirkstoffes im Zyklus ist jedoch noch nicht geklärt.

Das Follikelhormon bewirkt während der zyklischen Vorgänge den Aufbau des bei der Periodenblutung abgestoßenen Endometriums (Proliferation, s. S. 70). Das Corpus luteum-Hormon führt zu sekretorischer Umwandlung der proliferierten Uterusmukosa (Sekretion, s. S. 70). Sowohl das Follikel- als auch das Gelbkörperhormon üben außerdem eine bremsende Wirkung auf die aktuelle Tätigkeit des Hypophysenvorderlappens aus, ein Effekt, der in der Regulierung der periodischen Vorderlappenfunktion eine wichtige Rolle spielt. Man nimmt an, daß diese Rückwirkung der Ovarialhormone auf die Adenohypophyse über das Dienzephalon geht.

Die nervöse Steuerung des weiblichen Genitalzyklus unterliegt dem Zwischenhirn. Von hier aus gehen Impulse teils zur Hypophyse, teils direkt zu den Genitalorganen. Neuere Forschungen sprechen dafür, daß die Steuerung des Hypophysenvorderlappens durch das Zwischenhirn wahrscheinlich nicht nur nervös, sondern auch innersekretorisch bedingt ist. Die direkte nervöse Stimulierung der Genitalorgane erfolgt auf dem Wege des Sympathikus bzw. Parasympathikus, wodurch der geordnete Ablauf der hormonal ausgelösten Ovarialveränderungen gewährleistet wird.

Was nun den zeitlichen Verlauf des weiblichen Genitalzyklus betrifft, so handelt es sich im Durchschnitt um vierwöchentliche Perioden, wobei sowohl die Follikel- als auch die Corpus luteum-Phase etwa 14 Tage dauert. Die Ovulation erfolgt normalerweise um die Zeit der Zyklusmitte. Von manchen Autoren wird angenommen, daß der Follikelsprung infolge psychosomatischer Reize gelegentlich verfrüht auftritt (provozierte Ovulation), oder daß es im Verlaufe eines Zyklus zu einem mehrfachen Follikelsprung (parazyklische Ovulation) kommen kann, ohne daß dadurch der gewöhnliche Ablauf der Zyklusvorgänge in nachweisbarer Form verändert wird.

Die Ursache der Periodizität des weiblichen Zyklus ist noch nicht bekannt. Die diesbezüglichen Theorien erbrachten bisher keine befriedigende Erklärung.

2. PATHOLOGIE

Die hormonalen Zyklusstörungen können sich verschieden äußern.

Bei der ultramenstrualen Schleimhauthypertrophie[XXX,XXXVIII,78] soll es sich um eine Persistenz des Corpus luteum ohne Gravidität handeln. Die Uterusmukosa zeigt dabei eine ausgeprägte sekretorische Umwandlung, die einer jungen Schwangerschaftsdezidua vollkommen entsprechen kann (Abb. 65). Klinisch findet man in solchen Fällen eine Verzögerung der Menstruation. Ein ähnlicher Vorgang ist bei den Rindern längst bekannt und führt zur Sterilität.

Die Untersuchungen über die ultramenstruale Schleimhauthypertrophie sind noch nicht abgeschlossen. Man darf jedenfalls nicht außer acht lassen, daß der Schleimhautveränderung und dem „persistierenden Corpus luteum" auch ein Frühabort zugrunde liegen kann.

Unvollkommener biphasischer Zyklus[XXXVIII, XLVI, 224]. Bei dieser Regelwidrigkeit handelt es sich entweder um eine gleichmäßige oder um eine ungleichmäßige Verkürzung der beiden Zyklusphasen. Es ist jedoch fraglich, ob man die erste Möglichkeit — besonders, wenn die Zykluslänge innerhalb der erlaubten Schwankungsbreite bleibt — überhaupt als pathologisch betrachten kann. Im zweiten Fall könnte die Verkürzung entweder die Follikel- oder die Corpus luteum-Phase betreffen. Diesbezüglich sind die Meinungen noch geteilt. Nach den Untersuchungen von R. SCHRÖDER[XLII] und seiner Schule scheint es jedoch bewiesen, daß die pathologische Zyklusverkürzung vorwiegend infolge eines vorzeitigen Abbruchs der Corpus luteum-Phase zustande kommt. Der unvollkommene biphasische Zyklus zeigt sich klinisch in Form von häufig auftretenden Periodenblutungen (Polymenorrhoe).

Bei der erwähnten Regelwidrigkeit ist es oft aus differentialdiagnostischen Gründen bzw. im Interesse einer gezielten Therapie notwendig, sich über die Verhältnisse der Uterusmukosa zu orientieren. Zu diesem Zweck bedient man sich der Streifenkürettage, die am ersten Tag der Blutung durchgeführt wird. Findet man dabei eine sekretorisch umgewandelte Korpusschleimhaut, die jedoch nur etwa einer beginnenden Corpus luteum-Phase entspricht (Abb. 278), so ist der verkürzte Zyklus wohl durch einen vorzeitigen Abbruch des Gelbkörpers bedingt.

Eine weitere Form der hormonalen Zyklusstörungen ist die verzögerte Abstoßung des transformierten Endometriums[XXXVIII, 225]. Klinisch geht der Prozeß mit einer längere Zeit (2—3 Wochen) anhaltenden Blutung einher. Histologisch kann man diese Zyklusanomalie am leichtesten feststellen, wenn man am 4.—5. Blutungstag eine Streifenkürettage durchführt. Es werden dann Schleimhautpartien mit geschrumpftem Stroma und engeren Drüsenlumina gefunden, während die Spiralarterien gut ausgebildet sind (Abb. 279, Abb. 280). Die scharf konturierten Drüsenepithelien enthalten nur stellenweise Glykogen und lassen sich mit sauren Farbstoffen (z. B. Eosin) gut darstellen.

Die unmittelbare Ursache der verzögerten Abstoßung ist noch nicht vollständig geklärt. Im allgemeinen wird eine gestörte Gelbkörperfunktion im Sinne einer während der Blutungsphase weiterhin bestehenden Progesteronwirkung angenommen. Ob es sich hier um eine primäre Funktionsstörung des Corpus luteum handelt oder die Blutung ohne Rücksicht auf die Corpus luteum-Phase durch einen vorzeitigen Ausfall des Follikelhormons bedingt ist, darüber gehen die Meinungen noch auseinander.

Metropathia haemorrhagica (SCHRÖDER)[XXXVIII, XLII, XLVI, 79]. Bei dieser Regelwidrigkeit reift zwar im Ovar ein Follikel heran, es kommt aber nicht zum Follikelsprung. Der Follikel wächst und bleibt oft wochenlang erhalten, wird also zum persistierenden Follikel (s. S. 172). Die Persistenz des Follikels ist mit einer übersteigerten Produktion von östrogenen Substanzen verbunden, dementsprechend kommt es im Endometrium zu einer gesteigerten Proliferation, deren Ergebnis eine glandulär-zystische Hyper-

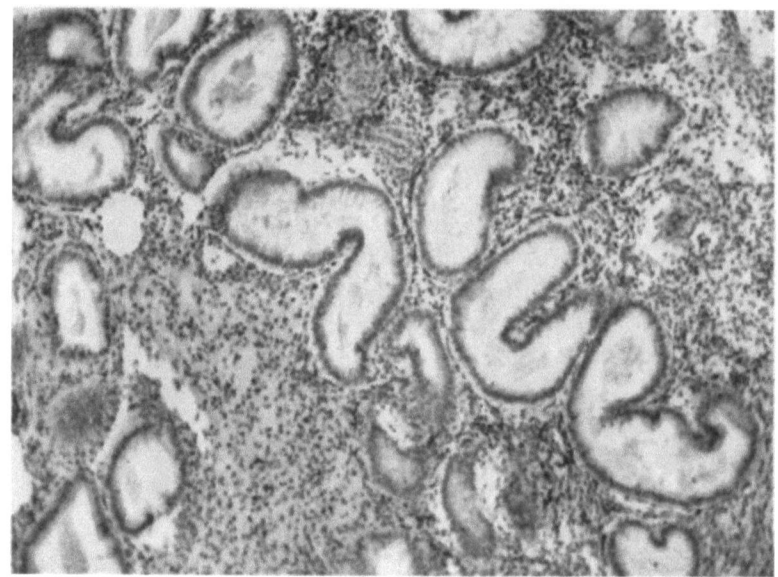

Abb. 278. Unvollkommener biphasischer Zyklus, Zykluslänge 18—20 Tage. Streifenkurettage beim Blutungsbeginn, schwach ausgebildete Sekretionsphase

plasie ist (s. S. 83). Nach einer gewissen Zeit beginnt die Rückbildung des persistierenden Follikels, die starke Hormonproduktion läßt nach und die übermäßig proliferierte Uterusmukosa stößt sich nach Nekrose allmählich ab. Schließlich ist nur noch das Stratum basale vorhanden, aus dem die Regeneration erfolgt.

Die Blutungsstörungen sind bei der Metropathia haemorrhagica verschiedenartig. Im allgemeinen besteht bis zur Rückbildung des persistierenden Follikels eine 3—4 Wochen anhaltende Amenorrhoe, der sich eine gleichlange Blutungszeit anschließt. In manchen Fällen ist jedoch der Verlauf des Prozesses kürzer und zeigt eine Neigung zu Rezidiven. Hier begegnet man dann sich vier- bis fünfwöchentlich wiederholenden, 6—8 Tage dauernden Blutungen.

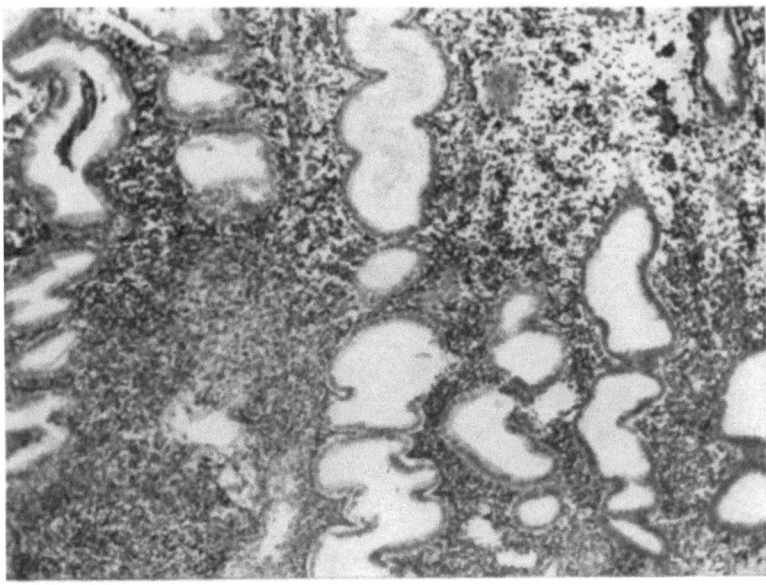

Abb. 279. Verzögerte Abstoßung der transformierten Korpusmukosa, Streifenkurettage beim Blutungsbeginn

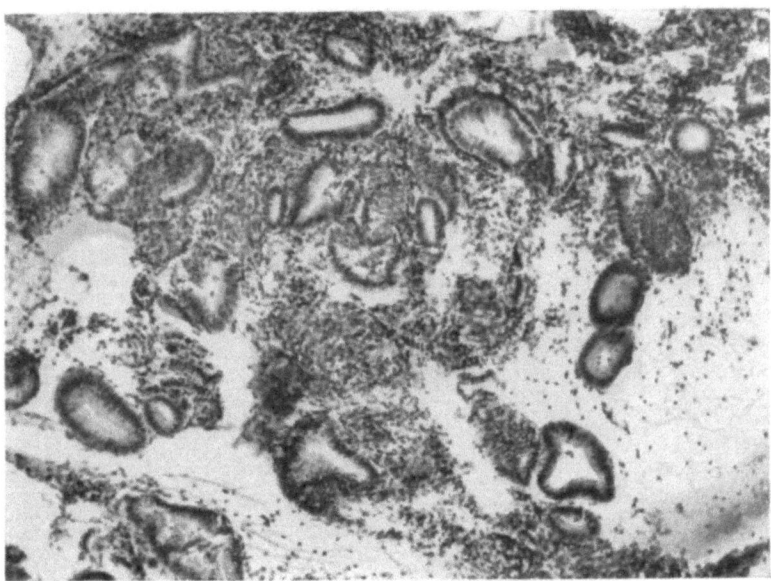

Abb. 280. Verzögerte Abstoßung der transformierten Korpusmukosa, Vollabrasio am 5. Blutungstag bei in Abb. 279 dargestelltem Falle

Je nach dem Stadium der Metropathia haemorrhagica findet man histologisch in der Uterusmukosa verschiedenartige Bilder. Im Anfang sieht man lediglich eine Proliferationsschleimhaut. Später erkennt man die typische Struktur der glandulär-zystischen Hyperplasie (Abb. 66). Kommt es zur Abstoßung der übermäßig proliferierten Uterusmukosa, so sieht man zusätzlich kleinere und größere, meist scharf begrenzte nekrotische Bezirke, erweiterte und thrombosierte Gefäße sowie Stromaödem und Stromablutungen (Abb. 69). Erfolgt die Ausschabung erst am Ende der Blutungsperiode, dann sind nur kleine Gewebsfetzen zu finden, aus denen eine einwandfreie Beurteilung der Blutungsstörung kaum mehr möglich ist.

Ausnahmsweise kann bei einer glandulär-zystischen Hyperplasie eine, allerdings meist unvollkommene sekretorische Umwandlung beobachtet werden (Abb. 68). Da diese Erscheinung nicht nur infolge Behandlungsmaßnahmen (Progesteronverabreichung, Schwangerenblutübertragung), sondern auch spontan auftreten kann, muß man annehmen, daß unter Umständen eine Luteinisierung des persistierenden (eventuell nachträglich geplatzten) Follikels möglich ist.

Der monophasische Zyklus (anovulatorischer Zyklus, non ovulating bleeding) [XXXVIII, XLVI, 226] wird durch eine kurzfristige Follikelpersistenz, die sich unter Umständen in mehreren aufeinanderfolgenden Monaten wiederholen kann, charakterisiert. In der Uterusmukosa findet man dementsprechend lediglich eine Proliferation, die gelegentlich an eine leichte glandulär-zystische Hyperplasie erinnert. Mit dem Abbau des persistierenden Follikels tritt eine menstruationsähnliche Blutung ein, die durch eine meist nur oberflächliche Abstoßung der proliferierten Schleimhaut hervorgerufen wird. Klinisch unterscheiden sich diese anovulatorischen Blutungen von den normalen biphasischen oft nicht. In manchen Fällen beobachtet man jedoch Abweichungen in Stärke, Dauer und Tempo.

Die histologische Bestätigung eines anovulatorischen Zyklus, die in Sterilitätsfragen oft notwendig ist, kann durch eine am ersten Blutungstag vorgenommene Streifenkürettage ermittelt werden. Findet man nun zu dieser Zeit eine stark proliferierende Uterusmukosa (Abb. 281) oder ein an eine glandulär-zystische Hyperplasie erinnerndes Bild, meistens mit beginnenden Zerfallserscheinungen, so handelt es sich um einen monophasischen Zyklus.

Eine weitere Form der hormonalen Zyklusstörungen ist der unterschwellige Zyklus (Amenorrhoe I. Grades) [XXXVIII, XLII, XLVI, 227]. Auch hier findet man Follikelreifung mit anschließender Follikelatresie. Die Eierstocksfunktion ist aber sehr minderwertig. Sie reicht zwar aus, um die normale anatomische Beschaffenheit der Genitalorgane zu erhalten, ist aber ungenügend für eine stärkere Reaktion von seiten des Endometriums. Die Proliferation der Uterusmukosa erreicht höchstens eine Stufe, die der in der normalen zweiten Zykluswoche entspricht. Mit der Rückbildung des schwach funktionierenden Follikels kommt es nicht zur Blutung, man findet lediglich Schrumpfungsprozesse in der Uterusmukosa. Die Follikelreifung und Follikelatresie und damit die mit ihnen verbundene Reaktion des Endometriums können sich eventuell öfters wiederholen, ja sogar unter Umständen eine gewisse Periodizität aufweisen. Jedenfalls ist die Dauer eines solchen „Zyklus" recht verschieden und macht im Durchschnitt mehrere Wochen aus.

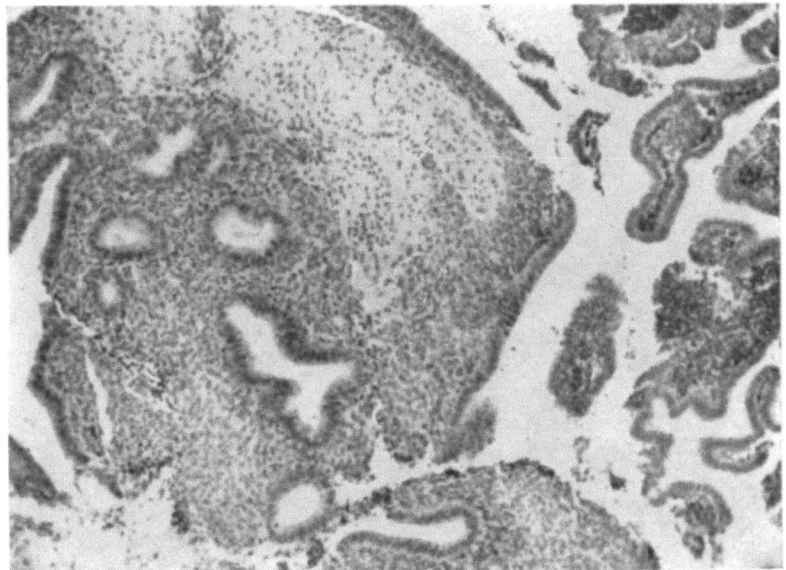

Abb. 281. Monophasischer Zyklus mit 28-tägiger Zykluslänge, Streifenkürettage am 1. Blutungstag. Proliferationsschleimhaut mit Zerfallserscheinungen

Das klinische Bild des unterschwelligen Zyklus ist durch eine Amenorrhoe charakterisiert, bei der die Genitalorgane von normaler Beschaffenheit sind.

Die Diagnose dieser Funktionsregelwidrigkeit beruht in erster Linie auf klinischen Merkmalen; doch ist die histologische Untersuchung der Uterusmukosa mittels Streifenkürettage oft unerläßlich. Diese wird dann nachweisen, daß das Wachstum des Endometriums höchstens einen der zweiten Zykluswoche entsprechenden Grad erreicht (Abb. 282).

Der Zyklusstillstand (Amenorrhoe II. Grades)[XXXVIII, XLII, XLVI, 227] ist die höchste Stufe der hormonalen Dysfunktion. Die Arbeit des Ovars wird hier ganz eingestellt. Infolge des nahezu vollständigen oder absoluten Hormondefizits sind die Geschlechtsorgane geschrumpft und das Endometrium zeigt keine Reaktion.

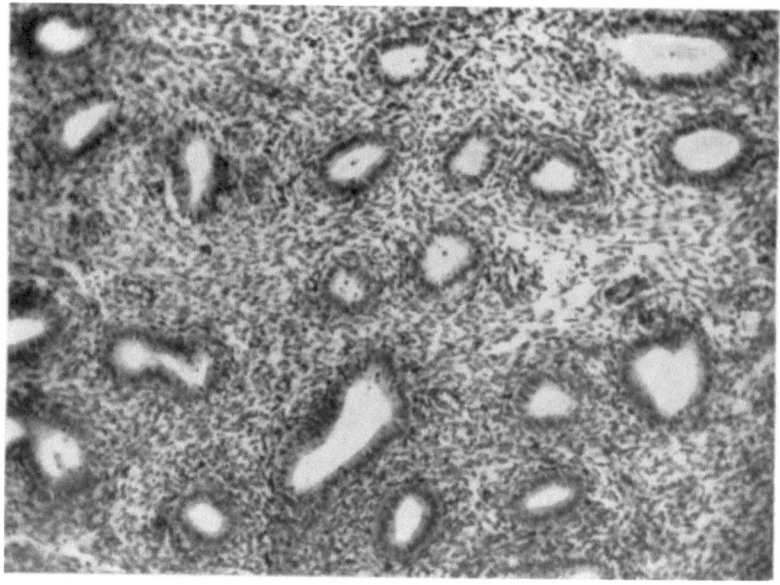

Abb. 282. Proliferierende Uterusmukosa bei Amenorrhoe I. Grades

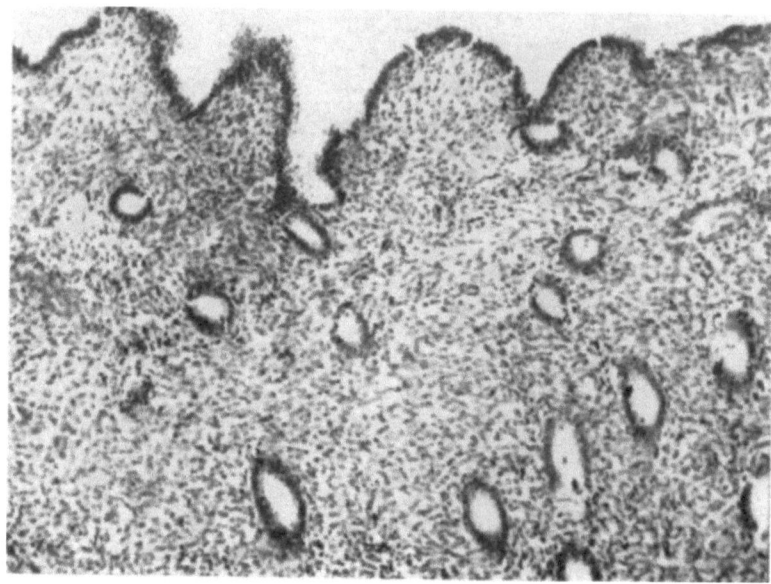

Abb. 283. Atrophische Korpusmukosa bei Amenorrhoe II. Grades

Klinisch findet man eine Atrophie der Genitalorgane verbunden mit einer Amenorrhoe.

Die Probeentnahme aus dem Endometrium ergibt eine vorwiegend aus dem Stratum basale bestehende Schleimhaut mit spärlichen Drüsen und mit einem dichten Stroma (Abb. 283).

Die kausale Genese der erwähnten hormonalen Funktionsstörungen ist nicht einheitlich und nicht in jeder Hinsicht geklärt. Man kennt verschiedenartige Momente, die solche Dysfunktionen hervorrufen können. Es seien hier z. B. akute und chronische Infektionskrankheiten, exogene und endogene toxische Einwirkungen, seelische Konflikte, Änderung des Lebensmilieus erwähnt. Man muß jedoch ausdrücklich betonen, daß beim Zustandekommen einer hormonalen Funktionstörung auch die Konstitution eine wichtige Rolle spielt. Bei der Mehrzahl der Frauen haben alle diese Momente keinen Einfluß, während bei anderen schon kleine Ursachen zu schwerer Dysfunktion führen können.

Es sei noch kurz auf die Ovulationsblutung[XXXVIII, XLII, XLVI, 228] hingewiesen, die letzten Endes ebenfalls als eine funktionelle Regelwidrigkeit aufzufassen ist. Es handelt sich hier bei einem normalen biphasischen Zyklus um eine geringfügige Blutung per diapedesin zur Zeit des Follikelsprungs.

Die Ursache der Ovulationsblutung ist wohl auf einen stärkeren Sturz des Follikelhormonspiegels beim Follikelsprung zurückzuführen.

X. Kapitel

HISTOLOGIE DER BLUTUNGSSTÖRUNGEN

Die Blutungsstörungen[XXXVIII, XLII, XLVI, 229] können in verschiedener Form in Erscheinung treten. Die Klärung der einzelnen Arten ist auf Grund klinischer Symptome oft nicht möglich. Man benötigt dazu häufig eine feingewebliche Untersuchung der Uterusmukosa. Es gibt Fälle, bei denen der Histologe das letzte Wort spricht.

Aus diesem Grunde scheint es zweckmäßig zu sein, die verschiedenen klinischen Formen der Blutungsstörungen vom pathologisch-anatomischen Standpunkt aus kurz zu besprechen.

1. BLUTUNGSSTÖRUNGEN VOR DER GESCHLECHTSREIFE

Menstruationsähnliche Blutungen bei neugeborenen Mädchen werden in etwa 2% der Fälle beobachtet. Sie treten in der ersten Woche nach der Geburt auf. Es handelt sich hier um die Wirkung der in den fetalen Blutkreislauf übergegangenen mütterlichen Gonadotropsubstanzen, die eine Stimulierung des Ovars hervorrufen. Es kommt zum Follikelwachstum, es können sogar Follikelhämorrhagien beobachtet werden. Nach Aufhören der Hormonstimulierung entsteht dann eine mehr oder minder ausgeprägte Blutung per diapedesin aus der Uterusmukosa.

Unter Menstruatio praecox versteht man periodenähnliche Blutungen im Kindesalter. Man muß jedoch hier verschiedene Formen unterscheiden.

Bei einem Teil der Fälle handelt es sich in der Tat um echte Menstruationen, also mit Follikelreifung und Corpus luteum-Bildung einhergehende biphasische Zyklen. Solche Kinder zeigen auch alle anderen Merkmale der isosexuellen Frühreife, sogar eine Schwangerschaft ist bei ihnen möglich. Die primäre Ursache dieser konstitutionellen Regelwidrigkeit ist nicht bekannt.

Bei einer anderen Gruppe der Menstruatio praecox stellen die Blutungen keine echten Perioden dar. Man findet in solchen Fällen lediglich eine Schleimhauthyperplasie, die durch späteren Zerfall zu einer meist länger andauernden Blutung führt. Derartige Blutungen beobachtet man bei im Kindesalter auftretenden follikelhormonbildenden Ovarialtumoren. Die

Follikelhormonproduktion der Geschwulst ruft selbstverständlich auch eine isosexuelle Frühreife hervor, jedoch ohne generative Fähigkeit des Individuums.

Die Blutungen, die im Kindesalter bei einem teratogenen Chorionepitheliom auftreten, gehören hauptsächlich in die letzte Gruppe. Follikelhormonproduktion, Schleimhautproliferation und Zerfallsblutungen werden aber hier auf indirekte Weise durch Stimulierung des Follikelapparates infolge des von der Geschwulst produzierten Chorionprolans bedingt. Bilden sich eventuell später Corpus luteum-Zysten aus, so hören diese Blutungen meist auf und es tritt eine Amenorrhoe ein. Man findet dann in der Uterusmukosa eine sekretorische, ja sogar eine deziduale Umwandlung. Auch das Chorionepitheliom im Kindesalter ist mit einer isosexuellen Frühreife ohne generative Funktionsfähigkeit des Individuums verbunden.

2. BLUTUNGSSTÖRUNGEN WÄHREND DER GESCHLECHTSREIFE

Die Amenorrhoe bedeutet im allgemeinen das Fehlen der menstrualen Blutung. Sie kann in der Geschlechtsreife aus verschiedenen Gründen entstehen.

Eine physiologische Form der Amenorrhoe ist das Sistieren der Periodenblutungen während der Schwangerschaft. Nur selten erlebt man, daß schwangere Frauen ein- oder mehrmals zyklisch wiederkehrende Blutungen haben. Dies sind aber keine echten Menstruationen, sondern Blutungen per diapedesin, die mit aller Wahrscheinlichkeit auf periodische Follikelreifung und Follikelatresie während der Gravidität zurückzuführen sind.

Als physiologischer Vorgang ist auch die Laktationsamenorrhoe aufzufassen. Bei etwa der Hälfte der stillenden Frauen kommt die Periodenblutung erst nach mehreren Monaten wieder. Über das Verhalten der Uterusmukosa während dieser blutungslosen Zeit wissen wir leider kaum etwas. Bei der zweiten Hälfte der stillenden Frauen, aber auch bei nichtstillenden Frauen, zeigt sich die erste Blutung etwa 6—8 Wochen nach der Entbindung. Beobachtungen (DUBRAUSZKY[229], GRÜNBERGER[229], KURZROCK[229] u. a.) haben gezeigt, daß es sich hier nur in einem Drittel der Fälle um echte Menstruationen handelt, bei zwei Drittel der Frauen konnte lediglich eine monophasische Blutung gefunden werden, wobei sich öfters ein an eine glandulär-zystische Hyperplasie erinnerndes Schleimhautbild fand (DUBRAUSZKY[229], HEITGRESS[229], LIMBURG[229], Abb. 284).

Daß nach einer Kastration bzw. operativen Entfernung der Gebärmutter oder nach einer starken Zerstörung der Uterusmukosa keine Blutungen mehr auftreten können, braucht nicht erklärt zu werden.

Im Mittelpunkt des Interesses stehen hier vielmehr diejenigen pathologischen Amenorrhoeformen, die funktionell bedingt sind. So findet man eine kürzere blutungslose Periode bei der „Corpus luteum-Persistenz" mit dem histologischen Bild einer deziduaähnlichen Umwandlung der Uterusmukosa. Auch bei der Metropathia haemorrhagica ist vor dem Blutungsstadium eine Amenorrhoe vorhanden, wobei die Schleimhaut meist schon einen hyperplastischen Zustand aufweist. Ein längeres Sistieren der Periode

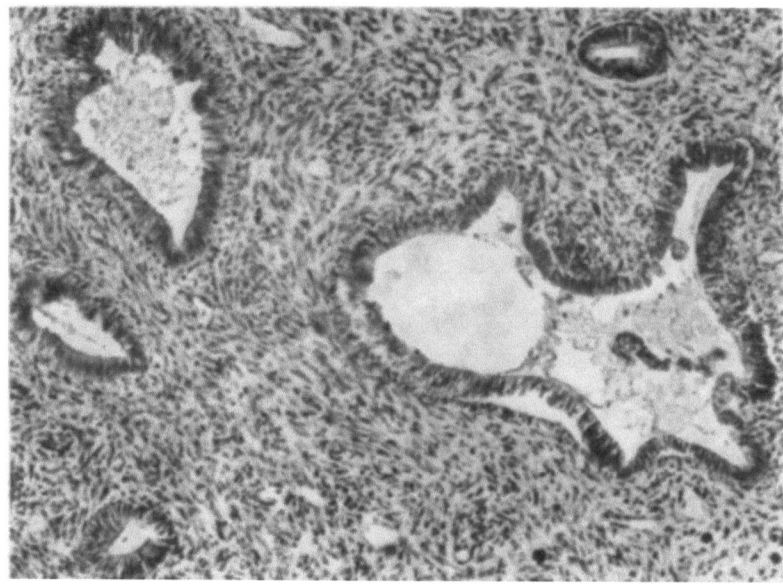

Abb. 284. Endometrium corporis bei der ersten „Menstruationsblutung" post partum, ein an eine glandulär-zystische Hyperplasie erinnerndes Bild

trifft man beim unterschwelligen Zyklus. In diesem Fall zeigt die mikroskopische Untersuchung die verschiedenen Grade einer Proliferation, die aber höchstens eine der zweiten Zykluswoche entsprechende Stufe erreicht. Auch der Zyklusstillstand geht selbstverständlich mit einer Amenorrhoe einher. Hier wird die Prüfung des Endometriums entweder eine funktionslose oder eine atrophische Mukosa nachweisen. Es sei noch kurz erwähnt, daß neuerdings einige Fälle von Amenorrhoe bei vollständig normalem, biphasischem Zyklus beschrieben wurden (HEIM[227], HOFFMANN[227], LAUTERWEIN[227] u. a.). Die Ursache dieser Regelwidrigkeit ist noch nicht bekannt.

Hormonbildende Ovarialtumoren können ebenfalls zum Sistieren der Menses führen. So findet man im Anfangsstadium der Östroblastome oft eine vorübergehende Amenorrhoe mit glandulär-zystischer Umwandlung des

Endometriums. Für die luteinisierten Östroblastome ist die mit Amenorrhoe verbunden sekretorische oder deziduale Umwandlung des Endometriums charakteristisch. Das Aufhören der Periode kann in der frühesten Entwicklungszeit eines ektopischen Chorionepithelioms ebenfalls beobachtet werden. Hier zeigt die Uterusmukosa entweder eine Proliferation oder, wenn sich Luteinzysten gebildet haben, eine sekretorische oder deziduale Reaktion. In diese Gruppe gehören schließlich die Amenorrhoen, die durch virilisierende Geschwülste bedingt sind.

Man muß weiterhin wissen, daß eine Amenorrhoe auch infolge einer medikamentösen Behandlung entstehen kann. So ruft die Verabreichung von Follikelhormon im Zyklusbeginn oft eine deutliche Verschiebung der erwarteten Periode hervor, während man mit am Zyklusende verabreichtem Gelbkörperhormon kaum eine wesentliche Zyklusverschiebung erreichen kann (DUBRAUSZKY[226]).

Unter Polymenorrhoe versteht man zu häufig auftretende Periodenblutungen. Diese Blutungsstörung ist für den unvollkommenen biphasischen Zyklus charakteristisch, wobei meist die Corpus luteum-Phase verkürzt ist. Die Uterusmukosa befindet sich hier am Zyklusende in einer nicht vollständig ausgebildeten Sekretionsphase. Gelegentlich kann sich die verzögerte Abstoßung des Endometriums klinisch in Form von Polymenorrhoen zeigen.

Bei der seltenen Regelblutung, Oligomenorrhoe, handelt es sich um eine Kombination von unterschwelligen und normalen Perioden. Der Vorgang beginnt also mit Follikelwachstum und Follikelatresie, und erst bei einem später heranreifenden Follikel kommt es zur vollständigen Reifung und Ovulation bzw. zur Ausbildung eines Corpus luteum, wobei die Gelbkörperphase meist verkürzt ist. Mikroskopisch sieht man in der ersten längeren Phase eine verzögerte Proliferation der Uterusmukosa, während in der zweiten, meist verkürzten Phase, die typische, jedoch oft unvollständige sekretorische Umwandlung des Endometriums zu beobachten ist.

Die starke Periode, die Hypermenorrhoe oder Menorrhagie, hat verschiedene Ursachen. Eine Regelblutung kann stark sein, wenn die Uterusmuskulatur in ihrer Kontraktion mechanisch behindert ist (z.B. bei Myom oder Endometriosis uteri). In einem anderen Falle ist die Periode deshalb stark, weil die Kontraktionsfähigkeit der Gebärmuttermuskulatur funktionell ungenügend ist. Diese Ursache findet man oft bei hypoplastischen Genitalorganen, bei Myometritiden oder bei mangelhafter Uterusrückbildung post partum oder post abortum. Starke Menstruationen können schließlich infolge eines Hochdrucks über 180—200 mm Hg oder bei venösen Stauungen entstehen. Es sei noch erwähnt, daß starke Periodenblutungen bei verschiedenartigen Bluterkrankungen, wie z.B. bei Diathesis haemorrhagica, ebenfalls auftreten können. Die Zyklusphasen der Uterusmukosa zeigen bei einer starken Periodenblutung histologisch keine Abweichungen von den normalen.

Die Ursache der schwachen Regelblutung, Hypomenorrhoe, ist nicht immer zu eruieren. In einigen Fällen findet man jedoch chronisch entzündliche Adnexprozesse oder seltener eine hormonale Dysfunktion. So beobachtet man oft bei einer Oligomenorrhoe auch schwache Perioden.

Histologisch sieht man bei einer Hypomenorrhoe nur dann eine Veränderung im Schleimhautbild, wenn eine hormonale Dysfunktion im Sinne einer Oligomenorrhoe vorliegt. Für diese ist die verzögerte Proliferationsphase mit einer nachfolgenden, meist unvollständigen sekretorischen Umwandlung der Uterusmukosa charakteristisch.

Zu kurze Menstruationsblutungen findet man meist kombiniert mit Hypomenorrhoen, sie haben die gleiche Ätiologie wie diese. Die Uterusmukosa zeigt die entsprechenden Bilder.

Von zu langen Regelblutungen spricht man, wenn die Periode über 6 Tage dauert. Die Ursache dieser Blutungsstörung kann verschiedenartig sein. In einigen Fällen handelt es sich um eine verzögerte Abstoßung der Uterusmukosa. Im Abrasionsmaterial lassen sich hier — wie erwähnt — am vierten oder fünften Zyklustag Schleimhautstückchen mit geschrumpftem Stroma und engeren, gut konturierten Drüsen erkennen, wobei die gut ausgebildeten Spiralarterien auf die vollständige sekretorische Umwandlung deutlich hinweisen. In anderen Fällen sind die zu langen Perioden auf eine verzögerte Neubildung der Uterusmukosa zurückzuführen, deren Ursache hauptsächlich in einer Endometritis liegt. Bei dieser Form findet man dann histologisch am vierten und fünften Tag der Blutung nur geringe Spuren der Regeneration. Eine langdauernde Menstruation kann schließlich durch einen rezidivierenden monophasischen Zyklus oder durch Nachblutungen vorgetäuscht werden. Bei solchen Ursachen wird die histologische Untersuchung den wahren Sachverhalt klären.

Unter Zusatzblutungen versteht man Hämorrhagien, die mit den normalen zyklischen Vorgängen nichts zu tun haben; sie gesellen sich lediglich zu diesen, wobei die eigentliche Periode klinisch noch gut erkennbar ist. R. SCHRÖDER[XLII] teilt die Zusatzblutungen in Vor-, Nach- und Zwischenblutungen ein.

Bei einer Vorblutung findet man einige Tage vor der normalen Periode einen blutigen Ausfluß oder eine leichte Blutung. Diese Art von Blutungsstörungen sieht man bei mit akuten oder subakuten Adnexprozessen kombinierten leichteren Endometritiden. Die Ursache der Regelwidrigkeit liegt sicherlich in einer entzündlich bedingten Durchlässigkeit der erweiterten Gefäße der prämenstrualen Uterusmukosa.

Die Nachblutungen schließen sich einer normalen Periode an, wodurch sie klinisch oft eine lange Regelblutung vortäuschen können. In der Tat ist es schwer, eine Grenze zwischen den zu langen Perioden und den echten Nachblutungen zu ziehen. Wir möchten jedoch zu den letzteren lediglich diejenigen Fälle zählen, bei denen zwei Faktoren gegeben sind, und zwar eine normale, zyklusgerechte Desquamation und zweitens ein krankhafter, mit Blutungen einhergehender Prozeß, wobei die zwei Komponenten keinen wesentlichen Einfluß aufeinander haben. Es ist wohl klar, daß bei dieser Betrachtungsweise als ursächliche Momente für die Nachblutungen nur lokalisierte Erkrankungen in Frage kommen, die den Desquamationsvorgang im wesentlichen nicht stören, wie z.B. kleinere Adenome, Polypen, beginnende maligne Geschwülste im Korpus- oder Kollumbereich sowie ulzerative Vorgänge der Portiooberfläche, der Scheide und der äußeren Geschlechtsorgane.

Die Zwischenblutungen sind einmal oder öfters auftretende, meist kleinere Hämorrhagien in der Zeitspanne zwischen zwei Perioden. Die Ursache des Vorganges ist meist auf eine chronische Endometritis zurückzuführen und die Blutungen stammen dann aus den oberflächlichen Schleimhautpartien der entzündeten Uterusmukosa. Seltener haben die Zwischenblutungen eine funktionelle Grundlage, was z.B. bei einer Ovulationsblutung der Fall ist.

Bei den azyklischen Blutungen ist eine Periodizität klinisch nicht mehr zu erkennen. Es handelt sich hier um kürzer oder länger anhaltende, eventuell sich wiederholende Hämorrhagien, deren Ursachen recht verschiedenartig sind. Ein Teil der ätiologisch in Betracht kommenden Faktoren wirkt örtlich. So sieht man oft azyklische Blutungen bei Endometritiden, bei Korpus- und Zervixpolypen, bei submukösen Myomen und adenomyotischen Herden, ferner bei mit Ulkusbildung einhergehenden Uterus-, Scheiden- und Vulvaerkrankungen, vor allem aber bei den malignen Genitaltumoren. Man muß jedoch darauf hinweisen, daß die eben angeführten Veränderungen in ihrem Anfangsstadium meist nur eine zusätzliche Blutung hervorrufen, die erst später in eine Dauerblutung übergeht. In einem anderen Teil der Fälle werden die azyklischen Blutungen durch indirekt wirkende Faktoren bedingt. Zu dieser Gruppe gehören die länger anhaltenden Blutungen bei der Metropathia haemorrhagica, bei der Extrauteringravidität, bei den follikelhormonbildenden Ovarialtumoren oder infolge Verabreichung von größeren Follikelhormondosen usw.

Zu den Blutungsstörungen während der Geschlechtsreife gehört im weiteren Sinne auch die schmerzhafte Blutung, die Dysmenorrhoe. Die Ursache dieser Regelanomalie ist vielgestaltig. So spielen in ihrer Ätiologie zuerst die chronisch-entzündlichen Prozesse der inneren Beckenorgane eine wichtige Rolle. In anderen Fällen ist die Ursache der Dysmenorrhoe eine Hypoplasie der Geschlechtsorgane. Als weitere ursächliche Momente kommen Polypen, submuköse Myome, adenomyotische Herde und narbige Stenosen des Zervikalkanals in Frage. Es sei noch erwähnt, daß bei manchen Dysmenorrhoefällen die starke, vegetativ bedingte vasomotorische Erregbarkeit für die Erkrankung verantwortlich ist. Die Funktionsphasen der Uterusmukosa weichen bei einer Dysmenorrhoe nicht von den normalen ab.

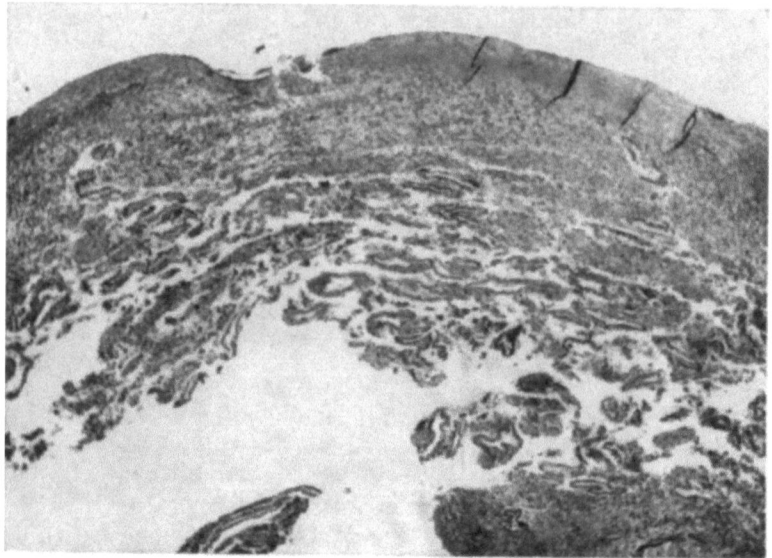

Abb. 285. Dysmenorrhoische Membran

Eine besondere Form der schmerzhaften Blutungen ist die Dysmenorrhoea membranacea, bei der die Uterusschleimhaut in kleineren oder größeren Fetzen, manchmal sogar als ein dreieckiger Sack ausgestoßen wird (Abb. 285). Das mikroskopische Bild der Membranen ist sehr variabel. Zwischen der einfachen Sekretionsschleimhaut und der deziduaähnlichen Umwandlung der Uterusmukosa sind hier alle Übergänge zu beobachten. Die Drüsenelemente weisen eine schlechte Färbbarkeit auf; in dem oft mit Infiltratzellen durchsetzten Stroma findet man Blutungen und Nekrosen. Selten bestehen die Membranen aus Fibrinmassen. Die Ursache dieser Regelwidrigkeit ist noch unbekannt. Die entzündliche Genese tritt neuerdings sehr in den Hintergrund.

3. BLUTUNGSSTÖRUNGEN IN DER MENOPAUSE

Die Blutungen in der Menopause sind besonders ernst zu beurteilen. Erfahrungsgemäß sind sie in 60—70% der Fälle durch maligne, vor allem aber durch krebsige Neubildungen des Uterus, der Scheide oder der Vulva bedingt. Seltener findet man andere Ursachen, wie Korpus- und Zervixpolypen, ulzeröse Veränderungen der Portio, der Scheide oder der äußeren Geschlechtsteile. Verhältnismäßig oft beobachtet man die sogenannte Apoplexia uteri, bei der die Blutung aus den sklerotischen Gefäßen des atrophischen Endometriums stammt und wobei das Ausschabungsmaterial meist nur aus Blut besteht. Ausnahmsweise kann eine Blutung in der Menopause auch infolge einer follikelhormonbildenden Ovarialgeschwulst (Östroblastom) auftreten. In solchen Fällen ist dann im Geschabsel das typische Bild der glandulär-zystischen Hyperplasie zu finden. Eine ähnliche Schleimhautstruktur kann sich gelegentlich auch infolge von Follikelhormonverabreichung ausbilden.

LITERATUR

Zusammenfassende Werke

I. Albrecht: Die Endometriose. In: Biologie und Pathologie des Weibes. Hrsg. Seitz-Amreich, Bd. V, 2. Aufl., Berlin-Wien 1953.
II. Baisch: Bauchfellentzündung. In: Biologie und Pathologie des Weibes. Hrsg. Seitz-Amreich, Bd. V, 2. Aufl., Berlin-Wien 1953.
III. Bucura: Die akuten und chronischen Infektionen der Genitalorgane. In: Hdb. d. Gynäkol. Hrsg. Veit-Stoeckel, Bd. VIII/2, München 1933.
IV. Bucura: Die gonorrhöische Infektion der Genitalorgane. In: Hdb. d. Gynäkol. Hrsg. Veit-Stoeckel, Bd. VIII/3, München 1934.
V. Dietel: Die Tuberkulose der weiblichen Geschlechtsorgane und des Bauchfelles. In: Biologie und Pathologie des Weibes. Hrsg. Seitz-Amreich, Bd. V, 2. Aufl., Berlin-Wien 1953.
VI. Dietrich-Petsch: Die Neubildungen des Eileiters. In: Biologie und Pathologie des Weibes. Hrsg. Seitz-Amreich, Bd. V, 2. Aufl., Berlin-Wien 1953.
VII. Emmrich: Die Aktinomykose der weiblichen Genitalien. In: Biologie und Pathologie des Weibes. Hrsg. Seitz-Amreich, Bd. V, 2. Aufl., Berlin-Wien 1953.
VIII. Frankl: Tube. In: Hdb. spez. path. Anatomie u. Histologie. Hrsg. Henke-Lubarsch, Bd. VII/1, Berlin 1930.
IX. Franqué: Anatomie, Histogenese und anatomische Diagnostik der Uteruscarcinome. In: Hdb. d. Gynäkol. Hrsg. Veit-Stoeckel, Bd. VI/1, München 1930.
X. Freund: Die Krankheiten des Beckenbindegewebes. In: Hdb. d. Gynäkol. Hrsg. Veit-Stoeckel, Bd. VIII/1, München 1933.
XI. Gögl-Lang: Pathologische Anatomie der Eierstocksgeschwülste. In: Biologie und Pathologie des Weibes. Hrsg. Seitz-Amreich, Bd. V, 2. Aufl., Berlin-Wien 1953.
XII. Granzow: Blasenmole und malignes Chorionepitheliom. In: Biologie und Pathologie des Weibes. Hrsg. Seitz-Amreich, Bd. IX, 2. Aufl., Berlin-Wien 1953.
XIII. Haselhorst: Die ektopische Schwangerschaft. In: Biologie und Pathologie des Weibes. Hrsg. Seitz-Amreich, Bd. IX, 2. Aufl., Berlin-Wien 1953.
XIV. Heim: Die vorzeitige Lösung der normal sitzenden Plazenta. In: Biologie und Pathologie des Weibes. Hrsg. Seitz-Amreich, Bd. IX, 2. Aufl., Berlin-Wien 1953.
XV. Heynemann: Die Tuberkulose der weiblichen Genitalien und des Peritoneums. In: Hdb. d. Gynäkol. Hrsg. Veit-Stoeckel, Bd. VIII/1, München 1933.
XVI. Heynemann: Entzündung der Adnexe. In: Biologie und Pathologie des Weibes. Hrsg. Seitz-Amreich, Bd. V, 2. Aufl., Berlin-Wien 1953.
XVII. Hinselmann: Normales und pathologisches Verhalten der Plazenta und des Fruchtwassers. In: Biologie und Pathologie des Weibes. Hrsg. Halban-Seitz, Bd. VI/1, Berlin-Wien 1925.
XVIII. Hoene: Die ektopische Schwangerschaft. In: Biologie und Pathologie des Weibes. Hrsg. Halban-Seitz, Bd. VII/2, Berlin-Wien 1928.
XIX. Jadassohn: Dermatologie. Wien-Bern 1938.
XX. Kehrer: Die Vulva und ihre Erkrankungen. In: Hdb. d. Gynäkol. Hrsg. Veit-Stoeckel, Bd. V/1, München 1930.
XXI. Kermauner: Die Erkrankungen des Eierstockes. In: Hdb. d. Gynäkol. Hrsg. Veit-Stoeckel, Bd. VII, München 1932.

XXII. Kermauner: Die Erkrankungen des Nebeneierstockes. In: Hdb. d. Gynäkol. Hrsg. Veit-Stoeckel, Bd. VII, München 1932.
XXIII. Kiss: Erkrankungen des Nebeneierstockes und des übrigen mesonephrischen Systems. In: Biologie und Pathologie des Weibes. Hrsg. Seitz-Amreich, Bd. V, 2. Aufl., Berlin W en 1953.
XXIV. Labhardt: Die Erkrankungen der äußeren Geschlechtsorgane einschließlich der parasitären Erkrankungen. In: Biologie und Pathologie des Weibes. Hrsg. Seitz-Amreich, Bd. IV, 2. Aufl., Berlin-Wien 1944.
XXV. Labhardt: Die Erkrankungen der Scheide. In: Biologie und Pathologie des Weibes. Hrsg. Seitz-Amreich, Bd. IV, 2. Aufl., Berlin-Wien 1944.
XXVI. Limburg: Die Frühdiagnose des Uteruscarcinoms. Stuttg. 1950.
XXVII. Martin: Die Erkrankungen des Beckenbindegewebes. In: Biologie und Pathologie des Weibes. Hrsg. Seitz-Amreich, Bd. VI, 2. Aufl., Berlin-Wien 1954.
XXVIII. Meyer, R.: Die Pathologie der Bindegewebsgeschwülste und Mischgeschwülste des Uterus. In: Hdb. d. Gynäkol. Hrsg. Veit-Stoeckel, Bd. VI/1, München 1930.
XXIX. Meyer, R.: Pathologie der Mola hydatiformis (Blasenmole) und des Chorionepithelioma malignum. In: Hdb. d. Gynäkol. Hrsg. Veit-Stoeckel, Bd. VI/1, München 1930.
XXX. Meyer, R.: Die pathologische Anatomie der Gebärmutter. In Hdb. d. spez. path. Anatomie u. Histologie. Hrsg. Henke-Lubarsch, Bd. VII/1, Berlin 1930.
XXXI. Meyer, R.: Mola hydatiformis, Chorionepitheliom. In: Hdb. d. spez. path. Anatomie u. Histologie. Hrsg. Henke-Lubarsch, Bd. VII/1, Berlin 1930.
XXXII. Miller: Die Krankheiten des Eierstockes. In: Hdb. d. spez. path. Anatomie u. Histologie. Hrsg. Henke-Lubarsch, Bd. VII/3, Berlin 1937.
XXXIII. Mittelstraß: Genese und Anatomie der Uterusmyome. In: Biologie und Pathologie des Weibes. Hrsg. Seitz-Amreich, Bd. IV, 2. Aufl., Berlin-Wien 1951.
XXXIV. Neumann: Die Krankheiten der Uterusbänder einschließlich Beckenbindegewebe. In: Hdb. d. spez. path. Anatomie u. Histologie. Hrsg. Henke-Lubarsch, Bd. VII/2, Berlin 1933.
XXXV. Nürnberger: Die Erkrankungen der Scheide. In: Hdb. d. Gynäkol. Hrsg. Veit-Stoeckel, Bd. V/2, München 1930.
XXXVI. Nürnberger: Die gutartigen und bösartigen Neubildungen der Tuben. In: Hdb. d. Gynäkol. Hrsg. Veit-Stoeckel, Bd. VII, München 1932.
XXXVII. Nürnberger: Fehlgeburt und Frühgeburt. In: Biologie und Pathologie des Weibes. Hrsg. Seitz-Amreich, Bd. VIII, 2. Aufl., Wien 1952.
XXXVIII. Ober: Die Behandlung der unzulänglichen Keimdrüsenfunktion. In: Biologie und Pathologie des Weibes. Hrsg. Seitz-Amreich, Bd. II, 2. Aufl., Berlin-Wien 1952.
XXXIX. Runge: Gonorrhoe der weiblichen Geschlechtsorgane. In: Biologie und Pathologie des Weibes. Hrsg. Seitz-Amreich, Bd. V, 2. Aufl., Berlin-Wien 1953.
XL. Schmid: Klinik der Eierstocksgeschwülste. In: Biologie und Pathologie des Weibes. Hrsg. Seitz-Amreich, Bd. V, 2. Aufl., Berlin-Wien 1953.
XLI. Schmidt: Pathologie der Dezidua, der Eihäute und der Nabelschnur. In: Biologie und Pathologie des Weibes. Hrsg. Halban-Seitz, Bd. VI/2, Berlin-Wien 1925.
XLII. Schröder: Der mensuelle Genitalzyklus des Weibes und seine Störungen. In: Hdb. d. Gynäkol. Hrsg. Veit-Stoeckel, Bd. I/2, München 1928.
XLIII. Schröder: Gynäkologie. Berlin 1947.
XLIV. Selye: Encyclopedia of Endocrinology, Ovary. Sect. IV. Vol. VII, Montreal 1946.
XLV. Siegwart: Das Wochenbettfieber. In: Biologie und Pathologie des Weibes. Hrsg. Seitz-Amreich, Bd. IX, 2. Aufl., Berlin-Wien 1953.
XLVI. Tietze: Der weibliche Zyklus und seine Störungen. In: Biologie und Pathologie des Weibes. Hrsg. Seitz-Amreich, Bd. II, 2. Aufl., Berlin-Wien 1952.
XLVII. Treite: Die Frühdiagnose des Plattenepithelcarzinoms am Collum uteri. Stuttgart 1944.
XLVIII. Zieler: Lehrbuch und Atlas der Haut- und Geschlechtskrankheiten. Berlin-Wien 1937.
XLIX. Zondek: Hormone des Ovariums und des Hypophysenvorderlappens etc. Wien 1935.

Weitere Literaturangaben

1. Végh: Klin. Wschr. 18; 1258 (1939). — Visani: Ber. Gynäk. 44; 360 (1942).
2. Decker Bruns: Geburtsh. u. Frauenhk. 10; 868 (1950). — Hammerschmidt-Korting: Excerpta med. Sect. 10, Obstetr. Gynaec. 3; 450 (1950). — Hartl: Zschr. Geburtsh. 128; 307 (1947). — Posatti: Wien. klin. Wschr. 52; 617 (1939). — Tagami: Ber. Gynäk. 36; 152 (1938). — Tjiong Njan Han: Excerpta med. Sect. 10, Obstetr. Gynaec. 2; 351 (1949). — Zamora-Monroset-Senor: Excerpta med. Sect. 10, Obstetr. Gynaec. 3; 83 (1950).
3. Günther: Zbl. Gynäk. 62; 2331 (1938). — Visani: Ber. Gynäk. 47; 189 (1952).
4. Lindemann: Zbl. Gynäk. 60; 2254 (1936). — Schmitz-Nelson: Amer. J. Obstetr. Gynec. 38; 707 (1939). — Sorotchinsky: Ber. Gynäk. 37; 312 (1938).
5. Anedda: Ber. Gynäk. 44; 296 (1942). — Kraatz: Zschr. Geburtsh. 118; 527 (1939). — Rosman: Ber. Gynäk. 43; 527 (1942). — Scheidegger: Schweiz. med. Wschr. 22; 1316 (1941). — Temperini: Excerpta med. Sect. 10, Obstetr. Gynaec. 2; 44 (1949).
6. Gigl: Geburtsh. u. Frauenhk. 1; 138 (1939). — Kluge: Inaug. Diss. Berlin 1935.
7. Bernstein: Amer. J. Obstetr. Gynec. 29; 718 (1935). — Cole-Jewell: Excerpta med. Sect. 10, Obstetr. Gynaec. 1; 216 (1948). — Fowler-Walker: Excerpta med. Sect. 10, Obstetr. Gynaec. 1; 215 (1948). — Gray-Barnes: Amer. J. Surg. 48; 277 (1940). — Hellerström: Dtsch. med. Wschr. 61; 1105 (1935). — Hofhäuser: Bruns' Beitr. klin. Chir. 162; 232 (1935). — Kleine: Zbl. Gynäk. 60; 2050 (1936). — Lazzari: Amer. J. Surg. 34; 2 (1936). — Mascaro Porcar: Excerpta med. Sect. 10, Obstetr. Gynaec. 2; 274 (1949). — Monteiro: Ber. Gynäk. 43; 134 (1942). — Peter: Zbl. Gynäk. 60; 2303 (1936). — Sézary-Poisson: Ber. Gynäk. 41; 629 (1941). — Thiers-Ragouchot-Gonnet: Excerpta med. Sect. 10, Obstetr. Gynaec. 1; 215 (1948).
8. Greenblatt-Dienst-Pund-Torpin: J. Amer. Med. Ass. 113; 1109 (1939). — Hester: Amer. J. Obstetr. Gynec. 62; 312 (1951). — Robertson-Sharp: Amer. J. Surg. 34; 2 (1936).
9. Knierer: Ber. Gynäk. 35; 330 (1938). — Monacelli: Ber. Gynäk. 30; 98 (1936).
10. Messener: Wien. med. Wschr. 98; 103 (1948).
11. Degos-Levesque-Perrot: Ber. Gynäk. 43; 688 (1942). — Gaté-Michel: Ber. Gynäk. 38; 516 (1939). — Moquot-Lacomme-Thoyer Rozat: Excerpta med. Sect. 10, Obstetr. Gynaec. 1; 217 (1948). — Navratil: Zbl. Gynäk. 65; 884 (1941). — Nemecskay: Excerpta med. Sect. 10, Obstetr. Gynaec. 3; 564 (1950). — Popoff: Ber. Gynäk. 38; 594 (1939).
12. Adair-Davis-Schuitema: J. Amer. Med. Ass. 114; 296 (1940). — Brings: Zbl. Gynäk. 59; 2617 (1935). — Feldman: Excerpta med. Sect. 10, Obstetr. Gynaec. 5; 558 (1952). — Ferrer-Ferrer:Excerpta med. Sect. 10, Obstetr. Gynaec. 5; 414 (1952). — Jaschke: cit. b. Labhardt XXIV. — Mehringer: Zbl. Gynäk. 70; 519 (1948). — Paoli-Aamalric-Michotey: Excerpta med. Sect. 10, Obstetr. Gynaec. 3; 321 (1950). — Terrhun: Arch. Gynäk. 134; 578 (1928). — Terrhun: Arch. Gynäk. 138; 318 (1929). — Veit: cit. b. Labhardt XXIV. — Watson-Counseller: Excerpta med. Sect. 10, Obstetr. Gynaec. 5; 211 (1952). — Wilbrand: Geburtsh. u. Frauenhk. 12; 832 (1952).
13. Bickel: Excerpta med. Sect. 10, Obstetr. Gynaec. 1; 330 (1948). — Bonney: Proc. Roy. Soc. Med. 31; 1057 (1938). — Langley-Hertig-Smith: Amer. J. Obstetr. Gynec. 62; 167 (1951). — Miller-Parrot-Stryker-Riley-Curtis: Amer. J. Obstetr. Gynec. 54; 543 (1947). — Paoli-Aamalric-Michotey: Excerpta med. Sect. 10, Obstetr. Gynaec. 3; 321 (1950). — Terrhun: Arch. Gynäk. 138; 318 (1929). — Watson-Counseller: Excerpta med. Sect. 10, Obstetr. Gynaec. 5; 211 (1952).
14. Terrhun: Arch. Gynäk. 138; 331 (1929).
15. Colaci: Ber. Gynäk. 44; 221 (1942). — Massenbach: Zbl. Gynäk. 70; 178 (1948). — Muntau: Zbl. Gynäk. 63; 549 (1939).
16. Frankl: Zschr. Geburtsh. 115; 1 (1937). — Franz: Zbl. Gynäk. 62; 373 (1938). — Gigl: Zbl. Gynäk. 64; 658 (1940). — Rothman: Excerpta med. Sect. 10, Obstetr. Gynaec. 3; 177 (1950). — Weiss-Synéphias: Ber. Gynäk. 38; 35 (1939).
17. Gruner: Zbl. Gynäk. 67; 1562 (1943).
18. Kramann: Zbl. Gynäk. 65; 1932 (1941). — Mühlpfordt: Zbl. Path. 64; 2 (1935). — Treite: Zbl. Gynäk. 65; 1096 (1941).
19. Fischer: Amer. J. Obstetr. Gynec. 53; 335 (1947). — Roth: Zschr. Geburtsh. 112; 245 (1936).

20. Blattström: Excerpta med. Sect. 10, Obstetr. Gynaec. 2; 545 (1949). — Cunningham: Excerpta med. Sect. 10, Obstetr. Gynaec. 1; 386 (1948). — Danforth: Amer. J. Obstetr. Gynec. 58; 326 (1949). — Deacon-Taylor: J. Obstetr. Gynaec.Brit.Empire 59; 64 (1952). — Eichenberg: Zschr. Geburtsh. 109; 358 (1934). — Rothman-Gray: Amer. J. Obstetr. Gynec. 38; 509 (1939). — Schmidt Elmendorf: Zbl. Gynäk. 60; 2019 (1936).
21. Iványi: Zbl. Gynäk. 62; 2545 (1938).
22. Lovelady-McDonald-Waugh: Amer. J. Obstetr. Gynec. 42; 309 (1941).
23. Pautrier: Ber. Gynäk. 40; 189 (1940).
24. Alves De Lima: Excerpta med. Sect. 10, Obstetr. Gynaec. 6; 52 (1953). — Maggi: Ber. Gynäk. 43; 359 (1942).
25. Lovelady-McDonald-Waugh: Amer. J. Obstetr. Gynec. 42; 309 (1941). — Stanca-Popa: Zbl. Gynäk. 62; 2327 (1938).
26. Bickel: Excerpta med. Sect. 10, Obstetr. Gynaec. 1; 330 (1948). — Huber: Arch. Gynäk. 179; 1 (1950). — Lunin: Amer. J. Obstetr. Gynec. 57; 742 (1949). — Paoli-Aamalric-Michotey: Excerpta med. Sect. 10, Obstetr. Gynaec. 3; 321 (1950). — Sayre: Excerpta med. Sect. 10, Obstetr. Gynaec. 2; 545 (1949). — Watson-Counseller: Excerpta med. Sect. 10, Obstetr. Gynaec. 5; 211 (1952).
27. Berman: Amer. J. Obstetr. Gynec. 42; 1070 (1941). — Smith-Daily: Arch. Path. 50; 132 (1950). — Wilson: Ber. Gynäk. 44; 10 (1942).
28. Drescher: Zbl. Gynäk. 73; 109 (1951). — Göbel: Zbl. Gynäk. 62; 1970 (1938). — Greene: Amer. J. Obstetr. Gynec. 31; 660 (1936). — McDonald-Lovelady-Waugh: Amer. J. Obstetr. and Gynec. 42; 304 (1941). — Schrimpf: Zbl. Gynäk. 71; 592 (1950). — Wharton-Everett: Excerpta med. Sect. 10, Obstetr. Gynaec. 4; 468 (1951).
29. Casper: Excerpta med. Sect. 10, Obstetr. Gynaec. 2; 411 (1949). — Di Prisco-Convit: Excerpta med. Sect. 10, Obstetr. Gynaec. 3; 277 (1950). — Huber-Gardiner-Michael: Amer. J. Obstetr. Gynec. 62; 778 (1951).
30. Burger: Excerpta med. Sect. 10, Obstetr. Gynaec. 2; 545 (1949). — Gonin: Excerpta med. Sect. 10, Obstetr. Gynaec. 1; 207 (1948). — Joachimovits: Zbl. Gynäk. 62; 364 (1938). — Knight: Amer. J. Obstetr. Gynec. 46; 514 (1943). — Lutz: Schweiz. med. Wschr. 22; 1298 (1941). — Mitschel Heggs-Crow: Excerpta med. Sect. 10, Obstetr. Gynaec. 1; 207 (1948).
31. Keller: Excerpta med. Sect. 10, Obstetr. Gynaec. 4; 469 (1951). — Pfleiderer: Zbl. Gynäk. 61; 2663 (1937). — Sadler-Dockerty: Amer. J. Obstetr. Gynec. 61; 1047 (1951). — Vogt: Zbl. Gynäk. 68; 129 (1944).
32. Gerhardt: Zbl. Gynäk. 59; 1421 (1935). — Johnson: Amer. J. Obstetr. Gynec. 37; 310 (1939). — Kotek: Excerpta med. Sect. 10, Obstetr. Gynaec. 1; 207 (1948). — Kraatz: Zbl. Gynäk. 74; 476 (1952). — Ruffel: Zbl. Gynäk. 59; 326 (1935). — Teufelmayr: Zbl. Gynäk. 69; 354 (1947).
33. Lovelady-McDonald-Waugh: Amer. J. Obstetr. Gynec. 42; 309 (1941). — Schmauch: Zschr. Geburtsh. 42; 140 (1900). — Winter: cit. b. Kehrer [XX].
34. Stange: Zbl. Gynäk. 73; 803 (1951).
35. Lindemann: cit. b. Nürnberger [XXXV]. — Pankow: Zbl. Gynäk. 52; 2777 (1928). — Stieve: Zschr. mikrosk.-anat. Forsch. 3; 307 (1925). — Zondek-Friedman: J. Amer. Med. Ass. 106; 1051; (1936).
36. Adair-Hesselstine: Amer. J. Obstetr. Gynäc. 32; 1 (1936).
37. Hartl: Geburtsh. u. Frauenhk. 11; 43 (1951). — Parks: Amer. J. Obstetr. Gynäc. 41; 714 (1941). — Visani: Ber. Gynäk. 44; 360 (1942).
38. Müller: Zbl. Gynäk. 63; 1580 (1939). — Walder: Arch. Gynäk. 171; 528 (1941).
39. Bender-Jeffcoate: J. Obstetr. Gynaec. Brit. Empire 57; 432 (1950). — Buchmann: Zbl. Gynäk. 74; 174 (1952). — Marshall-Bergstrom: Amer. J. Obstetr. Gynec. 29; 282 (1935). — Robberson-Owen: Amer. J. Obstetr. Gynec. 32; 1062 (1936).
40. Deppisch: Zbl. Gynäk. 59; 2240 (1935). — Mc Goldrick: Amer. J. Obstetr. Gynec. 31; 684 (1936). — Moquot-Lacomme-Thoyer Rozat: Excerpta med. Sect. 10, Obstetr. Gynaec. 1; 217 (1948).
41. Biehler: Zschr. Haut- Geschlkrkh. 7; 296 (1949). — Fleischhauer: Zbl. Gynäk. 74; 177 (1952).
42. Packer-Turner-Dulaney: J. Amer. Med. Ass. 136; 327 (1948).

43. Labhardt: Zbl. Gynäk. 60; 1745 (1936). — Lönne: Zbl. Gynäk. 63; 2589 (1939). — Wenner: Zschr. Geburtsh. 119; 210 (1939).
44. Halban: Zbl. Gynäk. 61; 194 (1937).
45. Lauterwein: Zschr. Geburtsh. 115; 141 (1937).
46. Kolonja: Arch. Gynäk. 182; 325 (1952). — Reich: Zschr. Geburtsh. 118; 469 (1939).
47. Dubrauszky: Zbl. Gynäk. 70; 681 (1948).
48. Döderlein: Zschr. Geburtsh. 113; 257 (1936). — Kropff: Excerpta med. Sect. 10, Obstetr. Gynaec. 1; 667 (1948). — Krüger: Zbl. Gynäk. 72; 1078 (1950).
49. De Nicola: Excerpta med. Sect. 10, Obstetr. Gynaec. 1; 139 (1948). — Provenzal: Excerpta med. Sect. 10, Obstetr. Gynaec. 3; 403 (1950).
50. Fleischhauer: Zbl. Gynäk. 74; 177 (1952). — Deis: Zschr. Geburtsh. 133; 348 (1950). — Huber: Geburtsh. u. Frauenhk. 10; 879 (1950). — Way: J. Obstetr. Gynaec. Brit. Empire 55; 739 (1948).
51. Fernandez-Ruiz: Ber. Gynäk. 47; 173 (1952). — Koehlmeier: Klin. Med. 1; 571 (1946). — Spickmann: Zbl. Gynäk. 68; 134 (1944).
52. Brzezinsky-Bormberg-Laufer: Excerpta med. Sect. 10, Obstetr. Gynaec. 4; 328 (1951). — Hajikano: Ber. Gynäk. 49; 24 (1953). — Hollstein: Zbl. Gynäk. 73; 113 (1951). — Mino-Mino-Livingstone: Amer. J. Obstetr. Gynec. 56; 325 (1948). — Tscherne: Zbl. Gynäk. 61; 1883 (1937). — Vogt: Arch. Gynäk. 175; 113 (1944).
53. Bergström: Acta obstetr. gynec. Scand. 15; 491 (1936). — Döderlein: Zieglers Beitr. 103; 226 (1939). — Engelmann: Strahlentherapie 69; 667 (1941). — Fasanotti: Excerpta med. Sect. 10, Obstetr. Gynaec. 2; 99 (1949). — Johnson: Amer. J. Obstetr. Gynec. 57; 770 (1949). — Shackman: Excerpta med. Sect. 10, Obstetr. Gynaec. 4; 150 (1951). — Schäffer: Zbl. Gynäk. 67; 849 (1943).
54. Bohnen: Mschr. Geburtsh. 71; 51 (1925). — Schmauch: Zschr. Geburtsh. 42; 140 (1900). — Solomons-Dockeray: J. Obstetr. Gynaec. Brit. Empire 56; 875 (1949). — Sturgis: Amer. J. Obstetr. Gynec. 28; 425 (1934).
55. Johnston: Canad. Med. Ass. J. 41; 386 (1939). — Nouvel: cit. b. Nürnberger XXXV. — Zacharias: cit. b. Nürnberger XXXV.
56. Cramer: Arch. Gynäk. 177; 421 (1950). — Eichenberg: Zschr. Geburtsh. 111; 243 (1935). — Evans: J. Obstetr. Gynaec. Brit. Empire 59; 82 (1952). — Lindemann: Zbl. Gynäk. 73; 1162 (1951). — Way: J. Obstetr. Gynaec. Brit. Empire 58; 558 (1951).
57. Marzloff-Manlove: Surg. Gyn. Obstetr. 88; 145 (1949).
58. Bremer-Ober-Zandler: Arch. Gynäk. 181; 96 (1951—52). — Ober: Klin. Wschr. 28; 9 (1950). — Odell: Amer. J. Obstetr. Gynec. 59; 200 (1950).
59. Dubrauszky-Michaelis: Arch. Gynäk. 176; 399 (1949).
60. Ober: Geburtsh. u. Frauenhk. 9; 736 (1949). — Okkels-Engle: Acta path. microbiol. Scand. 15; 150 (1938).
61. Dubrauszky: Zbl. Gynäk. 70; 1196 (1948).
62. Feyrter-Froewis: Gynaecologia 127; 33 (1949). — Gundelach: Geburtsh. u. Frauenhk. 10; 442 (1950). — Müller: Zbl. Gynäk. 73; 1187 (1951).
63. Atkinson-Shettles-Engle: Amer. J. Obstetr. Gynec. 56; 3 (1948). — Bradborn-Webb: Amer. J. Obstetr. Gynec. 62; 997 (1950). — Hedberg: Gynaecologia 129; 239 (1950). — Shettles: Geburtsh. u. Frauenhk. 12; 1 (1952). — Sjövall: Acta obstetr. gynec. Scand. 18; 3 (1938). Wollner: Amer. J. Surg. 57; 331 (1942).
64. Brings: Zbl. Gynäk. 61; 1059 (1937). — Gierke: Zbl. Path. 62; 145 (1935). — Hofstätter: Zschr. Geburtsh. 125; 83 (1943). — Pütz: Zschr. Geburtsh. 124; 59 (1942).
65. Bustos-Brachetto: Excerpta med. Sect. 10, Obstetr. Gynaec. 1; 547 (1948). — Erbslöh-Schweikart: Zbl. Gynäk. 67; 908 (1943).
66. Jaroschka: Zbl. Gynäk. 66; 877 (1942).
67. Hinselmann: Zbl. Gynäk. 63; 1447 (1939). — Piller: Zbl. Gynäk. 64; 1258 (1940).
68. Cramer: Arch. Gynäk. 181; 549 (1951—52).
69. Roblee: Amer. J. Obstetr. Gynec. 35; 1039 (1938).
70. Gerlach: Zschr. Geburtsh. 121; 1 (1940). — Wollner: Amer. J. Obstetr. Gynec. 37; 947 (1939).
71. Ganse: Zbl. Gynäk. 71; 599 (1949).
72. Beaufays: Zbl. Gynäk. 59; 796 (1935). — Beckner: Excerpta med. Sect. 10, Obstetr. Gynaec. 1; 327 (1948). — Bedoya-Nogales: Gynaecologia 129; 30 (1950). — Conseller-Collins:

Amer. J. Obstetr. Gynec. 30; 830 (1935). — De Oliveira Campos: Excerpta med. Sect. 10, Obstetr. Gynaec. 3; 229 (1950). — Morillo: Zschr. Geburtsh. 110; 166 (1935). — Nevinny Stickel: Arch. Gynäk. 182; 104 (1952). — Nogales: Geburtsh. u. Frauenhk. 11; 355 (1951). — Shore-Moore: Amer. J. Surg. 78; 273 (1949). — Schrimpf: Zbl. Gynäk. 72; 650 (1950). — Sperl: Zbl. Gynäk. 66; 83 (1942). — Stohr: Zbl. Gynäk. 63; 274 (1939). — Thom: Geburtsh. u. Frauenhk. 12; 651 (1952). — Zander: Geburtsh. u. Frauenhk. 9; 197 (1949).

73. Cordua: Zbl. Gynäk. 67; 471 (1943). — De Sousa Rudge-Delascio: Excerpta med. Sect. 10, Obstetr. Gynaec. 2; 312 (1949). — Dietel: Geburtsh. u. Frauenhk. 8; 584 (1948). — Stohr: Zbl. Gynäk. 63; 274 (1939).

74. Arnell-Potekin: Amer. J. Obstetr. Gynec. 39; 626 (1940). — Hester: Amer. J. Obstetr. Gynec. 62; 312 (1951). — Packer-Turner-Dulaney: Excerpta med. Sect. 10, Obstetr. Gynaec. 1; 727 (1948). — Pund-Gotcher: Surg. Gyn. Obstetr. 3; 34 (1938). — Pund-Huie-Gotcher: Amer. J. Obstetr. Gynec. 37; 477 (1939). — Speiser: Amer. J. Obstetr. Gynec. 56; 1181 (1948).

75. Missirloglou-Anagnostidis: Zbl. Gynäk. 61; 1927 (1937).

76. Devoe-Randall: Amer. J. Obstetr. Gynec. 58; 784 (1949). — Henriksen: Ber. Gynäk. 48; 37 (1953).

77. Novak-Richardson: Amer. J. Obstetr. Gynec. 42; 564 (1941).

78. Gianaroli: Excerpta med. Sect. 10, Obstetr. Gynaec. 1; 267 (1948). — Kyank: Zbl. Gynäk. 72; 938 (1950). — Pallós: Zschr. Geburtsh. 122; 396 (1941). — Pallós-Treite: Zschr. Geburtsh. 122; 28 (1941). — Plotz: Arch. Gynäk. 177; 521 (1950). — Smith-Albert-Randall: Amer. J. Obstetr. Gynec. 61; 514 (1951).

79. Buschbeck: Arch. Gynäk. 175; 269 (1944). — Callegari: Excerpta med. Sect. 10, Obstetr. Gynaec. 2; 434 (1949). — Cramer: Geburtsh. u. Frauenhk. 9; 856 (1949). — Dech: Geburtsh. u. Frauenhk. 9; 208 (1949). — Dhom: Zieglers Beitr. 112; 216 (1952). — Draganic: Zbl. Gynäk. 63; 2030 (1939). — Dubrauszky: Geburtsh. u. Frauenhk. 8; 532 (1948). — Gruner: Virchows Arch. path. Anat. 308; 265 (1941). — Gruner: Arch. Gynäk. 172; 465 (1942). — Hollstein: Zschr. Geburtsh. 132; 112 (1950). — Hußlein: Zschr. Geburtsh. 130; 32 (1948). — Hußlein: Zbl. Gynäk. 73; 1649 (1951). — Kaufmann: Zbl. Gynäk. 59; 1508 (1935). — Kaufmann-Giesen: Zbl. Gynäk. 65; 703 (1941). — Klees-Müller: Geburtsh. u. Frauenhk. 10; 446 (1950). — Kyank: Zbl. Gynäk. 71; 1202 (1949). — Limburg: Zbl. Gynäk. 62; 1534 (1938). — Limburg: Geburtsh. u. Frauenhk. 9; 274 (1949). — Maßhoff: Zschr. Geburtsh. 122; 15 (1941). — Niendorf: Arch. Gynäk. 182; 351 (1952). — Pallós: Zschr. Geburtsh. 124; 237 (1942). — Richter-Gerstberger: Zbl. Gynäk. 73; 29 (1951). — Schröder: Geburtsh. u. Frauenhk. 1; 727 (1939). — Schröder: Zbl. Gynäk. 70; 833 (1948). — Szarka: Zbl. Gynäk. 122; 242 (1941). — Tscherne: Zbl. Gynäk. 64; 1474 (1940). — Vasek: Zbl. Gynäk. 69; 1095 (1947). — Wagner: Arch. Gynäk. 177; 460 (1950). — Winter: Zbl. Gynäk. 72; 880 (1950). — Winter: Zbl. Gynäk. 74; 38 (1952).

80. Bruntsch: Geburtsh. u. Frauenhk. 10; 944 (1950). — Dubrauszky: Zbl. Gynäk. 61; 2643 (1937). — Goldschmidt: Zschr. Geburtsh. 113; 306 (1936). — Kaufmann-Steinkamm: Zschr. Geburtsh. 114; 382 (1937). — Niemeyer: Arch Gynäk. 172; 580 (1942). — Pelkonen: Acta path. microbiol. Scand. 18; 111 (1941). — Pistofidis: Zbl. Gynäk. 62; 2709 (1938). — Siegert: Arch. Gynäk. 165; 135 (1938).

81. Glatthaar: Excerpta med. Sect. 10, Obstetr. Gynaec. 1; 492 (1948). — Howard-Erickson-Stoddard: Amer. J. Path. 25; 794 (1949). — Howard-Erickson-Stoddard: Cancer, N. Y. 4; 1210 (1951). — Petrowa-Berkowskaja: Arch. Gynäk. 159; 339 (1935).

82. Bickenbach: Geburtsh. u. Frauenhk. 1; 553 (1939). — Blanchard: Excerpta med. Sect. 10, Obstetr. Gynaec. 1; 436 (1948). — Emmrich: Zschr. Geburtsh. 114; 1 (1937). — Ganse: Zbl. Gynäk. 71; 1180 (1949). — Guhr: Zbl. Gynäk. 71; 220 (1949). — Jones: Amer. J. Obstetr. Gynec. 60; 1369 (1950). — Otto: Zbl. Gynäk. 61; 242 (1937). — Runge: Dtsch. med. Wschr. 66; 1065 (1940). — Schiller: Amer. J. Obstetr. Gynec. 35; 17 (1938). — Schopohl: Zbl. Gynäk. 77; 1173 (1949). — Strachan: Geburtsh. u. Frauenhk. 9; 803 (1949). — Treite: Zbl. Gynäk. 66; 1540 (1942). — Vöge: Geburtsh. u. Frauenhk. 10; 182 (1950).

83. Arrhighi-Guixa: Excerpta med. Sect. 10, Obstetr. Gynaec. 1; 608 (1948). — Dubrauszky-Niendorf: Zschr. Geburtsh. 134; 213 (1951). — Friese: Virchows Arch. path. Anat. 308; 474 (1941). — Frankl: Zschr. Geburtsh. 115; 1 (1937). — Homma: Zbl. Gynäk. 63; 1721 (1939). — Köberle: Wien. klin. Wschr. 52; 122 (1939). — Lartscheider: Wien. klin. Wschr. 52; 453 (1939). — Petri: Zschr. Geburtsh. 131; 267 (1949). — Reich: Zschr. Geburtsh. 118; 469 (1939). — Reinhardt: Zbl. Gynäk. 61; 1102 (1937). — Rockstroh: Zbl. Gynäk. 60; 550 (1936). — Sidall-Mack: Amer. J. Obstetr. Gynec. 58; 765 (1949). — Soldenhoff: J. Obstetr. Gynaec. Brit. Empire 55; 180 (1948). — Spatt: Amer. J. Obstetr. Gynec. 52; 581 (1946). — Suran-Greenblatt: Amer. J. Surg. 77; 761 (1949). — Torzsay Kiss.: Zbl. Gynäk. 64; 2257 (1940). — Zaleski: Arch. Gynäk. 168; 98 (1939).
84. Henderson: Amer. J. Obstetr. Gynec. 52; 1000 (1946). — Keettel-Lee-Randall: Excerpta med. Sect. 10, Obstetr. Gynaec. 3; 177 (1950). — Lash-Lash: Amer. J. Obstetr. Gynec. 62; 1163 (1951). — Park: J. Obstetr. Gynaec. Brit. Empire 56; 755 (1949).
85. Hamblen: Amer. J. Obstetr. Gynec. 31; 530 (1936). — Dubrauszky: Zbl. Gynäk. 60; 564 (1936). — Eichenberg: Zbl. Gynäk. 59; 1686 (1935). — Fukushima-Saito: Zbl. Gynäk. 61; 1583 (1937). — Nakano: Zbl. Gynäk. 60; 1556 (1936). — Quinto: Excerpta med. Sect. 10, Obstetr. Gynaec. 1; 387 (1948). — Rockstroh: Zschr. Geburtsh. 112; 95 (1936). — Treite: Zschr. Geburtsh. 119; 348 (1939).
86. Berwind: Zbl. Gynäk. 74; 641 (1952). — Held: Gynaecologia 126; 130 (1948). — Nevinny Stickel: Zbl. Gynäk. 70; 554 (1948). — Reiß: Arch. Gynäk. 171; 254 (1941). — Sammartino-Herrea: Ber. Gynäk. 42; 229 (1941). — Wegener: Arch. Gynäk. 181; 119 (1951—52).
87. Braitenberg: Zschr. Geburtsh. 122; 385 (1941).
88. Braitenberg: Arch. Gynäk. 171; 539 (1941). — Rust: Arch. Gynäk. 162; 350 (1936). — Silva: Ber. Gynäk. 42; 433 (1941). — Rockstroh: Zschr. Geburtsh. 112; 95 (1936). — Wolfe: Amer. J. Obstetr. Gynec. 39; 312 (1940).
89. Dubrauszky: Frankf. Zschr. Path. 48; 254 (1935). — Gerlach: Zschr. Geburtsh. 121; 1 (1940). — Huber: Geburtsh. u. Frauenhk. 11; 675 (1951). — Pistofidis: Zbl. Gynäk. 62; 2709 (1938).
90. Marsch: Amer. J. Obstetr. Gynec. 64; 281 (1952). — Thoyer Rozat: Excerpta med. Sect. 10, Obstetr. Gynaec. 1; 331 (1948). — Treite: Zbl. Gynäk. 64; 1414 (1940). — Végh: Geburtsh. u. Frauenhk. 9; 621 (1949). — Wolf-Jannach: Geburtsh. u. Frauenhk. 12; 1116 (1952). — Wolfe: Amer. J. Obstetr. Gynec. 60; 448 (1950).
91. Boschmann: Zbl. Gynäk. 72; 1052 (1950). — Burger: Geburtsh. u. Frauenhk. 3; 328 (1941). — Faulkner: Amer. J. Obstetr. Gynec. 53; 474 (1947). — Gerlach: Zschr. Geburtsh. 117; 471 (1938). — Hüssy: Zbl. Gynäk. 64; 1540 (1940). — Kotek: Zbl. Gynäk. 70; 885 (1948). — Lazarevic: Zbl. Gynäk. 66; 1487 (1942). — Opitz: Zschr. Geburtsh. 110; 321 (1935). — Opocher: Ber. Gynäk. 44; 68 (1942). — Reimann: Zschr. Geburtsh. 129; 306 (1948). — Reinbold: Zschr. Urol. 36; 409 (1942). — Scherer: Zbl. Gynäk. 66; 392 (1942). — Schommertz: Geburtsh. u. Frauenhk. 11; 268 (1951). — Thießen: Geburtsh. u. Frauenhk. 10; 99 (1950). — Tiescher: Zbl. Gynäk. 66; 1180 (1942). — Tomlinson: Amer. J. Obstetr. Gynec. 41; 894 (1941).
92. Lang: Wien. med. Wschr. 98; 117 (1948). — Limburg: Arch. Gynäk. 174; 46 (1943).
93. Abrescia: Riv. anat. pat. 5; 190 (1952). — Bruntsch: Zbl. Gynäk. 73; 96 (1951). — Burger: Ber. Gynäk. 37; 502 (1938). — Decker: Amer. J. Obstetr. Gynec. 63; 911 (1952). — Ikonomou: Excerpta med. Sect. 10, Obstetr. Gynaec. 1; 331 (1948). — Howe-Kellert: Excerpta med. Sect. 10, Obstetr. Gynaec. 4; 329 (1951). — Wirtz-Oliviers: Excerpta med. Sect. 10, Obstetr. Gynaec. 4; 200 (1951).
94. De Oliveira Campos: Excerpta med. Sect. 10, Obstetr. Gynaec. 4; 200 (1951). — Marsh: Arch. Path. 49; 490 (1950). — McDonald: J. Obstetr. Gynaec. Brit. Empire 57; 425 (1950). — Papin-Barroux-Meigné: Ber. Gynäk. 38; 450 (1939). — Ratzenhofer: Wien. klin. Wschr. 53; 874 (1940).
95. Löffler: Zbl. Gynäk. 59; 2888 (1935). — Taisz-Lányik: Arch. Gynäk. 174; 546 (1943).
96. Hinz: Geburtsh. u. Frauenhk. 11; 220 (1951). — Holtermann: Zschr. Geburtsh. 114; 350 (1937). — Huber: Zschr. Geburtsh. 131; 1 (1949). — Hußlein-Schüller: Arch. Gynäk. 182; 125 (1952). — Lax: Zbl. Gynäk. 73; 537 (1951). — Manstein: Arch. Gynäk. 174; 153 (1943). — Mestwerdt: Zschr. Geburtsh. 128; 206 (1947). — Naujoks: Geburtsh. u. Frauenhk. 1; 450 (1939). — Vetter: Gynaecologia 134; 154 (1952).

97. Aschheim: Rev. frç. gynéc. 33; 471 (1938). — Dockerty-Lovelady-Foust: Amer. J. Obstetr. Gynec. 61; 966 (1951). — Gellhorn: Amer. J. Obstetr. Gynec. 31; 372 (1936). — Gosch: Zschr. Geburtsh. 131; 213 (1949). — Huber: Zschr. Geburtsh. 129; 139 (1948). — Kupke: Zbl. Gynäk. 72; 228 (1950). — McGarvey-Gibson: Amer. J. Obstetr. Gynec. 63; 836 (1952). — Pallós: Zschr. Geburtsh. 118; 303 (1939). — Pistofidis: Zbl. Gynäk. 62; 2709 (1938). — Schattenberg: Amer. J. Obstetr. Gynec. 39; 112 (1940). — Schmidt: Zbl. Gynäk. 74; 594 (1952). — Üstün: Zbl. Gynäk. 62; 1932 (1938). — Wallbruch: Zbl. Gynäk. 59; 865 (1935). — Wegner: Zbl. Gynäk. 70; 677 (1948).

98. Antoine: Wien. klin. Wschr. 64; 215 (1952). — Danneel: Arch. Gynäk. 159; 395 (1935). — Gerlach: Zschr. Geburtsh. 121; 1 (1940). — Imholz: Zbl. Gynäk. 73; 1152 (1951). — Hepler-Dockerty-Randall: Amer. J. Obstetr. Gynec. 63; 800 (1952). — Hinselmann: Schweiz. med. Wschr. 21; 320 (1940). — Kearns: Canad. Med. Ass. J. 38; 163 (1938). — Klees: Zschr. Geburtsh. 136; 31 (1952). — Kootz: Zbl. Gynäk. 69; 755 (1947). — Lax: Zbl. Gynäk. 70; 855 (1948). — Lax: Zbl. Gynäk. 73; 537 (1951). — Lauterwein: Zschr. Geburtsh. 128; 17 (1947). — Meiser: Zschr. Geburtsh. 118; 250 (1939). — Mestwerdt: Zbl. Gynäk. 61; 2742 (1937). — Mestwerdt: Arch. Gynäk. 166; 490 (1938). — Mestwerdt: Zbl. Gynäk. 69; 326 (1947). — Mestwerdt-Mönckeberg: Zschr. Geburtsh. 7; 156 (1948). — Mestwerdt-Schuchardt: Zbl. Gynäk. 71; 209 (1949). — Schüller: Arch. Gynäk. 181; 360 (1951—52). — Segschneider: Arch. Gynäk. 173; 123 (1942). — Slany: Arch. Gynäk. 164; 565 (1937). — Thiel: Zbl. Gynäk. 66; 853 (1942). — White: Amer. J. Surg. 45; 4 (1939). — Zinser: Zbl. Gynäk. 71; 1164 (1949).

99. Baltzer: Geburtsh. u. Frauenhk. 11; 499 (1951). — Braitenberg: Arch. Gynäk. 171; 539 (1941). — Gosch: Zschr. Geburtsh. 129; 103 (1948). — Lindemann: Zbl. Gynäk. 74; 528 (1952). — Rabl: Virchows Arch. path. Anat. 320; 459 (1951). — Rockstroh: Zschr. Geburtsh. 112; 95 (1936). — Schmitt: Geburtsh. u. Frauenhk. 11; 502 (1951). — Silva: Ber. Gynäk. 42; 433 (1941). — Stoll: Geburtsh. u. Frauenhk. 10; 219 (1950). — Willems: Arch. Gynäk. 179; 489 (1951).

100. Bret-Duperret: Excerpta med. Sect. 10, Obstetr. Gynaec. 1; 612 (1948). — Douglas-Studdiford: Surg. Gyn. Obstetr. 91; 728 (1950). — Calvo Nunez-Winship: Excerpta med. Sect. 10, Obstetr. Gynaec. 5; 212 (1952). — Funk Brentano-Moricard-Palmer-Brux: Ber. Gynäk. 48; 193 (1953). — Galvin-Jones-TeLinde: J. Amer. Med. Ass. 149; 744 (1952). — Galvin-TeLinde: Amer. J. Obstetr. Gynec. 57; 15 (1949). — Goldammer: Zbl. Gynäk. 73; 1148 (1951). — Gurskis-Beaver-Nelson: Excerpta med. Sect. 10, Obstetr. Gynaec. 1; 550 (1948). — Howard-Erickson-Stoddard: Amer. J. Path. 25; 794 (1949). — Howard-Erickson-Stoddard: Cancer, N. Y. 4; 1210 (1951). — Lax: Zbl. Gynäk. 73; 537 (1951). — Limburg: Arch. Gynäk. 173; 112 (1942). — Limburg: Zbl. Gynäk. 74; 1383 (1952). — Mathieu: Excerpta med. Sect. 10, Obstetr. Gynaec. 2; 146 (1949). — Novak-Galvin: Amer. J. Obstetr. Gynec. 62; 1079 (1951). — Novak-Galvin: Amer. J. Clin. Path. 21; 231 (1952). — Paimer: Excerpta med. Sect. 10, Obstetr. Gynaec. 1; 440 (1948). — Prettl: Excerpta med. Sect. 10, Obstetr. Gynaec. 1; 550 (1948). — Pund- Nettles-Caldwell-Nieburgs: Amer. J. Obstetr. Gynec. 55; 831 (1948). — Pund-Nieburgs-Nettles-Caldwell: Arch. Path. 44; 571 (1947). — Schopohl: Zbl. Gynäk. 71; 1173 (1949). — Scipiades-Stevenson: Arch. Gynäk. 167; 417 (1938). — Stevenson-Scipiades: Surg. Gyn. Obstetr. 66; 822 (1938). — Vetter: Gynaecologia 134; 154 (1952). — Werthemann: Gynaecologia 134; 219 (1952). — Wespi: Helvet. med. acta 7; 43 (1940). — Wespi: Gynaecologia 133; 169 (1952). — Zuckermann-Urritia-Gracham: Ber. Gynäk. 47; 246 (1952).

101. Boschmann: Zbl. Gynäk. 72; 1052 (1950). — Clemens: Zbl. Gynäk. 73; 1654 (1951). — Corscaden: Amer. J. Obstetr. Gynec. 61; 743 (1951). — Danforth: Amer. J. Obstetr. Gynec. 59; 598 (1950). — Finn: Amer. J. Obstetr. Gynec. 60; 1254 (1950). — Gosch: Zschr. Geburtsh. 131; 213 (1949). — Heyrowsky: Zbl. Gynäk. 74; 1142 (1952). — Hüssy: Zbl. Gynäk. 64; 1540 (1940). — Joffe-Eckmann-Wells: Excerpta med. Sect. 10, Obstetr. Gynaec. 2; 232 (1949). — Käuffler: Zbl. Gynäk. 65; 1863 (1941). — Lork: Zbl. Gynäk. 71; 625 (1949). — McDonald-Broders-Counseller: Surg. Gyn. Obstetr. 70; 223 (1940). — Perry: Excerpta med. Sect. 10, Obstetr. Gynaec. 2; 49 (1949). — Plenge-Fulge: Zschr. Geburtsh. 134; 145 (1951). — Rauscher: Arch. Gynäk. 169; 453 (1939). — Richter: Arch. Gynäk. 169; 73 (1939). — Ruppert: Zbl. Gynäk. 71; 629 (1949). — Schommertz: Geburtsh. u. Frauenhk. 11; 268 (1951). — Schrunk: Zschr. Geburtsh. 127;

232 (1947). — Schweitzer: Strahlentherapie 72; 535 (1943). — Stutzer: Zbl. Gynäk. 69; 350 (1947). — Thornton-Carter: Amer. J. Obstetr. Gynec. 62; 294 (1951). — Treite-Meiser: Zbl. Gynäk. 64; 593 (1940).
102. Bikowsky: Ber. Gynäk. 42; 265 (1941).
103. Clay-Ewans-Snyder: Amer. J. Surg. 83; 600 (1952). — Hartfall: Zbl. Gynäk. 59; 304 (1935). — Koehlmeier: Klin. Med. 1; 571 (1946). — Kulka-Douglas: Cancer, N. Y. 5; 727 (1952). — Moraes-Bica: Ber. Gynäk. 37; 29 (1938). — Peckham-Greene: Amer. J. Obstetr. Gynec. 63; 1379 (1952). — Stevens: Lancet, London 222; 189 (1932).
104. Bosaeus-Swanberg: Acta obstetr. gynec. Scand. 28; 39 (1949). — Busby: Amer. J. Obstetr. Gynec. 63; 674 (1952). — Fingerland-Sikl: J. Path. 47; 631 (1938). — Piringer Kuchinka-Turnheim: Zschr. Geburtsh. 136; 170 (1952).
105. Blomqvist: Ber. Gynäk. 40; 509 (1940). — Gnassi-Price: Amer. J. Obstetr. Gynec. 42; 514 (1941). — Gadner: Amer. J. Obstetr. Gynec. 40; 822 (1940). — Rieß: Zbl. Gynäk. 72; 737 (1950). — Rockstroh: Zbl. Gynäk. 60; 2410 (1936). — Simon: Amer. J. Obstetr. Gynec. 41; 339 (1941).
106. Beck: Virchows Arch. path. Anat. 308; 690 (1942). — Blumer-Edwards: J. Obstetr. Gynaec. Brit. Empire 55; 309 (1948). — Chesky-Dreese-Hellwig: Amer. J. Surg. 84; 721 (1952). — Joffe-Eckman-Wells: Excerpta med. Sect. 10, Obstetr. Gynaec. 2; 232 (1949). — Liebow-Tennant: Amer. J. Path. 17; 1 (1941). — McElin-Davis: Amer. J. Obstetr. Gynec. 63; 605 (1952). — Moegen: Frankf. Zschr. Path. 62; 562 (1951). — Hardy-Moragues: Amer. J. Obstetr. Gynec. 63; 307 (1952). — Peralta-Gonzáles: Excerpta med. Sect. 10, Obstetr. Gynaec. 3; 361 (1950). — Roemer: Zbl. Gynäk. 65; 1497 (1941). — Rößle: Arch. Gynäk. 175; 150 (1944). — Scharplatz: Gynaecologia 134; 62 (1952). — Schmidt-Schutz: Amer. J. Obstetr. Gynec. 56; 966 (1948). — Winter: Zbl. Gynäk. 74; 739 (1952). — Wurtz: Excerpta med. Sect. 10, Obstetr. Gynaec. 3; 284 (1950).
107. Batizfalvy: Zbl. Gynäk. 63; 1531 (1939). — Elsner: Zschr. Geburtsh. 134; 185 (1951). — Limburg: Zschr. Geburtsh. 115; 17 (1937).
108. Bruntsch: Zbl. Gynäk. 74; 97 (1952). — Hintz: Arch. Gynäk. 182; 301 (1952). — Hoffman: Amer. J. Obstetr. Gynec. 40; 289 (1940). — Lisa-Pack-Giola: Amer. J. Obstetr. Gynec. 63; 1162 (1952). — Siophian: Surg. Gyn. Obstetr. 69; 818 (1939). — Stadtmüller: Zbl. Gynäk. 70; 632 (1948).
109. Forster: Gynaecologia 134; 164 (1952). — Hellendall: Zbl. Gynäk. 54; 2398 (1930). — Lackner-Krohn: Amer. J. Obstetr. Gynec. 25; 735 (1933). — Mann: Virchows Arch. path. Anat. 273; 663 (1929). — Schönholtz: Arch. Gynäk. 120; 330 (1923).
110. Breipohl: Zbl. Gynäk. 59; 871 (1935). — Hochgesand: Zschr. Geburtsh. 117; 259 (1938).
111. Novak-Everett: Amer. J. Obstetr. Gynec. 16; 499 (1928). — Müller: Zbl. Gynäk. 74; 1182 (1952).
112. Dubrauszky: Gynaecologia 133; 145 (1952).
113. Shelden: Amer. J. Obstetr. Gynec. 31; 682 (1936). — Tüscher: Zbl. Gynäk. 67; 1370 (1943).
114. Daniel-Babes: Ber. Gynäk. 38; 525 (1939).
115. Bail: Geburtsh. u. Frauenhk. 12; 264 (1952). — Held: Gynaecologia 125; 56 (1948). — Niendorf: Zbl. Gynäk. 72; 826 (1950). — Thom: Geburtsh. u. Frauenhk. 12; 651 (1952).
116. Pund-Gother: Surg. Gyn. Obstetr. 3; 34 (1938).
117. Hartl: Arch. Gynäk. 179; 677 (1951). — Hausmann: Zbl. Gynäk. 74; 645 (1952). — Paalman-Dockerty-Mussey: Amer. J. Obstetr. Gynec. 58; 419 (1949).
118. Beekhuis: Ned. tschr. geneesk. 36; 2756 (1948). — Pawlick: Arch. Gynäk. 170; 342 (1940). — Superbi: Ber. Gynäk. 44; 74 (1942).
119. Frankl: Zschr. Geburtsh. 113; 1 (1936). — Weigt: Zbl. Gynäk. 74; 470 (1952).
120. Benjamin-Beaver: Amer. J. Clin. Path. 21; 212 (1951). — Caffier: Arch. Gynäk. 175; 206 (1944). — Gruner: Zschr. Geburtsh. 126; 245 (1942). — Keller: Arch. Gynäk. 173; 619 (1942). — Manlio Gori: Excerpta med. Sect. 10, Obstetr. Gynaec. 2; 142 (1949). — Marchetti: Amer. J. Obstetr. Gynec. 40; 69 (1940). — Philipp-Huber: Zbl. Gynäk. 63; 7 (1939). — Philipp-Huber: Zbl. Gynäk. 63; 482 (1939). — Rintelen: Zbl. Gynäk. 64; 1042 (1940). — Vöge: Geburtsh. u. Frauenhk. 7; 48 (1947). — Vöge: Geburtsh. u. Frauenhk. 7; 87 (1947).
121. Dubrauszky: Arch. Gynäk. 179; 594 (1951). — Gadner-Greene-Peckham: Amer. J. Obstetr. Gynec. 55; 917 (1948). — Greene-Peckham-Gadner: Amer. J. Obstetr. Gynec. 57; 890

(1949). — Reis: Amer. J. Obstetr. Gynec. 52; 964 (1946). — Schridde: Zbl. Path. 65; 1 (1936).
122. Huber: Zbl. Gynäk. 73; 742 (1951). — Winter: Zbl. Gynäk. 74; 2002 (1952).
123. Popescu-Dolj: Ber. Gynäk. 44; 74 (1942). — Zambelli: Ber. Gynäk. 44; 545 (1942). — Zander: Zbl. Gynäk. 62; 1547 (1938).
124. Sanes-Warner: Amer. J. Obstetr. Gynec. 37; 316 (1939). — Szathmáry: Zbl. Gynäk. 61; 920 (1937).
125. Besserer: Geburtsh. u. Frauenhk. 8; 610 (1948). — Boschann: Zschr. Geburtsh. 136; 58 (1952). — Bunke: Geburtsh. u. Frauenhk. 9; 441 (1949). — Burgdorf: Zbl. Gynäk. 71; 1182 (1949). — Dickson-Lodge-Woodcock: J. Obstetr. Gynaec. Brit. Empire 59; 834 (1952). — Edwards-Beebe: Amer. J. Obstetr. Gynec. 53; 1049 (1947). — Emge: Excerpta med. Sect. 10, Obstetr. Gynaec. 2; 148 (1949). — Fauvet: Geburtsh. u. Frauenhk. 7; 154 (1948). — Hu-Taymor-Hertig: Amer. J. Obstetr. Gynec. 59; 58 (1950). — Islitzer: Zbl. Gynäk. 74; 736 (1952). — Johnson-Amos: Amer. J. Surg. 83; 35 (1952). — Koerner: Zschr. Geburtsh. 119; 123 (1939). — Luckhaus: Zbl. Gynäk. 69; 367 (1947). — Mosonyi-Gábor: Zbl. Path. 88; 165 (1952). — Niendorf: Zbl. Gynäk. 72; 826 (1950). — Platz: Arch. Gynäk. 170; 604 (1940). — Rangan-Rangam: Ber. Gynäk. 47; 40 (1952). — Schmidt: Zschr. Geburtsh. 112; 339 (1936). — Weekes-Anz-Whitting: Amer. J. Obstetr. Gynec. 64; 62 (1952).
126. Jörgensen: Acta obstetr. gynec. Scand. 18; 326 (1938). — Pierrot: Zbl. Gynäk. 74; 473 (1952). — Reiber: Zbl. Gynäk. 63; 1428 (1939). — Scheffey-Lang-Nugent: Amer. J. Obstetr. Gynec. 62; 904 (1946).
127. Daniel: Ber. Gynäk. 41; 675 (1941). — Todoroff: Inaug.-Diss. Leipzig 1928.
128. Chalmers: J. Obstetr. Gynaec. Brit. Empire 55; 155 (1948). — Collilas-Masciottra: Ber. Gynäk. 38; 40 (1939). — Kopf-Fukas: Zbl. Gynäk. 62; 1552 (1938). — Markl: Zschr. Geburtsh. 117; 253 (1938). — Scheideler: Zbl. Gynäk. 60; 1404 (1936).
129. Pendl: Excerpta med. Sect. 10, Obstetr. Gynaec. 4; 204 (1951).
130. Leicher: Zbl. Gynäk. 73; 752 (1951). — Kraul: Zbl. Gynäk. 62; 2113 (1938). — Pendl: Excerpta med. Sect. 10, Obstetr. Gynaec. 4; 204 (1951).
131. Mocquot-Musset: Excerpta med. Sect. 10, Obstetr. Gynaec. 1; 135 (1948). — Runge: cit. b. Miller XXXII.
132. Ahumada: Ber. Gynäk. 44; 215 (1942). — Black: Amer. J. Obstetr. Gynec. 31; 487 (1936). — Wagner: Zbl. Gynäk. 69; 209 (1947).
133. De Souza Rudge-Delascio: Excerpta med. Sect. 10, Obstetr. Gynaec. 2; 312 (1949). — Preis-Takács: Wien. med. Wschr. 88; 1101 (1938).
134. Pund-Gotcher: Surg. Gyn. Obstetr. 3; 34 (1938).
135. Cordua: Zbl. Gynäk. 62; 2530 (1938). — Coventry: Amer. J. Obstetr. Gynec. 41; 455 (1941). — Falls: Amer. J. Obstetr. Gynec. 34; 1033 (1937). — Kleine: Zbl. Gynäk. 61; 745 (1937). — Rossow: Zbl. Gynäk. 63; 757 (1939).
136. Hamblen-Baker-Martin: Amer. J. Obstetr. Gynec. 30; 345 (1935).
137. Guiseppe: Ber. Gynäk. 42; 379 (1941). — Koppen: Arch. Gynäk. 181; 290 (1951—52). — Wallart-Scheidegger: Arch. Gynäk. 165; 188 (1938).
138. Horchler: Zbl. Gynäk. 67; 1311 (1943).
139. Fahrig: Zieglers Beitr. 103; 248 (1939). — Fauvet: Arch. Gynäk. 168; 414 (1939). — Kese-Páli: Zbl. Gynäk. 67; 1229 (1943). — Klenitzky: Zbl. Gynäk. 65; 358 (1941). — Kraul: Zbl. Gynäk. 60; 28 (1936). — Váczy: Zbl. Gynäk. 67; 95 (1943).
140. Beattie-Kay-Elton-Hucker: J. Obstetr. Gynaec. Brit. Empire 59; 465 (1952). — Burger-Dubrauszky: Geburtsh. u. Frauenhk. 13; 914 (1953). — Culiner-Shippel: J. Obstetr. Gynaec. Brit. Empire 56; 439 (1949). — Fischer-Riley: J. Clin. Endocr. 12; 890 (1952). — Heizer: Geburtsh. u. Frauenhk. 13; 167 (1953). — Holmer: Ned. tschr. geneesk. 2; 958 (1950). — Ingersoll-McDermott: Amer. J. Obstetr. Gynec. 60; 117 (1950). — Leventhal-Cohen: Amer. J. Obstetr. Gynec. 61; 1034 (1951). — Netter-Mazingarbe-Lambert-Troisier: Compt. rend. Soc. frç. gynéc. 21; 84 (1951). — Rottinghuis: Gynaecologia 134; 108 (1952). — Rottino-McGrath: Amer. J. Obstetr. Gynec. 45; 863 (1943). — Stein-Cohen: Amer. J. Obstetr. Gynec. 38; 465 (1939). — Stein-Leventhal: Amer. J. Obstetr. Gynec. 29; 181 (1935). — Turner: Amer. J. Obstetr. Gynec. 46; 298 (1943). — Vara-Niemineva: Acta obstetr. gynec. Scand. 31; 94 (1951).

141. Ruppert: Arch. Gynäk. 181; 505 (1951—52). — Schröder: Geburtsh. u. Frauenhk. 1; 727 (1939).
142. Cotte: Ber. Gynäk. 43; 287 (1942). — Guidici: Ber. Gynäk. 42; 380 (1941).
143. Burger: Zbl. Gynäk. 69; 533 (1947). — Käuffler: Zbl. Gynäk. 67; 1617 (1943). — Hußlein: Wien. klin. Wschr. 60; 507 (1948). — Rust: Arch. Gynäk. 169; 424 (1939). — Schultheiß-Linder: Helvet. med. Acta 9; 810 (1942). — Stroink: Ned. tschr. verlosk. 45; 134 (1942).
144. Dubrauszky-Niendorf: Zschr. Geburtsh. 134; 213 (1951). — Javert: Amer. J. Obstetr. Gynec. 62; 477 (1951). — Kahanpää: Acta obstetr. gynec. Scand. 26; 139 (1946). — Moss-Runals: Excerpta med. Sect. 10, Obstetr. Gynaec. 1; 672 (1948). — Philipp: Zbl. Gynäk. 61; 2 (1937). — Philipp-Huber: Zbl. Gynäk. 63; 7 (1939). — Philipp-Huber: Zbl. Gynäk. 63; 482 (1939). — Posatti: Zschr. Geburtsh. 114; 331 (1937). — Reich: Zschr. Geburtsh. 118; 469 (1939). — Rockenschaub: Geburtsh. u. Frauenhk. 9; 845 (1949). — Sampson: Amer. J. Obstetr. Gynec. 40; 549 (1940). — Vöge: Geburtsh. u. Frauenhk. 7; 48 (1948). — Vöge: Geburtsh. u. Frauenhk. 7; 87 (1948).
145. Dhom: Zieglers Beitr. 112; 216 (1952). — Hußlein: Zschr. Geburtsh. 130; 32 (1948). — Hußlein: Zbl. Gynäk. 73; 1649 (1951). — Klees-Müller: Geburtsh. u. Frauenhk. 10; 446 (1950). — Niendorf: Arch. Gynäk. 182; 351 (1952). — Sternberg: Amer. J. Path. 24; 679 (1948). — Sternberg: Amer. J. Path. 25; 493 (1949).
146. Dubrauszky: Geburtsh. u. Frauenhk. 12; 596 (1952). — Joachimovits: Arch. Gynäk. 159; 1 (1935).
147. Huber: Zschr. Geburtsh. 133; 1 (1950).
148. Dubrauszky: Arch. Gynäk. 179; 603 (1951). — Dubrauszky: Geburtsh. u. Frauenhk. 10; 731 (1950).
149. Sammartino-Herrea: Ber. Gynäk. 42; 229 (1941).
150. Cagnetto: Ber. Gynäk. 44; 697 (1942). — Dockerty-McCarty: Amer. J. Obstetr. Gynec. 37; 703 (1939). — Dubrauszky: Geburtsh. u. Frauenhk. 9; 473 (1949). — Dubrauszky-Massenbach: Zbl. Gynäk. 69; 370 (1947). — Fauvet: Arch. Gynäk. 159; 585 (1935). — Gagliardi: Excerpta med. Sect. 10, Obstetr. Gynaec. 2; 188 (1949). — Geissler: Zschr. Geburtsh. 123; 103 (1941). — Gianni: Ber. Gynäk. 45; 140 (1943). — Grayzel-Friedman: Amer. J. Surg. 53; 509 (1941). — Greene: Amer. J. Obstetr. Gynae. 64; 878 (1952). — Jondahl-Dockerty-Randall: Amer. J. Obstetr. Gynec. 60; 160 (1950). — Kerpe-Black-Speer: Arch. Path. 54; 139 (1952). — Kleitsman: Acta obstetr. gynec. Scand. 27; 33 (1947). — Kleine: Zschr. Geburtsh. 114; 125 (1937). — Kleine: Zbl. Gynäk. 63; 2051 (1939). — Lax: Zbl. Gynäk. 63; 2036 (1939). — Meyer, R.: Zbl. Gynäk. 13; 770 (1930). — Meyer, R.: Arch. Gynäk. 148; 541 (1932). — Novak-Gray: Amer. J. Obstetr. Gynec. 31; 213 (1936). — Novak-Jones: Amer. J. Obstetr. Gynec. 38; 872 (1939). — Peck-Leary: Amer. J. Obstetr. Gynec. 64; 1179 (1952). — Pendl: Wien. klin. Wschr. 60; 414 (1948). — Plate: Arch. Gynäk. 160; 309 (1935). — Plate: Ned. tschr. verlosk. 44; 113 (1941). — Sjövall: Ber. Gynäk. 43; 575 (1942). — De Snoo: Ned. tschr. verlosk. 48; 274 (1948). — Timmerberg: Zschr. Geburtsh. 119; 234 (1939).
151. Dubrauszky: Zschr. Geburtsh. 130; 38 (1948).
152. Brakemann: Arch. Gynäk. 164; 69 (1937). — Dubrauszky: Geburtsh. u. Frauenhk. 10; 731 (1950). — Dubrauszky: Arch. Gynäk. 179; 603 (1951). — Dubrauszky: Geburtsh. u. Frauenhk. 12; 596 (1952). — Glasunow: Arch. Gynäk. 164; 358 (1937). — Grolitsch: Arch. Gynäk. 170; 325 (1940). — Hughedson: Excerpta med. Sect. 10, Obstetr. Gynaec. 2; 548 (1949). — Joachimovits: Arch. Gynäk. 159; 1 (1935). — Kleine: Zbl. Gynäk. 61; 501 (1937). — Kleitsman: Acta obstetr. gynec. Scand. 30; 155 (1950). — Lax: Zbl. Gynäk. 70; 340 (1948). — Posatti: Zbl. Gynäk. 59; 2864 (1935). — Putzu Doneddu: Ber. Gynäk. 36; 60 (1938). — Schmid: Zbl. Gynäk. 70; 107 (1948). — Schrank: Zbl. Gynäk. 67; 436 (1943).
153. Antoine: Zschr. Geburtsh. 111; 37 (1935). — Glasunow: Arch. Gynäk. 164; 358 (1937). — Heller: Zbl. Gynäk. 64; 1231 (1940). — Knaack: Zbl. Gynäk. 74; 1026 (1952). — Lajos: Geburtsh. u. Frauenhk. 2; 475 (1940). — Rosenfeld: Excerpta med. Sect. 10, Obstetr. Gynaec. 2; 102 (1949). — Ullrich: Zbl. Gynäk. 73; 684 (1951).
154. Bickenbach: Geburtsh. u. Frauenhk. 3; 224 (1941). — Clementsen: Excerpta med. Sect. 10, Obstetr. Gynaec. 2; 146 (1949). — Fekete: Zbl. Gynäk. 66; 503 (1942). — Funk-Brentano:

Excerpta med. Sect. 10, Obstetr. Gynaec. 1; 672 (1948). — Gatti: Ber. Gynäk. 45; 632 (1943). — Harris-Meyer: Surg. Gyn. Obstetr. 9; 87 (1941). — Kehidai: Zbl. Gynäk. 67; 1771 (1943). — Lam: Zbl. Gynäk. 66; 395 (1942). — Meigs: Ber. Gynäk. 41; 538 (1941). — Meigs-Cass: Amer. J. Obstetr. Gynec. 33; 246 (1937). — Niesert: Geburtsh. u. Frauenhk. 10; 939 (1950). — Rastelli: Ber. Gynäk. 42; 487 (1941). — Scipiades: Zbl. Gynäk. 66; 402 (1942). — Tasch: Zbl. Gynäk. 64; 1823 (1940).
155. Lanza: Ber. Gynäk. 40; 199 (1940). —
156. Fahr: Zbl. Path. 77; 264 (1941). — Hermann: Zbl. Path. 55; 133 (1932).
157. Schaeffer-Cancelmo: Amer. J. Obstetr. Gynec. 38; 722 (1939).
158. Glas: Ber. Gynäk. 43; 386 (1940). — Sidall-Clinton: Amer. J. Obstetr. Gynec. 34; 307 (1937).
159. Brakemann: Arch. Gynäk. 164; 69 (1937). — Gernet-Crane: Amer. J. Obstetr. Gynec. 60; 1374 (1950). — Heß: Zschr. Geburtsh. 126; 211 (1944). — Jones: Amer. J. Surg. 52; 246 (1941). — Lax: Zbl. Gynäk. 70; 340 (1948). — Meigs: Surg. Gyn. Obstetr. 71; 44 (1940). — Meiser: Zbl. Gynäk. 65; 855 (1941). — Novak: Excerpta med. Sect. 10, Obstetr. Gynaec. 1; 725 (1948). — Petrowa: Ber. Gynäk. 43; 657 (1942). — Sager-Warren: Amer. J. Obstetr. Gynec. 39; 867 (1940). — Schmid: Zbl. Gynäk. 70; 107 (1948). — Vogt: Strahlentherapie 69; 349 (1941). — Werner: Zschr. Geburtsh. 114; 140 (1937).
160. Bettinger-Jacobs: Excerpta med. Sect. 10, Obstetr. Gynaec. 1; 724 (1948). — Jones-Seegar: Amer. J. Obstetr. Gynec. 39; 322 (1940). — Kazancigil-Remzi-Laqueur-Ladewig: Amer. J. Cancer 40; 199 (1940). — Lehmann-Schallock: Arch. Gynäk. 181; 222 (1951—52). — Schiller: Amer. J. Cancer 35; 1 (1939). — Teilum: Excerpta med. Sect. 10, Obstetr. Gynaec. 4; 249 (1951). — Tuta-Siebel: Arch. Path. 31; 386 (1941).
161. Magnin-Petro-Canepa: Ber. Gynäk. 39; 537 (1939). — Müller: Excerpta med. Sect. 10, Obstetr. Gynaec. 1; 335 (1948).
162. Bergstrand: Ber. Gynäk. 39; 412 (1939). — Bowles: Amer. J. Surg. 47; 153 (1940). — Cucco: Ber. Gynäk. 45; 80 (1943). — D'Arrigo-Musumeci: Excerpta med. Sect. 10, Obstetr. Gynaec. 1; 672 (1948). — Diaz Colodrero: Ber. Gynäk. 39; 49 (1939). — Dockerty-McCarty: Amer. J. Obstetr. Gynec. 37; 878 (1939). — Döderlein: Zbl. Gynäk. 60; 1027 (1936). — Dudman: Ber. Gynäk. 39; 414 (1939). — Dworzak: Zbl. Gynäk. 59; 1282 (1935). — Fauvet: Zbl. Gynäk. 60; 675 (1936). — Föderl: Arch. Gynäk. 165; 392 (1938). — Frankl: Zbl. Gynäk. 60; 1682 (1936). — Geist: Amer. J. Obstetr. Gynec. 30; 650 (1935). — Hansen: Zbl. Gynäk. 63; 885 (1939). — Henderson: Amer. J. Obstetr. Gynec. 62; 816 (1951). — Hohage: Zschr. Geburtsh. 121; 401 (1940). — Kleine: Arch. Gynäk. 159; 98 (1935). — Kleitsman: Acta obstetr. gynec. Scand. 26; 85 (1946). — Kramberg: Zbl. Gynäk. 64; 439 (1940). — Lissowetzky: Zbl. Gynäk. 59; 1944 (1935). — Moreton-Desjardins: Excerpta med. Sect. 10, Obstetr. Gynaec. 1; 391 (1948). — Natale: Ber. Gynäk. 42; 331 (1941). — Niedner: Zbl. Gynäk. 69; 1206 (1947). — Nordmeyer: Zbl. Gynäk. 66; 578 (1942). — Novak-Gray: Amer. J. Obstetr. Gynec. 35; 925 (1938). — Pedowitz-Grayzel: Amer. J. Obstetr. Gynec. 61; 1243 (1951). — Reifferscheid: Zschr. Geburtsh. 110; 273 (1935). — Rosenbaum: Zbl. Gynäk. 65; 279 (1941). — Sailer: Amer. J. Cancer 38; 473 (1940). — Scherer: Zbl. Gynäk. 57; 1774 (1943). — Schomaker-Glascock-Chapman: Amer. J. Obstetr. Gynec. 53; 520 (1947). — Stoia-Stanciunescu-Cioc: Ber. Gynäk. 41; 205 (1941). — Weintraub-Rosenblatt-Brandman: Amer. J. Obstetr. Gynec. 61; 1167 (1951).
163. Bergstrand: Ber. Gynäk. 39; 412 (1939). — Boltuch: Amer. J. Obstetr. Gynec. 39; 857 (1940). — Dockerty-McCarty: Surg. Gyn. Obstetr. 68; 767 (1939). — Dubrauszky: Zschr. Geburtsh. 130; 38 (1948). — Dubrauszky: Arch. Gynäk. 176; 726 (1949). — Dudman: Ber. Gynäk. 39; 414 (1939). — Erez-Yenen: Gynaecologia 133; 345 (1952). — Fauvet: Ber. Gynäk. 32; 369 (1936). — Forgeau-Kerneis-Coutant: Excerpta med. Sect. 10, Obstetr. Gynaec. 6; 160 (1953). — Geist: Amer. J. Obstetr. Gynec. 30; 650 (1935). — Henderson: Amer. J. Obstetr. Gynec. 62; 816 (1951). — Hovesen-Jörgensen: Acta obstetr. gynec. Scand. 28; 203 (1948). — Jones-Everett: Amer. J. Obstetr. Gynec. 52; 614 (1946). — Kanter-Klavans: Amer. J. Cancer 40; 474 (1940). — Kny: Zschr. Geburtsh. 121; 406 (1940). — Krock-Wolferman: Ber. Gynäk. 44; 17 (1942). — Krediet: Ber. Gynäk. 42; 331 (1941). — McLester: Arch. Int. Med. 57; 773 (1936). — Mechler-Black: Amer. J. Path. 19; 633 (1943). — Norris: Amer. J. Cancer 32; 1 (1938). — Novak: Amer. J. Obstetr. Gynec. 36; 840 (1938). — Numers-Gylling: Ann. chir. gynaec. Fenn. 42; 161

(1935). — Pedersen: J. Clin. Endocr. 7; 115 (1947). — Pellizzari: Ber. Gynäk. 39; 535 (1939). — Plate: Ned. tschr. geneesk. 92; 1407 (1947). — Sachs-Spiro: J. Clin. Endocr. 11; 878 (1951). — Schiller: Arch. Gynäk. 160; 344 (1936). — Schulze: Zbl. Gynäk. 74; 721 (1952). — Seegar-Everett: Amer. J. Obstetr. Gynec. 52; (1946). — Spilling: Frankf. Zschr. Path. 52; 229 (1938). — Sternberg: Amer. J. Path. 24; 679 (1948). — Sternberg: Amer. J. Path. 25; 493 (1949). — Szathmáry: Arch. Gynäk. 164; 478 (1937). — Teilum: Nord. med. 27; 1965 (1945). — Teilum: J. Clin. Endocr. 9; 301 (1949). — Teilum: Excerpta med. Sect. 10, Obstetr. Gynaec. 1; 441 (1948). — Thomas-Fisher-Turnbull-Kriger: Ann. Surg. 135; 543 (1952). — Wijsenbeck-Plate: Ber. Gynäk. 41; 271 (1941). — Zelle: Amer. J. Obstetr. Gynec. 55; 869 (1948).

164. Bergstrand: Ber. Gynäk. 39; 412 (1939). — Bernhart: Zbl. Gynäk. 63; 1338 (1939). — Compton: Amer. J. Obstetr. Gynec. 34; 85 (1937). — Cornil-Schachter: Ber. Gynäk. 44; 696 (1942). — Daniel-Babes: Ber. Gynäk. 44; 453 (1942). — Delepiane: Ber. Gynäk. 39; 186 (1939). — Diaz Colodrero: Ber. Gynäk. 39; 49 (1939). — Diddle: Cancer, N.Y. 5; 215 (1952). — Dockerty-McCarty: Amer. J. Obstetr. Gynec. 37; 425 (1939). — Dockerty-McCarty: Amer. J. Obstetr. Gynec. 38; 698 (1939). — Dubrauszky: Arch. Gynäk. 176; 726 (1949). — Dubrauszky-Massenbach: Arch. Gynäk. 176; 59 (1948). — Duperrat-Guny-Auclair: Excerpta med. Sect. 10, Obstetr. Gynaec. 1; 143 (1948). — Dworzak-Podleschka: Arch. Gynäk. 154; 441 (1939). — Falls-Ragins-Goldenberg: Amer. J. Obstetr. Gynec. 57; 1107 (1949). — Frankl: Zbl. Gynäk. 55; 21 (1935). — Gloor: Gynaecologia 132; 219 (1951). — Gospe: Amer. J. Obstetr. Gynec. 32; 495 (1936). — Greenblatt-Greenhill-Browne: Amer. J. Obstetr. Gynec. 37; 929 (1939). — Gruß-Jedlicka: Ber. Gynäk. 43; 109 (1942). — Habbe: Zbl. Gynäk. 55; 1088 (1931). — Haines-Jackson: J. Obstetr. Gynaec. Brit. Empire 57; 737 (1950). — Harms: Zbl. Gynäk. 61; 17 (1937). — Henderson: Amer. J. Obstetr. Gynec. 62; 816 (1951). — Holmer: Ned. tschr. verlosk. 44; 72 (1941). — Hückel: Arch. Gynäk. 164; 508 (1937). — Iwanow: Zschr. Geburtsh. 115; 262 (1937). — Jeanneney-Rousseau: Ber. Gynäk. 39; 51 (1939). — Klaften: Zbl. Gynäk. 59; 614 (1935). — Kleitsman: Acta. obstetr. gynec. Scand. 26; 60 (1946). — Kovács: Zbl. Gynäk. 73; 687 (1951). — Kyank: Zbl. Gynäk. 71; 250 (1949). — Lull: Amer. J. Obstetr. Gynec. 41; 445 (1941). — Michel-Wolf: Zbl. Gynäk. 73; 675 (1951). — Muth-Stoll: Zbl. Gynäk. 74; 1249 (1952). — Müller: Gynaecologia 125; 255 (1948). — Müller: Zschr. Geburtsh. 137; 126 (1952). — Novak-Brawner: Amer. J. Obstetr. Gynec. 28; 637 (1934). — Novak-Gray: Amer. J. Obstetr. Gynec. 31; 213 (1936). — Numers: Acta obstetr. gynec. Scand. 20; 146 (1940). — Palmer: Amer. J. Obstetr. Gynec. 37; 492 (1939). — Parks: Amer. J. Obstetr. Gynec. 36; 674 (1938). — Plate: Ned. tschr. verlosk. 44; 113 (1941). — Powel-Cuthbert-Black: Amer. J. Obstetr. Gynec. 40; 318 (1940). — Ragins-Frankel: Amer. J. Obstetr. Gynec. 40; 302 (1940). — Riisfeldt: Excerpta med. Sect. 10, Obstetr. Gynaec. 3; 455 (1950). — Rottino-Crown: Amer. J. Obstetr. Gynec. 60; 914 (1950). — Sarrelangue: Excerpta med. Sect. 10, Obstetr. Gynaec. 2; 311 (1949). — Schultze: Zschr. Geburtsh. 114; 226 (1937). — Schulze: Ber. Gynäk. 39; 414 (1939). — Schuschania: Zbl. Gynäk. 54; 1924 (1930). — Scipiades: Zbl. Gynäk. 69; 1219 (1947). — Seegar-Emory-Jones: Surg. Gyn. Obstetr. 6; 368 (1939). — Solomons-Dockeray: J. Obstetr. Gynaec. Brit. Empire 47; 451 (1940). — Trampuz: Ber. Gynäk. 43; 575 (1942). — Traut-Butterworth: Amer. J. Obstetr. Gynec. 34; 987 (1937). — Tyrone-Weed: Amer. J. Obstetr. Gynec. 42; 147 (1941). — Varangot: Ber. Gynäk. 37; 366 (1938). — Vogt: Amer. J. Obstetr. Gynec. 40; 285 (1940). — Voigt: Amer. J. Obstetr. Gynec. 36; 688 (1938). — Wentzel: Inaug. Diss. Jena 1941. — Westmann: Zbl. Gynäk. 73; 662 (1951). — White: Ber. Gynäk. 39; 537 (1939). — Wyatt: Proc. Roy. Soc. Med. 32; 770 (1939).

165. Batizfalvy-Dubrauszky: Arch. Gynäk. 171; 562 (1941). — Bergstrand: Ber. Gynäk. 39; 412 (1939). — Collins-Varino-Weed: J. Amer. Med. Ass. 113; 1634 (1939). — Curtis: Surg. Gyn. Obstetr. 73; 481 (1941). — Delepiane: Ber. Gynäk. 39; 186 (1939). — Diddle: Cancer, N.Y. 5; 215 (1952). — Dockerty: Amer. J. Obstetr. Gynec. 39; 434 (1940). — Dubrauszky: Zschr. Geburtsh. 125; 208 (1943). — Dubrauszky: Arch. Gynäk. 176; 726 (1949). — Frankenthal: Amer. J. Obstetr. Gynec. 53; 331 (1947). — Geist: Amer. J. Obstetr. Gynec. 30; 480 (1935). — Geist-Gaines: Amer. J. Obstetr. Gynec. 35; 39 (1938). — Geist-Spielman: J. Amer. Med. Ass. 104; 2173 (1935). — Gordon-Marvin: Excerpta med. Sect. 10, Obstetr. Gynaec. 5; 214 (1952). — Grenblatt-Greenhill-Browne: Amer. J. Obstetr

Gynec. 37; 929 (1939). — Greenhill-Greenblatt: Amer. J. Obstetr. Gynec. 36; 684 (1938). — Guérin-Guérin-Tailhefer: Excerpta med. Sect. 10, Obstetr. Gynaec. 1; 143 (1948). — Hammar: Acta obstetr. gynec. Scand. 17; 516 (1937). — Hintz: Geburtsh. u. Frauenhk. 12; 547 (1952). — Hollstein: Zbl. Gynäk. 72; 1609 (1950). — Huang-Chen: Excerpta med. Sect. 10, Obstetr. Gynaec. 2; 102 (1949). — Huber: Zbl. Gynäk. 61; 14 (1937). — Jaroschka: Zbl. Gynäk. 69; 1228 (1947). — Knight: Amer. J. Obstetr. Gynec. 56; 311 (1948). — Limburg: Zschr. Geburtsh. 128; 186 (1947). — Matolay: Zbl. Gynäk. 73; 1661 (1951). — Moulonguet-Varangot: Ber. Gynäk. 39; 410 (1939). — Müller: Gynaecologia 125; 255 (1948). — Novak-Gray: Amer. J. Obstetr. Gynec. 31; 213 (1936). — Páli: Zbl. Gynäk. 66; 477 (1942). — Pallós: Zbl. Gynäk. 64; 558 (1940). — Plate: Ned. tschr. verlosk. 42; 245 (1939). — Porter-Bramahl: Amer. S. Obstetr. Gynec. 42; 912 (1941). — Proctor-Greely-Rathmell: Amer. J. Obstetr. Gynec. 62; 185 (1951). — Rogers-Gordon-Marsh: Amer. J. Obstetr. Gynec. 64; 1289 (1952). — Ruzicska: Arch. Gynäk. 169; 601 (1939). — Sternberg-Gaskill: Amer. J. Obstetr. Gynec. 59; 575 (1950). — Treite: Zbl. Gynäk. 64; 677 (1940). — Traut-Butterworth: Amer. J. Obstetr. Gynec. 34; 987 (1937). — Voight: Ber. Gynäk. 42; 379 (1941). — Westmann: Arch. Gynäk. 158; 476 (1934). — Wolfe-Neigus: Amer. J. Obstetr. Gynec. 42; 218 (1941).

166. Haukohl: Amer. J. Obstetr. Gynec. 57; 784 (1949). — Hobbs: Amer. J. Obstetr. Gynec. 57; 85 (1949). — Novak-Long: J. Amer. Med. Ass. 101; 1057 (1933). — Plate: J. Obstetr. Gynaec. Brit. Empire 45; 254 (1938). —

167. Giampalmo: Ber. Gynäk. 39; 185 (1939). — Lecéne: cit. b. Miller XXXII. — Plate: Gynéc. et obstétr. 28; 1 (1933). — Szathmáry: Zbl. Gynäk. 59; 2477 (1935). — Thomson-Stabler: J. Obstetr. Gynaec. Brit. Empire 45; 769 (1938). — Traut-Kuder-Kaden: Amer. J. Obstetr. Gynec. 38; 798 (1939).

168. Ahumada-Sardi-Ahumada: Excerpta med. Sect. 10, Obstetr. Gynaec. 5; 373 (1952). — Bauer: Münch. med. Wschr. 94; 785 (1952). — Douglass: Amer. J. Obstetr. Gynec. 53; 190 (1947). — Escobar Pires-Antunez-Ribeiro Macedo: Excerpta med. Sect. 10, Obstetr. Gynaec. 5; 215 (1952). — Erez-Yenen: Gynaecologia 133; 345 (1952). — Kepler-Dockerty-Pristley: Surg. Gyn. Obstetr. 76; 43 (1943). — Kirk-Edwards: Amer. J. Cancer 37; 209 (1939). — Kleine: Zbl. Gynäk. 63; 2249 (1939). — Kreutzmann: Zbl. Gynäk. 63; 2256 (1939). — Neumann: Zbl. Gynäk. 67; 569 (1943). — Reis-Ralph-Saphir: Amer. J. Obstetr. Gynec. 35; 954 (1938). — Rhoads-Zintel-Horn: J. Amer. Med. Ass. 148; 551 (1952). — Scherer: Zbl. Gynäk. 67; 1774 (1943). — Searle-Haines-Baker: J. Obstetr. Gynaec. Brit. Empire 55; 135 (1948).—Williams-Mendenhall: Amer. J. Obstetr. Gynec. 53; 525 (1947).— Windshauer-Manning: J. Clin. Endocr. 9; 774 (1949).

169. Botella-Nogales-Sophena: Excerpta med. Sect. 10, Obstetr. Gynaec. 2; 548 (1949). — Dekanic: Zbl. Gynäk. 60; 1257 (1936). — Heilmann-Wappler: Zbl. Gynäk. 65; 1598 (1941). — Heilmann-Wappler: Zbl. Gynäk. 65; 2082 (1941). — Oliver-Horne: Excerpta med. Sect. 10, Obstetr. Gynaec. 2; 102 (1949). — Sbarcea: Zbl. Gynäk. 63; 936 (1939). — Tscherne-Schäffer: Zbl. Gynäk. 63; 2417 (1939).

170. Cachera-Darnis: Excerpta med. Sect. 10, Obstetr. Gynaec. 1; 672 (1948). — Castano: Ber. Gynäk. 39; 536 (1939). — Ceelen: Zbl. Gynäk. 72; 1964 (1950). — Emge: Amer. J. Obstetr. Gynec. 40; 738 (1940). — Fox-Clement: Excerpta med. Sect. 10, Obstetr. Gynaec. 4; 332 (1951). — Ganse: Zbl. Gynäk. 69; 1205 (1947). — Garrity: Excerpta med. Sect. 10, Obstetr. Gynaec. 1; 613 (1948). — Kleine: Zbl. Gynäk. 63; 1949 (1939). — Müller: Gynaecologia 121; 330 (1946). — Neumann: Arch. Gynäk. 163; 600 (1937). — Ponzi: Ber. Gynäk. 42; 380 (1941). — Scherer: Zbl. Gynäk. 67; 1774 (1943). — Smith: Excerpta med. Sect. 10, Obstetr. Gynaec. 1; 212 (1948). — Traugott: Gynaecologia 135; 44 (1953). — Viking: Acta obstetr. gynec. Scand. 28; 523 (1949). — Wynne-McArtney-McClendom: Amer. J. Obstetr. Gynec. 39; 263 (1940).

171. Dover: Canad. Med. Ass. 63; 488 (1950). — Joachimovits: Zbl. Gynäk. 55; 2697 (1931). — Meyer, R.: Arch. Path. 36; 437 (1943). — Smith: Amer. J. Cancer 15; 859 (1931).

172. Hixson: Amer. J. Obstetr. Gynec. 32; 162 (1936). — Stein: Amer. J. Obstetr. Gynec. 30; 289 (1935).

173. Katzenstein: Arch. Gynäk. 160; 537 (1936).

174. Ackley-Stromberg: Amer. J. Obstetr. Gynec. 64; 448 (1952). — Breipohl: Zbl. Gynäk. 61; 862 (1937). — Brody: Amer. J. Obstetr. Gynec. 41; 522 (1941). — Cugniolio: Ber. Gynäk.

42; 25 (1941). — Draganic: Zbl. Gynäk. 63; 827 (1939). — Ebergényi: Zschr. Geburtsh. 119; 358 (1939). — Gerlóczy: Arch. Kinderhk. 123; 79 (1941). — Guiffrida: Ber. Gynäk. 42; 24 (1941). — Glimm: Zbl. Gynäk. 73; 682 (1951). — Gögl: Zbl. Gynäk. 64; 1656 (1940). — Haffner: Zbl. Gynäk. 72; 1967 (1950). — Hajek: Zbl. Gynäk. 59; 286 (1935). — Klees-Müller: Geburtsh. u. Frauenhk. 9; 920 (1949). — Laudadio: Ber. Gynäk. 43; 387 (1942). — Lochte: Zbl. Gynäk. 64; 1698 (1940). — Petrowa-Karaewa: Arch. Gynäk. 159; 422 (1935). — Répin: cit. b. Miller XXXII. — Smiley-Auster: Amer. J. Obstetr. Gynec. 39; 150 (1940). — Szathmáry: Arch. Gynäk. 159; 653 (1935). — Szathmáry: Arch. Gynäk. 159; 689 (1935). — Szathmáry: Zbl. Gynäk. 59; 2547 (1935).

175. Bauer: Zbl. Gynäk. 63; 1079 (1939). — Gazarek: Gynaecologia 130; 137 (1950). — Petrowa-Moisseenko: Ber. Gynäk. 39; 415 (1939). — Reifferscheid: Zbl. Gynäk. 63; 238 (1939). — Smeltzer: Amer. J. Obstetr. Gynec. 41; 616 (1941). — Smiley-Auster: Amer. J. Obstetr. Gynec. 39; 150 (1940). — Szathmáry: Arch. Gynäk. 159; 653 (1935).

176. Huber: Zschr. Geburtsh. 129; 139 (1948). — Schmidt: Zbl. Gynäk. 74; 594 (1952).

177. Botella y Montoya: Ber. Gynäk. 45; 334 (1943). — Bittmann: Arch. klin. Chir. 198; 103 (1940). — Bracale: Ber. Gynäk. 42; 232 (1941). — Cattaneo: Ber. Gynäk. 41; 208 (1941).— Engel: Zbl. Gynäk. 74; 728 (1952). — Fernandez-Ferreiros: Ber. Gynäk. 44; 648 (1942).— Forni: Ber. Gynäk. 43; 45 (1942). — Gabetti: Ber. Gynäk. 45; 179 (1943). — Kleine: Zbl. Gynäk. 63; 2054 (1939). — Lublin-Polayes: Amer. J. Obstetr. Gynec. 39; 861 (1940). — Novak-Gray: Surg. Gyn. Obstetr. 66; 157 (1938). — Opitz: Zschr. Geburtsh. 111; 54 (1935). — Piana: Ber. Gynäk. 39; 570 (1939). — Schiller-Kozoll: Amer. J. Obstetr. Gynec. 41; 70 (1941). — Schmid: Arch. Erg. Chir. 33; 565 (1941). — Uhlmann: Arch. Gynäk. 168; 468 (1939). — Vartan: J. Obstetr. Gynaec. Brit. Empire 59; 491 (1952). — Wagner: Zbl. Gynäk. 72; 300 (1950). — Woodall: Ber. Gynäk. 39; 185 (1939).

178. Martzloff-Manlove: Surg. Gyn. Obstetr. 88; 145 (1949).

179. Gough: Amer. J. Obstetr. Gynec. 34; 1040 (1937).

180. Martin: Geburtsh. u. Frauenhk. 5; 544 (1943). — Martin: Zbl. Gynäk. 69; 93 (1947).

181. Naumann: Arch. Path. 43; 324 (1947).

182. Stange: Zbl. Gynäk. 73; 1689 (1951).

183. Freudenberg: Geburtsh.u.Frauenhk.11; 848 (1951).— Pawlick: Arch.Gynäk.170; 342 (1940).

184. Burmester: Zbl. Gynäk. 71; 1210 (1949). — Maluschew: Zbl. Gynäk. 66; 1368 (1942). — Michtchenko: Ber. Gynäk. 42; 383 (1941). — Putignano: Ber. Gynäk. 49; 20 (1953). — Roccatani: Ber. Gynäk. 41; 428 (1941).

185. Sabadini: Bull. Soc. obstétr. gynéc. 2; 787 (1913).

186. Dubrauszky: Gynaecologia 133; 145 (1952).

187. Frankl: Zschr. Geburtsh. 115; 1 (1937). — Reich: Zschr. Geburtsh. 118; 469 (1939).

188. Müller: Zbl. Gynäk. 66; 1405 (1942).

189. Engel: Zbl. Gynäk. 73; 1669 (1951). — Figurelli: Zbl. Gynäk. 59; 1980 (1935). — Lehmann: Zbl. Gynäk. 63; 2431 (1939). — Schneider: Zschr. Geburtsh. 115; 135 (1937). — Sperl: Zbl. Gynäk. 67; 449 (1943).

190. Lenzi: Excerpta med. Sect. 10, Obstetr. Gynaec. 3; 184 (1950). — Popoviciu-Popa: Ber. Gynäk. 43; 659 (1942). — Stagg-Hunter: Amer. J. Obstetr. Gynec. 37; 715 (1939). — Tapfer-Just: Zbl. Gynäk. 59; 727 (1935).

191. Besserer: Zbl. Gynäk. 71; 254 (1949). — Hain: Zbl. Gynäk. 65; 1687 (1941).

192. Bernhart: Zbl. Gynäk. 63; 1338 (1939). — Halter: Zbl. Gynäk. 60; 1771 (1936). — Lennox-Meagher: J. Obstetr. Gynaec. Brit. Empire 59; 783 (1952). — Pardini: Ber. Gynäk. 44; 650 (1942). — Penkert: Zbl. Gynäk. 65; 915 (1941). — Powel-Cuthbert-Black: Amer. J. Obstetr. Gynec. 40; 318 (1940). — Pütz: Arch. Gynäk. 171; 47 (1941). — Ragins-Frankel: Amer. J. Obstetr. Gynec. 40; 302 (1940). — Retsch: Zbl. Gynäk. 73; 1181 (1951). — Voigt: Amer. J. Obstetr. Gynec. 36; 688 (1938).

193. Philipp: Zbl. Gynäk. 59; 2 (1935).— Plate: Zbl. Gynäk. 63; 1194 (1939).— Tobilewitsch: Arch. Gynäk. 162; 354 (1936).

194. Behrens: Zbl. Gynäk. 74; 133 (1952). — Cramer: Geburtsh. u. Frauenhk. 12; 1046 (1952). — Göbel: Zbl. Gynäk. 63; 2317 (1939). — Hajek: Zbl. Gynäk. 59; 218 (1935). — Klüver: Zbl. Gynäk. 64; 865 (1940). — Müller: Zschr. Geburtsh. 136; 23 (1952). — Schuhmann: Zschr. Geburtsh. 124; 188 (1942). — Sjövall: Acta obstetr. gynec. Scand. 15; 68 (1935). — Wallart: Arch. Gynäk. 163; 50 (1937). — Willer: Zbl. Gynäk. 35; 979 (1935).

195. Hertig-Rock: Amer. J. Obstetr. Gynec. 58; 968 (1949).
196. Iványi: Zbl. Gynäk. 64; 1265 (1940).
197. Dekaris: Zbl. Gynäk. 63; 381 (1939). — Giaccone: Ber. Gynäk. 41; 355 (1941). — Reiß: Zbl. Gynäk. 64; 512 (1940).
198. Bartholomew: J. Amer. Med. Ass. 111; 2276 (1938). — Bartholomew-Kracke: Amer. J. Obstetr. Gynec. 31; 549 (1936). — Diaca: Arch. Gynäk. 170; 317 (1940). — Garcia-Nogales: Excerpta med. Sect. 10, Obstetr. Gynaec. 2; 415 (1949). — Harer: Amer. J. Obstetr. Gynec. 32; 794 (1936).
199. Spirito: Ber. Gynäk. 33; 141 (1937). — Taddei: Ber. Gynäk. 44; 127 (1942).
200. Hollstein: Zbl. Gynäk. 63; 1610 (1939). — Limburg: Geburtsh. u. Frauenhk. 8; 352 (1948).
201. Couvelaire: Schweiz. med. Wschr. 66; 1116 (1936). — Danforth-Graham-Ivy: Surg. Gyn. Obstetr. 74; 188 (1942). — Haile: Zschr. Geburtsh. 120; 334 (1940). — Heim: Zbl. Gynäk. 60; 1605 (1936). — Heim: Zbl. Gynäk. 61; 1041 (1937). — Heim: Zbl. Gynäk. 62; 2775 (1938). — Heim: Arch. Gynäk. 161; 293 (1936). — Herrenberger: Arch. Gynäk. 170; 287 (1940). — Hoffmann: Zbl. Gynäk. 66; 292 (1942). — Horváth-Karoliny: Zbl. Gynäk. 67; 1362 (1943). — Hügin: Gynaecologia 121; 268 (1946). — Margara-Rin: Zbl. Gynäk. 64; 2105 (1940). — Rieger: Excerpta med. Sect. 10, Obstetr. Gynaec. 2; 79 (1949). — Stähler: Zbl. Gynäk. 66; 298 (1942).
202. Kückens: Arch. Gynäk. 167; 564 (1938). — Petronio: Excerpta med. Sect. 10, Obstetr. Gynaec. 1; 700 (1948).
203. Lesne-Cayla-Lichtenberger-Roche: Excerpta med. Sect. 10, Obstetr. Gynaec. 5; 236 (1952). — Schaefer: Amer. J. Obstetr. Gynec. 38; 1066 (1939). — Vink: Arch. Gynäk. 168; 798 (1939).
204. Hörmann: Geburtsh. u. Frauenhk. 14; 193 (1954). — Montgomery: Amer. J. Obstetr. Gynec. 31; 253 (1936).
205. Burger: Zbl. Gynäk. 61; 2437 (1937). — Burger: Verh. d. internat. Kongr. Geburtsh. (Amsterdam) 1938. — Burger: Geburtsh. u. Frauenhk. 1; 183 (1939). — Burger: Amer. J. Obstetr. Gynec. 37; 572 (1939).
206. Käuffler: Zbl. Gynäk. 66; 846 (1942). — Richter: Zbl. Gynäk. 63; 1494 (1939).
207. Bickenbach-Kivel: Arch. Gynäk. 177; 559 (1950). — Bryce-Jakobowicz-Turner: Ber. Gynäk. 48; 166 (1953). — Czyzak: Zbl. Gynäk. 60; 807 (1936). — Hellman-Hertig: Amer. J. Path. 14; 111 (1938). — King: West. J. Surg. 59; 192 (1951). — Kline: Amer. J. Obstetr. and Gynec. 56; 226 (1948). — Potter: Amer. J. Obstetr. Gynec. 56; 959 (1948). — Repetti: Excerpta med. Sect. 10, Obstetr. Gynaec. 2; 7 (1949). — Rupp: Zbl. Gynäk. 65; 2053 (1941). — Schmidt: Ned. tschr. geneesk. 4; 3732 (1949).
208. Pallós: Zbl. Gynäk. 63; 2352 (1939). — Rupp: Zbl. Gynäk. 65; 2053 (1941). — Zsigmond: Zbl. Gynäk. 65; 1258 (1941).
209. Frankl: Zschr. Geburtsh. 113; 190 (1936). — Pallós: Arch. Gynäk. 163; 63 (1937). — Spirito: Ber. Gynäk. 33; 141 (1937).
210. Bickenbach: Geburtsh. u. Frauenhk. 4; 141 (1941). — Chalmers: J. Obstetr. Gynaec. Brit. Empire 55; 322 (1948). — Cramer: Geburtsh. u. Frauenhk. 11; 65 (1951). — Forshell: Acta obstetr. gynec. Scand. 28; 84 (1949). — Gaum: Canad. Med. Ass. J. 66; 42 (1952). — Gyöngyösi: Excerpta med. Sect. 10, Obstetr. Gynaec. 1; 523 (1948). — Hennessy: Amer. J. Obstetr. Gynec. 57; 779 (1949). — Hußlein: Wien. klin. Wschr. 60; 507 (1948). — Keil: Zbl. Gynäk. 68; 302 (1944). — Koehler: Hbl. Gynäk. 59; 1049 (1935). — Kresse: Zbl. Gynäk. 74; 1980 (1952). — Rose: Brit. Med. J. 4771; 1285 (1952). — Sostres-Rodrgues Sorano: Excerpta med. Sect. 10, Obstetr. Gynaec. 5; 493 (1952). — Strauch: Zbl. Gynäk. 62; 1371 (1938). — Thaisz: Zbl. Gynäk. 62; 1937 (1938). — Wieninger: Zbl. Gynäk. 72; 221 (1950).
211. Petrowa-Berkowskaja: Arch. Gynäk. 159; 339 (1935).
212. Beaufays: Arch. Gynäk. 164; 646 (1937). — Burger-Frühling-Wursch: Rev. frc. gynéc. 47; 45 (1952). — Fischer: Amer. J. Obstetr. Gynec. 40; 493 (1940). — Käsemann: Zbl. Gynäk. 67; 202 (1943). — Kriszt: Zbl. Gynäk. 63; 1313 (1939). — Marchetti: Surg. Gyn. Obstetr. 68; 733 (1939). — Walsh: Lancet, London 229; 1296 (1935).
213. Sciré: Excerpta med. Sect. 10, Obstetr. Gynaec. 2; 163 (1949). — Matteace: Ber. Gynäk. 43; 628 (1942).

214. Haendly: Arch. Gynäk. 116; 578 (1923). — Kaufmann: cit. b. Schmidt XLI. — Meyer, R.: cit. b. Schmidt XLI. — Schaefer: Zbl. Gynäk. 38; 1002 (1914). — Winckel: cit. b. Schmidt XLI.
215. Becker: Zbl. Gynäk. 73; 825 (1951). — Bickenbach: Geburtsh. u. Frauenhk. 4; 4 (1942). — Burger: Magy. nöorv. lap. 1938. — Burger: Verh. d. internat. Kongr. Geburtsh. (Amsterdam) 1938. — Cordua: Zbl. Gynäk. 72; 1025 (1950). — Dubrauszky: Zbl. Gynäk. 62; 698 (1938). — Eschbach: Zbl. Gynäk. 70; 879 (1948). — Erhardt-Bureck: Zschr. Geburtsh. 119; 133 (1939). — Elliot: Zbl. Gynäk. 62; 697 (1938). — Engelhart: Zbl. Gynäk. 59; 2730 (1935). — Faber: Zbl. Path. 76; 273 (1941). — Fickentscher: Arch. Gynäk. 171; 367 (1941). — Föllmer: Zbl. Gynäk. 66; 628 (1942). — Granzow: Zbl. Gynäk. 70; 863 (1948). — Heuck-Hanser: Zschr. Geburtsh. 117; 1 (1938). — Hinglias-Hinglias: Excerpta med. Sect. 10, Obstetr. Gynaec. 2; 249 (1949). — Hörmann: Geburtsh. u. Frauenhk. 10; 159 (1950). — Hörmann: Zbl. Path. 63; 12 (1952). — Huber-Hörmann: Geburtsh. u. Frauenhk. 12; 511 (1952). — Huber-Hörmann: Zschr. Geburtsh. 137; 156 (1952). — Joffe-Eckman-Wells: Excerpta med. Sect. 10, Obstetr. Gynaec. 2; 232 (1949). — Käuffler: Zbl. Gynäk. 63; 2377 (1939). — Koehler: Zbl. Gynäk. 59; 1049 (1935). — Lösch: Excerpta med. Sect. 10, Obstetr. Gynaec. 1; 524 (1948). — Mohr: Arch. Gynäk. 169; 594 (1939). — Peters: Zbl. Gynäk. 64; 1771 (1940). — Philipp: Zbl. Gynäk. 59; 2 (1935). — Rouchy: Excerpta med. Sect. 10, Obstetr. Gynaec. 1; 692 (1948). — Rust: Arch. Gynäk. 169; 424 (1939). — Schopper-Pließ: Virchows Arch. path. Anat. 317; 347 (1949). — Schuster: Arch. Gynäk. 181; 477 (1951—52). — Tedeschi-Matarese: Amer. J. Obstetr. Gynec. 55; 758 (1948). — Williams: Amer. J. Obstetr. Gynec. 35; 863 (1938). — Wimhöfer-Stoll: Zbl. Gynäk. 74; 1201 (1952).
216. Bender: Excerpta med. Sect. 10, Obstetr. Gynaec. 3; 479 (1950).
217. Bayer: Geburtsh. u. Frauenhk. 2; 641 (1940). — Besold: Geburtsh. u. Frauenhk. 5; 315 (1943). — Botella-Tamargo: Excerpta med. Sect. 10, Obstetr. Gynaec. 4; 76 (1951). — Dolff: Arch. Gynäk. 175; 319 (1944). — Hertig-Rock: Amer. J. Obstetr. Gynec. 58; 968 (1949). — Hörmann: Geburtsh. u. Frauenhk. 8; 810 (1948). — Hörmann: Arch. Gynäk. 178; 323 (1949). — Kaeser: Schweiz. med. Wschr. 79; 509 (1949). — Kaeser: Schweiz. med. Wschr. 79; 1079 (1949). — Odor-Székely: Gynaecologia 128; 130 (1949). — Schultze: Zschr. Geburtsh. 121; 242 (1940). — Schultze: Zbl. Gynäk. 65; 161 (1941). — Schultze: Zbl. Gynäk. 65; 2121 (1941). — Schultze: Geburtsh. u. Frauenhk. 6; 50 (1944).
218. Bayer: Klin. Wschr. 20; 1093 (1943). — Evans-Goyanes: Amer. J. Obstetr. Gynec. 64; 444 (1952). — Fecht: Zbl. Gynäk. 66; 468 (1942). — Ferguson-Otis: Amer. J. Obstetr. Gynec. 30; 139 (1935). — Frankl: Zschr. Geburtsh. 110; 246 (1935). — Ganse: Zbl. Gynäk. 74; 655 (1952). — Gutzeit: Zbl. Gynäk. 65; 657 (1941). — Horchler: Zbl. Gynäk. 68; 366 (1944). — Hörmann: Arch. Gynäk. 178; 323 (1949). — Hörmann: Zbl. Path. 63; 12 (1952). — Huber: Zschr. Geburtsh. 117; 94 (1938). — Isbruch: Zbl. Gynäk. 65; 2034 (1941). — Kobak-LeVine: Amer. J. Obstetr. Gynec. 63; 684 (1952). — Köberle: Zbl. Gynäk. 63; 1181 (1939). — Massenbach: Zbl. Gynäk. 62; 388 (1938). — Pendl: Excerpta med. Sect. 10, Obstetr. Gynaec. 1; 367 (1948). — Pignoli: Ber. Gynäk. 42; 288 (1941). — Podolyansky: Zbl. Gynäk. 66; 169 (1942). — Pütz: Zbl. Gynäk. 65; 2073 (1941). — Reifferscheid: Zschr. Geburtsh. 118; 38 (1939). — Reindt: Zbl. Gynäk. 67; 1728 (1943). — Rietschel: Zbl. Gynäk. 67; 813 (1943). — Sawitzky: Zbl. Gynäk. 60; 272 (1936). — Schramm: Zbl. Gynäk. 74; 1984 (1952). — Tasch: Arch. Gynäk. 170; 263 (1940). — Torzsay Kiss: Zbl. Gynäk. 66; 162 (1942). — Wallau: Zbl. Gynäk. 66; 1298 (1942).
219. Arronet: Zbl. Gynäk. 73; 817 (1951). — Badia: Excerpta med. Sect. 10, Obstetr. Gynaec. 1; 580 (1948). — Dale: Arch. Path. 44; 87 (1947). — Deweese: Excerpta med. Sect. 10, Obstetr. Gynaec. 2; 378 (1949). — Dörr: Zbl. Gynäk. 71; 479 (1949). — Guenin: Gynaecologia 123; 167 (1947). — Klink: Zbl. Gynäk. 66; 1105 (1942). — Medby: Excerpta med. Sect. 10, Obstetr. Gynaec. 1; 245 (1948). — Rupp: Zbl. Gynäk. 61; 1783 (1937). — Rusch: Zbl. Gynäk. 63; 1801 (1939). — Schultze: Zbl. Gynäk. 66; 465 (1942). — Schumann: Zschr. Geburtsh. 124; 188 (1942). — Taber-Crossett: Amer. J. Surg. 83; 41 (1952). — Treite-Dieke: Zbl. Gynäk. 63; 2424 (1939). — Wahl: Zbl. Gynäk. 60; 983 (1936).
220. Heim: Zbl. Gynäk. 59; 1932 (1935). — Jaroschka: Zbl. Gynäk. 61; 2331 (1937). — Khoor: Excerpta med. Sect. 10, Obstetr. Gynaec. 2; 378 (1949). — Masmonteil-Autier: Excerpta med. Sect. 10, Obstetr. Gynaec. 2; 421 (1949). — Netzer: Geburtsh. u. Frauenhk. 12;

764 (1952). — Posatti: Geburtsh. u. Frauenhk. 3; 182 (1941). — Posner: Amer. J. Obstetr. Gynec. 30; 293 (1935). — Reindt: Zbl. Gynäk. 67; 1728 (1943). — Schwarz: Zbl. Gynäk. 65; 204 (1941). — Speiser: Zbl. Gynäk. 65; 1065 (1941). — Vara: Zbl. Gynäk. 60; 2769 (1936).
221. Baniecki: Zbl. Gynäk. 73; 349 (1951). — Benthin: Zbl. Gynäk. 62; 1320 (1938). — Fally: Excerpta med. Sect. 10, Obstetr. Gynaec. 1; 243 (1948). — Hintz-Terbrüggen: Arch. Gynäk. 182; 230 (1952). — Kief-Muth: Geburtsh. u. Frauenhk. 11; 990 (1951). — Meinrenken: Geburtsh. u. Frauenhk. 12; 602 (1952). — Romney-Hertig-Reid: Excerpta med. Sect. 10, Obstetr. Gynaec. 4; 352 (1951). — Schultze: Zbl. Gynäk. 74; 1041 (1952). — Siddal: Amer. J. Obstetr. Gynec. 31; 420 (1936). — Willer: Zbl. Path. 73; 401 (1939). — Willer: Zschr. Geburtsh. 120; 193 (1940).
222. Dubrauszky: Zbl. Gynäk. 61; 2643 (1937). — Magara-Rin: Zbl. Gynäk. 64; 2105 (1940). — Runge: Arch. Gynäk. 173; 277 (1942). — Schultze: Zschr. Geburtsh. 121; 242 (1940). — Verhagen: Zbl. Gynäk. 74; 697 (1952).
223. Stieve-Fuge: Zschr. mikros.-anat. Forsch. 25; 561 (1931).
224. Goecke: Zbl. Gynäk. 66; 1863 (1942). — Knaus: Münch. med. Wschr. 86; 184 (1939). — Kretschmar: Zbl. Gynäk. 69; 283 (1947). — Oram: Acta path. microbiol. Scand. 27; 671 (1950). — Riebold: Zbl. Gynäk. 67; 982 (1943). — Stieve: Zschr. mikrosk.-anat. Forsch. 53; 467 (1943). — Tscherne-Rak: Zschr. Geburtsh. 132; 41 (1950).
225. Brewer-Jones: Amer. J. Obstetr. Gynec. 55; 18 (1948). — Hajek: Zbl. Gynäk. 74; 381 (1952). — Hollstrom-McLennan: Amer. J. Obstetr. Gynec. 53; 727 (1947). — Limburg: Geburtsh. u. Frauenhk. 8; 352 (1948). — McKelvy: Amer. J. Obstetr. Gynec. 60; 523 (1950). — McKelvy-Samuels: Amer. J. Obstetr. Gynec. 53; 627 (1947). — McLennan: Amer. J. Obstetr. Gynec. 64; 988 (1952). — Plotz: Arch. Gynäk. 177; 521 (1950). — Rockstroh: Zschr. Geburtsh. 116; 232 (1938). — Stadtmüller: Arch. Gynäk. 177; 392 (1950). — Winter: Amer. J. Obstetr. Gynec. 52; 803 (1946).
226. Effkemann: Zbl. Gynäk. 63; 153 (1939). — Dubrauszky: Zbl. Gynäk. 70; 1169 (1948). — Novak: Geburtsh. u. Frauenhk. 2; 169 (1940). — Mugai: Ber. Gynäk. 43; 628 (1942). — Picinelli-Fana: Geburtsh. u. Frauenhk. 4; 73 (1942). — Rock-Barlett-Matson: Amer. J. Obstetr. Gynec. 37; 3 (1939). — Roland: J. Clin. Endocr. 12; 136 (1952). — Westmann: Geburtsh. u. Frauenhk. 1; 321 (1939). — Wong-Engle-Buxton: Amer. J. Obstetr. Gynec. 60; 790 (1950).
227. Bickers: Amer. J. Obstetr. Gynec. 56; 893 (1948). — Friedberg-Engel: Zbl. Gynäk. 72; 1521 (1950). — Heynemann: Klin. Wschr. 26; 129 (1948). — Heim: Zbl. Gynäk. 70; 562 (1948). — Hoffmann: Geburtsh. u. Frauenhk. 11; 163 (1951). — Lauterwein: Zbl. Gynäk. 65; 822 (1941). — Massenbach-Heinsen: Geburtsh. u. Frauenhk. 9; 175 (1949). — Mikulicz Radecki: Zbl. Gynäk. 69; 1046 (1947). — Nevinny Stickel: Zbl. Gynäk. 69; 1283 (1947). — Nochimowski: Med. Klin. 41; 347 (1946). — Ten Berge: Zbl. Gynäk. 60; 2149 (1936). — Wallau: Arch. Gynäk. 176; 320 (1948).
228. Giesen: Zbl. Gynäk. 66; 1396 (1942).
229. Buschbeck: Geburtsh. u. Frauenhk. 4; 252 (1942). — Clerc: Gynaecologia 134; 193 (1952). — Douglas: Amer. J. Obstetr. Gynec. 41; 624 (1941). — Dubrauszky: Arch. Gynäk. 178; 174 (1949). — Engelhart: Arch. Gynäk. 166; 210 (1938). — Goecke: Zbl. Gynäk. 66; 1863 (1942). — Grünberger: Geburtsh. u. Frauenhk. 9; 457 (1949). — Hazay-Rechnitz: Gynaecologia 127; 169 (1949). — Härtig: Zbl. Gynäk. 65; 345 (1941). — Heitgress: Zbl. Gynäk. 62; 1777 (1938). — Hinz: Geburtsh. u. Frauenhk. 13; 43 (1953). — Hoffmann: Zbl. Gynäk. 69; 1052 (1947). — Kolb: Geburtsh. u. Frauenhk. 5; 199 (1944). — Kotz-Parker: Endocrinology 24; 477 (1939). — Kurzrock: Proc. Soc. Exper. Biol. Med. 36; 356 (1937). — Letterer-Maßhoff: Dtsch. med. Wschr. 67; 859 (1941). — Lax: Geburtsh. u. Frauenhk. 1; 681 (1939). — Limburg: Geburtsh. u. Frauenhk. 8; 352 (1948). — Lundwall: Wien. klin. Wschr. 56; 201 (1943). — Pallós-Treite: Zschr. Geburtsh. 122; 28 (1941). — Plate: Ned. tschr. geneesk. 3; 2054 (1950). — Richter-Gerstberger: Zbl. Gynäk. 73; 29 (1951). — Runge: Geburtsh. u. Frauenhk. 2; 495 (1940). — Schrank: Zbl. Gynäk. 68; 280 (1944). — Schröder: Zbl. Gynäk. 70; 833 (1948). — Schumann-Hyatt: Ber. Gynäk. 47; 50 (1952). — Scipiades: Arch. Gynäk. 175; 99 (1944). — Seitz: Zbl. Gynäk. 65; 1019 (1941). — Stieve: Zbl. Gynäk. 67; 866 (1943). — Wallau: Zbl. Gynäk. 74; 429 (1952). — Williams: Amer. J. Obstetr. Gynec. 39; 534 (1940). — Wodon-Cordier: Gynaecologia 126; 261 (1948).

SACHVERZEICHNIS

Abbruchblutung 301
Abdominalgravidität 286
Abort 288
—, Blutmole 259
—, Breussche Hämatommole 260
—, einzeitiger 288
—, Endometritis post abortum 292
—, Fleischmole 260
—, missed abortion 290
—, protrahierter 290
—, Regeneration des Endometriums 288, 289
—, Rückbildung des Myometriums 291
—, Steinmole 260
—, zweizeitiger 288
Abortus, completus 288
—, incompletus 288
—, tubaris 285
Abschnürungszysten, Ovarialkortex 183
—, Pelveoperitoneum 247
—, Tubenserosa 155
Abszeß, Bartholinsche Drüse 13
—, —, Beziehung zur Zyste 13
—, Beckenbindegewebe 240
—, Haarbalgapparat der Vulva 28
—, kleine Vorhofsdrüsen 15
—, Myometrium 78
—, Ovar 165
—, paraurethrale Gänge (*Skene*) 15
—, Plazenta 265
—, Schweißdrüsen der Vulva 30
—, tuboovarieller 166
Adenoakanthom, Endometrium 113
—, Ovar 209
—, Uterushals 124
Adenokankroid, Endometrium 113
—, Ovar 209
—, Uterushals 124
Adenokarzinom, Gartnerscher Gang 124
—, Ovar 208
—, —, Histogenese 210
—, —, mit soliden Wucherungen 209
—, —, papilläres 209

Adenokarzinom, Ovar, tubuläres 208
—, Tube 157
—, —, mit soliden Wucherungen 157
—, —, papilläres 157
—, Uterushals 121
—, —, diagnostische Schwierigkeiten 128
—, —, endotheliomartiges 123
—, —, gelatinöses 123
—, —, Histogenese 132
—, —, mit soliden Wucherungen 124
—, —, mittelreifes 121
—, —, papilläres 123
—, —, reifes 121
—, —, Schleimbildung 122
—, —, unreifes 122
—, Uteruskörper 110
—, —, diagnostische Schwierigkeiten 114
—, —, Histogenese 113
—, —, mit soliden Wucherungen 112, 113
—, —, mittelreifes 110
—, —, papilläres 112
—, —, reifes 110
—, —, Schleimbildung 112
—, —, unreifes 110
—, Vagina 66
—, —, Histogenese 66
—, Vulva 52
Adenofibroma ovarii s. Fibroma serosum adenocysticum 186
Adenom, Endometrium 97
—, —, diagnostische Schwierigkeiten 114
—, Gartnerscher Gang 98
—, Ovar 186
—, —, Beziehung zum Arrhenoblastom 186
—, —, Beziehung zum Rete ovarii 186
—, Tube 155
—, Vagina 64
—, Vulva 46
—, —, besondere Formen 46
Adenomartige Wucherung, Gartnerscher Gang 88
—, Zervixdrüsen 88

Sachverzeichnis

Adenomyom, Beckenbindegewebe 247
—, Ovar 231
—, Uterus 137
Adenomyosis uteri 92
—, deziduale Umwandlung 251
—, Histogenese 93
—, kombiniert mit Tuberkulose 93
—, maligne Entartung 93
—, Plattenepithelknötchen 88
—, Teilnahme am Zyklus 93
Aktinomykose, Beckenbindegewebe 243
—, Ovar 167
—, Tube 149
—, Uterus 81
—, Vulva 32
Akzessorische Tuben 142
Allantois 255
Amenorrhoe, pathologische 298, 299, 304
—, physiologische 303
Amnion, Bindegewebswucherungen 269
—, Entzündungen 265
—, Entwicklung 254
—, Epithelwucherungen 269
—, Histologie 257
Anatomie, Beckenbindegewebe 238
—, Nabelschnur 257
—, Ovar 160
—, Pelveoperitoneum 238
—, Plazenta 255
—, Tube 141
—, Uterus 69
—, Vagina 58
—, Vulva 9
Androgene Hormonproduktion, Arrhenoblastom 220
—, Ovar 293
—, ovarielles Hypernephroid 229
—, polyzystisches Ovar 172
—, Theka- und Granulosazelltumoren 227
Angiofibrom, Tube 157
Angiom, s. auch Hämangiom und Lymphangiom
—, Plazenta 276
Angiosarkom 213
Anovulatorische Blutung (monophasischer Zyklus) 298
Apoplexia, uteri 309
—, uteroplacentaris 263
Arrhenoblastom 215
—, Beziehung zu Theka-Granulosazelltumoren 219, 227

Arrhenoblastom, Beziehung zu Zwischenzelltumoren 218
—, Beziehung zum Reteadenom 220
—, bindegewebiger Typ 216
—, feminisierend (SERTOLI-Zell-Tumor) 227
—, Fernsymptome 220
—, glandulärer Typ 216
—, Histogenese 218
—, Hormonproduktion 220
—, Malignität 218, 221
—, Mischformen 216
—, teratoide Strukturen 218
—, trabekulärer Typ 216
—, tubulärer Typ 216
—, Zwischenzellen 216
ASCHHEIM-ZONDEKsche Probe, Blasenmole 275
—, Chorionepitheliom 281
—, normale Schwangerschaft 256, 259
Askariden, Ovar 168
—, Parametrium 243
—, Tube 149
—, Vagina 61
Atherom (falsches), Vulva 40
Atresie, Follikel 169
—, Vagina 60
—, Vulva 12
Atrophie, Endometrium 32
—, —, mit zystischen Drüsen (retrogressed hyperplasie, NOVAK) 82
—, Ovar 168
—, Tube 149
—, Uterus 82
—, Vagina 61
—, Vulva 33
Atypische Epitheliome, Portio vaginalis 128
—, Vulva 52
Aufarbeitung (richtige), Ausschabungsmaterial 116
—, Probeentnahme 132
Äußere Geschlechtsorgane, Anatomie 9
—, normale Histologie 10
—, path.-anat. Veränderungen s. entsprechende Krankheitsformen
—, Rückbildungsvorgänge im Wochenbett 259
—, Schwangerschaftsveränderungen 254
Äußerer Muttermund 69
BARTHOLINsche Drüse 9, 10
—, Abszeß 13
—, —, zystische Umwandlung 13

BARTHOLINsche Drüse, Karzinom 52
—, Zyste 40
Basalzellkarzinom (KROMPECHER), Vulva 51
Bauchstiel 255
Beckenbindegewebe, Anatomie 238
—, normale Histologie 238
—, path.-anat. Veränderungen s. entsprechende Krankheitsformen
—, Rückbildungsvorgänge im Wochenbett 259
—, Schwangerschaftsveränderungen 254
Beckenperitoneum, Anatomie 238
—, normale Histologie 238
—, path.-anat. Veränderungen s. entsprechende Krankheitsformen
Befruchtung 254
Bindegewebswucherung, Amnion 269
Biphasischer Zyklus, normaler 293
—, unvollkommener 295
Blasenmole 271
—, Abweichungen der histologischen Struktur 273
—, ASCHHEIM-ZONDEKsche Probe 275
—, bei Extrauteringravidität 273
—, Beziehung zum Chorionepitheliom 276
—, Luteinzysten im Ovar 275
—, partielle 272
—, penetrierende 274
—, totale 272
Blastomer-Theorie, teratoide Geschwülste 235
Blastomykose, Ovar 168
Blastozyste 254
Blutmole, Extrauteringravidität 285
—, Intrauteringravidität 259
—, BREUSsche 260
Blutungen, Dezidua 259
—, Follikel 163
—, Gelbkörper 163
—, Geschwülste 105, 192
—, Myometrium 263
—, Ovar 163
—, Pelveoperitonealraum 239
—, Plazenta 259
—, Tube 143
—, Vagina 58
—, Vulva 10
Blutungsstörungen, Amenorrhoe 303
—, —, pathologische 298, 299, 304
—, —, physiologische 303
—, bei neugeborenen Mädchen 302

Blutungsstörungen, Dysmenorrhoe 307
—, Hypermenorrhoe 305
—, Hypomenorrhoe 306
—, in der Menopause 309
—, Menstruatio praecox 302
—, Nachblutungen 307
—, Oligomenorrhoe 305
—, Polymenorrhoe 305
—, Vorblutungen 306
—, zu lange Periodenblutungen 306
—, zu kurze Periodenblutungen 306
—, Zusatzblutungen 306
—, Zwischenblutungen 307
BOWENsche Dermatose, Portio vaginalis 128
—, Vulva 54
BRENNER-Tumor 183
—, Beziehung zu Kystomen 185
—, Histogenese 185
—, maligne Entartung 186
—, zystischer 184
BREUSsche Hämatommole 260
Bulbi vestibulares 9

Carcinoma s. auch Karzinom sowie die entsprechenden path.-anat. Formen
Carcinoma adenomatosum, GARTNERscher Gang 124
—, Ovar 208
—, —, Histogenese 210
—, —, mit soliden Wucherungen 209
—, —, papilläres 209
—, —, tubuläres 208
—, Tube 157
—, —, mit soliden Wucherungen 157
—, —, papilläres 157
—, Uterushals 121
—, —, diagnostische Schwierigkeiten 128
—, —, endotheliomartiges 123
—, —, gelatinöses 123
—, —, Histogenese 132
—, —, mit soliden Wucherungen 124
—, —, mittelreifes 121
—, —, papilläres 121
—, —, reifes 121
—, —, Schleimbildung 122
—, —, unreifes 122
—, Uteruskörper 110
—, —, diagnostische Schwierigkeiten 114
—, —, Histogenese 113
—, —, mit soliden Wucherungen 112, 113
—, —, mittelreifes 110
—, —, papilläres 112

Sachverzeichnis

Carcinoma adenomatosum, Uteruskörper, reifes 110
—, —, Schleimbildung 112
—, —, unreifes 110
—, Vagina 66
—, —, Histogenese 66
—, Vulva 52
Carcinoma basocellulare (KROMPECHER), Vulva 51
Carcinoma in situ, Uterushals 126
—, diagnostische Schwierigkeiten 129
—, klinische Bedeutung 127
Carcinoma makrocysticum, Ovar 210
—, —, adenoides 210
—, —, adenopapilläres 210
—, —, Histogenese 210
—, —, papilläres 210
—, —, simplex 210
Carcinoma medullare, Ovar 208
Carcinoma mikrocysticum, Ovar 209
—, —, adenoides 209
—, —, adenopapilläres 210
—, —, Histogenese 210
—, —, papilläres 209
—, —, simplex 209
Carcinoma planocellulare, Tube 157
—, Uterushals 119
—, —, basalzellkarzinomähnliches 119
—, —, diagnostische Schwierigkeiten 128
—, —, Histogenese 132
—, —, karzinosarkomähnliches 121
—, —, mittelreifes 119
—, —, reifes 119
—, —, sarkomähnliches 121
—, —, scirrhöses 121
—, —, unreifes 119
—, —, verhornendes 119
—, Uteruskörper 113
—, —, diagnostische Schwierigkeiten 114
—, —, Histogenese 113
—, Vagina 66
—, Vulva 50, 52
—, —, ausgereiftes 50
—, —, Histogenese 50, 52
—, —, unreifes 51
Carcinoma scirrhosum, Ovar 208
—, Uterushals 121
Carcinoma solidum, Ovar 208
Canalis cervicalis 69
Caruncula urethralis, diagnostische Schwierigkeiten 41

Caruncula urethralis, granulomatöser Typ 41
—, papillomatöser Typ 41
Cavum, folliculi 160
—, uteri 69
Cervix uteri 69
Chondrom, Ovar 206
—, Tube 156
—, Uterus 108
Chondrosarkom, Uterus 137
Chorda, uteroovarica 238
—, uteroinguinalis 238
Choriale Invasion 256
Chorion, frondosum 255
—, laeve 255, 257
Chorionepitheliom 276
—, ASCHHEIM-ZONDEKsche Probe 281
—, Beziehung zur Blasenmole 276
—, diagnostische Schwierigkeiten 279
—, ektopisches 280
—, Genese 281
—, klinische Beurteilung 280
—, Luteinzysten im Ovar 281
—, Metastasen, Beckenbindegewebe 249, 277
—, —, Lunge 231, 277
—, —, Vagina 68, 277
—, —, Vulva 57, 277
—, orthotopisches 280
—, teratogenes 231, 277
Chorionepitheliosis 280
Chorionprolanproduktion, Blasenmole 275
—, Chorionepitheliom 281
—, Schwangerschaft 256, 259
Chromaffines Gewebe, Plica lata 239
Chorionzotten, Haftzotten 256
—, HOFBAUER-CHALFTZKY-Zellen 270, 273
—, LANGHANS-Zellen 256
—, primäre 255
—, sekundäre 255
—, synzytiale Zellen 256
—, tertiäre 255
Cirrhosis annularis subhymenalis 62
Clitoris 9, 10
Columnae rugarum 58
Corpus albicans sive fibrosum 161
—, zystisches 172
Corpus luteum, graviditatis 253, 258
—, —, Unterschiede gegen Menstruationsgelbkörper 253
—, menstrualis 160
—, —, Blutungen 163
—, —, Blütestadium 161

Corpus luteum, menstrualis, Proliferationsstadium 161
—, —, Rückbildung 161
—, —, Zyste 175
—, —, zystisches 172
Corpus luteum-Hormon, Produktion, Ovar 293
—, —, Plazenta 259
—, —, Theka-Granulosazelltumoren 227
Corpus uteri 69
Cumulus oophorus 160
Curettagematerial, richtige Aufarbeitung 116

Decidua, basalis 250
—, capsularis 250
—, compacta 250
—, pseudocapsularis 284
—, spongiosa 250
—, vera 260
Dekubitalulkus, Portio vaginalis 78
Dermatomykosen der Vulva s. entsprechende Krankheitsformen
Dermoidzyste, Beckenbindegewebe 248, 249
—, Histogenese 235
—, Ovar 232
—, maligne Entartung 234
—, Tube 159
—, Uterus 139
—, Vagina 68
—, Vulva 57
Desquamationsphase, Korpusendometrium 71
Dezidua 250
—, bei Extrauteringravidität 284, 287
—, bei luteinisierten Theka-Granulosazelltumoren 227
—, Blutungen 259
—, ektopische 251
—, Hyperplasie 270
—, nicht spezifische Entzündungen 264
—, Polypen 262
—, Reste bei Aborten 288, 289
—, spezifische Entzündungen 267
Dienzephalon, Rolle bei den Zyklusvorgängen 294
Disgerminom, Ovar 214
—, —, Histogenese 215
Dottersack 254
DOUGLASscher Raum 238
Drüsenähnliche Abschnürungen, Beckenperitoneum 247
—, Ovarialkortex 183
Ductus omphaloentericus 255
Dysmenorrhoe 307

Echinokokkus, Ovar 168
—, Parametrium 243
—, Tube 149
—, Uterus 81
Ei, Frühentwicklung 254
—, —, Störungen s. Abort, Embryonalmole, Extrauteringravidität und Windei
Eierstock, Anatomie 160
—, normale Histologie 161
—, path.-anat. Veränderungen s. entsprechende Krankheitsformen
—, Rückbildungsvorgänge im Wochenbett 253, 258
—, Schwangerschaftsveränderungen 253
Eihäute, Bindegewebswucherung des Amnions 269
—, Entwicklung 255
—, Epithelwucherungen des Amnions 269
—, Histologie 257
—, nicht spezifische Entzündungen 265
—, spezifische Entzündungen 267
Eileiter, Anatomie 141
—, normale Histologie 141
—, path.-anat. Veränderungen s. entsprechende Krankheitsformen
—, Rückbildungsvorgänge im Wochenbett 258
—, Schwangerschaftsveränderungen 253
Einzeitiger Abort 288
Ekthyma simplex, Vulva 26
Ektopisches Chorionepitheliom 280
Ektropium 78
Ekzem, Vulva 27
Elephantiasis, Vulva 36
Embryo 255
Embryoblast 254
Embryonalmole 282
Embryonalschild 254
Endometriose, Beckenbindegewebe 245
—, —, Histogenese 247
—, deziduale Umwandlung 251
—, maligne Entartung 93, 180, 247
—, Ovar 176
—, —, Histogenese 179
—, —, Teerzysten 176
—, Tube 150
—, —, Histogenese 152
—, Teilnahme am Zyklus 93
—, Uterus 92
—, —, Histogenese 93
—, —, kombiniert mit Tuberkulose 93

Endometriose, Uterus, Plattenepithelknötchen 88
—, Vagina 63
—, Vulva 44
Endometritis, cervicis 74
—, —, Epidermisation 76
—, —, Retentionszysten 74
—, corporis seropurulenta 72
—, —, Zyklusverlauf 73
—, decidualis 264
—, luica 80
—, post abortum 292
—, —, Plattenepithelmetaplasie 88
—, pseudomembranacea 266
—, puerperalis 265
—, putrida 265
—, tuberculosa 80
—, —, Zyklusverlauf 80
Endometrium 69
—, path.-anatom. Veränderungen s. entsprechende Krankheitsformen
—, Uterushals 71
—, —, Regeneration nach der Geburt 258
—, —, zyklische Vorgänge 71
—, Uteruskörper 69
—, —, bei Extrauteringravidität 287
—, —, Kindesalter 70
—, —, Menopause 70
—, —, ortsfremde Gewebsstrukturen 71
—, —, Regeneration nach Aborten 288, 289
—, —, Regeneration nach der Geburt 258
—, —, Schwangerschaftsveränderungen 250
—, —, zyklische Vorgänge 70, 294
—, Zwischenstück 71
—, —, zyklische Vorgänge 71
Endosalpingiose 183, 203
Endosalpingitis, catarrhalis 143
—, purulenta 143
—, —, Pyosalpinx 144
Entwicklung, Ei und Nebenteile 254
Epidermisation, Beziehung zur Karzinomentwicklung 89
—, diagnostische Schwierigkeiten 128
—, Erosionsheilung 78
—, Zervixschleimhaut 88, 275
—, Zervixpolypen 100
Epidermoidzyste, Beckenbindegewebe 248
Epidermolysis bullosa hereditaria, Vulva 25
Epidermophytie, Vulva 32
Epitheliome (atypische), Portio vaginalis 128
—, Vulva 52

Epithelknötchen, Adenofibrom des Ovars 187
—, Endometriose 88
—, Endometrium 86
—, glandulär-zystische Hyperplasie 84
—, Pelveoperitoneum 247
—, Ovar 163
—, Plica lata uteri 239
—, Tubenserosa 153
Epithelwucherungen, Amnion 269
Epoophoron 238
—, zystische Erweiterungen 247
—, zystische Tumoren 247
Erosio, simplex portionis uteri 76
—, glandularis portionis uteri 76
Erosionsheilung 76
—, diagnostische Schwierigkeiten 78, 128, 129
—, Epidermisation 78, 128
—, Retentionszysten (Ovula NABOTHI) 78
Erysipel, Vulva 22
Erythema exsudativum multiforme, Vulva 22
Erythrasma, Vulva 32
Erythroblastose 270
—, Plazentaveränderungen 270
Erythroplasie, Portio vaginalis 128
—, Vulva 54
Esthiomène, Vulva 20
Extraembryonales Mesoderm 254
Extrauterinschwangerschaft 284
—, abdominale 286
—, ausgetragene 287
—, Blasenmole-Entwicklung 273
—, Blutmole 285
—, Chorionepitheliom-Entwicklung 277
—, Endometriumbild 287
—, in einer Nebentube 284, 286
—, intraligamentäre 285
—, Komplikationen 285
—, mit Zwillingen 286
—, ovarielle 286
—, tubare 284

FARRÉ-WALDEYERsche Linie 160
Fehlgeburt 288
—, Blutmole 259
—, BREUSsche Hämatommole 260
—, einzeitige 288
—, Fleischmole 260
—, Endometritis nach Aborten 292
—, missed abortion 290
—, protrahierte 290

Fehlgeburt, Regeneration des Endometriums nach Aborten 288, 289
—, Rückbildung des Myometriums 291
—, Steinmole 260
—, unvollständige 289
—, vollständige 288
—, zweizeitige 288
Feigwarzen, maligne Entartung 46
—, Vagina 64
—, Vulva 45
Fetale Erythroblastose 270
—, Plazentaveränderungen 270
Fibrinoidknoten, Plazenta 260
Fibrinoidstreifen (NITABUCH), Plazenta 256
Fibroadenoma pseudomucinosum, Ovar 196
—, —, maligne Entartung 201
Fibroadenoma serosum, Ovar s. Fibroma serosum adenocysticum 186
Fibroepitheliom, Uterus 100
—, Vagina 64
—, Vulva 45
Fibrom, Ovar 204
—, —, mit MEIGS-Syndrom 204
—, Plazenta 276
—, Tube 154
—, Uterus 107
—, Uterusbänder 247
—, Vagina 64
—, Vulva 47
Fibroma lymphangiocysticum, Uterus 107
Fibroma serosum adenocysticum, Ovar 186
—, —, maligne Entartung 193
Fibroma villosum chorii hydatiformis 274
Fibromyom, Ovar 231
—, Tube 157
—, Uterus s. Leiomyom
Fibromyosarkom, Vagina 68
—, Vulva 57
Fibrosarkom, Beckenbindegewebe 248
—, Vulva 56
Fimbria ovarica 141
Fixierung (richtige), Ausschabungsmaterial 116
Fleischmole 260
Follikel (GRAAFscher) 160
—, Atresie 169
—, —, Vorkommen 169
—, Blutungen 163
—, Zyste 175
—, zystischer 172

Follikel (GRAAFscher), zystischer, Beziehung zur Metropathia haemorrhagica 296
Follikelhormonproduktion, Granulosazelltumoren 224, 225
—, Ovar 293
—, Plazenta 259
—, Thekazelltumoren 225, 226
Follikelsprung, normaler 160, 294
—, parazyklischer 294
—, provozierter 294
Follikulitis, Vulva 26
Fornix vaginae 58
Frühentwicklung, Ei und Nebenteile 254
—, —, Störungen s. Abort, Embryonalmole, Extrauteringravidität und Windei
Furchung, Ei 254
Furunkel, Vulva 28

Gallertbauch 198
Ganglioneurom, Beckenbindegewebe 249
—, Ovar 231
—, Uterus 137
—, Vulva 57
Gangrän, Vagina 60
—, Vulva 16
GARTNERscher Gang 239
—, Adenom 64, 98
—, adenomartige Wucherung 88
—, Karzinomentwicklung 66
—, Zystenbildung 96
Gebärmutter, Anatomie 69
—, normale Histologie 69
—, path.-anat. Veränderungen s. entsprechende Krankheitsformen
—, Rückbildungsvorgänge im Wochenbett 258
—, Schwangerschaftsveränderungen 250
Gelbkörper, Menstruationsgelbkörper 160
—, —, Blutungen 163
—, —, Blütestadium 161
—, —, Proliferationsstadium 161
—, —, Rückbildung 161
—, —, Zyste 175
—, —, zystischer 172
—, Schwangerschaftsgelbkörper 253, 258
—, —, Unterschiede gegen Menstruationsgelbkörper 253
Gelbkörperhormonproduktion, Granulosazelltumoren 227
—, Ovar 293
—, Plazenta 259
—, Thekazelltumoren 227

Genitalzyklus, Pathologie s. Blutungsstörungen, Menstruationsblutungen sowie Zyklusstörungen
—, Physiologie 293
Geschwülste s. entsprechende Geschwulstformen
Geschwür s. Ulcus
Gonadotropes Hormon, Hypophysenvorderlappen 293
—, Plazenta 256, 259
—, —, Vermehrung bei Blasenmole 275
—, —, Vermehrung bei Chorionepitheliom 281
Glandulae vestibulares, majores 9, 10
—, minores 9, 10
Glandulär-zystische Hyperplasie 83
—, adenomatöse 84
—, Beteiligung der Zervixschleimhaut 88
—, Beziehung zu Hiluszellen des Ovars 86
—, diagnostische Schwierigkeiten 84, 116
—, extreme 83
—, karzinomatöse Entartung 84
—, Pathogenese 86
—, Plattenepithelknötchen 84
—, sekretorische Umwandlung 84
—, stromatöse 84
Glattwandiges pseudomuzinöses Ovarialkystom 197
—, maligne Entartung 201
Glattwandiges seröses Ovarialkystom 187
—, maligne Entartung 193
Gliagewebe, Endometrium 71
Gliom, Uterus 137
Glomustumor, Vulva 57
GRAAFscher Follikel 160
—, Atresie 169
—, —, Vorkommen 169
—, Blutungen 163
—, Hormonproduktion 293
—, Zyste 175
—, zystischer 172
—, —, Beziehung zur Metropathia haemorrhagica 296
Granuloma venereum, Adnexe 149, 167
—, Uterus 80
—, Vagina 61
—, Vulva 20
Granulosaluteinzellen 160
Granulosazelltumor 221
—, alveolärer Typ 222
—, Beziehung zum Arrhenoblastom 219, 227

Granulosazelltumor, Beziehung zum Thekazelltumor 225
—, extraovarieller 221
—, Fernsymptome 224
—, follikuloider Typ 222
—, —, großzystisch 222
—, —, kleinzystisch 222
—, Histogenese 224, 226
—, Hormonproduktion 224
—, luteinisierter 227
—, —, Fernsymptome 227
—, Malignität 224
—, Mischformen 222
—, teratoide Strukturen 224
—, trabekulärer Typ 222
—, virilisierender 227
Gravidatis extrauterina 284
—, abdominalis 286
—, ausgetragene 287
—, Blasenmole-Entwicklung 273
—, Blutmolenbildung 285
—, Chorionepitheliomentwicklung 277
—, Endometriumbild 287
—, in einer Nebentube 284, 286
—, intraligamentäre 285
—, Komplikationen 285
—, mit Zwillingen 286
—, ovarialis 286
—, tubaris 284
Graviditätsveränderungen, Beckenbindegewebe 254
—, Endometrium 250
—, Myometrium 253
—, Ovar 253
—, path.-anatomische s. entsprechende Krankheitsformen
—, Tube 253
—, Vagina 254
—, Vulva 254
Gummi (luisches), Ovar 167
—, Tube 148
—, Uterus 80
—, Vagina 61
—, Vulva 18
Gyrifikation ‚Ovar 168

Haarfollikelzyste, Vulva 40
Haematocele, anteuterina 239, 285
—, retrouterina 239, 285
Haematoma peritubare 239, 285
Haftmesoderm 255

Haftstiel 255
Haftzotten 256
Harnröhrenwulst 58
Hämangiom, Beckenbindegewebe 247
—, Ovar 206
—, Tube 156
—, Uterus 108
—, Vagina 64
—, Vulva 50
Hämangioendotheliom, Ovar 213
—, Tube 157
—, Uterus 137
—, Vagina 67
—, Vulva 56
Hämatokolpos 59
Hämatom, Ovar 163
—, Vagina 58
—, Vulva 10
Hämatometra 72
Hämatommole (BREUS) 260
Hämatosalpinx 143
Hämorrhagien, Dezidua 259
—, Endometrium s. Blutungs- und Zyklusstörungen sowie Menstruationsblutungen
—, Follikel 163
—, Gelbkörper 163
—, Geschwülste 105, 192
—, Myometrium 263
—, Ovar 163
—, Pelveoperitonealraum 239
—, Plazenta 259
—, Tube 143
—, Vagina 58
—, Vulva 10
Helle Zellen, Korpusendometrium 71
—, Tube 141
Herpes simplex, Portio vaginalis 76
—, Vagina 60
—, Vulva 22
Hiluszellen, Ovar 161
—, —, Beziehung zum Arrhenoblastom 218
—, —, Hypertrophie-Hyperplasie 180, 254
—, —, Rolle bei glandulär-zystischer Hyperplasie 86
—, —, Tumoren 218
Hirsutismus bei polyzystischem Ovar 171
Histologie (normale), Beckenbindegewebe 238
—, Eihäute 257
—, Nabelschnur 257
—, Ovar 161

Histologie (normale), Pelveoperitoneum 238
—, Plazenta 255
—, Tube 141
—, Uterus 69
—, Vagina 58
—, Vulva 10
Histologie (pathologische), Bedeutung bei den akut-entzündlichen Vulvaerkrankungen 33
—, Bedeutung bei den chronisch-spezifischen Vulvaerkrankungen 33
Hochsitzendes Exsudat, Beckenbindegewebe 240
HOFBAUER-CHALETZKY-Zellen 270, 273
Hormone s. entsprechende Hormonstoffe
Hormonale Zyklusstörungen 293
—, Metropathia haemorrhagica 296
—, monophasischer Zyklus 298
—, Ovulationsblutung 301
—, Physiologie 293
—, ultramenstruale Schleimhauthypertrophie 294
—, unterschwelliger Zyklus (Amenorrhoe I. Grades) 298
—, unvollkommener biphasischer Zyklus 295
—, verzögerte Abstoßung 295
—, Zyklusstillstand (Amenorrhoe II. Grades) 299
Hüllmesoderm 255
Hydradenoma tubulare, Vulva 46
Hydrometra 81
Hydrops foetus et placentae 270
—, Luteinzysten 176
—, Plazentaveränderungen 270
Hydrosalpinx 150
Hymen 9
Hyperfunktionierendes Endometrium 83
Hypermenorrhoe 305
Hypernephroid-Tumor, primärer, Beckenbindegewebe 248
—, —, Ovar 228
—, —, —, Fernsymptome 229
—, —, —, Histogenese 228
—, —, —, Hormonproduktion 229
—, —, —, Malignität 230
—, sekundärer, Beckenbindegewebe 249
—, —, Ovar 237
—, —, Tube 159
—, —, Uterus 140
—, —, Vagina 68
—, —, Vulva 57

Hyperpigmentierung der Haut, Vulvitis 12
Hyperplasia deciduae tuberosa sive polyposa 270
Hyperplasia glandularis cystica 83
—, adenomatöse 84
—, Beteiligung der Zervixschleimhaut 88
—, Beziehung zu Hiluszellen 86
—, diagnostische Schwierigkeiten 84, 116
—, extreme 83
—, karzinomatöse Entartung 84
—, Pathogenese 86
—, Plattenepithelknötchen 84
—, sekretorische Umwandlung 84
—, stromatöse 84
Hyperplasie, Endometrium (retrogressed, Novak) 82
—, Myometrium 96
—, Rete ovarii 180, 254
—, Zervixdrüsen 88
Hypertrophie, Endometrium (ultramenstruale) 294
—, Hiluszellen, Ovar 180, 254
—, Rete ovarii 180
—, Vulva 36
—, —, bei chronischer Vulvitis 12
Hypertrophie-Hyperplasie, Schweißdrüsen, Vulva 41
—, Talgdrüsen, Vulva 41
Hypomenorrhoe 306

Impetigo, Bockhart, Vulva 26
—, contagiosa staphylo- et streptogenes, Vulva 25
—, herpetiformis, Vulva 26
Implantation, Ei 254
Imprägnation, Ei 254
Infarkte (weiße), Plazenta 260
Innerer Muttermund 69
Infundibulum tubae 141
Intraligamentäre Geschwulstentwicklung 102, 222
Intraligamentäre Schwangerschaft 285
Isthmus uteri 69
Isthmusschleimhaut 71
—, zyklische Vorgänge 71

Kankroid, Uterushals 119
—, Uteruskörper 113
—, Vulva 50
Kalkablagerung, Geschwülste 105, 192
—, Ovar 170
—, Plazenta 269

22 Dubrauszky, Weibl. Geschlechtsorgane

Kalkablagerung, Schwangerschaftsprodukte 260, 292
—, Tube 149
Karunkel der Urethra, diagnostische Schwierigkeiten 41
—, granulomatöser Typ 41
—, papillomatöser Typ 41
Karzinom s. auch Carcinoma sowie die entsprechenden path.-anat. Formen
Karzinom, primäres, Beckenbindegewebe 248
—, —, Ovar 206
—, —, Tube 156
—, —, Uterus 109
—, —, Vagina 66
—, —, Vulva 50
—, sekundäres, Beckenbindegewebe 249
—, —, Ovar 236
—, —, Plazenta 281
—, —, Tube 159
—, —, Uterus 140
—, —, Vagina 68
—, —, Vulva 57
Karzinomähnliche Veränderungen, deziduale Umwandlung im Uterushals 131
—, drüsenreiche Adenome und Polypen 114
—, Epidermisation 128
—, Epithelmetaplasie bei Endometritis post abortum 116
—, glandulär-zystische Hyperplasie 116
—, Kunstprodukte 114, 132
—, Leukoplakie 129, 130
—, schlechte Aufarbeitung 116, 132
—, schlechte Fixierung 116, 132
—, Schleimhautregeneration nach Aborten 116
—, Schleimhautregeneration nach der Geburt 116
—, Plattenepithelknötchen, Uterusmukosa und Polypen 116
—, Psoriasis uteri 116
—, Urethrakarunkel 41
Karzinosarkom, Ovar 231
—, Uterus 139
Klitoris 9, 10
Knochengewebe, Endometrium 71
—, Tube 156
Knorpelgewebe, Endometrium 71
—, Tube 156
Kollumkarzinom 116
—, diagnostische Schwierigkeiten 128
—, drüsiges 121

Kollumkarzinom, drüsiges, endotheliomartiges 123
—, —, gelatinöses 123
—, —, Histogenese 132
—, —, mit soliden Wucherungen 124
—, —, mittelreifes 121
—, —, papilläres 123
—, —, reifes 121
—, —, Schleimbildung 122
—, —, unreifes 122
—, planozelluläres 119
—, —, basalzellkarzinomähnliches 119
—, —, Histogenese 132
—, —, karzinosarkomähnliches 121
—, —, mittelreifes 119
—, —, reifes 119
—, —, sarkomähnliches 121
—, —, scirrhöses 121
—, —, unreifes 119
—, —, verhornendes 119
Kolpitis, emphysematosa 61
—, erosiva 59
—, exfoliativa 59
—, gangraenosa 60
—, granularis 59
—, maculosa 59
—, papulosa 64
—, phlegmonosa 59
—, pseudomembranacea 59
—, senilis 62
—, seropurulenta 59
—, Teilnahme der Portio vaginalis 76
Kondyloma acuminatum, maligne Entartung 46
—, Vagina 64
—, Vulva 45
Konjunctivitis bei Ulcus vulvae acutum 13
Korpuskarzinom 109
—, diagnostische Schwierigkeiten 114
—, drüsiges 110
—, —, Histogenese 113
—, —, mit soliden Wucherungen 112, 113
—, —, mittelreifes 110
—, —, papilläres 112
—, —, reifes 110
—, —, Schleimbildung 112
—, —, unreifes 110
—, planozelluläres 113
—, —, Histogenese 113
Korpusschleimhaut 69
—, bei Extrauteringravidität 287

Korpusschleimhaut, Kindesalter 70
—, Menopause 70
—, path.-anat. Veränderungen s. entsprechende Krankheitsformen
—, Regeneration nach Aborten 288, 289
—, Regeneration nach der Geburt 258
—, Schwangerschaftsveränderungen 250
—, zyklische Vorgänge 70
Kraurosis, fornicis vaginae 62
—, vulvae 34
—, —, Beziehung zur Leukoplakie 35
—, —, Krebsentwicklung 36
KRUCKENBERG-Tumor 236
—, Histogenese 237
—, primärer 237
—, sekundärer 237
Kurettage-Material, richtige Aufarbeitung 116
Kurze Regelblutung 306
Kystoma serosum ovarii 186
—, glattwandiges 187
—, Histogenese 203
—, maligne Entartung 192
—, papilläres 189
—, sekundäre Veränderungen 192
—, traubenförmiges 187
Kystoma partim serosum partim pseudomucinosum ovarii 201
Kystoma pseudomucinosum ovarii 196
—, glanduläres 197
—, glattwandiges 197
—, Histogenese 203
—, maligne Entartung 201
—, papilläres 200
—, sekundäre Veränderungen 200
—, traubenförmiges 200

Labia, majora 9, 10
—, minora 9, 10
Lange Regelblutung 306
LANGHANSsche Zellen, Chorionzotten 256
Leiomyom, Ovar 205
—, Tube 156
—, Uterus 102
—, —, Abweichungen in der hist. Struktur 105
—, —, Endometriumhyperplasie 104
—, —, Histogenese 107
—, —, tuberkulös infiziertes 105
—, —, maligne Entartung 107, 133
—, —, mit MEIGS-Syndrom 107

Leiomyom, Uterus, Myometriumhyperplasie 104
—, —, sekundäre Veränderungen 104
—, —, zyklische Vorgänge im Endometrium 104
—, Uterusbänder 247
—, Vagina 64
—, Vulva 48
Leiomyosarkom, Beckenbindegewebe 248
—, Uterus 132
—, Vagina 67
—, Vulva 56
Lepra, Vulva 32
—, Ovar 168
Leukämie, Beckenbindegewebe 247
—, Ovar 183
—, Tube 155
—, Uterus 97
—, Vulva 45
Leukopathie (vitiliginöse), Vulva 38
Leukoplakie, Portio vaginalis 90
—, —, Beziehung zur Karzinomentwicklung 92
—, —, diagnostische Schwierigkeiten 129, 130
—, —, hyperkeratotische 90
—, —, papilläre 90
—, —, parakeratotische 90
—, Vagina 62
—, Vulva 37
—, —, Beziehung zur Kraurosis vulvae 35
—, —, Beziehung zur Karzinomentwicklung 36
—, —, nach chronischer Vulvitis 12
Lichen, ruber planus 22
—, ruber verrucosus 22
Ligamentum, cardinale 239
—, sacrouterinum 239
—, uteroinguinale 239
Lipom, Beckenbindegewebe 247
—, Ovar 206
—, Tube 155
—, Uterus 108
—, Vagina 64
—, Vulva 48
Lipofibrosarkom, Vulva 57
Liquor folliculi 160
Luische Veränderungen, Dezidua 269
—, Nabelschnur 269
—, Ovar 167
—, Plazenta 268
—, Tube 148

Luische Veränderungen, Uterus 80
—, Vagina 61
—, Vulva 16
Luteinisierungshormon, Hypophysenvorderlappen 293
Luteinzyste 175
—, Blasenmole 175
—, Chorionepitheliom 175
—, Hydrops foetus et placentae 176
Luteotropes Hormon, Hypophysenvorderlappen 293
Lymphadenitis, Ulcus durum 16
—, Ulcus molle 13
Lymphangioendotheliom, Ovar 213
—, Tube 157
—, Uterus 137
—, Vagina 67
—, Vulva 56
Lymphangiom, Beckenbindegewebe 247
—, Ovar 206
—, Tube 156
—, Uterus 108
—, Vagina 64
—, Vulva 50
Lymphogranuloma inguinale 19
Lymphogranulomatose, Beckenbindegewebe 243
—, Ovar 168
—, Uterus 81
Lymphosarkom, Ovar 237

Marksubstanz, Ovar 160
Männliche Hormonstoffe, Arrhenoblastom 220
—, Ovar 293
—, ovarielle Hypernephroide 229
—, polyzystisches Ovar 172
—, Theka-Granulosazelltumoren 227
Melanosarkom, Beckenbindegewebe 249
—, Ovar 237
—, Vagina 67
—, Vulva 54
Menopauseblutungen 309
Menorrhagien 305
Menstruatio praecox 302
Menstruation, häufige (Polymenorrhoe) 305
—, kurze 306
—, lange 306
—, schwache (Hypomenorrhoe) 306
—, seltene (Oligomenorrhoe) 305
—, starke (Hypermenorrhoe) 305

Menstruationsähnliche Blutungen bei neugeborenen Mädchen 302
Mesoderm, extraembryonales 254
Mesonephrom, Ovar 210
—, —, Histogenese 212
Mesosalpinx 238
Mesovarium 160, 238
Metastatische Geschwülste, Beckenbindegewebe 249
—, Ovar 236
—, Plazenta 281
—, Tube 159
—, Uterus 140
—, Vagina 68
—, Vulva 57
Metritis, dissecans 267
—, phlegmonosa 267
—, phlegmonosa-gangraenosa 267
Metrolymphangitis puerperalis 267
Metropathia haemorrhagica 296
Metrophlebitis puerperalis 267
Metrorrhagien 307
Milzbrandinfektion, Vulva 30
Mischgeschwülste, Ovar 231
—, Tube 157
—, Uterus 137
—, Vagina 68
—, Vulva 57
Missed abortion 290
Mola hydatidosa 271
—, Abweichungen in der hist. Struktur 273
—, Aschheim-Zondeksche Probe 275
—, bei Extrauteringravidität 273
—, Beziehung zum Chorionepitheliom 276
—, Luteinzysten im Ovar 275
—, partielle 272
—, penetrierende 274
—, totale 272
Molluscum contagiosum, Vulva 44
Monophasischer Zyklus 298
Morulastadium, Ei 254
Mumifikation, Schwangerschaftsprodukt 292
Muskelzellsarkom, Uterus 133
Myom s. Leiomyom bzw. Rhabdomyom
Myometritis, acuta 78
—, chronica 78
Myometrium 69
—, nach Aborten 291
—, nach der Geburt 258
—, path.-anat. Vorgänge s. entsprechende Krankheitsformen

Myometriumhyperplasie 96
Myxom, Vagina 64
—, Vulva 48
Myxosarkom, Beckenbindegewebe 248
—, Nabelschnur 276

Nabelschnur, Anatomie und Histologie 257
—, Entwicklung 255
—, path.-anat. Veränderungen s. entsprechende Krankheitsformen
Nachblutungen 307
Naevi, pigmentosi, Vulva 43
—, syringomatosi, Vulva 43
Nebeneierstock 238
—, zystische Erweiterungen 247
—, zystische Tumoren 247
Nebennierenkeime, Ovar 163
—, Plica lata uteri 238
Nebentube, Extrauteringravidität 248, 286
Nervengeschwülste, Beckenbindegewebe 247
—, Ovar 231
—, Uterus 137
—, Vagina 68
—, Vulva 57
Neuroblastom, Vagina 68
Neuroepitheliom, Vagina 68
Neurofibromatosis (Recklinghausen), Beckenbindegewebe 247
—, Ovar 231
—, Uterus 137
—, Vulva 57
Neurofibrosarkom, Ovar 231
Nitabuchsche Fibrinoidstreifen 256
Oberflächenkarzinom, Uterushals 126
—, diagnostische Schwierigkeiten 129
—, klinische Bedeutung 127
Oligomenorrhoe 305
Oophoritis, phlegmonosa 165
—, serosa 165
Orificium, uteri externum 69
—, uteri internum 69
Orthotopisches Chorionepitheliom 280
Osteom, Ovar 206
—, Tube 156
—, Uterus 108
Ovar, Anatomie 160
—, normale Histologie 161
—, path.-anat. Veränderungen s. entsprechende Krankheitsformen
—, Rückbildungsvorgänge im Wochenbett 253, 258

Ovar, Schwangerschaftsveränderungen 253
Ovarialabszeß 165
Ovarialgravidität 286
Ovarialhormone, androgene Hormonstoffe 293
—, Follikelhormon 293
—, Gelbkörperhormon 293
Ovarialkortex 160
Ovarialstroma 160
Ovarialtumoren s. entsprechende pat.-anat. Formen
Ovula NABOTHI 78
Ovulation, normale 160, 294
—, parazyklische 294
—, provozierte 294
Ovulationsblutung 301
Ovulogene Theorie, teratogene Geschwülste 235
Oxyuren, Beckenbindegewebe 243
—, Ovar 168
—, Tube 149
—, Vagina 61
Ödem, Endometrium 72
—, Plazenta 259
—, Portio vaginalis 72
—, Vulva 10
Östroblastom s. Granulosa- und Thekazelltumoren
PAGETsche Krankheit, Portio vaginalis 128
—, Vulva 52
Papilläres Adenokarzinom s. Adenokarzinom
Papilläre Ovarialtumoren s. entsprechende path.-anat. Formen
Papillom, Ovar 192
—, Peritoneum 154
—, Portio vaginalis 100
—, Tube 154
—, Uteruskavum 100
—, Vagina 64
—, Vulva 45, 46
—, infektiöses, maligne Entartung 46
—, —, Vagina 64
—, —, Vulva 45
Papillomatöse Wucherungen, Ovarialoberfläche 183
Parakolpitis, dissecans 59
—, phlegmonosa 59
Parakolpitisches Exsudat 240
Parametranes Exsudat 240
Parametritis, Exsudattypen 240
—, oxyurica 243

Parametrium, Anatomie 238
—, normale Histologie 238
—, path.-anat. Veränderungen s. entsprechende Krankheitsformen
—, Rückbildungsvorgänge im Wochenbett 259
—, Schwangerschaftsveränderungen 254
Parametropathia spastica 242
Paraproktitisches Exsudat 240
Paraurethrale Gänge (SKENE) 9, 10
—, Abszeß 15
Paravaginales Exsudat 240
Parazystitisches Exsudat 240
Paroophoron 239
Parovarialzyste 244
—, Histogenese 245
—, maligne Entartung 245
—, papilläres 244
Pars ampullaris tubae 141
Pars interstitialis tubae 141
Pars isthmica tubae 141
Partielle Blasenmole 272
Pelveoperitoneum, Anatomie 238
—, normale Histologie 238
—, path.-anat. Veränderungen s. entsprechende Krankheitsformen
Pelveoperitonitis, acuta 240
—, oxyurica 243
—, Pseudoabszesse 240
—, Pseudozysten 240
—, tuberculosa 242
Pemphigus, Vagina 60
—, Vulva 24
Penetrierende Blasenmole 274
Periodenblutungen, häufige (Polymenorrhoe) 305
—, kurze 306
—, lange 306
—, schwache (Hypomenorrhoe) 306
—, seltene (Oligomenorrhoe) 305
—, starke (Hypermenorrhoe) 305
Periodenähnliche Blutungen bei neugeborenen Mädchen 302
Periporitis, Vulva 26
Perisalpingitis 144
Peritheliom 213
Peritoneum, Anatomie 238
—, normale Histologie 238
—, path.-anat. Veränderungen s. entsprechende Krankheitsformen
Perivulvitis 12

Phlebektasien, Nabelschnur 259
—, Plazenta 259
—, Vagina 58
—, Vulva 10
Phlegmone, Vulva 16
Pigmentation, bei Kolpitis 59
—, bei Vulvitis 12
Pilzerkrankungen s. entsprechende Krankheitsformen
Pityriasis versicolor, Vulva 32
Placenta, accreta 256
—, adhaerens 256
—, increta 256
—, percreta 257
Placentitis 264
Plattenepithelauskleidung, Uteruskavum (Psoriasis uteri) 81, 89
Plattenepithelähnliche Umwamdlung, Bekkenperitoneum 247
—, Tubenfimbrien 155
Plattenepithelknötchen, Adenofibroma ovarii 187
—, diagnostische Schwierigkeiten 116
—, Endometriose 88
—, Endometrium 86
—, glandulär-zystische Hyperplasie 84
—, Ovar 163
—, Pelveoperitoneum 247
—, Plica lata uteri 239
—, Tubenserosa 153
Plattenepithelkarzinom, Tube 157
—, Uterushals 119
—, —, basalzellkarzinomähnliches 119
—, —, diagnostische Schwierigkeiten 128
—, —, Histogenese 132
—, —, karzinosarkomähnliches 121
—, —, mittelreifes 119
—, —, reifes 119
—, —, sarkomähnliches 121
—, —, scirrhöses 121
—, —, unreifes 119
—, —, verhornendes 119
—, Uteruskörper 113
—, —, diagnostische Schwierigkeiten 114
—, —, Histogenese 113
—, Vagina 66
—, Vulva 50, 52
—, —, ausgereiftes 50
—, —, Histogenese 50, 52
—, —, unreifes 51

Plattenepithelmetaplasie, Endometritis post abortum 88
Plazenta, Anatomie und Histologie 255
—, Entwicklung 254, 255
—, Hormone 256, 259
—, path.-anat. Veränderungen s. entsprechende Krankheitsformen
Plazentalösung, normale 258
—, vorzeitige 263
Plazentakavernen 261
Plazentapolypen 262
Plazentatumoren 276
Plazentaverödungen 260
Plazentazysten 271
Plica lata uteri 238
Plica suspensoria ovarii 238
Polymenorrhoe 305
Polymorphzelliges Sarkom, Ovar 213
—, Tube 157
—, Uterus 133
—, —, Endometrium 133
—, —, Myometrium 133
—, Vagina 67
—, Vulva 54
Polypen, Isthmusendometrium 98
—, Korpusendometrium 98
—, —, diagnostische Schwierigkeiten 114
—, —, maligne Entartung 100
—, Tube 155
—, —, endometrane 152, 155
—, Zervixschleimhaut 98
—, —, diagnostische Schwierigkeiten 100
—, —, Epidermisation 100
—, —, maligne Entartung 100
Polypus, decidualis 262
—, placentaris 262
Portio vaginalis uteri 58, 69
Portiokarzinom s. u. Kollumkarzinom bzw. u. d. entsprechenden path.-anat. Formen
Polyzystische Degeneration, Ovar 170
—, —, mit Hirsutismus 171
Präinvasives Karzinom, Uterushals 126
—, diagnostische Schwierigkeiten 129
—, klinische Bedeutung 127
Primäraffekt, Portio vaginalis 80
—, Vagina 61
—, Vulva 16
Primärzotten 255
Probeentnahme, richtige Technik 33, 132
Proliferationsphase, Gelbkörper 161
—, Korpusendometrium 70

Protrahierter Abort 290
Provozierte Ovulation 294
Psammomkörner, Ovarialtumoren 192
Pseudoabszeß, BARTOLINsche Drüse 13
—, Pelveoperitoneum 240
Pseudoerosion, Portio vaginalis 78
Pseudomembranöse, Kolpitis 59
—, Vulvitis 12
Pseudomuzinöse Geschwülste, Ovar s. entsprechende path.-anat. Formen
Pseudomyxoma ovarii 198
—, mit Gallertbauch 198
Pseudoxanthomzellen, Salpingitis chronica 146
Pseudozyste, BARTHOLINsche Drüse 40
—, Pelveoperitoneum 240
Psoriasis uteri 81, 89
—, diagnostische Schwierigkeiten 116
Psoriasis vulgaris, Vulva 22
Pustula maligna, Vulva 30
Pyometra, eitrige 81
—, tuberkulöse 81
Pyosalpinx, eitrige 144
—, tuberkulöse 147

Randmesoderm 255
Rankenneurom, Beckenbindegewebe 247
—, Vagina 68
—, Vulva 57
RECKLINGHAUSENsche Krankheit (Neurofibromatose), Beckenbindegewebe 247
—, Ovar 231
—, Uterus 137
—, Vulva 57
Regeneration, Endometrium, nach Aborten 288, 289
—, —, nach der Geburt 258
Regenerationsphase, Korpusendometrium 71
Rete ovarii 161
—, Adenom 186
—, —, Beziehung zum Arrhenoblastom 186
—, Hypertrophie und Hyperplasie 180, 254
Retrogressed hyperplasie (NOVAK), Endometrium 82
Retentionszysten, Endometrium cervicis 74
—, Erosionsheilung (Ovula NABOTHI) 78
—, Epoophoron 247
—, Vagina 62
—, Vulva 38, 40
Rhabdomyom, Ovar 206
—, Uterusbänder 247
—, Vulva 48

Rhabdomyosarkom, Uterus 137
—, Vagina 67
Rima pudendi 9
Rundzellsarkom, Ovar 213
—, Tube 157
—, Uterus 133
—, —, Endometrium 133
—, —, diagnostische Schwierigkeiten 135
—, —, Myometrium 133
—, Vagina 67
—, Vulva 54
Ruptura tubae 285
Rückbildungsvorgänge im Wochenbett, Beckenbindegewebe 259
—, Ovar 258
—, Tube 258
—, Uterus 258
—, —, Endometrium 258
—, —, Myometrium 258
—, Vagina 258
—, Vulva 259

Salpingitis, s. auch Endosalpingitis
—, chronica 145
—, —, pseudofollicularis 146
—, isthmica nodosa 150
Sarcoma s. auch Sarkom sowie die entsprechenden path.-anat. Formen
Sarcoma fusocellulare, Ovar 213
—, Tube 157
—, Uterus 133
—, —, Endometrium 133
—, —, Myometrium 133
—, Vagina 67
—, Vulva 54
Sarcoma polymorphocellulare, Ovar 213
—, Tube 157
—, Uterus 133
—, —, Endometrium 133
—, —, Myometrium 133
—, Vagina 67
—, Vulva 54
Sarcoma rotundocellulare, Ovar 213
—, Tube 157
—, Uterus 133
—, —, Endometrium 133
—, —, diagnostische Schwierigkeiten 133
—, —, Myometrium 133
—, Vagina 67
—, Vulva 54
Sarkom, primäres, Beckenbindegewebe 248

Sarkom, primäres, Ovar 212
—, —, Tube 157
—, —, Uterus 132
—, —, Vagina 67
—, —, Vulva 54
—, sekundäres, Beckenbindegewebe 249
—, —, Ovar 237
—, —, Tube 159
—, —, Uterus 140
—, —, Vagina 68
—, —, Vulva 57
Schamlippen, große 9, 10
—, kleine 9, 10
Schamspalte 9
Scheide, Anatomie 58
—, normale Histologie 58
—, path.-anat. Veränderungen s. entsprechende Krankheitsformen
—, Rückbildungsvorgänge im Wochenbett 258
—, Schwangerschaftsveränderungen 254
Scheidenatresie 60
Scheidengangrän 60
Scheidengewölbe 58
Scheidengeschwüre, nicht spezifische 60
—, spezifische s. entsprechende path.-anat. Krankheitsformen
Schleimhautsarkom, Uterushals 135
—, Uteruskörper 133
Schokoladenzyste 176
—, Histogenese 179
—, maligne Entartung 180
Schwangerschaft, Eientwicklung 254
—, extrauterine 284
—, —, abdominale 286
—, —, ausgetragene 287
—, —, Blasenmolenentwicklung 273
—, —, Blutmole 285
—, —, Chorionepitheliomentwicklung 277
—, —, Endometriumbild 287
—, —, in einer Nebentube 284, 286
—, —, intraligamentäre 285
—, —, Komplikationen 285
—, —, mit Zwillingen 286
—, —, ovarielle 286
—, —, tubare 284
Schwangerschaftsprobe (ASCHHEIM-ZONDEK), Blasenmole 275
—, Chorionepitheliom 281
—, normale Schwangerschaft 256, 259

Schwangerschaftsveränderungen (normale), Beckenbindegewebe 254
—, Endometrium 250
—, Myometrium 253
—, Ovar 253
—, Tube 253
—, Vagina 254
—, Vulva 254
Schwangerschaftsveränderungen (pathologische) s. entsprechende Krankheitsformen
Schweißdrüsen, Vulva, Abszeß 30
—, —, Adenom 46
—, —, Hyperplasie-Hypertrophie 41
Scirrhus, Ovar 208
—, Uterushals 121
Segmentation, Ei 254
Sekretionsphase, Korpusendometrium 70
Sekundäre Geschwülste, Beckenbindegewebe 249
—, Ovar 236
—, Plazenta 281
—, Tube 159
—, Uterus 140
—, Vagina 68
—, Vulva 57
Sekundäre Syphilide, Endometrium 80
—, Vagina 61
—, Vulva 17
Sekundärzotten 255
Seminom, Ovar 214
—, Histogenese 215
Seröse Geschwülste, Ovar s. entsprechende path.-anat. Formen
SERTOLI-Zell-Tumor 227
Skelettierung, Schwangerschaftsprodukte 292
Solides Ovarialkarzinom 208
Soor, Vagina 61
—, Vulva 32
Spindelzellsarkom, Ovar 213
—, Tube 157
—, Uterus 133
—, —, Endometrium 133
—, —, Myometrium 133
—, Vagina 67
—, Vulva 54
Staphylodermia, follicularis superficialis, Vulva 26
—, periporitica, Vulva 26
Steinmole 260

Stomatitis bei Ulcus vulvae acutum 13
Stratum, basale, Korpusendometrium 70
—, functionale, Korpusendometrium 70
Strepto-Staphylodermia epidermocutanea circumscripta ecthymatosa 26
Stromatosis uteri 93
—, Beziehung zum Sarkom 93
Struma ovarii 231
—, Fernsymptome 231
—, Histogenese 231
—, Hormonproduktion 231
Sympathikoblastom, Vagina 68
Synzytiale Zellen, Chorionzotten 256
Syphilitische Veränderungen, Dezidua 269
—, Nabelschnur 269
—, Ovar 167
—, Plazenta 268
—, Tube 148
—, Uterus 80
—, Vagina 61
—, Vulva 16
Syphilom, Ovar 167
—, Tube 148
—, Uterus 80
—, Vagina 61
—, Vulva 18
Syphilide (sekundär), Endometrium 80
—, Vagina 61
—, Vulva 17
Syringom, Vulva 43

Talgdrüsen, Portio vaginalis 71
—, Hypertrophie-Hyperplasie, Vulva 41
Teerzyste 176
—, Histogenese 179
—, maligne Entartung 180
Teratoblastom, Beckenbindegewebe 249
—, Histogenese 235
—, Nabelschnur 276
—, Ovar 234
—, Tube 159
—, Uterus 139
—, Vagina 68
—, Vulva 57
Tertiärzotten 255
Theca, externa folliculi 160
—, interna folliculi 160
Thekaluteinzellen 161
Thekazelltumor 225
—, Beziehung zum Arrhenoblastom 219, 227
—, Beziehung zum Granulosazelltumor 225

Thekazelltumor, Fernsymptome 225
—, Histogenese 225, 226
—, Hormonproduktion 225
—, luteinisierter 227
—, —, Fernsymptome 227
—, Meigs-Syndrom 204
—, virilisierender 227
Traubenförmiges Sarkom, Vagina 67
Traubenförmiges Ovarialkystom, pseudomuzinös 200
—, serös 187
Trichophytie, Vulva 32
Thrombenmole 259
—, bei Extrauteringravidität 285
Throphoblast, Ei 254
Tubargravidität 284
—, ampulläre 284
—, ausgetragene 287
—, Blasenmolenentwicklung 273
—, Blutmole 285
—, Chorionepitheliomentwicklung 277
—, interstitielle 284
—, isthmische 284
—, Komplikationen 285
—, mit Zwillingen 286
Tube, Anatomie 141
—, normale Histologie 141
—, path.-anat. Veränderungen s. entsprechende Krankheitsformen
—, Rückbildungsvorgänge im Wochenbett 258
—, Schwangerschaftsveränderungen 253
Tubenähnliche Gebilde 142
Tuberkulose, Beckenbindegewebe 243
—, Dezidua 268
—, endometrioide Herde 93
—, Nabelschnur 268
—, Ovar 166
—, Pelveoperitoneum 242
—, Plazenta 268
—, Tube 146
—, —, Beziehung zur Karzinomentwicklung 148
—, Uterus 80
—, —, Endometrium 80
—, —, im Leiomyom 105
—, —, Portio vaginalis 80
—, —, Zervix 80
—, —, Zyklusverlauf 80
—, Vagina 61
—, Vulva 30

Tuboovarialabszeß 166
Tuboovarialzyste 176
Tunica albuginea 160

Ulcus, decubitalis, Portio vaginalis 78
—, durum, Portio vaginalis 80
—, —, Vagina 61
—, —, Vulva 16
—, molle, Portio vaginalis 76
—, —, Vagina 60
—, —, Vulva 13
—, rotundum, Vagina 61
—, vulvae acutum (LIPSCHÜTZ) 13
—, —, mit Konjunctivitis und Stomatitis 13
Ulzerationen der Portio vaginalis, Vagina und Vulva s. entsprechende Krankheitsformen
Unterschwelliger Zyklus (Amenorrhoe I. Grades) 298
Unvollkommener biphasischer Zyklus 295
Urethrakarunkel, diagnostische Schwierigkeiten 41
—, granulomatöse 41
—, papillomatöse 41
Ultramenstruale Schleimhauthypertrophie 294
Uteroplazentare Apoplexie 263
Uterus, Anatomie 69
—, normale Histologie 69, 70, 71
—, path.-anat. Veränderungen s. entsprechende Krankheitsformen
—, Rückbildungsvorgänge im Wochenbett 258
—, Schwangerschaftsveränderungen 250
Uteruszysten 96

Vagina, Anatomie 58
—, normale Histologie 58
—, path.-anat. Veränderungen s. entsprechende Krankheitsformen
—, Rückbildungsformen im Wochenbett 258
—, Schwangerschaftsveränderungen 254
Vakzine, Vulva 27
Variola, Vulva 26
Varizellen, Vulva 25
Varizen, Nabelschnur 259
—, Plazenta 259
—, Vagina 58
—, Vulva 10
Verhornendes Plattenepithelkarzinom, Uterushals 119

Verhornendes Plattenepithelkarzinom, Uteruskörper 113
—, Vulva 50
Verkalkung, Geschwülste 105, 192
—, Ovar 170
—, Plazenta 269
—, Tube 149
—, Schwangerschaftsprodukte 260, 292
Verknöcherung, Ovar 170
—, Schwangerschaftsprodukte 292
Verzögerte Abstoßung, Endometrium 295
Vestibulum vaginae 9
Virilisierung, Arrhenoblastom 220
—, hypernephroide Ovarialtumoren 229
—, polyzystisches Ovar 171
—, Theka-Granulosazelltumoren 227
Vorblutungen 306
Vorhof 9
Vorhofsdrüsen (große) 9, 10
—, Abszeß 13
—, —, zystische Umwandlung 13
—, Karzinom 52
—, Zyste 40
Vorhofsdrüsen (kleine) 9, 10
—, Abszeß 15
Vorhofsschwellkörper 9
Vulva, Anatomie 9
—, normale Histologie 10
—, path.-anat. Veränderungen s. entsprechende Krankheitsformen
—, Rückbildungsvorgänge im Wochenbett 259
—, Schwangerschaftsveränderungen 254
Vulvaatresie 12
Vulvastenose 60
Vulvitis, acuta simplex 11
—, chronica 12
—, —, Hypertrophien 12
—, —, Leukoplakie 12
—, —, Pigmentation 12
—, erosiva 12
—, pseudomembranacea 12

WALTHARDsche Knoten, Ovar 163
—, Pelveoperitoneum 247
—, Plica lata uteri 239
—, Tubenserosa 153
Wandsarkom, Uterus 132
Weiße Knoten (Infarkte), Plazenta 260
Windei 282
Windpocken, Vulva 25

Sachverzeichnis

Wochenbettveränderungen (normale), Beckenbindegewebe 259
—, Ovar 258
—, Tube 258
—, Uterus 258
—, Vagina 258
—, Vulva 259
Wochenbettsveränderungen (pathologische) s. entsprechende Krankheitsformen
WOLFFscher Gang 239

Xanthelasma, Vulva 43

Zervikalkanal 69
Zervixschleimhaut 71
—, Regeneration nach der Geburt 258
—, zyklische Vorgänge 71
Zona, vasculosa ovarii 160
—, parenchymatosa ovarii 160
Zoonosen, Vulva 33
Zottendeportation 256
Zusatzblutungen 306
Zweizeitiger Abort 288
Zwillingsschwangerschaft bei Extrauteringravidität 286
Zwischenblutungen 307
Zwischenhirn, Rolle bei den zyklischen Vorgängen 294
Zwischenstück, Uterus 69
Zwischenzellen, Arrhenoblastom 216
Zwischenzelltumoren 218
Zyklische Vorgänge, Korpusschleimhaut 70, 294
—, Isthmusschleimhaut 71
—, Tube 141
—, Vagina 58
—, Zervixschleimhaut 71
Zyklusstillstand (Amenorrhoe II. Grades) 299

Zyklusstörungen (hormonale), Metropathia haemorrhagica 296
—, monophasischer Zyklus 298
—, Ovulationsblutung 301
—, ultramenstruale Schleimhauthypertrophie 294
—, unterschwelliger Zyklus (Amenorrhoe I. Grades) 298
—, unvollkommener biphasischer Zyklus 295
—, verzögerte Abstoßung 295
—, Zyklusstillstand (Amenorrhe II. Grades) 299
Zyklusverlauf, Endometritis seropurulenta 73
—, Endometritis tuberculosa 80
—, Myoma uteri 104
Zyste (keine Geschwülste), BARTHOLINsche Drüse 40
—, Corpus luteum 175
—, endometroide 176
—, Follikel 175
—, GARTNERscher Gang 96
—, Nabelschnur 271
—, Ovar 182
—, Parovarium 244
—, Pelveoperitoneum 153, 247
—, Plazenta 271
—, Uterus 96
—, Vagina 62
—, Vulva 38, 40
Zystische Degeneration, Ovar 170
—, —, Hirsutismus 171
Zystische Erweiterungen, Epoophoron 247
Zystischer BRENNERtumor 184
Zystischer Follikel 172
Zystisches Corpus albicans 172
Zystisches Corpus luteum 172
Zystom s. Kystoma
Zytothrophoblast 254

MIX
Papier aus verantwortungsvollen Quellen
Paper from responsible sources
FSC® C105338

If you have any concerns about our products,
you can contact us on
ProductSafety@springernature.com

In case Publisher is established outside the EU,
the EU authorized representative is:
**Springer Nature Customer Service Center GmbH
Europaplatz 3, 69115 Heidelberg, Germany**

Printed by Libri Plureos GmbH
in Hamburg, Germany